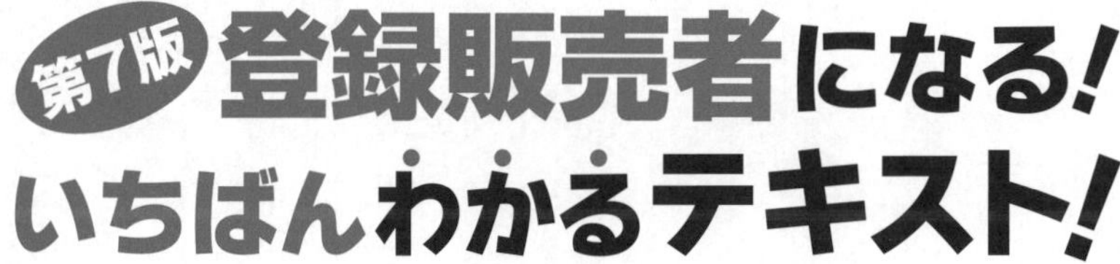

米山　博史 著

はじめに

改正薬事法の施行により2008年から始まった「登録販売者試験」も、2021年度までの合格者はのべ33万人を超え、多くの登録販売者が店頭で活躍されています。

「登録販売者」の資格は「セルフメディケーションの推進」という国の政策の一環で作られたもので、この資格があれば一般用医薬品の約９割（比較的リスクの少ないもの）を、薬剤師に代わって販売できるようになります。また、薬剤師と同じくドラッグストアの開設に必要な資格者として働けるなど、大変魅力的な資格といえます。

登録販売者になるためには、都道府県ごとに行われる資格試験に合格することが必要で、この試験問題は厚生労働省が発表している『登録販売者試験問題作成に関する手引き』（以下『手引き』）の中から出題されます。しかしながら、『手引き』は試験問題として出題する内容を詰め込んでいるため、学習教材としては不向きで、とくに薬剤師のようにもともと専門知識があるわけでもない方にとっては大変難解なものになっています。また、ページ数が多く、専門用語も多いため単純に暗記できるものでもありません。

そこで、この『手引き』のポイントをすべて抜き出し、解説を加えながら理解しやすい言葉で書き直したのが本書です。とくに医薬品の解説（第３章「主な医薬品とその作用」）では、重要度や前後の関係から『手引き』とは違う構成を採用し、「自律神経に作用する成分」や「抗ヒスタミン成分」といった、さまざまな薬に配合される成分を最初にしっかり学習することで、これ以降の医薬品に関する理解が深まるように工夫しています。このように、本書は単に「暗記する」だけでなく、「理解する」ことを目的とした構成になっています。また、巻末には用語集や漢方処方リスト、「使用上の注意」の記載項目の表なども付けていますので、資格を取得した後の実務にもお役立ていただけます。

登録販売者の資格取得を狙う方はもちろん、一般用医薬品の販売に関わるすべての方々の知識の再確認にもお役立てください。

本書の改訂にあたり、これまで本書を支持していただいた皆様に感謝するとともに、これから受験する方たちの合格と、さらなるスキルアップをお祈り申し上げげます。

2022年12月

米山 博史

本書のご利用にあたって

●おすすめの学習法

個人個人やりやすい方法を選択していただければ良いのですが、１～55を単元ごとに学習することをお勧めします。

1　まずはその単元を１回ざっと読む。

2　チェックシートで重要語句を覚え、チェックテストにチャレンジ。

3　わかりにくい部分に関しては、再度チェックシートで重要語句を覚える。

１単元が大きく、複数のチェックテストがある部分については、チェックテストまでを１区切りにしてください。また、できるだけ繰り返すことをお勧めします。

まず全体を１回通して学習したら、模擬試験にチャレンジしてみましょう！

●「薬」「成分」「剤」の使い分けについて

本書では、一般用医薬品の特性などから、次のような方針で使い分けています。

1．「薬」は、医薬品として成り立っているもので、主に複数成分の配合から成り立っているもの。例）鎮咳去痰薬

2．「成分」は、「薬」を構成するために配合されているもので、その薬理的な作用で分類する。配合されるものは、基本的に「成分」を用いる。例）抗ヒスタミン成分。

3．「剤」は、成分の一種であるが、慣用的に「剤」と呼称されることが多く、「成分」に置き換えると違和感を覚えるもの。例）消炎酵素剤、ステロイド剤、サルファ剤

4．ただし、生薬の個々については、「成分」は用いない。これは、生薬中の有効成分との混同を避けるため。また、ビタミンについても、「成分」は用いない。

第1章
医薬品に共通する特性と基本的な知識

第2章
人体のはたらきと医薬品

第3章

主な医薬品とその作用

第1章

医薬品に共通する特性と基本的な知識

問題作成のポイント

○医薬品の本質、効き目や安全性に影響を与える要因等について理解していること

○購入者等から医薬品を使用しても症状が改善しないなどの相談があった場合には、医療機関の受診を勧奨するなど、適切な助言を行うことができること

○薬害の歴史を理解し、医薬品の本質等を踏まえた適切な販売等に努めることができること

ふだん元気な人でも、1年に何回かはかぜ薬や頭痛薬、胃腸薬を飲むのではないでしょうか？　また、健康維持のためにビタミン剤や保健薬を定期的に服用したり、一時的な疲れを感じたときに滋養強壮剤のドリンクを飲んだりする人も多いことでしょう。でも、私たちの生活に深く関わり、ふだんからあまり意識することなく使っているこの「医薬品」とは、いったいどんなものなのでしょう？

一般には、「病気の予防や治療をするために、名称、成分、分量、用法・用量、効能・効果、副作用について、品質・有効性および安全性に関する調査を行い、厚生労働大臣や都道府県知事が認めたもの」とされていますが、あまりピンとこない方が多いかもしれません。

この章では、「医薬品の本質」を中心に、「医薬品とは何か？」「どんなことに注意する必要があるのか？」といったことについて、わかりやすく解説しています。登録販売者の基礎知識として大切な部分ですので、しっかり理解しておきましょう。

1 医薬品とは？

A 医薬品の種類

私たちがふだん扱っている医薬品とは、どのようなものなのでしょう？　登録販売者の基礎知識として、まずは、「医薬品とは何か？」そして、医薬品の中でもドラッグストアなどで販売されている「一般用医薬品とはどんなものか？」について理解しておきましょう。

まず医薬品には、医師が処方箋(せん)を出して薬局で調剤される**医療用**医薬品と、ドラッグストアなどでお客様（一般の生活者）が自分で選択し、購入して使用する**一般用**医薬品の2つがあります。

医薬品	
医療用医薬品	一般用医薬品
医師が処方箋を発行し、薬局で調剤	ドラッグストアなどで手軽に購入

B 医薬品とは何か？

医薬品は、本来私たちの体にないもの、つまり異物で、その多くは体に取り込まれて何らかのはたらきをするようにできています。また、医薬品は、体の構造や機能に影響を及ぼすことを目的に使われる**生命関連**製品で、病気の**診断**や**治療**、**予防**のために使われます。そのはたらきは複雑で、まだ解明されていない部分もあることから、体に有益なはたらき（**効果**）だけでなく、**副作用**ももち合わせていることを常に考える必要があります。

医薬品の中には殺虫剤や**検査薬**のように人の体に直接使用されないものもありますが、こうした医薬品であっても、人の健康に影響を与えることがあります。たとえば、殺虫剤に人体がさらされれば悪影響がありますし、検査薬の**検査結果について適切な判断**ができなければ医療機関を受診して適切な治療を受ける機会を失うおそれがあります。

このため、一般用医薬品では「効能・効果」「用法・用量」「副作用」といった使用者に必要な情報を**添付文書**やパッケージなどに記載してあるのです。

また、医薬品は「**高い水準で均一な品質**」を保つように法律で定められています。この法律は、正式名を「**医薬品、医療機器等の品質、有効性及び安全性の確保等に関する法律**（以下「**薬機法**」）」といい、医薬品のほか、**医薬部外品**、化粧品、**医療機器**などについて、その品質や**有効**性、**安全**性を確保するために定められています。また、これらの製品の販売方法や陳列についても決められています。医薬品に関してはいくつかの関連する法律がありますが、その中心となるのが薬機法なのです。

一般用医薬品は、お医者さんで処方される医療用医薬品と比べて副作用などが起こるリスクは**相対的に低い**と考えられますが、医薬品である以上、**適正**に使用されなければその役割を十分発揮できないばかりか、副作用が起こりやすくなります。とくに一般用医薬品は生活者が自分で使うことを前提としているため、効能・効果や副作用等について誤解が生じたり、認識不足による誤った使用がされないように、**情報提供**をしっかりとする必要があります。

なお、2006年6月に行われた薬事法の改正で、一般用医薬品はその**リスク**に応じて「第一類医薬品」「第二類医薬品」「第三類医薬品」の3つに分類され、「第一類」は薬剤師が販売しますが、「第二類」と「第三類」の医薬品に関しては薬剤師と**登録販売者**が販売できるようになりました。この分類は必要に応じて見直しが行われるようになっていますので、今後、登録販売者が扱える医薬品はさらに増えていくことが予想され、しっかりとした幅広い知識を要求されることになるでしょう。

このほか、2014年に法改正があり、医療用医薬品と一般用医薬品の間に「**要指導医薬品**」という分類ができました。詳しくは第4章で解説しますが、その名の通り販売時に

check!! 次の(　)内にあてはまる字句はなにか。

●医薬品は、体の(a)や機能に影響を及ぼすことを目的に使われる(b)製品で、病気の診断や治療、(c)のために使われるが、まだ解明されていない部分もあり、体に有益なはたらきだけでなく、(d)もある。

●医薬品は「高い水準で均一な(e)」を保つように「(f)」で定められている。

●一般用医薬品はその(g)に応じて「第一類医薬品」「第二類医薬品」「第三類医薬品」の3つに分類され、「第一類」は(h)が販売、「第二類」と「第三類」の医薬品に関しては(h)と(i)が販売できる。

a：構造　b：生命関連　c：予防　d：副作用　e：品質
f：医薬品、医療機器等の品質、有効性及び安全性の確保等に関する法律（薬機法）
g：リスク　h：薬剤師　i：登録販売者

は「**薬剤師による対面指導**」が必要で、使用者が薬剤師と実際に会わなければならないため、インターネット販売はできません。

C 医薬品のリスク評価

医薬品は病気の治療や健康増進などを目的に使われるものですが、使用方法を誤ってしまうと健康被害が起こることもあります。

<医薬品の効果とリスク>

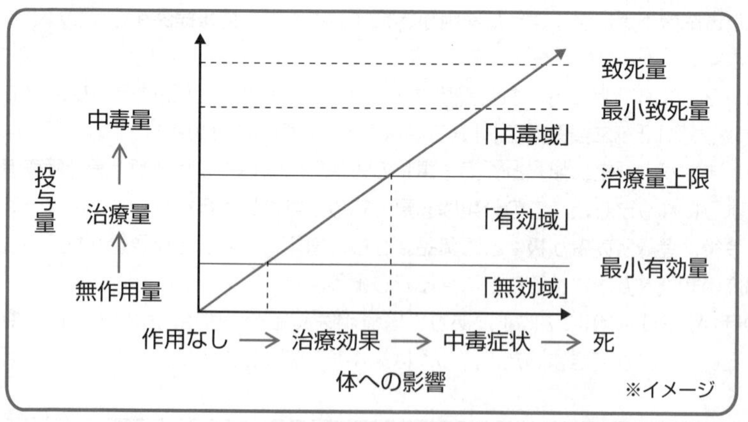

医薬品の効果とリスクは、医薬品の用量(投与量)と作用強度の関係である「**用量-反応関係**」に基づいて評価されます。

たとえば、その医薬品の投与量が少なければ体に対する影響はほとんどなく(無作用量)、投与量を増やすに従って治療効果のある「**治療量**」になりますが、さらに増やしていくと体に悪影響のある「**中毒量**」となるわけです。また、投与量をさらに増やすと「**致死量**」になりますが、この致死量を確認しておくことは薬物の毒性を調べるのに大変重要で、動物実験で実験動物の50%が死亡する投与量「**LD50**(LD:Lethal Dose:致死服用量)」が**毒性の指標**として用いられます。

なお、1回の薬物使用量が多ければ体に悪影響があるのは当然ですが、薬物の使用が少なくても投与期間が長ければ最終的な投与量は増えるため、毒性が表れやすくなります(実際には時間が経てば薬物が徐々に分解されるため、長期投与では投与量が単純に加算されるわけではない)。また、医薬品によっては「有効域」が狭いものがあり、少量であっても発がん作用や胎児毒性、組織や臓器の機能不全などを起こすこともあります。

＜新規医薬品のリスク評価＞

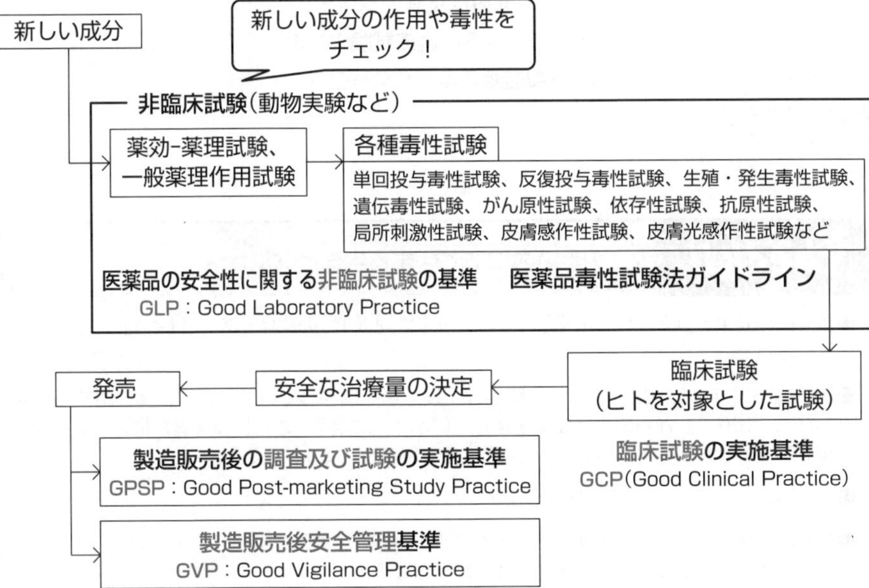

新しく開発される医薬品のリスク評価は、国際的な標準化（**ハーモナイゼーション**）の流れの中で、個々の医薬品の用量−反応関係に基づいて行われています。試験には、動物実験などの「医薬品の安全性に関する**非臨床試験**の基準」（**GLP**：Good Laboratory Practice）のほかに、「医薬品**毒性試験法**ガイドライン」に沿った単回投与毒性試験、反復投与毒性試験、生殖・発生毒性試験、遺伝毒性試験、がん原性試験、依存性試験、抗原性試験、局所刺激性試験、皮膚感作性試験、皮膚光感作性試験などの毒性試験があります。これらの試験によって安全性が確認されると、次はヒトを対象とした試験（臨床試験）が行われます。ヒトを対象とした**臨床試験**の実施基準には、国際的に**GCP**（Good Clinical Practice）と呼ばれる基準が制定されていて、これに準拠した手順で安全な**治療量**が設定されます。

新規医薬品はこのようなさまざまな試験を経て販売されるのですが、販売後も製造販売後の**調査及び試験**の実施基準（**GPSP**：Good Post-marketing Study Practice）や**製造販売後安全管理**基準（**GVP**：Good Vigilance Practice）といった厳しい安全性基準が設けられています。

なお、各種基準の略語は、

・GLPのLはLaboratory（研究所）→**非臨床試験**の基準

・GCPのCはClinical（臨床の）→ヒト対象の**臨床試験**の基準

・GVPのVはVigilance（警戒）→**製造販売後**安全管理基準

と覚えておきましょう。

check!!　次の（　）内にあてはまる字句はなにか。

●医薬品の効果とリスクは、医薬品の（ a ）（投与量）と（ b ）の関係である「（ c ）」に基づいて評価される。

●医薬品の投与量と効果又は毒性の関係は、投与量を増やして行くに従い、体に対する効果のない「（ d ）」から最小有効量を経て「（ e ）」に至る。さらに投与量が増えて治療量上限を超えると「（ f ）」となり、最小致死量を経て「（ g ）」に至る。

●動物実験の50％致死量を（ h ）という。

●新規医薬品の試験には、医薬品の安全性に関する非臨床試験の基準（ i ）のほか、「（ j ）ガイドライン」に沿ったさまざまな毒性試験がある。

●ヒトを対象とした臨床試験の実施基準には、国際的に（ k ）と呼ばれる基準が制定されていて、これに準拠した手順で安全な（ l ）が設定される。

●新規医薬品販売後は、製造販売後の調査及び試験の実施基準である（ m ）や製造販売後安全管理基準（ n ）といった厳しい安全性基準が設けられている。

a：用量　b：作用強度　c：用量-反応関係　d：無作用量　e：治療量
f：中毒量　g：致死量　h：LD50　i：GLP（Good Laboratory Practice）
j：医薬品毒性試験法　k：GCP（Good Clinical Practice）　l：治療量
m：GPSP（Good Post-marketing Study Practice）
n：GVP（Good Vigilance Practice）

D 健康食品

「健康食品」という言葉は法令で定義されたものではありませんが、健康の増進や維持に良いとされる食品全般を指して使われています。健康食品はあくまでも食品ですので、医薬品とは**法律上**区別されますが、例外的に「**保健機能食品**」については、一定の基準のもと**健康増進の効果等**をパッケージに表示することが許可されています。

＜保健機能食品＞

保健機能食品は、「特定保健用食品」と「栄養機能食品」、「機能性表示食品」を合わせた名称で、これ以外は「いわゆる健康食品」と呼ばれています。

● **特定保健用食品**

身体の生理機能などに影響を与える**保健機能成分**を含むもので、特定の保健機能を示す有効性や安全性等について、国の審査を受けて許可されたものです。

● **栄養機能食品**

消費者庁が、その食品中に入っている各種ビタミンやミネラルに対して「栄養機能の表示」を認めた食品です。

※特定保健用食品、栄養機能食品の許可表示の例は、第４章参考資料（359 ～ 360 ページ）をご覧ください。

● **機能性表示食品**

疾病に罹患（りかん）していない者（病気にかかっていない人）の健康の**維持及び増進に役立つ旨又は適する旨**（疾病リスクの低減に係るものを除く）**を事業者の責任で表示する**食品です。表示内容について、国の許可を受けたものではありません。

＜健康食品と医薬品＞

いわゆる健康食品は、その多くが錠剤やカプセルといった医薬品に類似した形状で販売されています。しかし、法的にも、安全性や効果を担保する科学的データの面でも医薬品とは異なることを理解しておく必要があります。

また、健康食品は、誤った使用方法や使用者の体質によって健康被害を生じた例も報告されていますし、医薬品との相互作用で薬物治療の妨げになることもあります。食品であるため、摂取しても安全で害がないように思われがちですが、登録販売者は一般用医薬品の販売時にも健康食品の摂取の有無について確認することが重要で、必要があればそれらの摂取についての指導も行うようにします。

check!! 次の(　)内にあてはまる字句はなにか。

●健康食品はあくまでも食品であり、医薬品のように「体の(a)や(b)に影響する効果」をパッケージなどに表示することは禁じられている。

●「保健機能食品」は、「(c)」と「(d)」、「機能性表示食品」を合わせた名称で、「(c)」は、身体の生理機能などに影響を与える「(e)」を含む食品である。

●「セルフメディケーション」とは、WHOの定義では「自分自身の健康に責任を持ち、(f)な身体の(g)は自分で手当てする」こととされている。

a：構造　b：機能　c：特定保健用食品　d：栄養機能食品　e：キシリトール
f：軽度　g：不調

E セルフメディケーションへの積極的な貢献

「セルフメディケーション」とは、WHO の定義では「**自分自身の健康に責任を持ち、軽度な身体の不調は自分で手当てすること**」とされています。

急速に少子高齢化が進み、医療費やその国民負担が増えてしまっている日本では、健康寿命(健康でいられる寿命)を伸ばすことが大きな課題で、セルフメディケーションの推進は、その課題を解決するための重要な活動の一つとされています。

●地域包括ケアシステム

要介護状態になっても、住み慣れた地域で自分らしい生活を最後まで続けることができるように**地域内で助け合う体制**で、地域の専門家を中心に、みんなで協力して個々の住民の健康を維持・増進していくシステムです。

セルフメディケーションを的確に推進するためにも、一般用医薬品の販売等を行う登録販売者は、一般用医薬品等に関する正確で最新の知識を常に修得するよう心がけるとともに、薬剤師や医師、看護師など地域医療を支える医療スタッフあるいは行政などとも連携をとって、地域住民の健康維持・増進、生活の質(QOL)の改善・向上などに携わることが望まれています。

●セルフメディケーション税制

条件を満たした場合にスイッチOTC医薬品の購入金額の一部をその年分の総所得金額等から控除する(納税金額を減らす)制度です。令和４年１月の見直しで、**スイッチOTC医薬品以外の一般用医薬品も税制の対象**となっています。

なお、OTCとは「Over The Counter(カウンター越しに販売する医薬品)＝市販薬」の意味で、「スイッチOTC」は、医療用医薬品を薬局や店舗販売業などで購入できるように転用(スイッチ)した医薬品を言います。

2 医薬品の効果と安全性

A 副作用

副作用という言葉をよく耳にしますが、どのようなものを言うのでしょう？　実は、**世界保健機関**（WHO）と日本で、その定義は少し違います。

WHOでは副作用を「疾病の予防、診断、治療のため、又は身体の機能を正常化するために、**人に通常用いられる量で発現**する医薬品の**有害かつ意図しない反応**」と定義しています。

医薬品による副作用は、その原因から**薬理作用による副作用**と**アレルギー（過敏反応）による副作用**の2つに分けられます。

＜薬理作用による副作用＞　薬理作用とは、その薬物の体に対するはたらきのことで、この薬理作用による副作用は、**程度の差こそあれ、誰にでも起こり**ます。たとえば、眠気を防ぐ薬に配合されている**カフェイン**は、脳を興奮させ、頭をすっきりさせる、いわゆる覚醒作用がありますが、同時に体を**興奮**状態にして血圧を**上げ**る作用もあります。このとき、眠気を防止するはたらきが主作用で、血圧を**上げ**るはたらきは体に良いとは言えないため、副作用となります。ただ、目的とする反応以外のはたらきであっても、とくに**不都合が生じなければ、通常は副作用として扱われることはありません。**

＜アレルギーによる副作用＞　アレルギーとは、本来、細菌やウイルスといった外敵から身を守る防御システムである**免疫**が、何らかの原因で**過敏**になり、敵とは言えないものにまで反応して、逆に自分の組織を刺激してしまうことを言います。たとえば、スギやヒノキなど特定の花粉に対して起こるアレルギー性鼻炎などがその代表で、これと同じように、ある特定の医薬品に対してアレルギー反応を起こすことがあるのです。体質にも関係するため、薬理作用によるものとは違い、**誰にでも起こるわけではありません。**

症状は、眼のかゆみなどといった結膜炎症状のほか、鼻炎症状、蕁麻疹や**湿疹**、かぶれといった皮膚症状のように、広い範囲に出ることが多く、その原因となる物質も、医薬品の有効成分だけでなく、**添加物**などが原因となることもあります。

また、アレルギーの場合、ふだんは副作用が現れない人でも、**病気などで抵抗力が落ちたときには症状が現れることもあります。**

アレルギーが起こる原因には、体質や**遺伝**的な要因も考えられるため、両親や兄弟などにアレルギー体質の人がいる場合には注意が必要です。医薬品の特定の成分でアレルギーを起こしたことがある場合には、その成分の使用を避けるのはもちろん、**鶏卵**や**牛乳**といった食品でアレルギーを起こしたことがある人でも、注意する必要があります。たとえば、下痢止め薬に配合されるタンニン酸アルブミンなどは、**アルブミン**が牛乳たんぱく質の**カゼイン**から抽出されたものであるため、牛乳アレルギーの人は使えません。

アレルギーの原因となる添加物

黄色4号(タートラジン)、カゼイン、亜硫酸塩(亜硫酸ナトリウム、ピロ硫酸カリウム等)等

一般用医薬品でこうした副作用の兆候が起こったときには、**重大な副作用を避けることを優先**して原因となる医薬品の使用を中止するのが基本です。これに対して**医療用医薬品の場合は、自分の判断で中止するのではなく、処方した医師や調剤を行った薬剤師に確認**する必要があります。また、副作用の中にはすぐにはっきりと現れないものもあるため、**長期**に服用する場合には、とくに異常がなくても医療機関を受診するように促すことが大切です。

B 不適正な使用

医薬品が不適正に使用される原因には、「使用者の**誤解**や認識不足」と、その医薬品の「**使用目的**以外のはたらきを期待する場合」の2つがあります。

＜誤解や認識不足がある場合＞　すべての一般用医薬品には使用目的があり、これは「**効能・効果**」としてパッケージや添付文書に記載されています。しかし、そもそもその医薬品が治療したい症状に合わない場合、たとえば、水虫に湿疹の薬を使ったり、胃の痛みに**解熱鎮痛**薬を服用したりしたときなどは、症状が改善しないばかりか、悪化させることにもなりかねません。

また、一般用医薬品のほとんどは、今出ている症状を抑える、いわゆる**対症**療法を目的としたもので、実際に病気を治すのは本人の**免疫力**や再生力なのです。このため、薬を使うだけでなく、病気の原因になった**生活習慣**などを改善することが大切で、こうした根本的な改善をしないで、医薬品を漫然と使い続けると、**副作用**が出やすくなったり、根本的な治療が遅れたりする場合があります。

このほか、「よく効けば良い薬である」「たくさん使えば治りが早い」「子どもには、大人と同じ薬を量を減らして飲ませる」「よく効かせるために睡眠導入剤を**アルコール**といっしょに服用する」といった、薬に対する間違った認識が副作用を招くことも少なくありません。

なお、使用量は指示通りであっても、便秘や不眠、頭痛などは症状が続くことがあり、継続して長期連用してしまうと肝臓や腎臓などの医薬品を代謝する器官を傷めたり、精神的な依存が起こったりすることがあります。

＜使用目的以外の使用＞ 医薬品を、本来の使用目的以外で使用した場合、たとえば、麻薬性の成分である**ジヒドロコデインリン酸塩**配合の咳止め薬を、気分を高揚させるために意図的に多量に服用した場合などは、急性中毒を起こしやすくなります。ジヒドロコデインリン酸塩のように**習慣性・依存性**のある成分を含んでいる医薬品は、とくに青少年などは薬物乱用に関する理解が不十分なこともあり、乱用に注意が必要です。

薬に対する大きなカン違い！

●よく効く薬が良い薬
●たくさん使えば早く治る
●子どもは大人と同じ薬で量を減らす

こうしたことを踏まえ、医薬品の販売に携わる人は、必要以上の大量購入や頻繁に同じ種類の医薬品を購入する人に対しては慎重に対処し、積極的に事情を聴いたり、**場合によっては販売を控え**たりするなどの対応をとることが望ましいでしょう。

C 相互作用、飲み合わせ

医薬品は、複数の医薬品をいっしょに使った場合に、そのはたらきが強く出過ぎたり、逆に効き目が弱くなって十分な効果が得られなかったりすることがあります。こうした現象を**相互作用**といい、医薬品同士だけでなく、保健機能食品（特定保健用食品、栄養機能食品及び**機能性表示食品**）や、**いわゆる健康食品を含む特定の食品**と一緒に摂取した場合でも起こります。

医薬品の多くは、体に吸収され、肝臓などで**代謝**を受け、全身に分布し、最終的には排泄されるという運命をたどります。相互作用には、この「吸収から排泄までの過程で起こるもの」と、その医薬品のはたらきである「**薬理**作用によって起こるもの」があります。

＜ほかの医薬品との相互作用＞ 一般用医薬品は、そのほとんどが複数の成分を組み合わせてできています。たとえばかぜ薬であれば、熱や痛みを抑える**解熱鎮痛**成分、咳を鎮める**鎮咳去痰**成分、くしゃみや鼻水を抑える**抗ヒスタミン**成分などが組み合わされています。このため、同じような成分を配合した解熱鎮痛薬、鎮静薬、鎮咳去痰薬、鼻炎用内服薬(アレルギー用薬)などと**併用すると成分が重複し、相互作用を起こしやすく**なるのです。また、かぜだからといって常に総合感冒薬を選択するのがよいわけではなく、症状が発熱や頭痛だけなら**解熱鎮痛薬**、くしゃみや鼻水だけなら**鼻炎用内服薬**といったように、今出ている症状に合った薬を選択することで、不要な副作用や相互作用のリスクを減らすことも大切です。

とくに、持病のある高齢者など複数の病気がある場合には、その病気ごとに医薬品を使用していることも多いため、成分の重複に関して注意する必要があります。なお、何かの病気で医療機関の治療を受けている人の場合は、その治療を優先する必要があり、別の薬を使用する前に、治療を行っている医師などに確認する必要があります。逆に、現在服用している薬があり、別の病気の治療を受ける場合には、使用している薬の添付文書を医療機関に持参するようにアドバイスしましょう。

<食品との飲み合わせ>　医薬品と食品の相互作用は、とくに飲み薬（**内服薬**）との消化管内での反応が想定されます。なかでも**アルコール**は医薬品の吸収や代謝に影響を与えることがあり、ふだんからお酒をよく飲む人は**肝臓**の代謝機能が**高まって**いることが多いため、服用した医薬品の代謝が早まり、**十分な効果が得られない**ことがあります。またこのとき、**肝臓で代謝されることで作用を現すような成分の場合は、逆に作用が強く出過ぎる**こともあります。

このほか、**カフェイン**や**ビタミンA**などは医薬品に配合されるものと同じ成分が**食品**に含まれていることもあり、それぞれの成分が重なると、過剰症を起こしやすくなります。また、ハーブ類などでは、医薬品の効き目を**高めて**しまうものもあるため、注意が必要です。

なお、外用薬や注射薬であっても、食品によって作用や代謝に影響を受ける可能性があることも、覚えておきましょう。

D 副作用のリスクが高まる人

副作用のリスクは、使用する人の状態によっても変わります。たとえば、小児や高齢者は成人と比べて代謝機能が**弱い**ためにリスクが高まりますし、妊婦や授乳婦では、胎児や乳児に対する影響を考慮する必要があります。

<小児に対する注意>　医薬品の注意事項で使われる新生児、乳児、幼児、小児という場合には、おおよその目安として新生児：生後**4**週未満、乳児：生後**4**週以上**1**歳未満、幼児：**1**歳以上**7**歳未満、小児：**7**歳以上**15**歳未満と決められています。

子どもの年齢区分

- 新生児：生後4週未満
- 乳児：生後4週以上、1歳未満
- 幼児：1歳以上、7歳未満
- 小児：7歳以上、15歳未満

小児は、生理機能が全体的に**未発達**であるため、副作用にはとくに注意が必要です。たとえば、小児は大人と比べて「体の大きさに対して**腸が長く、医薬品の吸収率が高い**」「**血液脳関門**が未発達で、医薬品の成分が**脳に達しやすい**」「肝臓や腎臓の機能が未発達で、薬物などの**代謝・排泄に時間がかかる**」といったことから、作用が強く出過ぎたり、副作用が出やすかったりするのです。このため、**小児用の医薬品は成分や配合量が成人用のものとは違っています**。お客様には、大人用の薬の服用量を減らして子どもに与えたり、小児用の医薬品であっても体が大きいからといって服用量を増やして与えたりといった使用法は絶対に避け、**必ず用法・用量を守って使用する**ようにお伝えすることが大切です。

また、乳幼児は自分の体の不調を的確に伝えることが難しいため、医薬品を適正に使用した場合であっても、保護者がその状態をよく観察し、気になる兆候があったときには早めに医療機関を受診させるなど、何かあったときには、**基本的に医師の受診を最優先し、一般用医薬品の使用は最小限にする**ように説明しましょう。

医薬品の剤形についても注意が必要で、錠剤、**カプセル**剤などは小児にそのまま飲み込ませることが難しく、とくに**5**歳未満の幼児に使用される医薬品では、服用時に喉(のど)につかえやすいので注意するよう添付文書に記載されています。

このほか、子どもが間違って薬を大量に飲んでしまった場合や、傷薬や水虫の薬などを目に入れてしまうといった事故があったときには、応急処置などを専門家に相談し、場合によっては**医療機関**に連れて行くなどの対応が必要です。お客様との対話や販売する医薬品などから、ご家庭に子どもがいることがわかったときには、こうした事故が起こらないよう、**子どもの手が届く場所や、目につく場所に医薬品を保管しない**ようにアドバイスすると良いでしょう。

<高齢者に対する注意>　医薬品の注意において、高齢者とは**65歳以上**を指します。高齢者では多くの場合、医薬品を代謝する**肝臓**や、排泄に関わる**腎臓**などの生理機能が衰えつつあり、成人と比べて医薬品の作用が**強**く出やすい傾向があります。もちろん、お客さまの体力や生理機能には個人差があるため一概には言えませんが、一般用医薬品を販売するときには、**その医薬品を使用する個々の状況に応じて、適切な情報提供**をすることが大切です。

一般用医薬品の配合成分は、ある程度の**個人**差を考慮した上で配合量を決められていますので、生理機能が衰えた高齢者であっても用法・用量を守って使用するようにお伝えします。

また、高齢者は物を飲み込む力が弱っていたり、**唾液**の分泌量が減っていたりするため、薬を喉に詰まらせやすかったり、医薬品の副作用で喉の渇きなどを感じやすくなっています。さらに、高血圧や糖尿病、排尿困難などといった**持病を複数抱えていることも多く**、一般用医薬品の使用によって持病が悪化したり、病院での治療の妨げになってしまったりすることもあるため、注意が必要です。とくに、治療にある程度の時間が必要な病気では、薬を飲み続ける期間も長くなり、副作用のリスクも高まります。

このほか、高齢者に多い問題としては、「細かい字が見えづらく、添付文書に書かれている内容を読み取るのが難しい」「手先に力が入らず、医薬品を容器や包装から取り出しにくい」「服用しなければいけない医薬品を取り違えたり、飲み忘れたりしやすい」といったことがあります。このため、高齢者の病気を治療するためには、家族や介護関係者など、周囲の人の理解や協力を得られるような配慮も必要なのです。

高齢者に多い問題

- 添付文書の文字が読み取りづらい
- 容器や包装から薬を取り出しにくい
- 薬の取り違えや飲み忘れがある

＜妊婦に対する注意＞　妊婦または妊娠していると思われる女性には、一般用医薬品を使用するよりも、医師の受診をおすすめしましょう。

これは、一般用医薬品の成分が胎児に何らかの影響を及ぼすことがあるためです。妊婦と胎児の間には**血液-胎盤関門**というものがあり、**血液が混ざらないようになっている**のですが、成分によってはこの血液-胎盤関門を通過して胎児に悪影響を及ぼすものもあります。たとえば**ビタミンA**などでは、妊娠前後の一定期間に大量に服用することで**胎児に先天的な異常を起こす**危険性(**催奇形性**)を高めますし、**便秘薬**では、成分によっては**早産や流産を誘発する危険性**があります。一般用医薬品では、妊婦が使用したときの安全性の評価が難しいといったことから、妊婦の使用については多くの製品で「**相談すること**」となっていますが、基本的には医療機関をおすすめします。

＜授乳婦に対する注意＞　授乳婦では、体に吸収された成分の一部が**乳汁**中に移行することで、母乳を飲んだ乳児に悪影響を与えることがあります。こうした成分が配合された医薬品の添付文書には、「**授乳中の人は本剤を服用しないか、本剤を服用する場合は授乳を避けること**」といった注意が記載されています。通常服用する量では具体的な悪影響が判明していないものもありますが、お客様からの相談があったときには、適切な情報提供をする必要があります。

知っておきたいマメ知識

血液-胎盤関門って何？

簡単に言えば、血液と胎盤の間にある関所です。細菌やウイルスといった外敵をはじめ、多くの医薬品の成分など、赤ちゃんにとって害になるものが血液を通して胎盤に入っていかないように、お母さんと赤ちゃんの間には、酸素や必要な栄養素以外は通しにくい関所、血液 - 胎盤関門があるのです。

ちなみに、血液と脳の間にも、血液脳関門と呼ばれる関所があり、外敵のほか、脳にとって不要なものを通さないようになっています。

<医療機関で治療中の方> 高血圧や**心臓病**、**糖尿病**といった慢性疾患をもつ人は、一般用医薬品の使用に際してとくに注意が必要です。こうしたお客さまに対しては、**その病気の程度や、医薬品の種類に応じた情報提供**をします。しかし、お客様が医療機関で処方された**医療用**医薬品を使用している場合は、登録販売者が一般用医薬品との併用を判断することは難しいため、その薬を処方した医師や、調剤を行った薬剤師に相談するように説明する必要があります。

また、過去に医療機関で治療を受けたことのある病気に関してもできるだけお聞きし、**お客様が一般用医薬品の使用について判断できるように情報提供**をする必要があります。

※ 注意が必要な症状と医薬品の種類、配合成分等については、「第7章　付録」を参照。

必要に応じて、情報提供に「お薬手帳」を活用するようにします。
お薬手帳：薬剤服用歴その他の情報を一元的かつ経時的に管理できる手帳。

<プラセボ効果> プラセボ効果という言葉を聞いたことがある人も多いかと思いますが、これは、「薬理学的に全く効果のない物質によって、**結果的**または**偶発的**に薬理作用によらない作用を生じること」を意味します。たとえば「おなかが痛い」という患者さんに、医師が「これはおなかの痛みによく効くお薬です」と言って小麦粉を渡し、それを飲んだ患者さんの腹痛が実際に治ってしまうといった現象で、**思い込み(暗示)**によって症状が改善してしまうことを指して使われます。

プラセボ効果は、実際の医薬品の効き目にも少なからず影響しますが、**これによって副作用を生じる**こともあります。また、当然のことながら、このプラセボ効果を目的として医薬品を使うことは避けなければいけません。たとえば、効能外の医薬品をお客様にすすめたり、本来医療機関を受診する必要がある症状なのに一般用医薬品で治療できるかのような情報を与えたりすることは、お客様の適切な治療の機会を失わせることになりますので、絶対にしてはいけません。

E 医薬品の品質

医薬品は、**高い水準で均一な品質が保証**されていなければなりませんが、医薬品に配合されている有効成分や**添加物**は、高温や多湿、**紫外線**などによって品質が劣化しやすいものが多いため、適切に保管されていないと「**効き目**が低下」したり、「好ましくない作用をもたらす物質ができてしまう」ことがあります。

また、医薬品は**長い時間が経つと品質が劣化する**おそれがあり、**外箱**などに記載された「使用期限」内に使用する必要があります。ただ、この「使用期限」(配置薬では「**配置期限**」)は**未開封**の状態で保管された場合の期限ですので、お客様には**十分な余裕をもって販売**し、いったん**封を切ったら早めに使い切る**ようにアドバイスしましょう。

check!! 次の( )内にあてはまる字句はなにか。

●副作用は、適正な使用(a)に従い適正に使用された場合においても現れる、(b)な反応である。

●副作用には、(c)による副作用とアレルギー(過敏反応)による副作用がある。

●アレルギーとは、本来、細菌やウイルスといった外敵から身を守る防御システムである(d)が、何らかの原因で(e)になり、敵とは言えないものにまで反応して、逆に自分の組織を刺激することを言う。

●アレルギーの原因物質を(f)と言い、医薬品によるアレルギーは、有効成分だけでなく、(g)が原因となることがある。

●下痢止め薬に配合されるタンニン酸アルブミンなどは、(h)が牛乳たんぱく質の(i)から抽出されたものであるため、牛乳アレルギーの人は使えない。

●一般用医薬品のほとんどは(j)療法を目的としたもので、病気を治すためには薬を使うだけでなく、病気の原因になった(k)などを改善することが大切である。

●医薬品の注意事項で使われる年齢区分は、新生児:(l)未満、乳児:(l)以上(m)未満、幼児:(m)以上(n)未満、小児:(n)以上15歳未満とされている。

●医薬品の剤形についても注意が必要で、錠剤、(o)剤などは、とくに(p)歳未満の幼児に使用される医薬品では、服用時に喉につかえやすいので注意するよう添付文書に記載される。

●医薬品の注意において、高齢者とは(q)歳以上を指す。

●妊婦と胎児の間にある、血液が混ざらない仕組みを(r)という。

●ビタミンAは、妊娠前後の一定期間に大量に服用すると(s)性を高める可能性がある。

●薬理学的に全く効果のない物質によって、結果的または偶発的に(t)作用によらない作用が生じることを(u)と言い、これによって副作用を生じることもある。

●医薬品は長い時間が経つと品質が劣化するおそれがあり、外箱などに記載された「(v)期限」内に使用する必要がある。この期限は、配置薬では「(w)期限」と表示され、(x)の状態で保管された場合の期限を記載している。

a:目的　b:有害　c:薬理作用　d:免疫　e:過敏　f:アレルゲン　g:添加物
h:アルブミン　i:カゼイン　j:対症　k:生活習慣　l:4週　m:1歳　n:7歳
o:カプセル　p:5　q:65　r:血液-胎盤関門　s:催奇形　t:薬理
u:プラセボ効果　v:使用　w:配置　x:未開封

3 適切な医薬品選択と受診勧奨

A 一般用医薬品で対処できる症状

一般用医薬品は、薬機法上「医薬品のうち、その**効能及び効果**において人体に対する作用が**著しくない**ものであって、薬剤師その他の医薬関係者から提供された**情報**に基づく**需要者**の選択により使用されることが目的とされているもの（**要指導医薬品**を除く）」（第4条第5項第4号）と定義されています。簡単に言えば、一般用医薬品は「医薬品の中でも作用が強くないもので、薬剤師などの専門家の情報を頼りに、**購入者が自分で選択して使う薬**」なのです。

＜一般用医薬品の役割＞　医療機関で出される**医療用**医薬品と、ドラッグストアなどで購入できる一般用医薬品はどちらも同じ医薬品なのですが、その役割は少し違い、一般用医薬品は「**軽度**の不調や疾病の**初期**段階、あるいは日常において、生活者が自らの疾病の治療、予防又は生活の質（QOL）の改善・向上を図ることを目的とする」と定義されています。

一般用医薬品の役割

(1) **軽度**な疾病に伴う症状の改善
(2) 生活習慣病等の疾病に伴う症状発現の**予防**（改善は、**運動療法**が基本となる）
(3) 生活の質（QOL）の改善・向上
(4) 健康状態の**自己**検査
(5) 健康の**維持**・増進
(6) その他保健衛生

＜セルフメディケーション＞　2006年の薬事法改正でキーワードになったのが、「セルフメディケーション」という言葉です。簡単に言えば「自分の健康は自分で守る」ということで、何でもかんでも医者に行くのではなく、**軽度**な症状であれば**一般用医薬品**などを利用して症状を改善することを意味します。

なお、セルフメディケーションの**主役は一般の生活者**で、薬剤師や登録販売者など一般用医薬品の販売などを行う専門家は、セルフメディケーションを**支援**する立場にいることを忘れないようにしましょう。このため、医薬品を購入するかどうかは生活者本人が決めることで、ときには医薬品を使わない対処法をアドバイスしたり、症状が重い場合は医療機関の受診をすすめるといった対応も必要です。

<ドーピングに対する注意>

一般用医薬品にも使用すればドーピングに該当する成分を含んだものがあるため、スポーツ競技者から相談があった場合は、専門知識を有する薬剤師などへの確認が必要です。

B 販売時のコミュニケーション

一般用医薬品の販売に際しては、「生活者のセルフメディケーションを支援する」という意識をもち、適切な**コミュニケーション**を図ることが大変重要となります。これは、医薬品を実際に使用するお客様から必要な情報をお聞きし、適切な**情報提供**を行うためで、とくに「**添付文書**などに記載されている内容を、**お客様の状態に当てはめて考える**」「お客様が理解しにくい専門用語などをわかりやすく表現する」とともに、「添付文書の内容をお客様がどう理解しているか」を把握しながら行うことが大切です。

購入者に確認したいポイント

①何のためにその薬を購入するのか？
②使用するのは本人か？　家族か？
③小児や高齢者、妊婦は使用するか？
④医療機関で治療を受けていないか？
⑤薬によるアレルギーや副作用の経験はあるか？
⑥相互作用や飲み合わせに問題のある医薬品や食品を摂取していないか？
⑦薬は、すぐに使用するのか(今、改善したい症状があるのか)？
⑧改善したい症状はいつ頃からで、原因や患部はわかっているのか？

ただ実際の接客の中では、購入者が何のために医薬品を購入しようとしているのかよくわからない場合や、情報提供を受けたくないといった場合など、コミュニケーションが成立しにくい場面もあります。このようなときであっても、医薬品の専門家として、**使用状況に関する情報をできる限り引き出し、可能な情報提供を行っていく**ためのコミュニケーション技術を身につける必要があります。

なお、一般用医薬品の販売個数は、できるだけ今出ているつらい症状を改善するのに必要な個数だけとします。これは、医薬品の**乱用**を防ぐためであると同時に、たとえばかぜ薬を販売する場合など、初期と後期で改善したい症状が異なるように、医薬品を使用する状況はその時々で変化するためです。

check!! 次の( )内にあてはまる字句はなにか。

●一般用医薬品は、薬機法上「医薬品のうち、その効能及び効果において人体に対する作用が(a)ものであって、薬剤師その他の医薬関係者から提供された(b)に基づく(c)の選択により使用されることが目的とされているもの(要指導医薬品を除く)」(第４条第5項第4号)と定義されている。

●一般用医薬品は「(d)の不調や疾病の(e)段階、あるいは日常において、生活者が自らの疾病の(f)、(g)又は生活の質の改善・向上を図ること」を目的としている。

●セルフメディケーションの主役は(h)で、薬剤師や登録販売者など一般用医薬品の販売などを行う専門家は、セルフメディケーションを(i)する立場にいる。

●医薬品販売時に購入者に確認したい内容には以下のものがある。
①(j)その薬を購入するのか？
②使用するのは本人か？　家族か？
③(k)や高齢者、(l)は使用するか？
④医療機関で(m)を受けていないか？
⑤薬による(n)や副作用の経験はあるか？
⑥相互作用や(o)に問題のある医薬品や食品を摂取していないか？
⑦薬は、(p)使用するのか(今改善したい症状があるのか)？
⑧改善したい症状はいつ頃からで、(q)や患部はわかっているか？

a：著しくない　b：情報　c：需要者　d：軽度　e：初期　f：治療　g：予防
h：一般の生活者　i：支援　j：何のために　k：小児　l：妊婦　m：治療
n：アレルギー　o：飲み合わせ　p：すぐに　q：原因

4 薬害の歴史

A 副作用に対する基本的な考え方

医薬品の副作用は、眠気や口の渇き(口渇)、発疹といった比較的よく見られるものから、日常生活に支障をきたしたり、場合によっては命に関わったりするほど重篤なものまで、その程度はさまざまです。

また、副作用や薬害は、医薬品が十分注意して**適切に使用されたとしても避けられない**もので、一般用医薬品を販売する専門家としては、こうした**副作用は誰にでも起こりうる**ことを頭に入れ、医薬品が安全に使用されるよう、努力を重ねることが重要です。

B 主な薬害訴訟と成立した制度

日本でも、医薬品による薬害は過去何度かあり、再発を防ぐためにさまざまな措置がとられてきました。

＜サリドマイド訴訟＞　サリドマイド訴訟は、**催眠鎮静薬**として発売された**サリドマイド**製剤を妊娠している女性が服用したことで、新生児に**四肢欠損**(手足の欠損)や、目・耳など感覚器の障害といった**先天**的な異常(サリドマイド**胎芽**症)が発生したことに対する損害賠償訴訟です。1963年6月に製薬企業を被告として、さらに翌1964年12月には**国と製薬企業を被告**として提訴され、**1974**年10月に和解が成立しました。

サリドマイド訴訟の歴史

1957年：西ドイツで発売
1958年：日本で発売(催眠鎮静剤)
1961年：西ドイツでレンツ博士が警告
⇒　11月回収、12月日本に勧告
⇒　日本では販売を続ける
1962年：日本でもやっと発売停止
⇒　5月出荷停止
⇒　9月回収

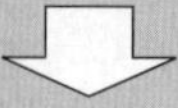

世界的な問題となり、WHO加盟国を中心に、各国で副作用情報の収集体制を整備

サリドマイド事件が起こった原因は、**血管新生**阻害という副作用にありました。これは、血管が新しく作られるのを抑えてしまう作用で、妊娠している女性が服用すると、サリドマイドは**血液-胎盤**関門を通過し、胎児の器官形成に必要な細胞分裂を妨げてしまったのです。このため、生まれて

きた赤ちゃんの手足が欠損したり、視聴覚などの感覚器に障害が出たりしました。

ちなみに、サリドマイドには、S体とR体の**光学異性**体があり、問題となった血管新生阻害作用は**S**体だけにあり、一方の**R**体には催眠鎮静作用だけがありました。また、このS体とR体は体内で相互に転換するため、R体だけを服用しても副作用は避けられません。

知っておきたいマメ知識

光学異性体って何？

化学物質の分子構造が左手と右手のように同じパーツでできていて、鏡に映ったように左右対称になったものを言います。それぞれをR体とS体、D体とL体などと呼び、ポピュラーな成分名としてはd-クロルフェニラミンマレイン酸塩などがあります。

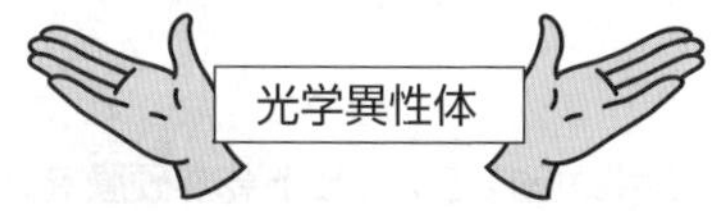

<スモン訴訟>　スモン訴訟は、**整腸**剤として販売されていた**キノホルム**製剤の服用によって**亜急性脊髄視神経**（あきゅうせいせきずいししんけい）症になってしまったことに対する損害賠償訴訟で、亜急性脊髄視神経症(英名Subacute Myelo-Optico-Neuropathy)の頭文字をとってスモンと呼ばれています。

スモンの症状は、初期には腹部の膨満感から激しい腹痛を伴う**下痢**、次第に下半身の**痺れ**（しびれ）や脱力、歩行困難などの症状が現れるもので、麻痺は上半身にも拡がる場合があり、ときに**視覚**障害から**失明**に至るといったものでした。1971年5月に**国と製薬企業を被告**として提訴され、1977年10月に東京地裁において和解が成立して以来、各地の地裁及び高裁において和解が進められ、**1979**年9月に全面和解が成立しました。

スモン訴訟の歴史

1924年：整腸剤として販売開始
1958年：神経症状の報告
1960年：米国では使用が制限
（アメーバ赤痢のみに使用）
1970年：スモンの原因がキノホルムであることが発覚
⇒　9月販売停止
1971年：国と製薬企業を相手に提訴
1979年：全面和解

そして、サリドマイド訴訟、スモン訴訟を契機として、1979年、医薬品の副作用による健康被害の迅速な救済を図るため、**医薬品副作用被害救済**制度が創設されました。

<HIV訴訟>　HIV訴訟は、血友病患者が、**ヒト免疫不全ウイルス**（HIV）が混入した原料血漿（けっしょう）から製造された**血液凝固因子**製剤の投与を受けたことにより、HIVに感染したこ

とに対する損害賠償訴訟です。1989年5月、**国と製薬企業を被告**として大阪地裁で、さらに同年10月に東京地裁で提訴され、1996年3月に両地裁で和解が成立しました。

本訴訟の和解を踏まえ、国は、HIV感染者に対する恒久対策として、**エイズ治療・研究開発センター**及び拠点病院の整備や治療薬の早期提供等のさまざまな取組みを推進してきています。また、1999年には**誓いの碑**を竣工して、サリドマイド、スモン、HIV感染のような医薬品による被害を再び発生させることがないように努めることを誓っています。

これ以降、医薬品の副作用等による健康被害の再発防止に向けた取組みとして、医薬品副作用被害救済・研究振興調査機構(当時)との連携による**承認審査**体制の充実、製薬企業に対し従来の副作用報告に加えて**感染症**報告の義務づけ、緊急に必要とされる医薬品を迅速に供給するための**緊急輸入制度**の創設等を内容とする改正薬事法が1996年に成立し、翌年4月に施行されました。

＜CJD訴訟＞　脳外科手術に用いられていた**ヒト乾燥硬膜**を介してクロイツフェルト・ヤコブ病(CJD)に罹患したことによる損害賠償訴訟です。

CJDの原因は、細菌でもウイルスでもない**たんぱく質**の一種である**プリオン**とされています。CJDは、このプリオンが脳の組織に感染し、次第に**認知症**に類似した症状が現れ、死に至る重篤な**神経**難病で、プリオン不活化のための十分な化学的処理が行われないまま用いられたヒト乾燥硬膜が移植された患者に発症しました。

1996年11月に**国、輸入販売業者及び製造業者を被告**として大津地裁で、さらに1997年9月には東京地裁で提訴され、**2002**年3月に両地裁で和解が成立しました。

この和解に際して、国(厚生労働大臣)は、生物由来の医薬品等による被害の救済制度を約束し、2002年薬事法改正に伴い、**生物由来製品**の安全対策強化、独立行政法人**医薬品医療機器総合機構**による生物由来製品による**感染等被害救済**制度が創設されました。また、CJD患者の入院対策・在宅対策の充実、CJDの診断・治療法の研究開発、CJDに関する正しい知識の普及・啓発、患者家族・遺族に対する相談事業等に対する支援、CJD症例情報の把握、ヒト乾燥硬膜の移植の有無を確認するための患者診療録の長期保存などの措置が講じられるようになりました。

＜C型肝炎訴訟＞　出産や手術での大量出血などの際に特定の**フィブリノゲン製剤**や**血液凝固第Ⅸ因子製剤**の投与を受けたことにより、**C型肝炎ウイルス**に感染したことに対する損害賠償訴訟です。

国及び製薬企業を被告として、2002年から2007年にかけて、**5つの地裁で提訴**されましたが、5つの判決は、国及び製薬企業が責任を負うべき期間などで判断が分かれていました。このような中、C型肝炎ウイルス感染者の早期・一律救済の要請にこたえるべく、議員立法によってその解決を図るため、2008年1月に「特定フィブリノゲン製剤及び特定血液凝固第Ⅸ因子製剤によるC型肝炎感染被害者を救済するための給付金の支給に関する特別措置法（平成20年法律第2号）」が制定、施行され、国では、この法律に基づく給付金の支給の仕組みに沿って、**現在、和解を進めています**。また、「薬害再発防止のための医薬品行政等の見直しについて（最終提言）」（平成22年4月28日薬害肝炎事件の検証及び再発防止のための医薬品行政のあり方検討委員会）を受け、医師、薬剤師、法律家、薬害被害者などの委員により構成される**「医薬品等行政評価・監視委員会」**が設置されています。

■　主な薬剤訴訟のまとめ

●副作用被害に関する薬害訴訟

	サリドマイド訴訟	スモン訴訟
提訴～和解	1963年～1974年	1971年～1979年
原因製剤	サリドマイド製剤（S体）	キノホルム製剤
製剤の薬効など	催眠鎮静剤（胃腸薬にも）	整腸剤（アメーバ赤痢など）
主な被害者	妊婦（胎児）	－
一般用医薬品	販売していた	
症状名	サリドマイド胎芽症	亜急性脊髄（せきずい）視神経症
症状	出生児に四肢欠損、視聴覚等の感覚器や心肺機能の障害等の先天異常（せんてんいじょう）	腹部膨満感、激しい腹痛を伴う下痢、下半身のしびれ、歩行困難など。麻痺（まひ）は上半身にも広がり、視覚障害（失明）も
特記事項	サリドマイドの血管新生阻害作用による、胎児期の細胞分裂異常。西ドイツからの警告に対し、**日本は販売停止や回収措置が遅れた**	日本では使用期限などの措置が遅れた
制度等の整備	医薬品副作用被害救済制度（1979年）	

●感染症被害に関する薬害訴訟

	HIV訴訟	CJD訴訟	C型肝炎訴訟
提訴～和解	1989年～1996年	1996年～2002年	2022年～
原因製剤	血液凝固因子製剤	ヒト乾燥硬膜	フィブリノゲン製剤、血液凝固IX因子製剤
製剤の薬効など	血液を凝固しやすくする	脳外科手術時に使用	出産や手術での大量出血などの際に使用
主な被害者	血友病(けつゆうびょう)患者	脳外科手術の患者	出産や手術で大量出血した患者
一般用医薬品	販売していない		
症状名	HIV感染症(エイズ)	クロイツフェルト・ヤコブ病	C型肝炎
症状	免疫機能の障害が起こり、さまざまな感染症にかかりやすくなる。カポジ肉腫などが有名	次第に認知症に類似した症状が現れ、死に至る重篤な神経難病	多くの場合無症状。慢性化すると肝硬変になることも
特記事項	原因となったのは「ヒト免疫不全ウイルス(HIV)」	原因となる物質は、医薬品や微生物ではなく、プリオンと呼ばれるたんぱく質	５つの地裁で提訴されたが、現在、和解を進めている
制度等の整備	生物由来製品による感染等被害救済制度		医薬品等行政評価・監視委員会の設置

主な薬害訴訟である「サリドマイド訴訟」「スモン訴訟」「HIV訴訟」「CJD訴訟」の４つで、**国と製薬企業**はすべての訴訟で被告となり、**CJD訴訟**ではさらに**輸入販売業者**も被告になりました。また、これらの訴訟によって薬害に対する制度が整備され、医薬品の薬理作用によって起こったサリドマイド訴訟とスモン訴訟をきっかけに「**医薬品副作用被害救済制度**」がつくられ、感染が原因となったHIV訴訟やCJD訴訟をきっかけに「**感染等被害救済制度**」がつくられました。

check!! 次の( )内にあてはまる字句はなにか。

●副作用や薬害は、医薬品が十分注意して(a)に使用されたとしても起こりうるもので、副作用は誰にでも起こりうる。

●サリドマイド訴訟は、(b)薬として発売されたサリドマイド製剤を妊婦が服用したことで、新生児に(c)や、目・耳など感覚器の障害といった(d)的な異常が発生したことに対する損害賠償訴訟。

●サリドマイド事件が起こった原因は、(e)阻害という副作用にあった。なお、サリドマイドには、S体とR体の(f)体があり、問題となった作用は(g)体だけにあった。

●スモン訴訟は、(h)剤として販売されていた(i)製剤の服用によって(j)症になってしまったことに対する損害賠償訴訟。

●スモンの症状は、初期には膨満感から激しい腹痛を伴う(k)、次第に下半身の痺れや脱力、歩行困難などの症状が現れるもので、ときに(l)に至る場合もあった。

●サリドマイド訴訟、スモン訴訟を契機として、1979年、医薬品の副作用による健康被害の迅速な救済を図るため、(m)制度が創設された。

●HIV訴訟は、血友病患者が、(n)ウイルス(HIV)が混入した原料血漿から製造された(o)製剤の投与を受けたことにより、HIVに感染したことに対する損害賠償訴訟。

●国はHIV訴訟後、1999年には「(p)」を竣工。さらに、(q)体制の充実、製薬企業に対し従来の副作用報告に加えて(r)報告の義務づけ、緊急に必要とされる医薬品を迅速に供給するための「(s)」制度の創設等を内容とする改正薬事法が1996年に成立し、翌年4月に施行された。

●CJD訴訟は、脳外科手術に用いられていた(t)を介して(u)病(CJD)に罹患したことによる損害賠償訴訟。

●CJDの原因は、細菌でもウイルスでもない(v)の一種である(w)とされ、この訴訟後、国(厚生労働大臣)は、(x)の医薬品等による被害の救済制度を約束し、2002年薬事法改正に伴い、(x)製品の安全対策強化、独立行政法人医薬品医療機器総合機構による生物由来製品による(y)制度が創設された。

●C型肝炎訴訟は、出産や手術での大量出血などの際に特定のフィブリノゲン製剤や(z)の投与を受けたことにより、C型肝炎ウイルスに感染したことに対する損害賠償訴訟である。

a：適切 b：催眠鎮静 c：四肢欠損 d：先天 e：血管新生 f：光学異性
g：S h：整腸 i：キノホルム j：亜急性脊髄視神経 k：下痢 l：失明
m：医薬品副作用被害救済 n：ヒト免疫不全 o：血液凝固因子 p：誓いの碑
q：承認審査 r：感染症 s：緊急輸入 t：ヒト乾燥硬膜
u：クロイツフェルト・ヤコブ v：たんぱく質 w：プリオン x：生物由来
y：感染等被害救済 z：血液凝固第Ⅸ因子製剤

第2章 人体のはたらきと医薬品

問題作成のポイント

○身体の構造とはたらき、薬のはたらく仕組み、副作用の症状等に関する基本的な知識を、購入者への情報提供や相談対応に活用できること

人の体は約37兆2千億個の細胞からできています。細胞とは、体を形作る最も基本的な単位で、人の場合は200〜300種類もの異なった細胞があると言われています。その中でも、似たはたらきをする細胞が集まって組織を作り、この組織が集まって器官を作り、さらにこの器官が集まって器官系を作っています。

器官系には、「消化器系」「循環器系」「内分泌系」などさまざまなものがあり、こうした器官系を統率しているのが神経系です。

基礎医学では、こうした体や臓器の構造、形態を研究する学問を解剖学と呼び、これらのはたらきを研究する学問を生理学と呼びます。

この章では、「体全体の仕組みや主な器官の構造について」そして「薬が体の中でどのようにはたらくか？」「なぜ副作用が起こるのか？」などについて解説しています。医療に携わる人にとって基礎となる知識で、医薬品のはたらきを理解する上でも大変重要な部分ですので、しっかり理解しておきましょう。

5 人体の構造とはたらき —脳と神経—

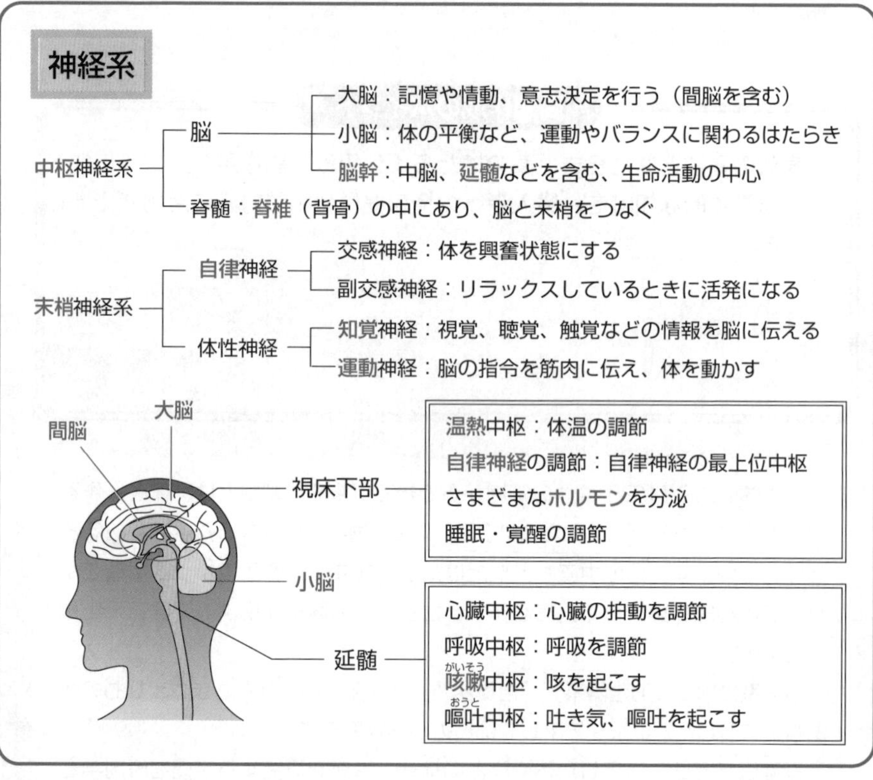

A 神経系とは何か？

人間の体は、個々の器官が**神経**系によって総合的に制御されています。神経系は、細長い**神経細胞**がつながってできたもので、体内の情報伝達のほとんどを受けもち、大きく**中枢**神経系と末梢神経系に分かれています。

ちなみに、私たちはよく「中枢」とか「末梢」という言葉を使いますが、人の体では**脳**と**脊髄**が中枢で、それ以外の手足や内臓、筋肉などのすべてが末梢ということになります。

神経細胞の細胞体から伸びる細長い突起（軸索（じくさく））を**神経線維**といい、長いものでは1mを超えるものもあります。ほかの細胞と違い**ブドウ糖**だけを栄養分として活動し、いったんできると入れ替わることがないと言われています。

また、神経細胞は主に刺激を伝達する際、神経細胞内では**電気信号**として伝えますが、神経細胞同士、または神経細胞と筋肉などの器官の間には隙間があり、**神経伝達**物質と呼ばれる化学物質を放出することによって情報を伝えます。

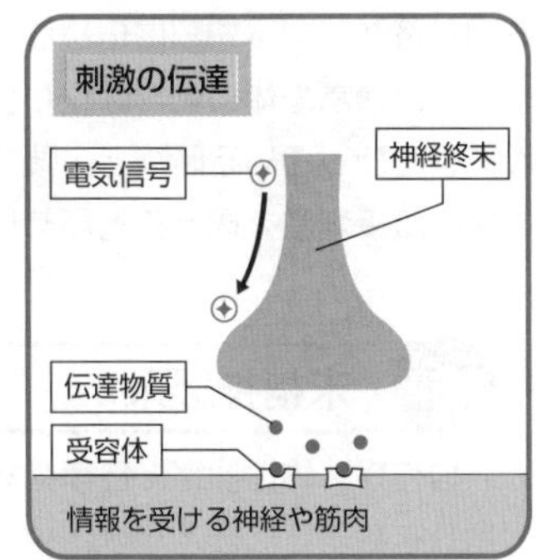

B 中枢神経系

＜脳のはたらき＞　脳は、記憶のほか、人間としての個性を作り出す情動や意志決定といったはたらきをもち、間脳の**視床下部**(脳の下部)では**自律**神経の調節や、**ホルモン**の分泌も行っています。

神経細胞が集まってできている脳は、唯一のエネルギー源である**ブドウ糖**や**酸素**の消費量が多く、ブドウ糖の消費量は全身の約**25**%、**酸素**の消費量は約20%で、ブドウ糖や酸素をたくさん運ぶため、心臓から全身に送り出される血液の約**15**%は脳に流れています。

また、脳は生きていく上で大変重要な役割をもっているため、体の中に侵入してきた細菌やウイルスが簡単に脳に達しないように、そして薬物など、脳にとって不要なものが血液を介して送り込まれないように、**血液脳関門**という関所が設けられています。つまり、血管から脳に酸素や栄養素が移動するとき、必要なものしか血管から出られないように選択性が**高く**なっているのです。ただ、小児では血液脳関門が**未発達**であるためその選択性は**低く**、血液中の医薬品の成分が脳に達しやすくなっています。

脳幹の一部である**延髄**は、後頭部と頸部(けいぶ)の境目(首の後ろ)あたりにあり、脳と脊髄をつないでいます。延髄には、心臓の拍動を調節する**心臓**中枢や、呼吸を調節する**呼吸**中枢といった多くの生体機能を制御する部分がありますが、複雑な制御については、さらに上位の脳によって制御されています。

＜脊髄のはたらき＞　脊髄は、**脊椎**(せきつい)(背骨)の中にある神経の束で、脳からの指令を末梢組織へ、末梢組織で得られた情報を脳へと伝えています。たとえば、手を上げようとするとき、「手を上げろ」という脳からの指令は脊髄の神経を伝わり、手の筋肉に届いて初めて手が上がります。また、冷たいものを触ったときなどには、皮膚からの「冷たい」という刺激が脊髄を通って脳に伝わり、初めて冷たさを感じることができます。

なお、通常の体の動きは脳からの指令によって行われていますが、熱いものを触ってすぐに手をひっこめる時など、緊急時には脊髄は末梢からの刺激に対して**脳を介さず**、運動神経に直接刺激を送ることがあり、これを**脊髄反射**と呼びます。

C　末梢神経系

末梢神経は**体性**神経と**自律**神経からできていて、心臓や胃腸、筋肉などに対する脳からの指令を各器官に伝えたり、視覚、聴覚、触覚など、全身からの情報を脳に伝えたりしています。

＜体性神経＞　体性神経は、自分で感じ、意識することができる神経で、**知覚**神経と**運動**神経からなります。

知覚神経…視覚、聴覚、味覚、嗅覚、触覚といった情報を脳に伝えるための神経です。

運動神経…「手を上げろ」「足を前に出せ」など、脳からの指令を筋肉(骨格筋)に伝えて体を動かすための神経で、この運動神経によって自分の意志で動かすことができる筋肉を**随意**筋(ずいいきん)と呼びます。

＜自律神経＞　自律神経はその名の通り自律した神経で、無意識のうちに体のさまざまな機能を調節しています。たとえば、私たちは心臓を意識して動かしていませんし、逆に意識的に心臓を止められる人はいません。また、体温調節も自動的に行われています。こうした基本的な生命活動や体の機能を維持していられるのは、自律神経があるからなのです。

自律神経は、**交感**神経と**副交感**神経からなります。この2つの神経が心臓や血管、胃腸などの器官に対して、同時に支配する形をとっていて、これを**二重支配**と言います。これらの神経は通常、1つの器官に対してどちらかが優位になるように互いに**拮抗**(きっこう)してはたらきます。

また、交感神経と副交感神経はいずれも脳から末梢の器官まで行く間に「神経節」で神経細胞を切り替えていて、神経節より前(中枢側)の神経細胞を「節前線維」、神経節から各器官に情報を伝える神経を「節後線維」といいます。

交感神経…闘争や恐怖など、体が**緊張**状態になったときに優位になります。体を闘争状態にすると考えればわかりやすく、交感神経が興奮すると、目からより多くの情報を得ようと瞳孔が**開き**、多少は傷を負っても大丈夫なように末梢の血管は**収縮**します。そして、全身の筋肉に多くの酸素や栄養分を送るために心臓の拍動は**早く**なり、血液中のブドウ糖の量(血糖値)は**増える**のです。なお、交感神経の節後線維から各器官に対する指令は、**ノル**

アドレナリンという神経伝達物質によって伝えられます(注：一部の**汗腺**だけはアセチルコリン)。このため、医薬品などで交感神経が興奮したときと同じようにはたらくものを**アドレナリン**作動成分(**交感**神経興奮成分)、逆にアドレナリンのはたらきを抑えるものを**抗アドレナリン**成分と呼びます。

副交感神経…食後や睡眠時など、**リラックス**したときに優位になります。各器官に対するはたらきは交感神経の反対で、副交感神経の節後線維からの神経伝達物質は**アセチルコリン**です。なお、医薬品などで副交感神経が興奮したときと同じようにはたらくものを**コリン作動**成分、逆にアセチルコリンのはたらきを抑えるものを**抗コリン成分**と呼びます。

＜自律神経の主なはたらき＞

効果器	交感神経興奮	副交感神経興奮
目	瞳孔散大	瞳孔収縮
唾液腺	少量の粘性の高い唾液を分泌	唾液分泌亢進
心臓	心拍数増加	心拍数減少
末梢血管	収縮(→血圧上昇)	拡張(→血圧降下)
気管、気管支	拡張	収縮
胃	血管の収縮	胃液分泌亢進
腸	運動低下	運動亢進
肝臓	グリコーゲンの分解(ブドウ糖の放出)	グリコーゲンの合成
皮膚	立毛筋収縮(体毛が立つ)	—
汗腺	発汗亢進	—
膀胱	排尿筋の弛緩(→排尿困難)	排尿筋の収縮(→排尿促進)

※汗腺のうち、全身に広く分布するエクリン汗腺を支配する交感神経線維の末端では**アセチルコリン**が神経伝達物質として放出され、局所(腋窩等)に分布するアポクリン汗腺では**ノルアドレナリン**が神経伝達物質として放出される。

※末梢血管は交感神経系への刺激で収縮するが、骨格筋の血管平滑筋など、交感神経系への刺激で拡張するものもある。

check!!　次の(　)内にあてはまる字句はなにか。

●神経系は中枢神経と末梢神経からなり、中枢神経は脳と(a)、末梢神経は(b)神経と自律神経からなる。

●脳は記憶のほか、人間としての個性を作り出す情動、意思決定を行い、間脳の視床下部では(c)の調節や(d)の分泌なども行っている。

●脳は、酸素やブドウ糖の消費量が多く、(e)の消費量は全身の約25%、(f)の消費量は約20%で、心臓から全身に送り出される血液の約15%は脳に送られる。

●脳の毛細血管は非常に選択性が高く、血液から脳に不要なものが送り込まれないように(g)という関所が設けられている。ただ、小児ではこれが未発達なため、医薬品の成分が脳に達しやすい。

●脳と脊髄をつないでいるのが延髄で、延髄には心臓中枢や(h)中枢、咳嗽中枢、嘔吐中枢などさまざまな中枢がある。

●緊急時に知覚神経から受けた刺激に対し、脳を介さずに運動神経に直接刺激を送ることを(i)という。

●自律神経には交感神経と副交感神経があり、交感神経は体が(j)状態になったとき、副交感神経は(k)状態になったときに優位になる。また、交感神経の神経伝達物質はノルアドレナリンで、副交感神経の伝達物質は(l)である。

a：脊髄　b：体性　c：自律神経　d：ホルモン　e：ブドウ糖　f：酸素
g：血液脳関門　h：呼吸　i：脊髄反射　j：緊張　k：リラックス
l：アセチルコリン

6 人体の構造とはたらき —内臓器官—

A 消化器系

内臓器官のうち、食べた物を消化して体に必要な栄養分を吸収し、残りかす(残滓)を排泄するのが消化器系で、食物が通る**消化管**と消化酵素を分泌する**消化腺**とに分かれます。消化管は、口(口腔)、咽頭、**食道**、胃、小腸、**大腸**、肛門からできていて、平均的な成人ではその長さは約9mと言われています。消化腺は、唾液腺、**肝臓**、胆嚢、**膵臓**からできていて、食物を消化するために必要な消化酵素を作ったり、分泌したりします。

ちなみに消化には、食物を口の中で咀嚼(かみ砕く)したり、消化管の運動によってより細かく分解したりする**機械**的消化(物理的消化ともいう)と、消化液によって内容物を分解する**化学**的消化があり、機械的消化は、消化液を食物とよく混ぜ合わせることで化学的消化を助けています。

<口腔の構造とはたらき>　食物の消化は口から始まります。ここでは、口から食道までの器官について見てみましょう。

歯…歯は、歯肉や歯根膜、**歯槽骨**、セメント質といった**歯周**組織によって上下のあごの骨に固定されています。歯槽骨に埋まっている部分を**歯根**、外に出ている部分を歯冠と言い、歯肉で区切られた境目を歯頸と呼びます。エナメル質で覆われた歯冠の表面は、体の中で最も硬い部分です。エナメル質の下は**象牙**質と呼ばれる硬い組織で、細かい穴が開いています。象牙質の中には**歯髄**があり、神経や血管が通っています。ちなみに、虫歯が象牙質に達すると、冷たい水などを飲んだときに象牙質の穴を通して**知覚神経**が刺激され、歯がしみたり、痛みを感じたりします。

舌…表面には、舌乳頭という無数の小さな突起があり、**味覚**を感じる味蕾が分布しています。味を感じるだけでなく、咀嚼された食物を唾液と混ぜ合わせ、唾液に含まれる消化酵素をはたらきやすくしています。

唾液腺…唾液を分泌して食物をかみ砕きやすくしたり、飲み込みやすくします。唾液

歯の構造

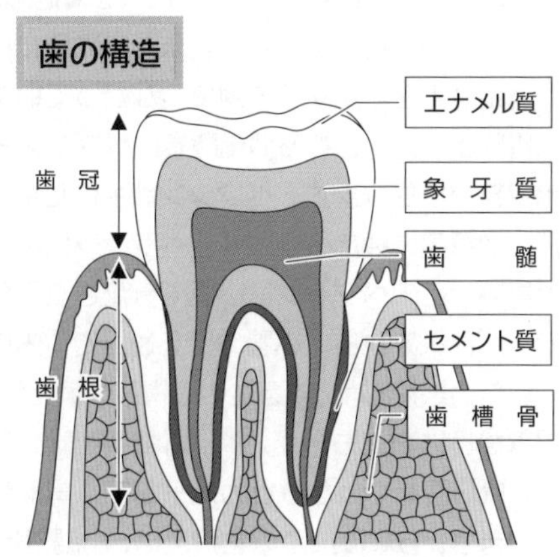

には、**プチアリン**(唾液アミラーゼ)や**リゾチーム**といった酵素が含まれています。プチアリンは、食物中の**デンプン**をデキストリンや**麦芽**糖に分解し、リゾチームは細菌の細胞壁を分解することで、口の中を**殺菌**するはたらきがあります。また、唾液は口腔内のpHをほぼ**中性**に保つことで虫歯を防ぐ役割もあり、味覚を感じるためにも必要です。

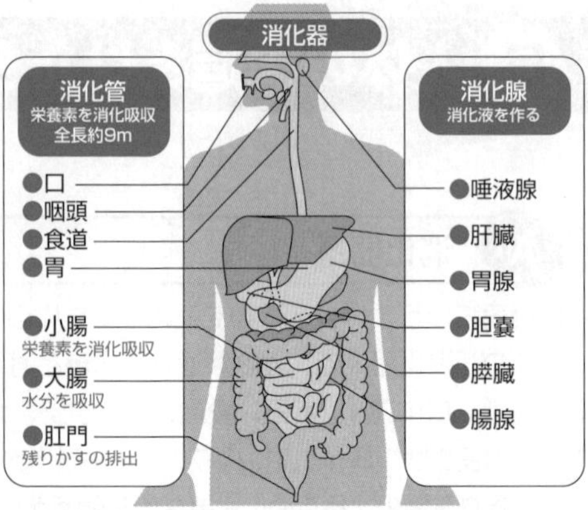

咽頭…口腔から食道に通じる食物の通り道で、肺に通じる**気道**と交わる部分を言います。**消化器と呼吸器の両方に属する器官**で、このすぐ下には気管の入り口である喉頭があります。飲食物を飲み込むときには、喉頭にある**喉頭蓋**という蓋が反射的に閉じ、飲食物が喉頭や気管に入り込まないようになっています。

食道…咽頭から胃に通じる食物の通り道で、直径1～2cmの管状の器官です。食道の中には消化液の分泌腺はなく、飲み込まれた飲食物は重力によってではなく、食道の**蠕動運動**によって胃に運ばれます。また、食道の上端と下端には食道を締め付ける**括約筋**があり、胃の内容物が食道や咽頭に逆流しないようになっています。

<胃の構造とはたらき>　胃は、食道の先に続く、**平滑**筋でできた中空の臓器で、空腹時にはぺちゃんこに縮んでいますが、食道から食物が送られてくると刺激に反応して筋肉が伸び、容積が大きくなります。これを**胃適応性弛緩**と呼びます。胃の内側は粘膜に覆われ、たくさんのひだがあります。また、粘膜には小さな穴がたくさん開いていて、**胃酸(塩酸)**や消化酵素を分泌する胃腺につながっています。

胃腺から分泌される消化酵素は**ペプシノーゲン**で、pH1～2の胃酸によって活性化され、ペプシンとなります。**ペプシン**は主に**たんぱく質**を分解する酵素で、胃酸とともに食物の消化や**殺菌**にはたらきます。ペプシンによってある程度分解されたたんぱく質を**ペプトン**と言い、この**ペプトン**は小腸で分泌される分解酵素によって、さらに細かく**アミノ酸**にまで分解されてから、小腸の壁を通して体内に吸収されるのです。

また、食物を消化するための胃酸や消化酵素は、逆に胃粘膜を傷害することもあるため、胃腺からは粘液も分泌され、胃粘膜を守っています。この粘液は**弱アルカリ**性で粘性が高く、胃粘膜をしっかりとカバーして、胃酸やペプシンが胃粘膜に到達しないように防御しています。ちなみにこの粘液には、小腸でビタミンB_{12}を吸収するために必要な成分が含

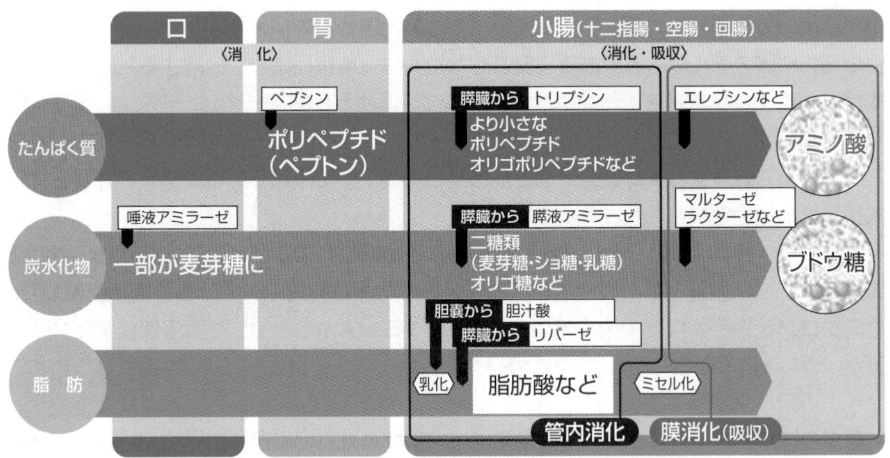

まれています。

一般的に胃は食物の消化だけを行っている器官と考えられがちですが、実は食物の**腐敗**や発酵を抑える**殺菌**、食物の貯蔵という重要な役割ももっているのです。

ちなみに、胃の内容物はある程度こなれると小腸に送られますが、これには数時間かかり、**炭水化物**主体の食事をとったときには**比較的短く**、**脂肪分**主体の食事では**比較的長い**時間胃にとどまることが知られています。

＜小腸の構造とはたらき＞　小腸は、胃の先に続く全長6～7mの管状の器官で、**十二指腸**、空腸、**回腸**の3つに分かれ、食物の**消化**と栄養素の**吸収**を行っています。

十二指腸は胃から連なるC型に湾曲した部分で約25cm、その名の通り指を12本横に並べたぐらいの長さです。十二指腸には、膵臓から膵管によって運ばれてくる膵液を分泌する開口部や、胆嚢から胆管を通って運ばれてくる胆汁を分泌する開口部があるなど、主な消化酵素の分泌場所としても重要な器官です。空腸は、十二指腸以降の上部約**40%**を占める部分で、残りの約**60%**が回腸です。空腸と回腸には明確な区別はありません。また、小腸は常に蠕動（ぜんどう）運動をしていて、この運動によって内容物を消化酵素とよく混ぜ合わせるとともに、内容物を**大腸**方向へと送っています。

十二指腸の上部を除く小腸壁には輪状のひだがあり、粘膜の表面には**絨毛**（じゅうもう）(柔毛突起)が密集しています。この絨毛の表面にはさらに微絨毛がたくさんあり、表面積を増やすことで栄養素の吸収をしやすくしているのです。ちなみに、こうした構造によって

＜糖質の分解酵素＞
マルターゼ：麦芽糖（マルトース）を分解
ラクターゼ：乳糖（ラクトース）を分解

小腸粘膜の表面積はテニスコート１面分にもなると言われています。

小腸の粘膜表面には、胃である程度こなれた食物を最終段階まで分解するための消化酵素があります。小腸ではたらく主な消化酵素には、**炭水化物**(糖分)を単糖類である**ブドウ**糖や果糖(フルクトース)まで分解する**マルターゼ**やラクターゼ、**たんぱく質**(ペプトン)を**アミノ酸**まで分解する**エレプシン**などがあり、このように吸収できる単位まで分解された栄養素は小腸の壁から吸収されます。

ちなみに、脂質は**リパーゼ**によって分解されて吸収されますが、吸収されてから再度脂質に合成され、脂質とたんぱく質が結合した**リポたんぱく質**の一種である**乳状脂粒**(**カイロミクロン**とも呼ばれる)となります。また、**ビタミンA**やEといった**脂溶性**ビタミンは脂質といっしょに吸収されるため、油の多い食事といっしょに摂ると吸収率が**高**くなります。

<膵臓のはたらき>　膵臓は、胃の**後下**部に位置する細長い臓器で、「膵液の分泌」「**血糖値**調節ホルモンの分泌」という２つの役割をもっています。

膵液は**十二指腸**で分泌される消化液で、**トリプシノーゲン**、**アミラーゼ**(膵液アミラーゼ)、**リパーゼ**といった３大栄養素を分解するための消化酵素をすべて含んでいます。トリプシノーゲンは、たんぱく質を分解する**トリプシン**の活性前の物質(前駆体)で、十二指腸から分泌される腸液に含まれるエンテロキナーゼという酵素によって**トリプシン**になります。このほか、アミラーゼは**デンプン(炭水化物)**を、リパーゼは脂質を分解します。

また、膵液は弱アルカリ性で、胃酸で酸性になっている食物を中和するためにも重要です。

膵臓はホルモンを血液中に分泌する内分泌腺でもあり、膵臓から分泌される血糖値調節ホルモンには、血糖値を下げるはたらきのある**インスリン**と、上げるはたらきのある**グルカゴン**があります。血糖値を上げるホルモンはたくさんありますが、血糖値を下げるホルモンは**インスリン**しかないため、とくに重要なホルモンと言えます。

<胆嚢のはたらき>　胆嚢は、**肝臓**で**コレステロール**を原料に作られた胆汁を**濃縮**して蓄えている器官で、十二指腸に食物が送られてくると収縮して、腸管内に胆汁を送り込みます。胆汁には胆汁酸塩、コール酸、デオキシコール酸などの塩類が含まれていて、**脂肪分**を細かくして**リパーゼ**による分解を助けるとともに、**脂溶性**ビタミンの吸収を良くします。

十二指腸で分泌された胆汁のほとんどは腸管から吸収されて**肝臓**に戻り、再利用されますが、これを**腸肝循環**と呼びます。また、吸収されなかった分は便といっしょに排泄されるため、過剰なコレステロールの調節にもかかわっているのです。

ちなみに、胆汁は**赤血球**が古くなって分解されてできた老廃物、**ビリルビン**(胆汁色素)を含み、これが細菌に分解されて、便の色である茶褐色になります。

<肝臓のはたらき> 肝臓は、横隔膜(おうかくまく)の真下にある大きな臓器で、「栄養分の**貯蔵**」「有害物質の**代謝**・無毒化」「生体物質の**産生**」など、私たちが生きていく上でとくに重要なはたらきをしています。

■ 栄養分の貯蔵

小腸で吸収した栄養素のほとんどは、「**門脈**(もんみゃく)」という血管を通ってまず**肝臓**に運ばれます。そして多くは貯蔵され、必要に応じて加工されて全身に運ばれます。たとえば、ブドウ糖は**グリコーゲン**として蓄えられ，血液中のブドウ糖の濃度(**血糖**値)が下がると、ホルモンなどの指令によって再度ブドウ糖に分解されて血液中に放出されます。また、**脂溶性**ビタミンの**ビタミンA**やD、**水溶性**ビタミンのビタミンB_6やB_{12}も肝臓に蓄えられます。

グリコーゲンの合成…グリコーゲンはブドウ糖が集まってできている物質で、必要に応じて分解されて、ブドウ糖が血液中に放出されますが、ある程度使われないと**脂肪**として蓄えられます。また、グリコーゲンは**骨格**筋のエネルギー源でもあり、**骨格**筋の中でも合成されて蓄えられています。

■ 有害物質の代謝・無毒化

小腸で吸収した有害物質などは、まず**肝臓**に運ばれて代謝を受けます。代謝とは、酵素などによって物質を変化させることで、有害物質を無毒化したり、排泄しやすい形に加工したりすることを言います。ただ、まれに代謝を受けることによって発がん性をもつ有害な物質に変化するものもあります。

医薬品も、そのほとんどが小腸で吸収されてからすぐに肝臓に運ばれて代謝されるため、循環血中に入るのは服用した成分量より**少なく**なります(初回通過効果)。ただ、医薬品の中には代謝を受けることによって活性型になるものもあり、こうした成分をプロドラッグと言います。

アルコールの代謝…アルコールはまず、二日酔いの原因物質として知られる**アセトアルデヒド**に分解され、その後、水と**酢酸**に分解されます。

知っておきたいマメ知識

必須アミノ酸って何？

アミノ酸は体を構成するたんぱく質の元になるもので、人に必要なアミノ酸は20種類と言われています。このうち、体の中で作り出せないか、または十分な量を作り出せないために食物などで取り込む必要があるのが必須アミノ酸です。

必須アミノ酸は、トリプトファン、ロイシン、リジン、ヒスチジン、バリン、スレオニン、フェニルアラニン、メチオニン、イソロイシンの９種類。頭文字を並べ、「トロリー（ヒ）バスフメイ」と覚えましょう。

アンモニアの代謝…アンモニアは、たんぱく質を構成する**アミノ酸**が分解されることでできる老廃物で、**尿素**になって腎臓から尿として排泄されます。

ビリルビンの代謝…ビリルビンは、**赤血球**の中にある**ヘモグロビン**が分解されてできた物質で、**胆汁**といっしょに十二指腸に排出されます。これが腸内細菌などに分解されて、糞便の色を茶褐色にするのです。しかし、肝機能障害や胆管閉塞でビリルビンが血液中に流れると、皮膚や白目が**黄**色くなる症状である**黄疸**になります。

■　**生体物質の産生**

肝臓では、栄養素を加工して、さまざまな生体物質を産生するはたらきがあります。たとえば、胆汁酸やホルモンの原料となる**コレステロール**、血液凝固因子である**フィブリノゲン**、血液中の物質移動や浸透圧の調節に関わるたんぱく質である**アルブミン**、**必須アミノ酸以外のアミノ酸**などが肝臓で合成されています。

＜大腸の構造とはたらき＞　大腸は、小腸から続く長さ約1.6mの器官で、「盲腸」「虫垂」「上行結腸」「横行結腸」「**下行**結腸」「**S状**結腸」「直腸」からなり、小腸をぐるりと取り囲んでいます。小腸と違い、**内壁粘膜に絨毛はありません**。

大腸の主なはたらきは、蠕動運動によって内容物を肛門へ送りながら、水分とナトリウム、カリウム、リン酸などの電解質を吸収し、糞便を形成することです。ちなみに、内容物の水分はほとんどが**小腸**で吸収されているため、大腸では糞便の水分量を調節する程度になります。大腸の粘膜からは大腸液という粘液が分泌されていて、糞便の移動をしやすくしています。

■　**腸内細菌**

大腸には、100種100兆個とも言われる腸内細菌がすんでいます。この腸内細菌は腸管内に送られてきた**食物繊維**(難消化性多糖類)を**発酵**分解していますが、大腸はこのときに生じる栄養分を、活動に利用していると考えられています。また、腸内細菌は**血液凝固**やカルシウムの定着に必要な**ビタミンK**を産生するなど、体にとって必要な役割をもっているのです。なお、糞便やおならの臭いの元となるメタンや、二酸化炭素などのガスも腸内細菌による発酵で生じます。

■　**糞便の構成**

糞便はその大半が水分で、正常な硬さの便では約**70**%は水分です。そして、15～

知っておきたいマメ知識

発酵と腐敗

一般に、炭水化物(糖分)を細菌が分解することを発酵と呼び、同じ細菌による分解でも、たんぱく質や脂質を分解することを腐敗と呼びます。また、酸化するなどして悪い物質ができ、食用に適さなくなることを変敗と呼びます。

20%ははがれ落ちた**腸壁上皮細胞**の残骸、10～15%は**腸内細菌**の死骸、食物の残りかす（残滓(ざんし)）はたった**5%**で、このため、食事をしなくても便は出るのです。

小腸から送られてきた内容物は、盲腸から上行、横行、下行結腸を順に通る間に糞便となり、**S状結腸**にためられます。ここにたまった便が蠕動運動や重力によって**直腸**（通常は空）に落ち込むと、**直腸**から**脳**に刺激が伝わって便意を感じるのです。

＜肛門の構造とはたらき＞　肛門は、直腸から体の外に通じる開口部です。胎児期に外側の皮膚が直腸側に落ち込んで作られたもので、直腸粘膜と皮膚がドッキングした部分にはギザギザの**歯状線**(しじょう)があります。肛門の周囲は随意筋である肛門括約筋で囲まれているため、排便を意識的に調節することができます。なお、肛門の周囲には細かい静脈がたくさん通っていて、肛門周囲の組織がうっ血するといぼ痔の原因となります。

check!!　次の（　）内にあてはまる字句はなにか。

●消化器系は、食物が通る（ a ）と、消化酵素を分泌する消化腺からなり、食物の機械的消化と（ b ）的消化をしている。消化腺には、唾液腺、（ c ）、胆嚢、膵臓などがある。

●唾液には、（ d ）やリゾチームが含まれている。（ d ）はデンプンを分解する消化酵素で、リゾチームは口の中を殺菌するはたらきがある。また、唾液は口腔内のpHをほぼ（ e ）性に保つことで虫歯を防いだり、味覚を感じるためにも必要である。

●胃腺からはpH1～2の胃酸と、（ f ）が分泌される。（ f ）は胃酸によってたんぱく質分解酵素のペプシンとなり、たんぱく質を（ g ）まで分解する。

●小腸は十二指腸、（ h ）、回腸の3つに分かれ、食物の消化と吸収を行う。十二指腸では、（ i ）と膵液が分泌される。膵液中の（ j ）は、分泌されてから（ k ）分解酵素のトリプシンとなる。

●肝臓では、脂肪の消化に関わる（ l ）を産生するだけでなく、ブドウ糖やビタミン類の貯蔵、有害物質の代謝、ホルモンなどの原料となる（ m ）の産生や血液凝固因子である（ n ）の産生などを行っている。

●大腸は「盲腸」「虫垂」「（ o ）」「横行結腸」「下行結腸」「S状結腸」「直腸」からなり、（ p ）によって内容物を肛門へ送りながら、水分と電解質を吸収し、糞便を形成する。

●肛門は、胎児期に外側の皮膚が直腸側に落ち込んで作られたもので、直腸粘膜と皮膚がドッキングした部分にはギザギザの（ q ）がある。

a：消化管　b：化学　c：肝臓　d：プチアリン　e：中　f：ペプシノーゲン
g：ペプトン　h：空腸　i：胆汁　j：トリプシノーゲン　k：たんぱく質
l：胆汁　m：コレステロール　n：フィブリノゲン　o：上行結腸　p：蠕動運動
q：歯状線

B 呼吸器系

呼吸器系は呼吸を行うための器官系で、鼻腔、**咽頭**、喉頭、気管、気管支、肺からなります。気道は鼻腔から気管支までの呼気および吸気の通り道のことで、鼻腔から咽頭・喉頭までの**上**気道と、気管から気管支までの**下**気道に分かれます。かぜのウイルスなど外敵の侵入路ともなるため、いくつも防御機構が備わっています。

＜鼻腔＞　鼻の内側の空洞部分で、左右の鼻腔は**鼻中隔**によって仕切られています。鼻腔の入口である鼻孔には鼻毛があり、空気中の塵や埃をとるフィルターの役目をしています。鼻腔の内壁は粘膜で覆われた棚状の凹凸があり、空気との接触面積を広げることで、**吸気に適度な湿り気と温もりを与えて、乾燥した冷たい外気が流れ込むのを防いでいる**のです。また、異物を排除するために、物理的または化学的な刺激を受けると、反射的に**くしゃみ**が起きて刺激の原因物を排出するようになっています。

鼻腔内壁には分泌腺があり、ここから分泌されるのが鼻汁です。吸気に湿り気を与えるだけでなく、**殺菌**作用のある**リゾチーム**が含まれていて、気道の防御機構としての役割ももっています。

＜咽頭と扁桃＞　咽頭は鼻腔と口腔につながっている部分で、**消化管と気道の両方に属する**器官です。咽頭の**後壁**にあるのが扁桃で、粘膜表面が凸凹しているといった特徴があります。**扁桃**は**リンパ組織**の集合体で、細菌やウイルスに対する免疫反応が行われている場所です。ちなみに、扁桃腺という呼び方をされることもありますが、分泌腺ではないため、扁桃が正式な呼び方となります。

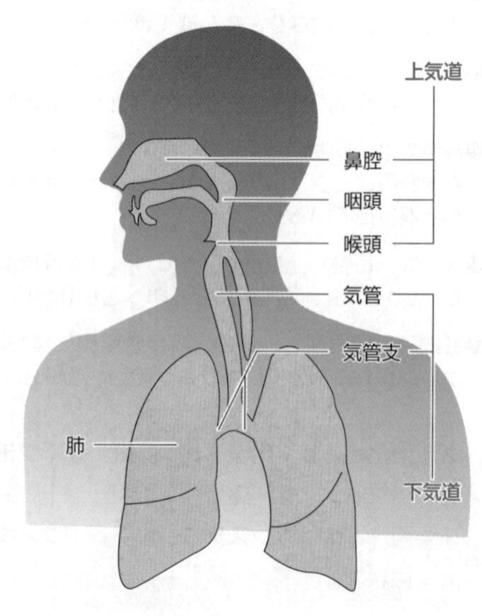

＜喉頭、気管、気管支＞　咽頭と気管の間にある軟骨に囲まれた**円筒**状の器官が喉頭で、軟骨の突起した部分（喉頭隆起）がいわゆる**のどぼとけ**と呼ばれます。発声器としての役割もあり、喉頭上部にある**声帯**で呼気を振動させて声が発せられます。また、喉頭には**喉頭蓋**と呼ばれる蓋があり、

食物などを飲み込むときにはこれが閉じて、飲み込んだものが気管に行かないようにしています。

喉頭から肺へ向かう気道が、左右の肺へ分岐するまでの部分が**気管**で、分岐部分からさらに肺の中で複数に枝分かれした部分が**気管支**です。喉頭から気管支までの内側の粘膜は**線毛上皮**と呼ばれる線毛のある粘膜で覆われていて、吸い込まれた埃(ほこり)や細菌などは粘膜から分泌される粘液にからめ取られ、線毛の運動によって**咽頭**に向けて送られ、唾液とともに飲み込まれます。

＜肺の構造とはたらき＞　胸部の左右両側に1対あり、血液中の**二酸化炭素**を呼気中に放出し、吸気中の**酸素**を血液中に取り込む**ガス交換**を行う器官です。呼吸は、肺が拡張したり収縮したりすることで行われますが、実は**肺自体には筋肉がない**ため、すぐ下にある**横隔膜**(おうかくまく)や**肋間筋**によって拡張・収縮しています。

肺の内部では気管支が細かく枝分かれし、末端はぶどうの房のような**肺胞**(はいほう)となっています。**肺胞**の壁は非常に薄く、その周りを毛細血管が取り囲み、これらを**間質**と呼ばれる組織が支持しています。また、肺胞ではガス交換が行われるため、**内部には粘液層や線毛がなく**、ここまで入り込んできた異物は**肺胞マクロファージ**という免疫細胞が排除します。

check!!　次の(　)内にあてはまる字句はなにか。

- 呼吸器系は呼吸を行うための器官系で、鼻腔、(a)、喉頭、気管、気管支、肺からなる。
- 鼻汁は吸気に湿り気を与えるだけでなく、殺菌作用のある(b)が含まれていて、気道の防御機構としての役割もある。
- 咽頭は鼻腔と口腔につながっている部分で、消化管と気道の(c)に属する。咽頭の後壁にある(d)はリンパ組織の集合体で、細菌やウイルスに対する免疫反応が行われている。
- 咽頭と気管の間にある軟骨に囲まれた円筒状の器官が(e)で、軟骨の突起した部分(f)がいわゆる、のどぼとけと呼ばれる。
- 肺の内部では気管支が細かく枝分かれし、末端はぶどうの房のような(g)となっている。その壁は非常に薄く、その周りを毛細血管が取り囲み、これらを(h)と呼ばれる組織が支持している。また、(g)では(i)が行われるため、内部には粘液層や線毛がなく、ここまで入り込んできた異物は(j)という免疫細胞が排除する。

a：咽頭　b：リゾチーム　c：両方　d：扁桃　e：喉頭　f：喉頭隆起
g：肺胞　h：間質　i：ガス交換　j：肺胞マクロファージ

C 循環器系

循環器系は心臓、血管系、血液、**脾臓**(ひぞう)、リンパ系からなり、血液やリンパ液といった体液を循環させることで、**酸素**や**栄養分**を全身に運び、同時に各組織で作られた**老廃物**を排泄器官へ運ぶ役割をもっています。血液は、血管によって全身に運ばれ、各組織に酸素や栄養分を送ります。このとき、組織の末端では血液中の**血漿**が**組織液**として細胞間に漏れ出すことで酸素や栄養分のやり取りを行っています。そして、細胞から出た老廃物は**組織液**に放出され、血漿として血管に戻るものと、組織の中に開いている**リンパ**管に入り、**リンパ**液として循環するものに分かれます。つまり、循環器系は**血管**系のように心臓を中心としてすべてつながった閉じた管「**閉鎖**循環系」と、**リンパ**系のように末端がリンパ毛細管となって組織の中に開いている「**開放**循環系」に分けることができます。

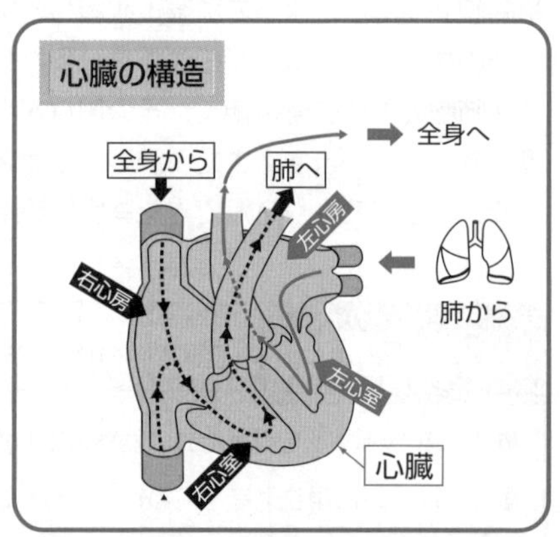

<心臓の構造とはたらき> 心筋でできた握りこぶし大の袋状の臓器で、**胸骨**の後方にあります。上下左右の4つの空洞からできていて、左右上部にある**心房**は静脈からの血液を受け取る部屋、左右下部にある**心室**は血液を動脈に送り出す部屋です。心室には、取り込む側と送り出す側にそれぞれ弁があり、拍動と協調して交互に開閉することで血液が逆流しないようになっています。

心臓は血液を送り出すポンプの役割をしている臓器で、全身から送られてきた**血液は大静脈から右心房に入り、右心室から肺に送られます。そして、肺でガス交換を終えた血液は左心房を通って左心室に送られ、左心室から全身に送り出される**のです。この一連の流れが拍動で、心臓と肺の間の循環を小循環（心肺循環）、全身と心臓の間の循環を大循環とも呼びます。ちなみに最も負担のかかる左心室の筋肉は、右心室に比べて厚くなっています。

<血管系(動脈、静脈、毛細血管)> 血管系は主に、動脈と静脈、**毛細血管**の３つから成り立っていて、その収縮や拡張は、**自律神経**によって調節されています。

動脈…心臓から拍出(拍動によって送り出す)された血液を全身に送る血管で、拍出時の強い圧力に耐えられるように、血管壁は厚く**弾力**があります。動脈は多くの場合、体の**深部**を通っていますが、頸部(けいぶ)(首すじなど)や手首、肘(ひじ)の内側等では皮膚表面近くを通るため、押さえると心拍に合わせて脈がふれます。ちなみに、血圧は**動脈**内の圧力のことで、心臓が**収縮**したときに最大(最大血圧)になり、**拡張**したときに最低(最小血圧)になります。

また、過剰な**コレステロール**が動脈内に蓄積すると弾力が失われてもろくなり、動脈硬化性疾患を起こしやすくなります。

静脈…全身から心臓に血液を戻す血管で、多くは**皮膚表面**を通っているため、外から透けて見えます。動脈と比べて内圧は**低**く、血管壁も**薄**くなっています。また、動脈と違い心臓による圧力がかからないため、静脈内の血液の移動は**筋肉**の収縮によって行われています。このため、四肢の静脈には血液の逆流を防ぐ**静脈弁**と呼ばれるヒダがあります。とくに足の静脈は重力に逆らって血液を移動させるため、立ち仕事の多い人やあまり歩かない人では静脈血が滞(とどこお)りやすく、血管の外に**血漿**が漏れだして**むくみ**を起こしたり、静脈が部分的に腫れてしまう静脈瘤(りゅう)を起こしたりしやすいのです。

毛細血管…**動脈**は各組織の中で細かく枝分かれし、毛細血管となります。毛細血管の壁は非常に薄くできていて、酸素や栄養分を含んだ血漿を**細胞間**液として放出し、代わりに細胞がエネルギー代謝などで排出した**二酸化炭素**や老廃物を含む古い**細胞間**液を取り込みます。そして、毛細血管は合流して静脈に集まり、心臓に戻されるのです。

門脈…消化管と**肝臓**を結ぶ特殊な血管で、吸収した栄養分や医薬品の成分などを肝臓に運びます。動脈や静脈といった全身循環とは独立した血管で、有害物質などが吸収されても、まず肝臓で代謝を受けないと全身循環に入らないようになっているのです。

＜血液＞　血液は、大きく血漿と**血球**に分けられます。酸素や栄養分を全身の組織に送り、二酸化炭素や老廃物を肺や腎臓へ運ぶほか、ホルモンを運ぶことで全身の器官の調節や連絡に関わり、さらに**熱**を運搬することで全身の温度を一定に保つはたらきもあります。

■ 血漿

血漿は、血球以外の液体で、**90%**以上が水分からなり、アルブミン、**グロブリン**などのたんぱく質のほか、微量の脂質や糖質、電解質を含んでいます。

脂質…中性脂肪やコレステロールなどの脂質はそのままでは血漿中に溶け込むことができないため、たんぱく質と結合して**リポたんぱく質**を作り、血漿中に分散しています。ちなみに、血中脂質の多い血液を「ドロドロ血」などと呼ぶことがありますが、血液の粘稠性(ねんちゅうせい)は主に血漿の水分量や**赤血球**の量で決まり、血中脂質量はほとんど影響を与えないため、こうした呼び方は不適切とされています。

アルブミン…血漿たんぱく質の1つで、「血漿成分が血管から組織中に漏れ出るのを防ぎ、血液の**浸透**圧を保持する」「ホルモンや医薬品の成分などと**複合**体を形成して、血液中での**代謝**や**排泄**を妨げる」といったはたらきがあります。なお、医薬品の成分はアルブミンとくっついた状態では代謝を受けません。このため、アルブミンとくっつきやすい成分は代謝を受けにくいのですが、ほかの成分の作用や代謝に影響を与えることがあります。

グロブリン…血漿たんぱく質の1つで、多くが免疫反応における**抗体**(免疫グロブリン)としてはたらきます

■ 血球（赤血球、白血球、血小板）

血球には、酸素を運ぶ**赤血球**、免疫細胞の**白血球**、血管の傷をふさぐ**血小板**があります。

赤血球…中央部がくぼんだ円盤状の細胞で、血液全体の約**40%**を占めます。**骨髄**で作られますが、作られる量が少なかったり、赤血球中の**ヘモグロビン**の量が少なかったりすると貧血症状が現れます。ヘモグロビンは**鉄**と結合した**たんぱく質**で、肺など酸素濃度が高いところでは酸素と結び付き、末梢組織のように二酸化炭素濃度が高いところでは酸素を切り離します。ヘモグロビンのこうした特性により、酸素の多い肺で酸素を受け取り、酸素の少ない末梢で酸素を切り離して全身の組織に供給することができるのです。また、赤血球は酸素の少ない土地で生活したりすることでその割合が増えますが、スポーツ選手が高地トレーニングをするのはこのためです。ちなみに、末梢組織で発生した二酸化炭素は、一部は赤血球によって運ばれますが、ほとんどは**血漿**中に溶け込んで肺に運ばれて排出されます。なお、赤血球を作り出すには鉄分とビタミンB_{12}が必要で、いずれかが足りないと貧血になります。貧血には**ビタミン**欠乏性貧血と**鉄**欠乏性貧血があり、一般用医薬品で改善できるのは**鉄欠乏**性貧血だけですので、注意しましょう。

白血球…好中球、リンパ球、単球などがあり、体内に侵入した細菌やウイルス等の異物に対する**防御**を受け持つ細胞です。さまざまな種類の白血球が協力してはたらくため、感染や炎症などが起こると全体の数が**増加**し、その割合も変化します。

好中球：白血球全体の約**60%**。血管壁を通って組織に出て、細菌やウイルスを食べて分解する。

リンパ球：白血球の1/3。リンパ液にも分布して循環。リンパ節、脾臓のリンパ組織で増殖。

- Ｔ細胞リンパ球：細菌、ウイルス等の異物を**認識**
- Ｂ細胞リンパ球：外敵に対する**抗体(免疫グロブリン)**を産生

単球：白血球の約5%。最も大きく、強い**食作用**をもつ。組織に入り**マクロファージ**となる。

血小板…血管の損傷をふさぎ、血液の流出を抑える。

血管に傷がつくと、まず近くの血管が収縮して血流を減らします。同時に、損傷部位に血小板が粘着して傷口をふさぎます。このとき、血小板が放出する酵素によって血漿たんぱく質の**フィブリノゲン**が線維状の**フィブリン**になり、ここに赤血球や血小板が絡まることで**血餅**(けっぺい)（かさぶた）を作ります。ちなみに、採血した血液が凝固して**血餅**が沈殿したときの上澄みが**血清**(けっせい)で、血漿からフィブリノゲンが除かれたものを言います。

<脾臓> こぶし大のスポンジ状の臓器で、胃の後方**左上腹部**にあり、古くなった**赤血球**をこし取って処理する役割をもっています。脾臓内には網目構造があって、若く柔軟な赤血球はすり抜けられるのですが、古くなって柔軟性が失われた赤血球は引っ掛かり、**マクロファージ**によって壊されるのです。また、脾臓には**リンパ**組織があり、血流中の細菌やウイルスなどの異物を処理する免疫反応が行われています。

<リンパ系(リンパ液、リンパ管、リンパ節)> リンパ液は、もともと**血漿**の一部が毛細血管から組織にしみ出した**組織液**で、成分はほとんど血漿といっしょですが、**たんぱく質**が少なく、**リンパ球**を含んでいます。組織液は、組織中の細胞に酸素や栄養分を供給して二酸化炭素や**老廃物**を回収したのち、そのほとんどは毛細血管で吸収されて血液に戻りますが、一部はリンパ管に入ってリンパ液となります。このとき、組織中に侵入した細菌、ウイルスなどの異物もリンパ管に取り込まれるのです。

リンパ管は血管と違い血液は流しませんが、各組織から組織液であるリンパ液を吸い上げ、最終的には**鎖骨**の下にある**静脈**に戻します。心臓のようなポンプはなく、**骨格筋**の動きによって部分的に押さえつけられてリンパ液が移動します。リンパ管の中には逆流防止の**弁**があるため、リンパ液は一定方向に流れます。リンパ管の途中、とくに首筋、脇の下、ももの つけ根には**リンパ節**(俗にいうリンパ腺)があり、運ばれてきた細菌やウイルスをリンパ球や**マクロファージ**が排除する免疫反応が行われています。

check!! 次の(　)内にあてはまる字句はなにか。

●循環器系は心臓、血管系、血液、(a)、リンパ系からなる。また、循環器系は血管系のように心臓を中心としてすべてつながった閉じた管「(b)循環系」と、リンパ系のように末端がリンパ毛細管となって組織の中に開いている「(c)循環系」に分けることができる。

●心臓は血液を送り出すポンプの役割をしている臓器で、全身から送られてきた血液は大静脈から(d)に入り、(e)から肺に送られる。そして、肺でガス交換を終えた血液は(f)を通って(g)に送られ、(g)から全身に送り出される。

●血液は、大きく血漿と(h)に分けられ、酸素や栄養分、老廃物を運ぶほか、ホルモンの運搬、(i)の運搬などを行う。

●脂質はそのままでは血漿中に溶け込むことができないため、たんぱく質と結合して(j)を作り、血漿中に分散している。

●血漿たんぱく質の1つである(k)は、「血液の浸透圧の維持」「ホルモンや医薬品の成分と結合して代謝や排泄を妨げる」といったはたらきをしている。(l)は、免疫反応における抗体としてはたらく。

●赤血球は(m)で作られるが、作られる量が少なかったり、(n)の量が少なかったりすると貧血となる。なお貧血のうち、一般用医薬品で改善できるのは(o)性貧血だけである。

●リンパ球にはT細胞リンパ球とB細胞リンパ球があり、(p)リンパ球は細菌やウイルスなどの異物の認識を行い、(q)リンパ球は外敵に対する抗体を産生する。

●血管に傷がつくと、損傷部位に(r)が粘着して傷口をふさぐ。このとき、(r)が放出する酵素によって血漿たんぱく質の(s)が線維状の(t)になり、ここに赤血球や血小板が絡まることで血餅を作る。

●脾臓では、古くなった(u)をこし取って、マクロファージが処理している。

a：脾臓　b：閉鎖　c：開放　d：右心房　e：右心室　f：左心房　g：左心室
h：血球　i：熱　j：リポたんぱく質　k：アルブミン　l：グロブリン
m：骨髄　n：ヘモグロビン　o：鉄欠乏　p：T細胞　q：B細胞　r：血小板
s：フィブリノゲン　t：フィブリン　u：赤血球

D 泌尿器系

泌尿器系は、簡単に言えばおしっこ(尿)を作り排泄する器官系で、**腎臓**と尿路(膀胱(ぼうこう)、尿道)からなります。血液中の**老廃物**を尿として排泄するのですが、体内に入った医薬品の成分を代謝したものも、そのほとんどが尿として排泄されます。

<腎臓の構造とはたらき>　腎臓は**横隔膜**の下、背骨の左右両側に位置する一対の臓器で、そら豆のような形をしています。内側中央部のくびれた部分に**尿管**、動脈、静脈、リンパ管等がつながっていて、上部にはそれぞれ**ホルモンの分泌腺である副腎**が付いています。

腎臓に入った動脈は細かく枝分かれして、毛細血管が小さな球状になった**糸球体**を形成しています。この糸球体の外側を袋状の**ボウマン嚢(のう)**が包み、これを**腎小体**と言います。さらに、ボウマン嚢から１本の尿細管が伸びて、腎小体と尿細管とで腎臓の基本的な機能単位（**ネフロン**）を構成しているのです。

■　血液の濾過(ろか)

血液中の老廃物は**糸球体**から**ボウマン嚢**にこし出され、尿細管に入ります。これを**原尿**と言い、この中にはブドウ糖やアミノ酸といった栄養分のほか、ナトリウムイオンやカリウムイオンなどの電解質も含まれます。そして、**原尿が尿細管を通る間に、ブドウ糖やアミノ酸などの栄養分のほか、血液の維持に必要な水分や電解質が再吸収される**のです。この再吸収によって老廃物が濃縮され、余分な水分、電解質が最終的に尿となります。

■　血圧の維持

腎臓には、心臓から拍出される血液の**1/5～1/4**が流れ込み、血液中の**老廃物**を除去するほか、水分や電解質(とくに**ナトリウム**)の排出調節が行われています。これによって血液の量と組成(そせい)(成分バランス)を維持して、**血圧**を一定範囲内に保っています。

■　赤血球の産生促進

腎臓は、骨髄で**赤血球**を産生するはたらきを促進するホルモンを分泌する、内分泌腺としてのはたらきもあります。

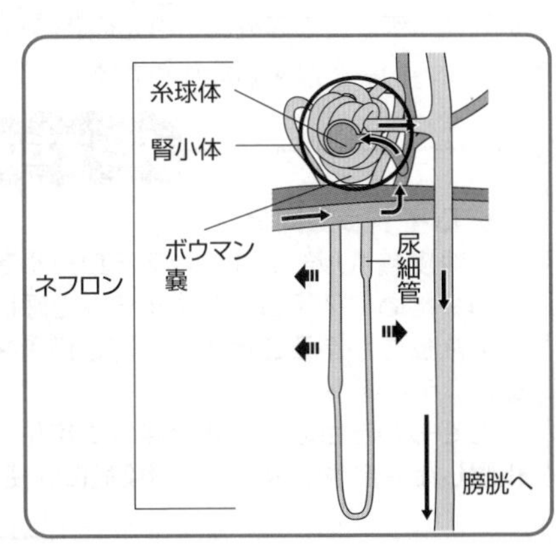

■　骨の形成・維持

骨を構成する主なミネラルは**カルシウム**ですが、この吸収には**ビタミンD**が必要です。腎臓は食品から摂取したり体内で合成されたりした**ビタミンD**を活性化することで、腸管からのカルシウムの吸収を促します。ちなみに、ビタミンDの合成は**皮膚**でも行われ、**紫外線**を浴びることでコレステロールからビタミンDが合成されます。

＜副腎の構造とはたらき＞　副腎は左右の腎臓に上部にくっついている器官で、皮質と髄質の2層構造になっています。

副腎皮質…**ステロイド**ホルモンとも呼ばれる副腎皮質ホルモンを産生・分泌します。副腎皮質ホルモンの１つである**アルドステロン**は、体内に塩分と水を貯留し、**カリウム**の排泄を促します。電解質と水分の排出調節の役割を担っていて、アルドステロンが過剰になると、**高血圧**、**むくみ**（浮腫）、カリウム喪失などを生じるアルドステロン症となります。ちなみに、生薬の**カンゾウ**やその有効成分である**グリチルリチン酸**などを多量に摂ると、アルドステロンが増えてもいないのに同様の症状が現れる**偽アルドステロン症**の副作用が現れることがあります。

副腎髄質…自律神経系に作用する**アドレナリン(エピネフリン)**と**ノルアドレナリン(ノルエピネフリン)**を産生・分泌します。アドレナリンとノルアドレナリンは**交感神経**の伝達物質でもあり、この分泌によって交感神経支配の器官は興奮し、体が興奮状態(戦闘状態)になります。

＜尿路の構成とはたらき＞　尿路を構成するのは**膀胱**と尿道で、腎臓で作られた尿が膀胱を経て尿道に至る通り道を言います。尿のほとんどは水分で、尿素、尿酸などの老廃物、その他微量の電解質、ホルモンなど、体にとって不要なものを排泄します。ちなみに、尿は血液が濾過されて作られるため、糞便とは異なり、**健康な状態であれば細菌等の微生物は存在しません。**

膀胱…下腹部の中央にある袋状の器官で、左右の腎臓とは**尿管**でつながっています。腎臓で作られた尿は**尿管**を通って**膀胱**に運ばれ、ある程度溜められるとその刺激が脳に伝わり、尿意を催します。ちなみに、小児にお漏らしや夜尿症が多いのは、膀胱がまだ小さく、排尿のコントロールが未熟なためです。

知っておきたいマメ知識

ステロイドって何？

副腎皮質ホルモンはコレステロールを原料に作られ、ステロイド骨格という構造をもつためにステロイドホルモンと呼ばれます。このホルモンには炎症を抑える強いはたらきがあることから、同じ構造を化学的に合成して医薬品として使っているのがステロイド剤なのです。

とても効き目の良い成分なのですが、免疫力を下げてしまう副作用があるため、化膿した患部や水虫などの感染症には使ってはいけません。

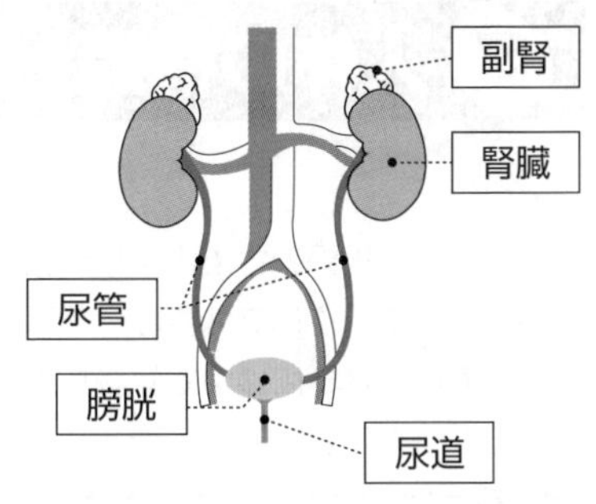

尿道…膀胱に溜まった尿が、体外に排泄されるときに通る管が尿道です。女性は尿道が**短い**ため、細菌などが侵入したとき膀胱まで達しやすく、男性と比べて感染症を起こしやすくなっています。男性では、膀胱の真下に尿道を取り囲むように**前立腺**があり、加齢とともに前立腺が**肥大**すると、尿道を圧迫して**排尿困難**などを生じることがあります。また、高齢者などでは膀胱や尿道の括約筋のはたらきによって排尿を制御する機能が低下したり、膀胱の容量が小さくなったりといった生理的な機能の衰えから、尿失禁を起こしやすくなります。

■ 尿の排泄

膀胱にある程度の尿が溜まると、脳は**副交感神経**を介して**膀胱排尿筋**に指令を送り、膀胱を収縮して尿を**排出**しようとします。同時に膀胱から尿道への出口にある**膀胱括約筋**が緩み、尿は尿道へと押し出されます。しかし、このままではおしっこを垂れ流してしまうことになるため、尿道には**尿道括約筋**という随意筋があり、排尿を我慢することができるようになっています。実際におしっこをするときには、この尿道括約筋を緩め、腹圧をかけることで排尿するのです。

check!! 次の(　)内にあてはまる字句はなにか。

●腎臓内では毛細血管が小さな球状になった糸球体を形成し、この糸球体の外側を袋状のボウマン嚢が包んで（ a ）を形成している。さらに、ボウマン嚢から1本の尿細管が伸びて、（ a ）と尿細管とで腎臓の基本的な機能単位（ b ）を構成する。

●糸球体からボウマン嚢にこし出されたものが（ c ）で、尿細管を通る間に、ブドウ糖や（ d ）などの栄養分、血液の維持に必要な水分、電解質は再吸収されて老廃物が濃縮され、最終的に尿となる。

●腎臓は血液を濾過して尿を作るだけでなく、（ e ）の産生を促進するホルモンの分泌や、カルシウムの吸収に欠かせない（ f ）の活性化なども行っている。

●副腎皮質では（ g ）ホルモンを産生・分泌する。中でも（ h ）は、体内に塩分と水を貯留し、カリウムの排泄を促し、電解質と水分の排出調節の役割を担っていて、この分泌が過剰になると（ h ）症となる。

a：腎小体　b：ネフロン　c：原尿　d：アミノ酸　e：赤血球　f：ビタミンD
g：ステロイド　h：アルドステロン

7 人体の構造とはたらき　―感覚器官―

感覚器は、外界のさまざまな刺激を脳に伝える器官で、目や鼻、耳のほか、皮膚や舌などがあります。ここでは主な感覚器として、**可視**光線を感じる目、**嗅**覚器である鼻、**聴**覚器である耳の３つについて解説します。

A 目の構造とはたらき

目は視覚情報の受容器官で、明暗のほか、色やその位置、時間的な変化(動き)を感じとる眼球と、眼瞼(まぶた)、**結膜**、**涙器**、眼筋などから成り立ちます。顔面の左右に１対あるため、遠近感を認識し、物体を立体的に見ることができるようになっています。

<眼球の構造とはたらき>　眼球は、**眼窩**(がんか)と呼ばれる頭蓋骨前面のくぼみに収まっている球状の器官で、正面を透明な**角膜**が覆い、そのほかの部分は**強膜**(きょうまく)が覆っています。角膜の奥には**水晶体**があり、角膜と水晶体の間は**房水**(ぼうすい)で満たされています。角膜や水晶体は光が通る部分であるため**透明**で、**血管が通っていません**。このため、**房水**によって栄養分や酸素が供給されるのです。水晶体のすぐ前にあるのが**虹彩**(こうさい)、いわゆる黒目の部分です。**虹彩**は、この中心にある**瞳孔**を散大・縮小させて、眼球内に入る光の量を調節しています。

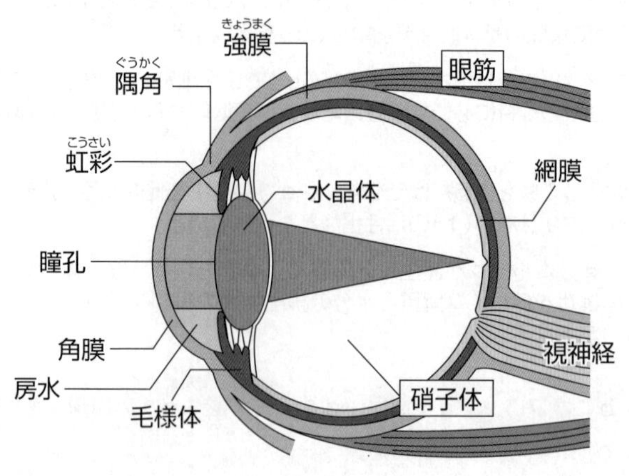

　また、眼球の内側は硝子体という透明の**ゼリー状組織**で満たされていて、光は、角膜、**房水**、**水晶体**、硝子体を透過しながら屈折して**網膜**に焦点を結ぶようになっています。このとき、遠近の焦点調節は、主に**水晶体**の厚みを変化させることによって行われています。この水晶体の厚みを変化させるのが、水晶体の周りを取り囲んでいる**毛様体**で、近くのものを見るときには毛様体が**収縮**して水晶体は**厚く**なり、遠くのものを見るときには毛様体が**弛緩**して水晶体は**薄く**なります。このため、**近く**のものを見続けると毛様体が緊張し続けることになり、目の疲れが起こるのです。ちなみに、毛様体は輪っか状になっていて、**収縮すると輪の径が小さくなるため、水晶体を引っ張っている線維が緩んで水晶体は厚く**なります。逆に、毛様体が**弛緩すると輪の径が大きくなるため、水晶体は引っ張られて薄く**なります。

　網膜には視細胞と呼ばれる光を感じる細胞が密集していて、それが束になって**視神経**になります。視細胞には、色を識別する細胞と、わずかな光でも敏感に反応する細胞の二種類があるのですが、とくに光を感じる反応にはビタミン**A**が不可欠で、ビタミン**A**が不足すると**夜盲**症になってしまいます。

＜眼瞼、結膜、涙器、眼筋＞　目の機能を維持するために必要なのが、眼瞼や結膜、涙器、眼筋などの目の補助器官です。

眼瞼…眼球の前面を覆う薄い皮膚のひだで、目を物理的・化学的刺激から防護するほか、目に射し込む**光の量**を減らしたり、まばたきによって目の表面を**涙液**で潤して清浄に保ったりといった役割をもっています。指先でつまめるほど薄いのは**皮下組織**が少ないためで、内出血などを起こしやすく、全身の体調不良や薬による副作用として、**むくみ**などが現れやすい場所でもあります。

結膜…眼瞼の裏側と眼球前方の**強膜**(白目の部分)とを結ぶように覆う薄い透明な膜で、中を通っている血管が透けて見えています。血管が拡張して目が赤く見える状態を**充血**と言いますが、このとき、赤い血管がはっきり見えていれば**結膜**充血で、つながっている**まぶたの裏側の血管も拡張して赤く**なります。これに対して強膜が充血した場合は、乳白色の強膜の色と重なって白目の部分が**ピンク**色になりますが、まぶたの裏は赤くなりません。

涙器…涙を産生・分泌する**涙腺**と、涙液を鼻腔に排出する**涙道**からなります。涙腺は左右の眼瞼の外側上部にあり、**血漿**から涙液を作り出し、分泌します。涙道は目と**鼻腔**をつなぐ管で、目頭の内側にある**涙点**と呼ばれる小さな孔から**鼻腔**に涙液を排出します。

　涙液の主なはたらきは、目に入ったゴミなどの異物を洗い流す、**角膜**に酸素や栄養分を運ぶ、角膜や結膜の**老廃物**を洗い流す、目が鮮明な視覚情報を得られるよう角膜表面を滑らかに保つなどです。また、涙液には**リゾチーム**や免疫**グロブリン**が含まれていて、角膜や結膜を**感染**から守る役割ももっています。

知ってておきたいマメ知識

寝る前の目薬って大丈夫？

涙液は、まばたきをすることで目の表面に均一に供給されますが、実は涙道の入口(涙点)を開閉させて涙液を涙道に導くのも、まばたきの役目。そして、涙液の入れ替えには15分ほどかかります。このため、目薬をさした直後は目をつむり、薬液が涙道に流れてしまうのを防ぐのですが、寝る前にさすと薬液が長時間、目の表面にとどまってしまい、目に悪影響があると考えられてきました。

最近ではこうした説は下火になり、寝る前に目薬をさしても大丈夫だと言われています。でも、できれば目薬をさしてから15分ぐらいしてから寝るようにしたほうが無難でしょう。

涙液は起きている間は絶えず分泌されているのですが、涙液分泌がほとんどない**睡眠**中や、涙液のはたらきが悪くなったときには、滞留した老廃物に粘液や脂分が混じって眼脂(がんし)(目やに)となります。

眼筋…眼球側面の強膜につながる**6**本の筋肉で、ものを見るときに上下左右斜めの各方向に眼球を向けることができます。

＜目の疲れ＞　長時間近くのものを見続けたり、パソコンで作業を続けたりすると、焦点が合わせにくくなったり、目の奥が痛くなったりするなど目の疲れを感じます。主な原因としては、眼球の動きが少ないために、眼球を同じ位置に長時間固定している必要があり、これによる**眼筋**の疲労や、目を使う作業で遠近の焦点調節をしにくくなる**毛様体**の疲労などが挙げられます。また、まばたきの減少による**涙液**の供給不足のほか、メガネやコンタクトレンズが合っていない、神経性の疲労(ストレス)、**睡眠**不足、栄養不良などが原因になることもあります。

なお、慢性的な目の疲れに肩こり、頭痛等の全身症状を伴う場合を**眼精疲労**と言います。

B　鼻の構造とはたらき

鼻は嗅覚(きゅうかく)情報の受容器官で、空気中を漂う物質を鼻腔内に吸い込み、その**化学**的な刺激を感じとることができます。そして、私たちが食品を食べるときには、この嗅覚情報と、舌で感じる味覚情報とが**脳**で統合され、**風味**として認識されるのです。

<鼻腔>　鼻の内側の空洞部分で、上部の粘膜にはにおいを感じる**嗅**細胞があります。空気中を漂うにおいの元となる物質の分子がこの嗅細胞を刺激すると、これが脳の**嗅覚**中枢に伝えられてにおいとして認識されます。こうしたにおいに対する反応はとても**鋭敏**なのですが、**順応を起こしやすく**、同じにおいを継続してかいでいると、次第にそのにおいを感じにくくなります。

鼻腔内は、薄い板状の**軟骨**と骨でできた**鼻中隔**によって左右に仕切られています。そして、鼻中隔の前方部分は粘膜が薄いために傷つきやすく、さらに毛細血管が豊富に通っているため鼻出血を起こしやすくなっています。なお、鼻づまりはこの豊富な毛細血管が拡張し、鼻粘膜に**浮腫**ができて鼻腔内が狭くなってしまった状態で、鼻腔粘膜に炎症を起こして腫れた状態を鼻炎と言います。

<副鼻腔>　副鼻腔は、骨の強さや形を保ちつつ重量を軽くするためにある鼻腔の奥の空洞で、目と目の間、額部分、頬の下、鼻腔の奥の４カ所にあります。鼻腔とは細い管でつながっていて、内部には**線毛**があり、粘液を分泌する細胞でできた粘膜で覆われています。副鼻腔に入った埃などの粒子は、粘液や線毛によって鼻腔内へ排出されるのですが、鼻腔と副鼻腔をつなぐ管は非常に狭いため、かぜやアレルギー性鼻炎などで鼻腔粘膜が腫れるとふさがりやすく、炎症を起こすことがあります。これが**副鼻腔炎**です。

C　耳の構造とはたらき

耳は、外部の音を感じるためだけにあると思われがちですが、実は**平衡感覚**を感知するという大切な役割ももっています。耳は外耳、中耳、**内耳**の３つからなり、側頭部の左右両側に１対あることで、音の立体感を認識することができるようになっています。

<外耳>　私たちが日頃「耳」と呼んでいる**耳介**と、耳介で集めた音を鼓膜まで伝道する**外耳道**からなります。耳介が柔軟なのは内部が軟骨組織でできているためで、この軟骨は外耳道の軟骨部につながっています。軟骨部には耳毛があり、空気中の埃などが入り込むのを防いでいます。また、外耳道には汗腺の一種である**耳垢腺**や皮脂腺があり、この分泌物に埃や外耳道上皮の老廃物などが混じって**耳垢**(耳あか)となります。

<中耳>　外耳と内耳をつなぎ、音を**増幅**する部分で、**鼓膜**、鼓室、耳小骨、耳管からなります。まず、外耳道を伝わってきた音は**鼓膜**を振動させます。鼓室の奥には、互いに連結した微細な**3つの耳小骨**があり、**鼓膜の振動を増幅**して内耳へ伝導します。この耳小骨がある部屋を**鼓室**と言い、耳管という管で**鼻腔**や咽頭と通じています。飛行機の離着陸な

どで耳がつまったような不快感や痛みなどを感じることがありますが、これは急な気圧変化のため鼓膜の内外に気圧差が生じるためです。また、この耳管は小さな子供では太く短く**水平**に近いため、鼻腔からウイルスや細菌の感染(中耳炎など)が起こりやすいのです。

<内耳>　内耳には、聴覚器官である**蝸牛**と、平衡器官である**前庭**があります。

蝸牛…内部は**リンパ液**で満たされていて、耳小骨から伝わった振動をリンパ液の振動に変え、さらに聴細胞の小突起(感覚毛)に伝えます。この刺激が、**聴**神経を介して脳に伝えられることで、私たちは音を認識することができるのです。

前庭…体の**平衡**感覚を感じる器官が前庭です。体の水平・垂直方向の加速度や傾きを感知する**耳石**と、体の回転を感じる**半規管**があります。内部は蝸牛と同じく**リンパ液**で満たされていて、このリンパ液の動きを平衡感覚として感じているのです。ちなみに、半規管は三半規管とも呼ばれ、3本の管がｘ軸、ｙ軸、ｚ軸方向に輪状についていることで、3次元のすべての回転を感じることができるようになっています。なお、乗物酔い(動揺病)は、乗物に乗っているとき反復される加速度刺激や動揺によって、平衡感覚が混乱して起こる体の変調です。

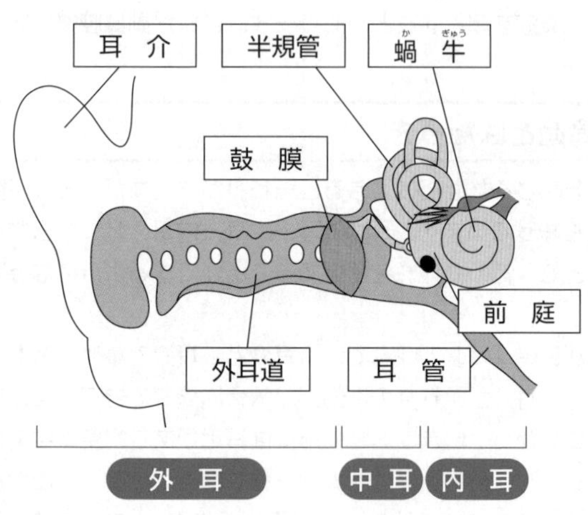

check!! 次の( )内にあてはまる字句はなにか。

- 目は視覚情報の受容器官で、眼球と眼瞼、(a)、(b)、眼筋などから成り立っている。
- 角膜の奥には(c)があり、角膜と(c)の間は(d)で満たされていて、栄養分や酸素は(d)によって供給される。
- 瞳孔は(e)の中心にあり、(e)が散大・縮小することで、眼球内に入る光の量を調節している。
- ものを見るとき、光は、角膜、房水、水晶体、(f)を透過しながら屈折して(g)に焦点を結ぶ。
- 水晶体の厚みを変化させるのが、水晶体の周りを取り囲んでいる「毛様体」で、近くのものを見るときには毛様体が(h)して水晶体は厚くなり、遠くのものを見るときには毛様体が(i)して水晶体は薄くなる。
- 血管が拡張して目が赤く見える状態を充血と言うが、結膜充血では、まぶたの裏側まで赤く(j)。これに対して(k)が充血した場合は、白目の部分が(l)色になるが、まぶたの裏は赤く(m)。
- 涙液には(n)や免疫グロブリンが含まれていて、角膜や結膜を感染から守る役割ももっている。
- 慢性的な目の疲れに肩こり、頭痛等の全身症状を伴う場合を(o)と言う。
- においに対する反応はとても鋭敏だが、(p)を起こしやすく、同じにおいを継続してかいでいると、次第に感じにくくなる。
- 中耳は、外耳と内耳をつなぎ音を(q)する部分で、鼓膜、(r)、耳小骨、耳管からなる。
- 蝸牛の内部は(s)で満たされ、耳小骨から伝わった振動を(s)の振動に変え、さらに聴細胞の小突起(感覚毛)に伝える。この刺激が、(t)を介して脳に伝えられることで、音を認識できる。
- 前庭は体の(u)感覚を感じる器官で、体の水平・垂直方向の加速度や傾きを感知する(v)と、体の回転を感じる(w)がある。

a：結膜　b：涙器　c：水晶体　d：房水　e：虹彩　f：硝子体　g：網膜
h：収縮　i：弛緩　j：なる　k：強膜　l：ピンク　m：ならない
n：リゾチーム　o：眼精疲労　p：順応　q：増幅　r：鼓室　s：リンパ液
t：聴神経　u：平衡　v：耳石　w：半規管

8 人体の構造とはたらき　―その他―

A 皮膚の構造とはたらき

私たちの皮膚には、汗腺や皮脂腺、乳腺といった皮膚腺のほか、**角質**の一部が変化してできた爪や毛などがあります。皮膚を含めたこれらを**外皮**系と呼びますが、これは体の中でも最も大きな器官系と言えます。

＜皮膚の構造＞　皮膚は、表皮、**真皮**、皮下組織の３層構造になっています。

表皮…表皮はいくつかの層に分けられ、最も外側にあるのが**角質**層です。角質層は**ケラチン**と呼ばれる**丈夫なたんぱく質**でできた板状の角質細胞と、**セラミド（リン脂質の一種）を主成分とする細胞間脂質**で作られています。この角質層は大変丈夫で、皮膚の**バリア**機能を担っているのですが、長時間圧迫されるような物理的な刺激が繰り返されると、角質層が部分的に厚くなって、たこやうおのめができることがあります。

皮膚の色は、表皮や真皮に入り込んだ**メラニン**色素によって決まります。メラニン色素は**表皮の最下層**にある**メラノサイト**で作られ、有害な**紫外**線から体を守る役割があります。しかし、このメラニン色素の防護能力を超える紫外線にさらされると、皮膚の組織は損傷を受け、炎症が起こって熱をもったり、水疱ができたりすることもあります。また、メラノサイトが活性化されて**メラニン色素**が過剰に作り出されると、シミやそばかすができます。

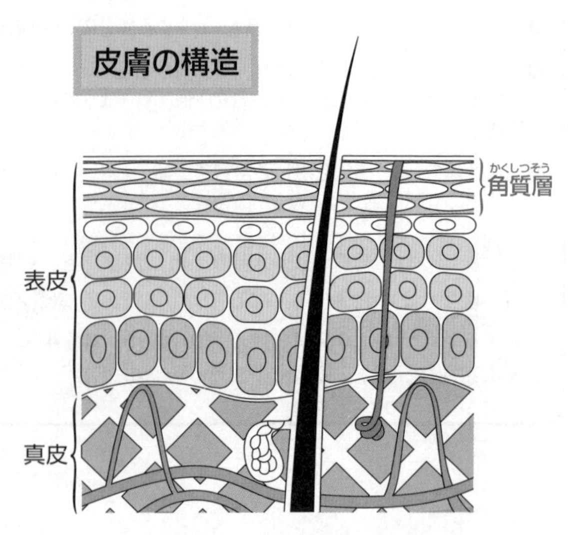

真皮…表皮の下にあり、**線維芽**細胞という細胞のほか、**コラーゲン**、フィブリリン、エラスチンといった線維性のたんぱく質からできた**結合組織**

の層で、皮膚に**弾力**と強さを与えています。**血管**や知覚神経が通っているのもこの層で、ケガをしたときなどは、傷が真皮まで達すると血が出て痛みを感じます。
皮下組織…真皮の下にあり、**脂肪**細胞が多く集まっています。よく言われる「皮下脂肪」はこの層にある脂肪のことを言い、外気の熱や寒さから体を守るとともに、**衝撃**から体を保護したり、脂質としてエネルギーを蓄えたりといった大切な役割があります。

＜皮膚の付属器官＞
毛…毛根の最も深い部分は球状になっていて、これを**毛球**と言います。毛球の下端には**毛乳頭**というへこんだ部分があり、毛細血管が入り込んで**毛乳頭**を取り巻く**毛母**細胞に栄養分を運んでいます。毛母細胞では細胞分裂が盛んに行われ、次々に分裂してできる新しい細胞が押し上げられ、次第に角化することで毛が作られています。また、毛母細胞の間には**メラノサイト**があり、ここで作り出された**メラニン色素が毛母細胞に渡されるために、毛は黒っぽく**なるのです。作り出されるメラニン色素の量には個人差があるため、その量によって毛の色が決まります。
　毛根を鞘(さや)状に包んでいるのが**毛包**で、**立毛**筋と**皮脂**腺がつながっています。立毛筋は気温や感情の変化といった刺激で収縮し、毛穴が盛り上がる**立毛反射**が起こります。これがいわゆる「鳥肌」です。
皮脂腺…皮脂を分泌する細胞が集まってできていて、脂分を蓄えて死んだ腺細胞自身が分泌物(皮脂)となって毛穴から排出されます。皮脂は、皮膚を潤いのある柔軟な状態に保つとともに、外部からの異物に対する**保護**膜としてのはたらきがあります。このため、皮脂の分泌が低下すると皮膚が**乾燥**し、皮膚炎や湿疹(しっしん)を起こしやすくなるのです。
汗腺…汗腺には、腋窩(えきか)(わきの下)などの毛根部に分布する**アポクリン**腺(体臭腺)と、手のひらなど毛根がないところも含め、全身に分布する**エクリン**腺の二種類があります。一般に、汗は**エクリン**腺から分泌され、**体温調節のための発汗は全身の皮膚に起こります**。これに対して**精神的緊張**による発汗は、手のひらや足底、脇の下の皮膚に限って起こるのが特徴です。また、疲労や衰弱したときは寝ている間に発汗することがありますが、これも**体温調節とは無関係**に起こります。

＜皮膚のはたらき＞　皮膚のはたらきには、大きく「身体の維持と**保護**」「体**水分**の保持」「**熱**交換」「外界情報の**感知**」の４つがあります。
身体の維持と保護…皮膚は体の表面を包み、形を維持し、保護(バリア機能)しています。また、細菌などの異物が体内に侵入するのを防いでいます。このほか、皮膚の一部が変化してできた**爪**や**毛**など角質は、皮膚に強度を与えて体を保護する役割があります。
体水分の保持…体を外界と遮断することで、体の水分が体外に蒸発しないように、または、逆に不要な水分が体内に浸透しないようにしています。
熱交換…外界と体内の熱のやり取りをすることで、体温を一定に保っています。たとえば、体温が上がり始めると皮膚を通っている**毛細血管**が開き、体外へより多くの熱を排出すると同時に、汗腺から汗を分泌して、蒸発時の**気化熱**を利用して体温を下げます。逆に、体温が下がり始めると血管は**収縮**して、体内の熱が外に出る(放熱)のを抑えます。
外界情報の感知…皮膚には、**触**覚、圧覚、痛覚、**温度**感覚といったさまざまな皮膚感覚を感知する、感覚器としての機能があります。

＜皮膚常在菌＞　私たちの皮膚の表面には、常に一定の**細菌**が付着しています。これを**常在**菌と言い、この常在菌が皮膚の表面を覆うことでほかの**病原**菌の**繁殖**が抑えられ、病原菌の体内への侵入を防いでいるのです。皮膚の表面に存在するこうした微生物のバランスが崩れたり、皮膚の組織が損傷を受けたりすると、病原菌が繁殖し、体内に侵入しやすくなってしまいます。このため、**殺菌**剤などを使い過ぎると、常在菌を殺してしまうことで、逆に病原菌の繁殖を促すこともあるのです。

B　骨の構造とはたらき

＜骨の構造＞　骨は、主部となる骨質と、それを覆う**骨膜**、骨質内部の**骨髄**、骨の接合部分にある**関節軟骨**の４つの組織からできています。成長期だけでなく、**成長が停止した後も一生を通じて破壊(骨吸収)と修復(骨形成)**が行われていて、この骨吸収と骨形成とが繰り返されることで骨の**新陳代謝**が行われます。また、骨は炭酸**カルシウム**やリン酸カルシウムなどの石灰質からできていますが、それらのカルシウムが骨**吸収**によって骨から溶け出し、ほぼ同量のカルシウムが骨**形成**によって骨に加えられるといった吸収と形成のバランスが取られることで、一定の**骨密度**が保たれています。

＜骨のはたらき＞　骨のはたらきは大きく、「身体各部の支持機能」「臓器保護機能」「運動機能」「**造血**機能」「貯蔵機能」の５つに分けられます。
①**身体各部の支持機能**…頭部や内臓を支える身体の支柱となります。
②**臓器保護機能**…臓器を骨格内に収め、保護します。
③**運動機能**…体を動かすとき、**骨格**筋の収縮を効果的に体の運動に転換するのも、骨の役割です。
④**造血機能**…**骨髄**で、赤血球、白血球、**血小板**といった血球を作り出して体内に供給します。なお、造血機能はすべての骨にあるわけではなく、主に胸骨、**肋骨**、脊椎、骨盤、**大腿骨**など大きな骨の骨髄で行われています。

⑤**貯蔵機能**…筋肉の**収縮**や神経の**伝達**調節に必要な**カルシウム**や、リンなどの無機質を蓄えます。

＜関節の構造とはたらき＞　関節は複数の骨が動くことができるようにつながった部分で、骨同士が接する**関節面**は弾力性に富む柔らかな関節**軟骨**に覆われています。この軟骨は、骨に加わる衝撃を和らげ、関節の動きを滑らかにする役割をもっています。また、関節周囲は**滑膜**に包まれ、**靱帯**(じんたい)は骨を連結し、関節部を補強しています。

C 筋肉の種類とはたらき

筋肉は筋組織からできていて、**筋線維**と呼ばれる筋細胞と**結合**組織で構成されています。筋肉は、その機能や形態によって「骨格筋」「**平滑筋**」「**心筋**」の３つに分けられます。

体を動かす主な筋肉が**骨格**筋で、関節の骨に**腱**(けん)でつながり、収縮することで関節を動かします。筋組織は筋細胞と**結合**組織からできているのに対して、腱は**結合**組織のみでできているため、伸縮性はあまりありません。骨格筋は、運動を続けるとエネルギー源であるグリコーゲンが減少し、酸素や栄養分の供給不足が起こるとともに、グリコーゲンの代謝によって作られる**乳酸**が蓄積して、筋組織の収縮性が低下し**筋肉疲労**を起こします。

筋肉の名前	特　徴	その他
骨格筋	・体を動かす筋肉で、自分の意思どおりに動く随意筋 ・筋線維に横縞(しま)模様（横紋）が見られる横紋筋 ・収縮力は強いが、長時間の運動は苦手	グリコーゲンをエネルギー源としている。
平滑筋	・消化管壁、血管壁、膀胱などの筋肉で、不随意筋 ・筋線維に骨格筋のような横縞模様はない ・比較的弱い力で持続的に収縮する	
心　筋	・心臓を動かす筋肉で、不随意筋 ・筋線維には骨格筋のような横縞模様がある ・強い収縮力と持久力を兼ね備えている	

※随意筋（骨格筋）　⇒　体性神経系（運動神経）が支配
※不随意筋（平滑筋および心筋）　⇒　自律神経系が支配

check!! 次の( )内にあてはまる字句はなにか。

●皮膚は、表皮、(a)、皮下組織の3層構造になっている。

●表皮はいくつかの層に分けられ、最も外側にあるのが(b)層。(b)層は(c)と呼ばれる丈夫なたんぱく質でできた板状の角質細胞と、リン脂質の一種である(d)を主成分とする細胞間脂質で作られている。

●真皮は表皮の下にあり、線維芽細胞という細胞のほか、(e)、フィブリリン、エラスチンといった線維性のたんぱく質からできた(f)組織の層で、皮膚に弾力と強さを与えている。

●毛根の最も深い部分には、(g)という球状の器官がある。この下端には(h)というへこんだ部分があり、毛細血管が入り込んで、(h)を取り巻く(i)細胞に栄養分を運んでいる。(i)細胞では細胞分裂が盛んに行われ、次々に分裂してできる新しい細胞が押し上げられ、次第に(j)することで毛が作られる。

●毛母細胞の間にある(k)が作り出す(l)色素によって、髪の毛の色が決定する。

●汗腺には、わきの下などの毛根部に分布する(m)腺(体臭腺)と、全身に分布する(n)腺の二種類がある。一般に、汗は(n)腺から分泌され、体温調節のための発汗は全身の皮膚に起こるが、(o)による発汗は、手のひらや足底、脇の下の皮膚に限って起こる。

●骨は、(p)と、それを覆う骨膜、骨質内部の(q)、骨の接合部分にある関節軟骨の4つの組織からできている。

●(q)では、赤血球、白血球、血小板といった血球を作り出して体内に供給しているが、造血機能はすべての骨にあるわけではなく、主に胸骨、肋骨、脊椎、骨盤、(r)骨などの太い骨の(q)で行われている。

●骨格筋は体を動かす筋肉で、自分の意思どおりに動く(s)筋である。筋線維に横縞模様が見られる(t)筋で、収縮力は強いが、長時間の運動は苦手である。

●平滑筋は消化管壁、(u)壁、膀胱などの筋肉で、自分の意思で動かすことができない(v)筋である。横縞模様はなく、比較的弱い力で(w)的に収縮する。

●心筋は、骨格筋のような横縞模様があり、強い収縮力と(x)力を兼ね備えている。

a:真皮 b:角質 c:ケラチン d:セラミド e:コラーゲン f:結合
g:毛球 h:毛乳頭 i:毛母 j:角化 k:メラノサイト l:メラニン
m:アポクリン n:エクリン o:精神的緊張 p:骨質 q:骨髄 r:大腿
s:随意 t:横紋 u:血管 v:不随意 w:持続 x:持久

9 薬は体の中でどうなる？

A 薬の吸収と代謝

医薬品のはたらきには、**全身**作用と**局所**作用があります。全身作用は、体内に吸収された医薬品の成分が**循環血液**中に入って、全身をめぐることで**薬効**を現すもので、摂取してからある程度の時間を必要とします。これに対して局所作用は、体の特定の場所で薬効をもたらすもので、比較的**速やか**に効果が現れるのが特徴です。

また、医薬品には内服薬と外用薬があり、**内服**薬は全身作用を目的としたものが多く、**外用**薬は局所作用を目的としたものが多くなっています。しかし、たとえば内服薬であっても**膨潤**性下剤や、整腸薬の**生菌**製剤などのように、有効成分が消化管内だけで作用する場合は**局所**作用で、外用薬であっても**坐薬**(ざやく)や経皮吸収剤などのように、有効成分が**血液**中に入ってはたらく場合には**全身**作用となります。このほか、胃腸薬の制酸成分などでは、炭酸水素ナトリウムのように胃の中で胃酸を中和するものは**局所**作用ですが、**ロートエキス**やH_2ブロッカーなどのようにいったん吸収されてから胃酸の分泌を抑える場合は、**全身**作用となります。

なお、**局所作用を目的とする医薬品によって全身性の副作用を生じる**ことがありますし、逆に、**全身作用を目的とする医薬品で局所的な副作用を生じる**こともあります。

＜体内で薬がたどる運命＞　医薬品は多くの場合、消化管、消化管以外の粘膜、皮膚などから有効成分が体内に吸収されて薬効を現します。

■ 消化管吸収

内服薬の多くは、有効成分が消化管から吸収されて**循環血液**中に移行することで**全身**作用を現します。錠剤、カプセル剤などの固形剤では、ほとんどが**胃**で溶け、溶け出した有効成分が**小腸**で吸収されます。そして、有効成分が**胃酸**の影響を受けやすい場合や、胃で溶け出すと胃に刺激を与える場合などは、胃で溶けずに腸で溶ける**腸溶**製剤となっています。また、長時間持続的に効かせるためにゆっくりと溶けるように工夫された製剤（徐放(じょほう)製剤）もあります。

有効成分を吸収するときには、**濃度が高いほうから低いほうに受動的に拡散することで消化管の粘膜にしみ込んでいく**のです。有効成分の吸収量や吸収**速度**は、消化管の**内容物**やほかの医薬品の作用の影響を受けやすく、さらに医薬品の成分によっては、消化管の粘膜に障害を起こしたりするものがあります。このため、「食後」や「食間」など、医薬品の服用方法には食事と服用の時期の関係について定められているのです。なお、全身作用を目的としない内服薬では、基本的には成分が消化管で吸収されることはありませんが、アルミニウムを含む制酸成分のように、消化管内を通過する間に結果的に吸収され、循環血液中に移行して好ましくない作用(**副作用**)を生じるものもあります。

消化管で吸収された医薬品の成分は、まず**肝臓**で代謝を受けてから全身をめぐります。

■ 内服以外の粘膜吸収

熱さましの坐薬や、噛(か)んで使用する禁煙補助剤(咀嚼剤(そしゃくざい))、医療用の抗狭心症薬であるニトログリセリン(舌下錠、スプレー)のように、内服以外の方法で有効成分が吸収されて循環血液中に入り、全身作用をもたらす医薬品があります。こうした医薬品では、吸収された有効成分が最初に**肝臓**で代謝を受けることなく全身に回るため、その効果は内服薬に比べて**速く**、強く出やすい傾向にあります。また、成分によっては使用部位に**刺激**を与える場合もあります。こうした医薬品の成分による刺激や、その成分の急激な**吸収**による**全身**性の副作用を回避するためにも、粘膜に障害がある場合は使用を避ける必要があります。

坐薬…肛門から挿入すると**直腸**内で溶け、有効成分が吸収されて循環血液中に入ります。痔疾用薬のように局所的にはたらかせる場合と、解熱鎮痛薬のように全身作用を目的とするものがありますが、内服よりもその作用は**速やか**に現れます。ただ、坐薬が**直腸上部**で吸収された場合には、最初に肝臓で代謝を受けることになります。

禁煙補助剤…噛んで使用する**咀嚼**剤で、有効成分が**口腔**粘膜から吸収されて全身作用を現します。

このほか、全身作用を目的としているわけではありませんが、粘膜に用いる主な医薬品に、点鼻薬と点眼薬があります。

点鼻薬…鼻腔内にスプレーするタイプの剤形で、一般用医薬品では今のところ全身作用を目的とするものはなく、**鼻腔**粘膜への局所作用を目的として用いられます。とくに鼻腔粘膜の下を通る毛細血管からは、点鼻薬の成分が循環血液中に移行しやすく、坐薬などと同様に、はじめに肝臓で**代謝**を受けることなく血流に乗って全身に回るので、**全身性の副作用を生じる**ことがあります。

点眼薬…角膜や**結膜**といった目の粘膜に使用する点眼薬は、鼻涙管を通り、鼻粘膜から吸収されて副作用を起こすことがあるため、点眼後は目頭を押さえて成分が鼻に流れるのを防ぐようにします。なお、**アレルギー性の副作用は使用量がわずかであっても起こる**ため、ショック(アナフィラキシー)などが起こることもあります。

含嗽薬(うがい薬)…**咽頭**の粘膜に使用する医薬品についても、唾液や粘液によって食道へ流れてしまうため、咽頭粘膜ではほとんど吸収されませんが、点眼薬と同じく**アレルギー性のショック(アナフィラキシー)などは起こる**ことがあります。

■ **皮膚吸収**

塗り薬や貼り薬といった外用薬では、適用部位に対する**局所**的な効果を目的とするものがほとんどですが、**殺菌消毒**薬などを除き、多くは有効成分が皮膚から**浸透**して作用するようになっています。浸透する量は、**皮膚**の状態や**傷**の有無、程度によって変わりますが、加齢などで**皮膚のみずみずしさが低下すると、成分が浸潤・拡散しにくく**なります。なお、こうした外用薬では循環血液中へ移行する量は比較的**少ない**のですが、成分が肝臓で代謝を受けないため、使用する部位の面積(使用量)や**使用回数**などによっては、全身作用が現れることがあります。また、アレルギー性の副作用は、原因となる成分がわずかでも起こり、**適用部位以外の皮膚にまで現れる**こともあります。

＜薬の代謝、排泄＞　代謝とは、体内で**化学**的に変化することを指します。医薬品の有効成分も、体内を循環するうちに徐々に代謝を受けて分解されたり、他の物質と結合したりすることで構造が変化し、作用を失う(**不活性化**)と同時に、体外へ排出されやすい**水溶**性の物質に変化します。こうして、医薬品の有効成分は未変化体のまま、あるいは代謝物として、腎臓から**尿中**へ、肝臓から**胆汁**中へ、または肺から呼気中へと排出されます。なお、医薬品の成分の排出経路としては、このほかに、成分の一部が汗や**母乳**中に出て行くこともあり、乳汁中に出て行く場合には**乳児**に対する副作用に注意する必要があります。

■ **消化管で吸収されてから循環血液中に入るまでの代謝**

消化管で吸収された成分は、消化管の毛細血管から**門脈**を経由してまず**肝臓**に入ります。肝臓は体内の巨大化学工場で、吸収された成分は、全身に回る前に肝臓を通過して代謝を受けることになります。このため、一般的に循環血液中に到達する成分量は、消化管で吸収された量よりも**少な**くなるのです(**肝初回通過効果**)。また、肝臓の機能が**低下**した状態では、循環血液中に成分がより多く到達してしまうため、効き目が強く現れたり、**副作用**を生じやすくなったりします。

近年、小腸などの**消化管粘膜や腎臓**にも、**強い代謝活性がある**ことがわかってきています。

■ **循環血液中に移行した成分の代謝、排泄**

血液中に存在する医薬品の成分は、主に肝細胞内の**酵素**のはたらきで代謝を受けます。医薬品の成分のほとんどは、血液中では**血漿たんぱく質**と結合した複合体を作っていて、**複合体を形成している分子には酵素がはたらかない**ため、有効成分が一度に代謝されてしまうことはありません。

血液中の医薬品の成分は、代謝を受けていない未変化体またはその代謝物が**腎臓**で濾過され、大部分は尿中に排泄されます。このため、腎臓の機能が**低下**した状態では、成分が血液中に存在する時間が**長**くなり、効き目が強過ぎたり、副作用を生じやすくなってしまうのです。なお、**血漿たんぱく質と複合体を形成している分子は、肝臓での代謝だけでな**

く、**腎臓での濾過も免れ、長時間作用する**ことになります。また、複合体に対しては細胞表面で物質を細胞内に取り込む「トランスポーター」というたんぱく質が働かないため、代謝や分布が制限されます。

B 体内でのはたらき

医薬品の多くは、その有効成分が血流によって体内各部の器官や**組織**へ運ばれて、作用を現します。このとき、有効成分は血漿たんぱく質との結合がはずれ、標的となる器官や組織の表面に分布する**受容体**や**酵素、トランスポーター**などの特定のたんぱく質と結合して、その機能を変化させることではじめて作用を現すのです。なお、**有効成分が効果を発揮するためには、対象となる器官や組織に一定以上の濃度で存在(分布)する**必要があります。

医薬品は、成分の吸収が進み、その**血中**濃度がある程度以上になると作用します。そして、薬がはたらき始める最小の濃度を**最小有効**濃度(閾値（いきち）)と言い、成分の血液中の濃度が最も高い部分が**最高血中**濃度です。最高血中濃度以降、代謝や排泄が進み、濃度は徐々に減少して、**最小有効**濃度を下回ると薬の効果はなくなり、いわゆる薬が切れた状態となります。また、一度に大量の医薬品を摂取したり、十分な間隔をあけずに追加摂取して血中濃度を高くした場合には、ある濃度以上で薬効は頭打ちになり、むしろ**有害**な作用(副作用や毒性)が現れやすくなってしまいます。このように、毒性が現れる濃度域を**危険**域あるいは中毒域と言い、逆に最小有効濃度未満の濃度を**無効**域と呼びます。

こうしたことから、全身作用を目的とする医薬品は、使用後の一定期間、有効成分の血中濃度が、**無効**域と**中毒**域の間の範囲にある**有効**域(治療域)に維持されるように、使用量や使用**間隔**が定められているのです。

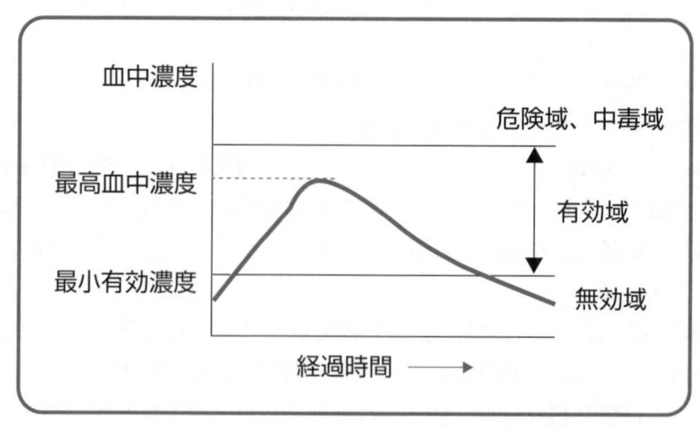

C さまざまな剤形と適正使用

医薬品は、そのはたらきに適した形状がとられており、そうした形状を**剤形**と言います。内服薬の錠剤（内服・口腔用）、カプセル剤、散剤、顆粒剤、経口液剤、シロップ剤などは、主に消化管で吸収された有効成分が全身を巡ることにより薬効をもたらす剤形です。こうした剤形の違いはその医薬品の使用目的や配合成分の性質（性状）などで決められ、使用する人の利便性を高めるほか、**有効成分が溶け出す部位を限定**したり、副作用を軽減したりすることにつながります。また、外用薬の軟膏剤、クリーム剤、外用液剤、**貼付**剤、**スプレー**剤などは、有効成分を患部局所に直接使用する剤形で、多くは、有効成分が同じであっても配合されている**添加**剤などに違いがあり、**患部の状態に合った剤形を選択しないと逆に症状を悪化**させてしまう場合があるため、注意が必要です。

＜錠剤（内服）＞　内服用医薬品としては最も多い剤形で、「医薬品が飛び散らずに服用できる」「有効成分がもつ**苦味**や刺激を感じることなく服用できる」といったメリットがあります。一方、固形製剤で一定の大きさがあるため、**高齢者や乳幼児などでは飲み込みにくい**といったデメリットもあります。

水またはぬるま湯で飲み込みますが、水が少なかったり、水なしで服用すると、錠剤が喉や**食道**に張り付いてしまうことがあり、薬効が現れないだけでなく、粘膜を傷めるおそれがあります。また、胃や腸で崩壊して薬効をもたらすように設計されているため、噛み砕いて服用してはいけません。とくに、腸で溶けるようにコーティングされたもの（腸溶錠）は決して噛まないようにします。

＜錠剤（口腔用）＞　口腔内崩壊錠、チュアブル錠、トローチ等。

剤　形	特　徴	その他
口腔内崩壊錠	・口の中で唾液によって比較的速やかに溶けるため、水なしで服用することもできる ・固形物を飲み込むことが困難な高齢者や乳幼児、水分摂取が制限されている場合などでも容易に服用できる	
チュアブル錠	・口の中で舐めたり噛み砕いたりして服用 ・水なしでも服用できる	
トローチ	・薬効を期待する部位が口の中や喉である場合が多く、飲み込まずに口の中で舐めて徐々に溶かす	噛まないで使用

＜散剤、顆粒剤＞　錠剤などと違い、医薬品を固めずに、粉末状にしたものが**散**剤で、小さな粒状にしたものが**顆粒**剤です。いずれも、錠剤を飲むことが難しい人にとっては錠剤よりも服用しやすいのですが、口の中に広がるため、歯や入れ歯の間に挟まったり、**苦味**

や渋味を感じる場合もあります。

服用するときには飛散するのを防ぐため、医薬品を口中に入れる前に少量の水（またはぬるま湯）を口に含んだ上で服用するとよいでしょう。また、飲みにくい場合には何回かに分けて少しずつ飲んだり、口の中に散剤などが残るような時には、さらに口に水などを含んですすぐように飲み込みます。顆粒剤については、粒の表面がコーティングされているため、**噛み砕かずに服用**するよう注意しましょう。

＜経口液剤、シロップ剤＞　経口液剤は内服用に用いる液剤で、固形製剤よりも飲み込みやすく、あらかじめ有効成分が液中に溶けて、分散しているため、服用した後は**比較的速やかに消化管から吸収**されます。ただ、循環血液中の成分濃度が**上昇**しやすいため、ジヒドロコデイン配合の鎮咳去痰薬などのように習慣性・**依存**性がある成分が配合されている製品では、本来の目的以外の意図で服用する不適正な使用がなされることがあります。

シロップ剤は、**小児**や**幼児**に用いられる医薬品に多い剤形で、**白糖**などの糖分を加えて飲みやすくなっています。内服液剤に比べて苦味やにおいを感じにくいという特長があります。

＜カプセル剤＞　カプセル剤は、カプセル内に散剤や顆粒剤、液剤などを充填したもので、内服の医薬品では広く用いられている剤形です。ただ、カプセルの原材料としてよく使われる**ゼラチン**は**ブタなどのたんぱく質**であるため、ゼラチンに対してアレルギーをもつ人では使用を避けるようにします。さらに、水なしで服用するとゼラチンが喉や食道に張り付くことがあるため、注意が必要です。

＜外用局所に適用する剤形＞　外用薬には、**軟膏**剤、**クリーム**剤、外用液剤、貼付剤、スプレー剤などがあります。こうした外用剤の場合は、**剤形の特徴が、患部に対する薬効や副作用に影響する**場合があるため、最も適した剤形を選ぶことが大切です。

剤　形	特　徴	注　意
軟膏剤 クリーム剤	・一般的に、軟膏剤は油性でクリーム剤は水性 ・いずれも有効成分が適用部位に止まりやすい ・患部を水から遮断したい場合には軟膏剤、患部が乾燥していたり、洗い流したい場合はクリーム剤を用いる	軟膏は患部が乾燥していてもじゅくじゅくと浸潤していても使用できる。クリーム剤は傷等への使用は避ける必要がある。
外用液剤	・外用として局所に用いる液剤 ・軟膏剤やクリーム剤に比べて、患部表面が乾きやすい	有効成分をアルコールに溶かし込んでいるため、患部に刺激感を与える場合がある
貼付剤	皮膚に貼り付けて用いるため、有効成分が患部にとどまりやすく、薬効が持続する	肌が弱い人では、患部にかぶれなどを起こすことがある
スプレー剤	・薬液を霧状にして吹き付ける剤形 ・手指等では塗りにくい部位にも使える ・比較的広い範囲にも適している	

check!! 次の( )内にあてはまる字句はなにか。

●内服薬は(a)作用を目的としたものが多く、外用薬は(b)作用を目的としたものが多い。しかし、内服薬であっても有効成分が消化管内だけで作用する場合は(b)作用で、外用薬であっても有効成分が血液中に入ってはたらく場合には(a)作用となる。

●錠剤などのような内服薬は、ほとんどが(c)で溶け、溶け出した有効成分が(d)で吸収される。しかし、有効成分が胃酸の影響を受けやすい場合や、胃で溶け出すと胃に刺激を与える場合などは、胃で溶けずに腸で溶ける(e)となっているものもある。

●内服以外の方法で有効成分が吸収されて血液中に入り、全身作用をもたらす医薬品では、吸収された有効成分が(f)で代謝を受けずに全身に回るため、その効果は内服薬に比べて速く、(g)く出やすい。

●鼻腔粘膜の下を通る毛細血管からは、点鼻薬の成分が循環血液中に移行しやすく、初めに肝臓で代謝を受けることなく血流に乗って全身に回るため、全身性の(h)を生じることがある。

●点眼薬は(i)を通り、鼻粘膜から吸収されて副作用を起こすことがある。また、(j)性の副作用が起こることもある。

●消化管で吸収された成分は、(k)を経由してまず肝臓に入って代謝を受けるため、一般的に循環血液中に到達する成分量は、消化管で吸収された量よりも(l)くなる。また、肝臓の機能が低下した状態では、効き目が(m)く現れたり、(n)を生じやすくなったりする。

●医薬品の成分のほとんどは、血液中では(o)と結合した複合体を作っている。複合体を形成している分子には酵素がはたらかないため、有効成分が一度に代謝されてしまうことはない。(o)と複合体を形成している分子は、肝臓での代謝だけでなく、(p)での濾過も免れ、長時間作用することになる。

●薬がはたらき始める最小の濃度を(q)濃度(閾値)と言う。

●毒性が現れる濃度域を(r)域あるいは中毒域と言い、逆に最小有効濃度未満の濃度を(s)域と呼ぶ。

●カプセルの原材料としてよく使われる(t)はブタなどの(u)であるため、アレルギーをもつ人では使用を避ける必要がある。

●外用液剤は患部表面が(v)しやすいという長所はあるが、患部に刺激を与える場合がある。

a：全身　b：局所　c：胃　d：小腸　e：腸溶製剤　f：肝臓　g：強
h：副作用　i：鼻涙管　j：アレルギー　k：門脈　l：少な　m：強
n：副作用　o：血漿たんぱく質　p：腎臓　q：最小有効　r：危険　s：無効
t：ゼラチン　u：たんぱく質　v：乾燥

10 注意したい副作用

A 副作用って何？

副作用とは、解熱鎮痛薬を服用した時に起こる胃痛や、抗炎症成分によるアレルギー症状など、**医薬品を十分注意して適正に使用した場合にも起こる有害な作用**のことを言います。つまり、麻薬性の成分が配合された鎮咳去痰薬をたくさん飲むといった「医薬品の**乱用**によって起こる有害な作用」は副作用とは言えず、「起こっても**有害**ではない作用」についても副作用とは言いません。また、重篤な副作用は発生することが少ないため、ドラッグストアの店頭でそうした報告を聞くことはほとんどありませんが、副作用の早期発見・早期対応のためにも、副作用の症状に関する知識をもっておくことは重要です。

厚生労働省では、重篤副作用総合対策事業の一環として「重篤副作用**疾患**別対応マニュアル」を作成し、公表しています。このマニュアルが対象とする重篤副作用疾患の中には、一般用医薬品によって発生することがある副作用も含まれているため、医薬品の販売などに従事する専門家は、購入者等への**積極的**な情報提供や相談対応に本マニュアルを活用することが望ましいとされています。

なお、お客様から実際に副作用が疑われる報告があり、医療機関の受診を勧める場合には、**添付文書**など医薬品の情報がわかるものを持参するように説明します。

B 全身に現れる副作用

全身に現れる副作用のうち、ショック（アナフィラキシー）、 **皮膚粘膜眼症候群**（ＳＪＳ）、**中毒性表皮壊死融解症**（ＴＥＮ）はとくに重要です。

＜ショック（アナフィラキシー）＞　医薬品の成分など、異物に対する**即時**型のアレルギー反応の一種で、発生頻度は原因物質によって異なり、以前にその医薬品や類似の成分を配合した医薬品の使用によって、蕁麻疹などのアレルギーを起こしたことがある人では、起こるリスクが高くなります。

＜皮膚粘膜眼症候群（ＳＪＳ）、中毒性表皮壊死融解症（ＴＥＮ）＞　皮膚粘膜眼症候群は、最初に報告をした2人の医師の名前にちなんで、**スティーブンス・ジョンソン**症候群（ＳＪＳ）とも呼ばれます。発生頻度は、人口**100万**人当たり年間１～６人とされていて、発症の可能性がある医薬品の種類が多く、その原因は不明なため発症の予測は**困難**です。

中毒性表皮壊死融解症は、最初に報告をした医師の名前にちなんで**ライエル**症候群とも呼ばれます。英語名「toxic epidermal necrolysis」からＴＥＮとも呼ばれ、ＴＥＮの症例の多くが**ＳＪＳ**の進展型と見られています。発生頻度は、人口**100万**人当たり年間0.4～1.2人と少なく、ＳＪＳと同様、原因は不明で発症を**予測**することは困難であるとされています。

そのほかの副作用については、主な症状と特徴を簡単に覚えておきましょう。

副作用	症　状	特　徴
ショック（アナフィラキシー）	顔や上半身の紅潮・熱感、皮膚のかゆみ、蕁麻疹、口唇や舌・手足のしびれ感、むくみ（浮腫）、吐き気、顔面蒼白、手足の冷感、冷や汗、息苦しさ・胸苦しさなどの症状が現れる	発症すると急速に症状が進行して、チアノーゼや呼吸困難等を生じ、適切な対応が遅れれば致命的な転帰をたどる 発症してから進行が非常に速い（2時間以内）
皮膚粘膜眼症候群（スティーブンス・ジョンソン症候群：SJS）	高熱（38℃以上）を伴って、発疹・発赤、火傷様の水疱等の激しい症状が、比較的短時間に全身の皮膚、口、目の粘膜に現れる	・目の異変：皮膚粘膜と同時または半日～１日程度先に現れ、両目に急性結膜炎が起こる ・高熱（38℃以上） ・目、口唇、排尿・排便時の痛みなど、症状が皮膚や粘膜に現れるのが特徴！ ・原因と考えられる医薬品の服用後2週間以内に発症することが多いが、１ヵ月以上経ってから発症することもある
中毒性表皮壊死融解症（ライエル症候群：TEN）	全身が広範囲にわたって赤くなり、全身の10％以上に火傷様の水疱、皮膚の剥離、びらん等が認められ、かつ、高熱（38℃以上）、口唇の発赤・びらん、目の充血等の症状を伴う SJSの進展型と考えられる	
肝機能障害	全身の倦怠感、黄疸のほか、発熱、発疹、皮膚の掻痒感（かゆみ）、吐き気、ビリルビン（黄色色素）の排出で尿の色が濃くなるなど 黄疸：皮膚や白眼の部分が黄色くなる症状	医薬品の成分又は代謝物による中毒性のものと、特定の体質で現れるアレルギー性のものがある 軽度では自覚症状がなく、血液検査などで判明することが多い

副作用	症　状	特　徴
偽アルドステロン症	手足の脱力、血圧上昇、筋肉痛、倦怠感、こむらがえり、手足のしびれ、頭痛、むくみ(浮腫)、のどの渇き、吐き気・嘔吐などがみられ、さらに進行すると、筋力低下、起立不能、歩行困難、痙攣など低カリウム性ミオパチーによる脱力、血圧上昇に伴う頭痛など	・体内に塩分(ナトリウム)と水分をためる副腎皮質ホルモン「アルドステロン」が増えているかのような症状が現れる ・体内からカリウムが減少し、筋肉を動かしづらくなる(ミオパチー) ・生薬のカンゾウと、カンゾウの有効成分であるグリチルリチン酸などで起こる ・高齢者のほか、低身長や低体重など体表面積が小さい人で生じやすい
白血球の減少 (とくに好中球の減少)	突然の高熱、悪寒、のどの痛み、口内炎、倦怠感など	ステロイド剤や抗がん剤を使用している人に起こりやすい
血小板の減少	鼻血、歯ぐきからの出血、手足の青あざや口腔粘膜の血腫等の内出血、経血が止まりにくい(月経過多)などで、脳内出血等の重篤な症状になることもある	血液が固まりにくくなる
精神神経症状	落ち着きがなくなる、不眠、不安、震え(振戦)、興奮、眠気、うつなど	医薬品の使用によって、中枢神経系が刺激されて起こる
無菌性髄膜炎	首筋のつっぱりを伴った激しい頭痛、発熱、吐き気・嘔吐、意識混濁など ※ウイルスで発症することも多いが、医薬品の副作用でも起こる	・髄膜炎のうち、髄液に細菌が検出されないもの ・全身性エリテマトーデス、混合性結合組織病、関節リウマチ等の基礎疾患がある人では発症するリスクが高い
その他	眠気	・添付文書に「使用後は乗物または機械類の運転操作をしてはいけない」と記載される ・抗ヒスタミン成分や鎮静成分によって起こりやすい

C 局所に現れる副作用

医薬品の使用によって生じる副作用には、局所に現れるものもあります。
主な副作用の特徴を覚えておきましょう。

副作用	症　状	特　徴
消化性潰瘍(かいよう)	胃のもたれ、食欲低下、胸やけ、吐き気、胃痛、空腹時にみぞおちが痛くなる、消化管出血に伴って糞便が黒くなる	胃や十二指腸の粘膜が傷害され、粘膜の下にある粘膜筋板を超えて欠損した状態。自覚症状が乏しい場合もあり、突然の吐血・下血あるいは貧血症状の検査で発見されることも
イレウス様症状（腸閉塞様症状）	イレウス（腸管閉塞）を起こしていないが、医薬品の作用によって腸管運動が麻痺(まひ)した状態：激しい腹痛やガス排出（おなら）の停止、嘔吐、腹部膨満感を伴う著しい便秘	小児や高齢者のほか、普段から便秘傾向のある人は、発症のリスクが高い 腹痛などで飲食が制限され、嘔吐がなくても脱水症状を起こす場合がある
その他、消化器に対する影響	吐き気・嘔吐、食欲不振、腹部（胃部）不快感、腹部（胃部）膨満感、腹痛、口内炎、口腔内の荒れや刺激感などのほか、口渇、便秘、軟便または下痢など 浣腸薬や坐薬の使用：肛門部の熱感等の刺激、異物の注入による不快感、排便直後の立ちくらみなど	一過性の軽い副作用として現れることもあるが、症状の継続や増強が見られる場合は医療機関を受診する
間質(かんしつ)性肺炎	息切れ・息苦しさ等の呼吸困難、空せき（痰(たん)の出ない咳）、発熱など悪化すると、肺線維症に移行することがある ※医薬品の使用から1～2週間程度の間に起こる	肺の中で肺胞と毛細血管を取り囲んで支持している間質に起こった炎症で、ガス交換効率が低下して、低酸素状態になる

副作用	症　状	特　徴
喘息	原因医薬品の使用後1時間以内に鼻水・鼻づまりが起こり、続いて咳、喘鳴、呼吸困難を生じて、それらが次第に悪化 ※慢性副鼻腔炎（蓄膿症）、鼻茸（鼻ポリープ）、嗅覚異常や、成人になってから喘息を発症した人などで発症しやすい	・息をするときのどがゼーゼー又はヒューヒュー鳴る喘鳴が特徴で、坐薬や外用薬でも誘発されることがある ・軽度では半日程度で回復するが、重篤な場合は直ちに救命救急処置が可能な医療機関を受診する
鬱血性心不全、不整脈	鬱血性心不全：息切れ、疲れやすい、足のむくみ、急な体重増加、咳とピンク色の痰 不整脈：めまい、立ちくらみ、全身のだるさ（疲労感）、動悸、息切れ、胸部の不快感、脈の欠落など	・鬱血性心不全：心臓の拍出量が減ることで肺に血液がたまる（心不全を起こしたことがある人は注意） ・不整脈：心筋の自動性や興奮伝導の異常が原因で心臓の拍動リズムが乱れた状態。場合によっては自動体外式除細動器（AED）の使用を考慮する
腎障害	尿量の減少、ほとんど尿が出ない、逆に一時的に尿が増える、むくみ（浮腫）、倦怠感、発疹、吐き気・嘔吐、発熱、尿が濁る・赤みを帯びる（血尿）など	外国から個人輸入された漢方薬、健康食品などで発症した報告がある
排尿困難、尿閉	排尿時に尿が出にくい、尿が少ししか出ない、残尿感等の症状を生じ、さらに進行すると、尿意があるのに尿が全く出なくなる（尿閉）	・膀胱を収縮させる副交感神経系を抑制する成分（抗コリン成分）などで悪化しやすい ・前立腺肥大の症状がない場合や、女性でも起こる
膀胱炎様症状	尿の回数が増える頻尿や、排尿痛、残尿感など	
眼圧上昇	眼痛、目の充血とともに急激な視力低下を起こしたり、頭痛や吐き気・嘔吐などの症状が現れることもある 高眼圧を長時間放置すると、視野欠損や失明に至る	・房水が排出されにくくなり、眼圧が高まって視覚障害を生じる ・緑内障の人はとくに注意！ ・抗コリン作用によって起こりやすい ・閉塞隅角緑内障の人は特に注意が必要
散瞳	瞳孔が広がることによる異常なまぶしさ、目のかすみなど	・添付文書に「使用後は乗物または機械類の運転操作をしてはいけない」と記載される ・抗コリン作用で起こりやすい

副作用	症　状	特　徴
接触皮膚炎、光線過敏症	強いかゆみを伴う**発疹**・発赤、腫れ、刺激感、水疱（ほう）・ただれ等の激しい炎症症状（接触皮膚炎）、色素沈着、白斑などが起こる **・接触皮膚炎** いわゆる「肌に合わない」症状。触れた部分の皮膚にのみ生じ、**正常な皮膚との境界がはっきりしている**。ただし、アレルギー性の症状では、症状は医薬品の接触部位に限定されない **・光線過敏症** 太陽光線（**紫外**線）にさらされて初めて起こるかぶれ症状で、医薬品が触れた部分だけでなく、**光が当たった部分の皮膚から全身へ広がることもある**	・化学物質、金属等による皮膚刺激に対して皮膚が反応して起こる ・貼り薬などの外用薬で見られる ・光線過敏症の場合は、皮膚に医薬品が残らないように洗い流し、患部を**遮光**して（白い生地や薄手の服は紫外線を透過するおそれがある）速やかに医師の診療を受ける
薬疹	赤い大小の斑点（紅斑）、小さく盛り上がった湿疹（丘疹）のほか、水疱など	・医薬品によって引き起こされる**アレルギー**反応の一種 ・皮膚以外に、眼の充血や口唇・口腔粘膜の異常が現れた場合は、**SJS**や**TEN**に注意 ・医薬品使用後１～2週間で起こることが多いが、長期連用後に起こることもある ・以前薬疹を経験した人では、同じ物質によってショック（アナフィラキシー）やSJS、TENを起こすことがある
その他の皮膚症状	刺激性成分による痛みやヒリヒリする感じ、熱感、乾燥感、腫れなど	

一般用医薬品で副作用が起こった場合は、いずれについても重篤な症状になるのを防ぐために、原因と思われる医薬品の使用を**中止**し、状態によっては医師の診療を受けるなどの対応が必要です。

ただし、**医療用医薬品の場合は、副作用によるデメリットよりも治療をやめるデメリットのほうが大きい場合**があるので、自分の判断で医薬品の使用を止めず、治療をしている医師に相談するようにします。

登録販売者は医薬品の副作用等を知った場合、保健衛生上の危害の発生又は拡大を防止するため必要があると認めるときは、その旨を**厚生労働大臣**に報告しなければなりません（法第68条の10第２項）。ただし、実務上は厚生労働大臣ではなく**総合機構**に報告することになっています。

check!!　次の(　)内にあてはまる字句はなにか。

●副作用とは、医薬品を十分注意して(a)に使用した場合にも起こる(b)な作用のことである。

●厚生労働省では、重篤副作用総合対策事業の一環として「重篤副作用(c)対応マニュアル」の作成を進めている。

●皮膚粘膜眼症候群は、最初に報告をした2人の医師の名前にちなんで、(d)症候群とも呼ばれ、英字３文字で(e)と表される。

●(f)症は、最初に報告をした医師の名前にちなんで(g)症候群(ＴＥＮ)とも呼ばれ、その症例の多くが(e)の進展型と見られている。

●肝機能障害の症状としては、倦怠(けんたい)感、(h)のほか、発熱、発疹、皮膚の(i)感、吐き気、尿の色が濃くなるなどがある。

●尿量減少、手足の脱力、血圧上昇、筋肉痛、倦怠感、手足のしびれ、頭痛、むくみ(浮腫)、のどの渇き、吐き気・嘔吐が現れるのは(j)の症状で、生薬の(k)や(k)に含まれる(l)などによって起こることがある。

●(m)は、腸管閉塞を起こしていないが、医薬品の作用によって腸管運動が麻痺した状態で、激しい腹痛やガス排出の停止、嘔吐(おうと)、腹部膨満感を伴う著しい便秘などが現れる。

●肺の中で肺胞と毛細血管を取り囲んで支持している組織に起こった炎症で、ガス交換効率が低下して、低酸素状態になる症状を(n)という。

●副作用の中で、息をするときのどがゼーゼー又はヒューヒュー鳴る喘鳴が特徴なのは、(o)である。

●排尿困難の症状は、膀胱を収縮させる副交感神経系を抑制する(p)成分などで悪化しやすいため、注意が必要である。

●添付文書に「使用(服用)後は乗物または機械類の運転操作をしてはいけない」と記載されるのは(q)成分や(r)成分が配合された内服薬で、(q)成分では眠気、(r)成分では視覚異常がその理由である。

●貼り薬などの外用薬による主な副作用には(s)と(t)があり、(t)では医薬品が触れた部分だけでなく、光が当たった部分の皮膚から全身へ広がることもある。

a：適正　b：有害　c：疾患別　d：スティーブンス・ジョンソン　e：ＳＪＳ
f：中毒性表皮壊死融解　g：ライエル　h：黄疸(おうだん)　i：掻痒(そうよう)
j：偽アルドステロン症　k：カンゾウ　l：グリチルリチン酸
m：イレウス様症状　n：間質性肺炎　o：喘息　p：抗コリン　q：抗ヒスタミン
r：抗コリン　s：接触皮膚炎　t：光線過敏症

第3章
主な医薬品とその作用

問題作成のポイント

○一般用医薬品において用いられる主な有効成分に関して、
・基本的な効能効果及びその特徴*
・飲み方や飲み合わせ、年齢、基礎疾患等、効き目や安全性に影響を与える要因
・起こりうる副作用
等につき理解し、購入者への情報提供や相談対応に活用できること

＊各有効成分が作用する器官や組織の仕組み、副作用の初期症状、早期対応に関する出題については、第2章「人体のはたらきと医薬品」を参照して作成のこと。

○各薬効群の医薬品に関する情報提供、相談対応における実践的な知識、理解を問う出題として、事例問題を含めることが望ましい。

かぜをひいた時、頭が痛い時、お腹が痛い時、私たちは薬を飲むことでこうした症状を改善しようとします。でも、その薬に配合されている成分には、どんな作用があり、どんな副作用があるのでしょう？　また、その薬は本当にその症状に合ったものなのでしょうか？

この章では、こうした薬のはたらきについて解説していきます。それぞれの薬を説明する前に、一般用医薬品の柱となる「自律神経に作用する成分」「抗ヒスタミン成分」「解熱鎮痛成分」の3つについて解説しています。さらに、各薬効群のページでは、まず「その症状はどのようなメカニズムで起こっているのか？」を解説し、それぞれの症状を改善するために配合される成分について解説することで、薬のもつ意味を理解しやすくしています。

医薬品の専門家として必要な知識です。しっかり学習しましょう。

11 自律神経に作用する成分

抗コリン成分　副交感神経の伝達物質アセチルコリンのはたらきをブロック

主なはたらき	医薬品への配合目的
腺分泌の抑制	鼻炎用薬、かぜ薬：鼻汁（鼻水）の分泌抑制 胃腸薬：胃酸分泌抑制
平滑筋の弛緩	胃腸鎮痛鎮痙（ちんけい）薬：胃腸平滑筋の異常緊張を緩和
副交感神経の興奮抑制	鎮暈薬（乗物酔い防止薬）：吐き気を抑える

主な副作用

目：眼内圧上昇（緑内障の悪化）、異常なまぶしさ　口：喉の渇き　腸：便秘　など

アドレナリン作動成分　交感神経が興奮した時と同じようにはたらく

主なはたらき	医薬品への配合目的
気管支の拡張	鎮咳去痰薬、かぜ薬：呼吸を楽にして、咳を鎮める
血管収縮	鼻炎用薬、鼻炎用点鼻薬：鼻づまりの緩和

主な副作用

目：眼内圧上昇（緑内障の悪化）　心臓：心拍数の増加　血圧上昇、血糖値の上昇など

私たちの体は自律神経によって、無意識のうちにさまざまな調節が行われています。自律神経に作用する成分は、このはたらきを上手に利用して、不快な症状を鎮める作用をもっています。その代表が、抗コリン成分（**副交感神経**遮断成分）と**アドレナリン**作動成分（交感神経興奮成分）です。これらの成分はいろいろなカテゴリーの医薬品に配合されていますので、基本的なはたらきを押さえておきましょう。

A 抗コリン成分

副交感神経の伝達物質である**アセチルコリン**は副交感神経の末端から分泌され、各器官の**受容体**に付くことで指令を伝えます。この時、アセチルコリンの**受容体**に先回りしてそのはたらきをブロックするのが、抗コリン成分です。

<抗アレルギー薬(鼻炎用内服薬を含む)、かぜ薬への配合：鼻水を抑える>

■**主な成分**：ベラドンナ総アルカロイド、**ヨウ化イソプロパミド**　など

鼻汁(鼻水)は、鼻腔の**粘膜**にある鼻腺と呼ばれる分泌腺から分泌されます。この鼻汁の分泌は副交感神経の指令によって行われているので、抗コリン成分で抑えることができます。

しかし、内服薬では抗コリン成分の作用は鼻腺にとどまらず、**全身**ではたらきます。たとえば唾液腺からの唾液の分泌、胃腺からの**胃酸**の分泌、腸腺からの腸液の分泌など、さまざまな分泌腺からの**腺**分泌を同時に抑えてしまうため、唾液が少なくなることによる**喉の渇き**、胃酸が減ることによる**消化不良**、腸液が減ることによる**便秘**などを起こすことがあります。

<胃腸薬への配合：胃酸分泌を抑える>

■**主な成分**：**ロートエキス**、ピレンゼピン塩酸塩水和物

胃酸分泌を抑え、**胃痛**の原因となる胃酸過多を改善することを期待して配合されます。

<胃腸鎮痛鎮痙薬への配合：胃の筋肉の異常緊張を緩和する>

■**主な成分**：メチルベナクチジウム臭化物、**ブチルスコポラミン臭化物**、**メチルオクタトロピン臭化物**、ジサイクロミン塩酸塩、オキシフェンサイクリミン塩酸塩、チキジウム臭化物、ロートエキス

胃の筋肉が痙攣(けいれん)することで、胃に強い痛みを感じることがあります。胃腸の筋肉は**副交感神経**支配であるため、抗コリン成分はこうした胃腸の筋肉の異常**緊張**を緩和する目的で、胃腸鎮痛鎮痙薬に配合されます。

※ロートエキスの1日最大配合量は、胃酸分泌抑制の目的であれば30mg、胃腸鎮痛鎮痙目的であれば60mgとなっています。

<鎮暈薬(乗物酔い防止薬)への配合：自律神経の混乱抑制、吐き気を抑える>

■**主な成分**：**スコポラミン**臭化水素酸塩水和物、ロートエキス（ナス科**ハシリドコロ**の根「ロートコン」の軟エキス）

交感神経と副交感神経は、本来どちらか一方が興奮すると他方が抑制されるといった関係にあるのですが、乗物酔いではこれが同時に興奮することで、顔面蒼白、冷や汗など**自律神経**系の失調が起こります。抗コリン成分は、こうした自律神経の**混乱**を軽減させるとともに、**消化管**の緊張を低下させて吐き気などを抑える目的で、鎮暈薬に配合されます。

<注意！>　抗コリン成分は、全身の副交感神経のはたらきに影響を及ぼすため、さまざまな注意事項があります。主な副作用には、**排尿困難**（膀胱排尿筋の収縮を抑えるため）、目のかすみや異常な**まぶしさ**（瞳孔が開き、目に入る光が多くなるため）、**動悸**、**緑内障**の悪化(房水の排泄が悪くなり、眼内圧が**上昇**するため)などがあります。

■してはいけないこと

・ロートエキスが配合された内服薬、外用痔疾用薬(坐薬、注入軟膏)	
授乳中の人は本剤を服用しないか、本剤を服用する場合は授乳を避けること	理由：乳児に頻脈を起こすおそれがあるため
・スコポラミン臭化水素酸塩水和物、メチルオクタトロピン臭化物を配合した胃腸鎮痛鎮痙薬、乗物酔い防止薬	
服用後、乗物または機械類の運転操作をしないこと	理由：眠気、目のかすみ、異常なまぶしさ
・ピレンゼピン塩酸塩水和物を配合した胃腸薬 ・スコポラミン臭化水素酸塩水和物、メチルオクタトロピン臭化物以外の抗コリン成分を配合したかぜ薬、胃腸鎮痛鎮痙薬、鼻炎用内服薬、乗物酔い防止薬	
服用後、乗物または機械類の運転操作をしないこと	理由：目のかすみ、異常なまぶしさ

■相談すること

・抗コリン成分が配合された内服薬、外用痔疾用薬(坐薬、注入軟膏)	
高齢者	理由：緑内障の悪化、口渇、排尿困難または便秘の副作用が現れやすいため
・スコポラミン臭化水素酸塩水和物、メチルオクタトロピン臭化物、ヨウ化イソプロパミド等の抗コリン成分	
排尿困難の症状がある人	理由：排尿困難を悪化するおそれがある。前立腺肥大の場合は尿閉のおそれもあるため
心臓病の診断を受けた人	理由：心臓に負担をかけ、心臓病を悪化するおそれがあるため
緑内障の診断を受けた人	理由：房水流出路が狭くなって眼圧が上昇し、緑内障を悪化させるおそれがあるため

B アドレナリン作動成分

交感神経の伝達物質であるアドレナリンと似たはたらきをすることで、各器官に**交感**神経が興奮した時と同様の作用をもたらすのがアドレナリン作動成分(交感神経興奮成分)です。交感神経が興奮した時の作用として最も注目したいのが**末梢血管**の収縮と**気管支**の拡張です。アドレナリン作動成分は、主にこの2つの作用を期待して医薬品に配合されます。

<鎮咳去痰薬、かぜ薬への配合：気管支を拡げて咳を鎮める>

■主な成分：メチルエフェドリン塩酸塩、メチルエフェドリンサッカリン塩、トリメトキ

ノール塩酸塩水和物、メトキシフェナミン塩酸塩、**マオウ**(生薬)

気管支の平滑筋は交感神経が興奮すると**弛緩**するため、気道が広がって呼吸が楽になり、咳が鎮まります。

＜鼻炎用内服薬、かぜ薬：鼻粘膜の血管を収縮して、鼻づまりを改善＞

■**主な成分**：**プソイドエフェドリン塩酸塩**、フェニレフリン塩酸塩、メチルエフェドリン塩酸塩、マオウ　など

鼻づまりは、鼻粘膜の血管が**拡張**することで浮腫(腫れ)ができ、空気の通りが悪くなるために起こります。アドレナリン作動成分は**末梢血管**を収縮することで浮腫を改善し、鼻づまりを緩和します。

ただし、アドレナリン作動成分は**心臓の拍動**を強めるはたらきもあり、これと末梢血管の**収縮**によって**血圧**が上がります。このため、高血圧の症状がある人は注意が必要です。

＜鼻炎用点鼻薬：鼻粘膜の血管を収縮して、鼻づまりを改善＞

■**主な成分**：**ナファゾリン塩酸塩**、フェニレフリン塩酸塩、テトラヒドロゾリン塩酸塩

アドレナリン作動成分は、鼻粘膜の血管を**収縮**して**鼻づまり**を緩和します。なお、鼻の粘膜からは医薬品の成分が**血液中**に移行しやすく、全身的な影響を及ぼすことがあります。このため、**内服薬と同様の注意が必要**です。

＜外用痔疾用薬：患部の血管を収縮して、出血を抑える＞

■**主な成分**：**テトラヒドロゾリン塩酸塩**、メチルエフェドリン塩酸塩、エフェドリン塩酸塩、ナファゾリン塩酸塩　など

末梢血管を収縮させて**出血**を抑える目的で、外用痔疾用薬(**坐薬、注入軟膏**)に配合されることがあります。この場合も、直腸粘膜からは医薬品の成分が**血液中**に移行しやすく、全身作用を起こしやすいため、**内服薬と同様の注意が必要**です。

＜点眼薬：目の血管を収縮して、充血を緩和する＞

■**主な成分**：**ナファゾリン塩酸塩**、ナファゾリン硝酸塩、エフェドリン塩酸塩、テトラヒドロゾリン塩酸塩　など

点眼薬には、拡張してしまった血管を収縮し、**充血**を改善する目的で配合されます。点眼薬の場合は、**全身に影響を及ぼすほど吸収されません**が、**アレルギー**の場合は注意が必要です。局所的な副作用としては、眼内圧が**高まる**ことによる**緑内障**の悪化があります。

＜注意！＞　アドレナリン作動成分は、とくに内服薬では全身に作用するため、さまざまな注意事項があります。また、内服薬以外でも、外用痔疾用薬(坐薬、注入軟膏)や点鼻薬の成分が粘膜から吸収され、全身性の副作用を現すことがあるため注意が必要です。主な副作用には、心拍数の増加、**血圧上昇**、血糖値の上昇、**前立腺肥大**の悪化などがあります。

■してはいけないこと

アドレナリン作動成分の中でも**プソイドエフェドリン塩酸塩**は**中枢**作用が強く、副作用が多いことで知られています。このため、アドレナリン作動成分に関する「してはいけないこと」は、すべてプソイドエフェドリン塩酸塩についての内容となっています。なお、そのほかの成分については、「相談すること」となっています。

対象成分：プソイドエフェドリン塩酸塩	
次の症状がある人	
前立腺肥大による排尿困難	理由：**交感**神経刺激作用により、尿の貯留・尿閉を生じるおそれがあるため
次の診断を受けた人（プソイドエフェドリン以外では「相談すること」に記載）	
心臓病	理由：徐脈または**頻脈**を起こし、心臓病を悪化させるおそれがあるため
高血圧	理由：血圧を上昇させ、高血圧を悪化させるおそれがあるため
甲状腺機能障害	理由：甲状腺機能亢進症の主な症状は**交感**神経の興奮によるものであり、**交感神経**を興奮させる成分は、症状を悪化させるおそれがあるため
糖尿病	理由：交感神経の興奮は、肝臓での**グリコーゲン**分解による**血糖値**の上昇を起こすため

■相談すること

・メチルエフェドリン塩酸塩、メチルエフェドリンサッカリン塩を配合した外用痔疾用薬（坐薬、注入軟膏）	
授乳中の人	理由：乳汁中に移行するおそれがあるため
・メチルエフェドリン塩酸塩、メチルエフェドリンサッカリン塩、プソイドエフェドリン塩酸塩、トリメトキノール塩酸塩水和物、メトキシフェナミン塩酸塩等のアドレナリン作動成分又はマオウが配合された内服薬、外用痔疾用薬（坐薬、注入軟膏）	
高齢者	理由：心悸亢進、血圧上昇、糖代謝促進を起こしやすいため
・メチルエフェドリン塩酸塩、トリメトキノール塩酸塩水和物、フェニレフリン塩酸塩、メトキシフェナミン塩酸塩等のアドレナリン作動成分、マオウ	
甲状腺機能障害、**甲状腺機能亢進症**の診断を受けた人	理由：甲状腺機能亢進症の主な症状は交感神経の興奮によるものであり、交感神経を興奮させる成分は、症状を悪化させるおそれがあるため
・メチルエフェドリン塩酸塩、トリメトキノール塩酸塩水和物、フェニレフリン塩酸塩、メトキシフェナミン塩酸塩等のアドレナリン作動成分、マオウ	
糖尿病の診断を受けた人	理由：肝臓でグリコーゲンを**分解**して**血糖値を上昇**させる作用があり、糖尿病の症状を悪化させるおそれがあるため

※2013年8月より、**プソイドエフェドリン**配合のかぜ薬と鼻炎用内服薬では、「相談すること」として「**授乳中**の人」「**腎臓病**の診断を受けた人」が追加された。

check!! 次の( )内にあてはまる字句はなにか。

●抗コリン成分は、副交感神経の伝達物質である(a)が各器官の受容体に付く前に先回りしてブロックする。

●抗コリン成分は、(b)を抑える目的で、鼻炎用内服薬に配合される。主な成分には、(c)総アルカロイド、ヨウ化(d)などがある。

●抗コリン成分は、(e)の抑制を目的として、胃腸薬に配合される。主な成分には(f)や(g)塩酸塩水和物などがあるが、こうした抗コリン成分を配合した胃腸薬を服用した後は、乗物または機械類の運転操作をしてはいけない。

●胃腸の筋肉は(h) 神経支配であるため、胃腸の筋肉の異常緊張を緩和する目的で、胃腸鎮痛鎮痙薬にはブチル(i)臭化物やメチル(j)臭化物などの抗コリン成分が配合される。

●抗コリン成分は(k)神経の混乱を軽減させるとともに、(l)の緊張を緩和して吐き気を抑える目的で鎮暈薬(乗物酔い防止薬)に配合されることがある。代表的な成分には、ロートエキスや(m)臭化水素酸塩水和物などがある。

●交感神経の伝達物質である(n)と似たはたらきをすることで、各器官に交感神経が興奮した時と同様の作用をもたらすのが(n)作動成分(交感神経興奮成分)。

●交感神経興奮成分の作用として最も大切なのは、末梢血管の(o)と気管支の(p)である。

●アドレナリン作動成分は、気管支を(p)させて咳を鎮める目的で、鎮咳去痰薬やかぜ薬に配合される。主な成分には、メチル(q)塩酸塩や生薬の(r)などがある。

●アドレナリン作動成分は、鼻炎用点鼻薬には必ず配合されている成分で、主な成分には(s)塩酸塩やフェニレフリン塩酸塩、(t)塩酸塩などがある。

●アドレナリン作動成分の中でも(u)は中枢作用が強く、副作用が多いため、アドレナリン作動成分に関する「してはいけないこと」は、すべて(u)についての内容である。

●(u)は糖尿病の診断を受けた人は使用してはいけないこととなっているが、これは肝臓で(v)が分解されることで、(w)が上昇するためである。

a:アセチルコリン　b:鼻汁(鼻水)　c:ベラドンナ　d:イソプロパミド
e:胃酸分泌　f:ロートエキス　g:ピレンゼピン　h:副交感
i:スコポラミン　j:オクタトロピン　k:自律　l:消化管　m:スコポラミン
n:アドレナリン　o:収縮　p:拡張　q:エフェドリン　r:マオウ
s:ナファゾリン　t:テトラヒドロゾリン　u:プソイドエフェドリン塩酸塩
v:グリコーゲン　w:血糖値

12 抗ヒスタミン成分

A ヒスタミンとは？

ヒスタミンは、生体内ではたらく刺激伝達物質の1つで、**アレルギー**症状に関わる物質として知られています。ヒスタミンは**知覚神経**を刺激するはたらきがあり、鼻粘膜や目の粘膜、皮膚などで放出されて**かゆみ**などを起こします。

<くしゃみを起こす>　アレルギー性鼻炎などでくしゃみが起こるのは、鼻粘膜内でヒスタミンが放出されるためです。ヒスタミンは、アレルギーの原因物質（**アレルゲン**）が体内に侵入してきた時に、免疫補助細胞である**肥満細胞**から放出されます。放出されたヒスタミンは知覚神経を刺激し、この刺激が脳に伝わり、鼻粘膜に入ってきた異物を排出するためにくしゃみを起こすのです。また、ヒスタミンが鼻粘膜の知覚神経を刺激すると脳から副交感神経を介して鼻腺に指令が送られ、鼻粘膜内の異物を洗い流すために鼻水が分泌されます。

<鼻づまりを起こす>　ヒスタミンには、知覚神経の刺激だけでなく、**末梢血管**を拡張するはたらきもあります。たとえば、鼻粘膜内でヒスタミンが放出されるとその一部は末梢血管にくっつき、血管を拡張させます。これと同時に、血管内から**血漿成分**が外に漏れ出て**浮腫**を作るために、鼻づまりが起こるのです。

<皮膚のかゆみを起こす>　皮膚には知覚神経が数多く存在しています。**アトピー性**皮膚炎や接触皮膚炎などのアレルギーが起こると、皮膚でヒスタミンが放出され、知覚神経を刺激して**かゆみ**を起こします。同時に末梢血管を**拡張**させ、**腫れ**が起こったりもします。

B 抗ヒスタミン成分

抗ヒスタミン成分は、ヒスタミンが知覚神経や血管の**受容体**に付くのを先回りしてブロックし、ヒスタミンがはたらけないようにします。しかし、内服薬などでは抗ヒスタミン作用は全身に対してはたらくので、眠気などの全身性の副作用が起こることがあります。また、抗ヒスタミン成分は**抗コリン**作用を併せもつものが多く、注意したい副作用には抗コリン成分と同じものも含まれます。

＜抗アレルギー薬(鼻炎用内服薬を含む)、かぜ薬への配合：くしゃみを抑える＞

■主な成分：**クロルフェニラミン**マレイン酸塩、カルビノキサミンマレイン酸塩、**クレマスチン**フマル酸塩、ジフェンヒドラミン塩酸塩、ジフェニルピラリン塩酸塩、ジフェニルピラリンテオクル酸塩、トリプロリジン塩酸塩水和物、**メキタジン**、アゼラスチン、エメダスチン、ケトチフェンフマル酸塩、エピナスチン塩酸塩、フェキソフェナジン塩酸塩、ロラタジン

抗ヒスタミン成分は、アレルギー性鼻炎などの症状の元となるヒスタミンが**知覚**神経に作用するのを抑えて、鼻炎症状全体を緩和するようにはたらきます。かぜの時の鼻炎症状は**ウイルス**に対する免疫反応ですが、同じくヒスタミンが関係しているため、抗ヒスタミン成分が有効です。

＜睡眠改善薬への配合：眠気を催す＞

■主な成分：**ジフェンヒドラミン**塩酸塩(中枢作用がとくに強い)

ヒスタミンは、脳内では神経細胞を刺激して**覚醒**の維持・調節を行うはたらきがあります。抗ヒスタミン成分を服用すると**眠気**が起こるのは、こうした脳の**覚醒**にはたらくヒスタミンの作用も抑えてしまうためで、中枢性の作用が強いものほど眠気は強く現れます。なお、かぜ薬や鼻炎用内服薬では副作用となるこの眠気を主作用としたのが、**睡眠改善**薬です。

＜鎮暈薬(乗物酔い止め薬)への配合：吐き気を抑える＞

■主な成分：**ジメンヒドリナート**(ジフェンヒドラミンテオクル酸塩：もっぱら乗物酔い防止薬に配合される)、**メクリジン塩酸塩**(作用が現れるのが**遅**く持続時間が**長**い)、プロメタジン塩酸塩(**15**歳未満使用不可)、クロルフェニラミンマレイン酸塩、ジフェンヒドラミンサリチル酸塩　など

抗ヒスタミン成分は、内耳にある**加速度**や体の傾きを感じる**前庭での自律神経反射を抑えて乗物酔いを防止**するとともに、**延髄**にある嘔吐中枢への刺激を抑えて**吐き気**を抑える目的で、鎮暈薬に配合されます。また、抗ヒスタミン成分は**抗コリン**作用も併せもち、これも乗物酔いによるめまい、吐き気等の防止・緩和にはたらくと考えられています。

＜鎮咳去痰薬への配合：アレルギー性の咳を鎮める＞

■主な成分：クロルフェニラミンマレイン酸塩、**クレマスチンフマル酸塩**、カルビノキサミンマレイン酸塩

咳や喘息、気道の炎症にはアレルギー性のものもあり、こうした症状を緩和する目的で、鎮咳去痰薬に配合されることがあります。ただ、抗ヒスタミン成分には**抗コリン**作用があり、気道粘膜での粘液分泌を**抑制**することで痰が出にくくなることがあるため、痰の切れ

を良くしたい場合には注意する必要があります。

＜口腔咽喉薬への配合：アレルゲンなどによる不快感の軽減＞

■**主な成分**：クロルフェニラミンマレイン酸塩　など

咽頭の粘膜に付着した**アレルゲン**による不快感などの症状を改善する目的で、口腔咽喉薬に配合されることがあります。この場合、鎮咳去痰薬のように**咳に対する効能は言えません**ので、注意が必要です。また、咽頭という局所に用いる薬ですが、結果的に抗ヒスタミン成分が体内に入ることになりますので、**内服薬と同様の副作用**が現れます。

＜外用痔疾用薬への配合：かゆみを抑える＞

■**主な成分**：ジフェンヒドラミン塩酸塩、クロルフェニラミンマレイン酸塩　など

痔に伴う**かゆみ**を和らげることを目的として配合されることがあります。

＜眼科用薬への配合：目のかゆみを抑える＞

■**主な成分**：ジフェンヒドラミン塩酸塩、クロルフェニラミンマレイン酸塩、ケトチフェン　など

目のかゆみを抑えることを目的として、点眼薬や**洗眼**薬などの眼科用薬に配合されることがあります。点眼薬は、成分が鼻涙管（涙道）を通って鼻粘膜から吸収されることがあり、抗ヒスタミン成分を配合した**点鼻**薬と併用した場合には、眠気などの副作用に注意が必要です。

＜皮膚用薬への配合：皮膚のかゆみを抑える＞

■**主な成分**：ジフェンヒドラミン、ジフェンヒドラミン塩酸塩、クロルフェニラミンマレイン酸塩、ジフェニルイミダゾール、**イソチペンジル塩酸塩**

湿疹、皮膚炎、かぶれ、あせも、虫さされなどによる皮膚の**かゆみ**を緩和する目的で、皮膚用薬に配合されることがあります。皮膚に用いる抗ヒスタミン成分では、副作用として患部の**腫れ**が現れることがあります。

＜注意！＞　抗ヒスタミン成分の主な副作用として**眠気**があります。とくに**ジフェンヒドラミン**類は中枢作用が強く、**眠気**が現れやすいことからかぜ薬や鎮咳去痰薬に配合されることは少なく、主に**睡眠改善**薬や外用薬に配合されます。また、多くの抗ヒスタミン成分は抗コリン作用を併せもつため、**排尿困難**や**緑内障**の悪化といった抗コリン成分と同様の副作用に注意が必要です。

■ してはいけないこと

・抗ヒスタミン成分を配合した内服薬すべて	
服用後、乗物または機械類の運転操作をしてはいけない	理由：**眠気**が現れることがあるため
・抗ヒスタミン成分を主薬とした睡眠改善薬	
日常的に不眠の人、**不眠症**の診断を受けた人	理由：睡眠改善薬は、**慢性**的な不眠症状に用いる医薬品でなく、医療機関で不眠症の治療を受けている場合には、その治療を妨げるおそれがあるため
15歳未満の小児	理由：小児では、神経過敏、**興奮**を起こすおそれが大きいため
・プロメタジン塩酸塩などのプロメタジンを含む成分	
15歳未満の小児	理由：外国において、乳児突然死症候群、乳児睡眠時無呼吸発作のような致命的な**呼吸**抑制が現れたとの報告があるため
・ジフェンヒドラミン塩酸塩を主薬とする睡眠改善薬	
妊婦または妊娠していると思われる人	理由：妊娠に伴う不眠は、睡眠改善薬の適応ではないため
・メキタジン	
本剤または本剤の成分によるアレルギー症状を起こしたことがある人	理由：アレルギー症状の既往歴のある人が再度使用した場合、ショック（アナフィラキシー）、ＳＪＳ（皮膚粘膜眼症候群）、ＴＥＮ（中毒性表皮壊死融解症）等の重篤なアレルギー性の副作用を生じる危険性が高まるため
・ジフェンヒドラミン成分を配合した内服薬、点鼻薬、坐薬、注入軟膏	
授乳中の人は本剤を服用しないか、本剤を服用する場合は授乳を避けること	理由：乳児に**昏睡**を起こすおそれがあるため

■相談すること

・抗ヒスタミン成分全般	
排尿困難の診断を受けた人	理由：**排尿筋**の弛緩と括約筋の収縮が起こり、尿の貯留を来すおそれがあるため。とくに**前立腺肥大症**を伴っている場合には、尿閉を引き起こすおそれがあるため
緑内障の診断を受けた人	理由：**抗コリン作用**によって房水流出路(房水通路)が狭くなり、眼圧が上昇し、**症状**を悪化させるおそれがあるため

check!! 次の(　)内にあてはまる字句はなにか。

●鼻炎用内服薬やかぜ薬に配合される抗ヒスタミン成分は、(a)が知覚神経や血管に付くのを抑え、くしゃみなどの鼻炎症状を改善する。主な成分には、(b)マレイン酸塩、(c)フマル酸塩などがある。

●ヒスタミンは脳の中では(d)にはたらくため、抗ヒスタミン成分を配合した内服薬では(e)が現れることがある。とくに(f)塩酸塩は中枢作用が強く、睡眠改善薬などに配合される。

●抗ヒスタミン成分が鎮咳去痰薬に配合されるのは、(g)性の咳や(h)を鎮めるためである。ただ、(i)作用を併せもつため、気道粘液の分泌を(j)して痰が出にくくなる場合もある。

●抗ヒスタミン成分を配合した内服薬はすべて、服用後、乗物や機械類の運転操作をしてはいけないとされるが、これは(k)を催すことがあるためである。

●抗ヒスタミン成分を主薬とした睡眠改善薬は、(l)の診断を受けた人は服用してはならない。

●鎮暈薬に配合される(m)は、他の抗ヒスタミン成分と比べて作用が現れるのが遅く、作用時間が長い。

a：ヒスタミン　b：クロルフェニラミン　c：クレマスチン　d：覚醒　e：眠気
f：ジフェンヒドラミン　g：アレルギー　h：喘息　i：抗コリン　j：抑制
k：眠気　l：不眠症　m：メクリジン塩酸塩

13 頭痛・発熱と解熱鎮痛薬

A 頭痛・発熱はなぜ起こる？

痛みは病気や外傷などに対する警告信号として、発熱は細菌やウイルスの感染などに対する生体の**防御**機能の1つとして起こります。また、月経痛（生理痛）などのように、病気が原因でない痛みもあります。

＜痛みのメカニズム＞ 私たちが傷や打撲といった傷害を受けた時に感じる痛みは、発痛物質であるブラジキニンが**知覚神経**を刺激することで起こります。しかし、このブラジキニンだけでは痛みは弱く、強い痛みを起こすには**プロスタグランジン**という物質が関係してきます。プロスタグランジンはホルモンに似たはたらきをする**生理活性**物質で、知覚神経を**過敏**にし、ブラジキニンによる刺激をより強くしているのです。さらに、プロスタグランジンには**炎症**を悪化させたり、**発熱**を起こしたりするはたらきもあります。しかし、このプロスタグランジンは、胃では**胃酸**と粘液のバランスを調節したり、胃粘膜の**血流**を良くしたりするといった重要なはたらきもあるため、プロスタグランジンの**産生**を抑えるタイプの解熱鎮痛成分を服用すると、**胃痛**などの副作用が現れることがあるのです。

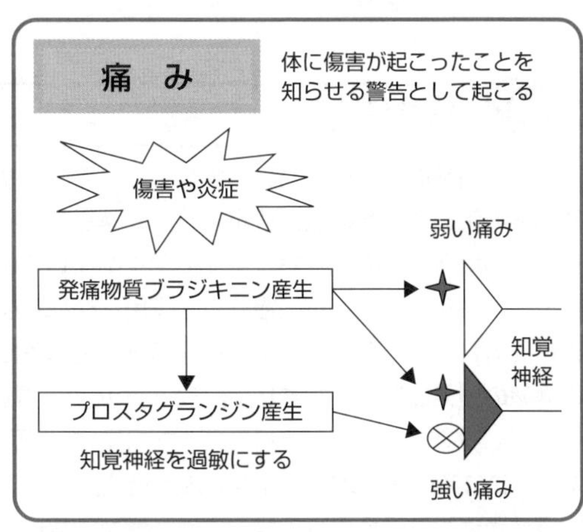

＜発熱のメカニズム＞ 体温は、脳の中心辺りにある間脳の**視床下部**で調節されています。この**視床下部**の中でもとくに体温調節に関わる部分を**温熱中枢**（体温調節中枢）と呼び、ここで設定された体温を維持するように、体は自動的に温度調節を行っています。たとえば、寒い時に体がブルブルと震えるのは、体温が温熱中枢の設定温度よりも下がったために**筋肉**を緊張させて**発熱**するためで、逆に夏の暑い日に汗をかくのは、上がり過ぎた体温を下げようとするためです。そして、この設定温度を決めているのがプロスタグランジンの産

生量なのです。

ちなみに、かぜをひいた時などに発熱するのは熱に弱い**ウイルス**の活動を抑えるとともに、**免疫細胞**のはたらきを活発にするためで、この時、プロスタグランジンが視床下部で多く産生され、体温のセットポイントが通常より**高**く設定されます。これに合わせて体は**筋肉**を震わせ、体温を上げようとするのですが、すぐには設定された温度まで体温が上がらないため、その温度差を寒気や**悪寒**として感じるのです。

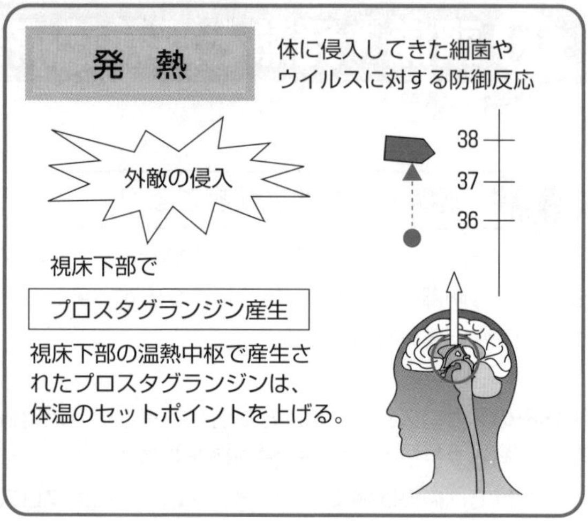

発　熱

体に侵入してきた細菌やウイルスに対する防御反応

外敵の侵入

視床下部で

プロスタグランジン産生

視床下部の温熱中枢で産生されたプロスタグランジンは、体温のセットポイントを上げる。

38
37
36

B　解熱鎮痛薬

解熱鎮痛薬は、痛みや発熱の原因となっている病気や外傷自体を治すものでなく、発熱や痛みを鎮める**対症療法**に使用される医薬品の総称で、とくに**内服**薬のことを指します。

多くの場合、痛みや発熱、炎症に深く関係しているプロスタグランジンの**産生**を抑えることで、鎮痛、解熱、**抗炎症**などの作用を発揮します。ちなみに、**腹痛などのいわゆる内臓痛に対しては、痛みが発生する仕組みが異なるため、一部の漢方処方製剤を除き、解熱鎮痛薬の効果は期待できません。**そればかりか、場合によっては悪化することもあるので、注意が必要です。なお、腹痛の中でも月経痛（生理痛）については、月経そのものが起こる過程で**プロスタグランジン**が関わっているため、解熱鎮痛薬の効能・効果に含まれています。

解熱鎮痛薬に配合される成分には、解熱鎮痛成分のほか、**鎮静**成分、**制酸**成分、カフェイン類、ビタミンなどがあります。

＜解熱鎮痛成分＞

■**主な成分**：アスピリン（アスピリンアルミニウム）、サザピリン、サリチル酸ナトリウム、**エテンザミド**、サリチルアミドなどのサリチル酸系解熱鎮痛成分のほか、**イブプロフェン**、**アセトアミノフェン**、イソプロピルアンチピリン　など

解熱鎮痛薬には必ず配合される成分で、悪寒・発熱時の解熱のほか、頭痛、**歯痛**、抜歯

後の疼痛、喉の痛み、耳痛、関節痛、神経痛、腰痛、筋肉痛、肩こり痛、打撲痛、骨折痛、捻挫痛、月経痛(生理痛)、外傷痛の鎮痛を目的としています。

■主なはたらき

解熱作用…**中枢**でのプロスタグランジンの**産生**を抑えるほか、**腎臓**での水分の再吸収を促して循環血流量を増し、**発汗**を促すことによって体温を下げるとされています。

消炎・鎮痛作用…多くの成分が痛みや炎症を起こしている患部(末梢)での**プロスタグランジン**の産生を抑えることで、消炎・鎮痛作用を現します。

サリチル酸系解熱鎮痛成分と**イブプロフェン**は、解熱鎮痛作用のほかにも、末梢で**プロスタグランジン**の産生を抑える抗炎症作用が強いため、頭痛や喉(のど)の痛みなど、患部で炎症を起こしている時に効果的です。これに対して**アセトアミノフェン**は末梢での抗炎症作用は期待できませんが、**胃腸障害**は少なく、空腹時に服用できる製品もありますが、食後の服用が推奨されています。もっぱら小児の解熱に用いる製品として、**アセトアミノフェン**が配合された坐薬もあります。

なお、アセトアミノフェン特有のまれに起こる重篤な副作用として、肝機能障害、腎障害、**急性汎発性発疹性膿疱症**(きゅうせいはんぱつせいほっしんせいのうほうしょう)があります。

成　分	解熱	鎮痛	抗炎症	特　徴
アスピリンなど サリチル酸系	○	○	○	胃痛などの副作用を起こしやすい。アスピリンとサザピリン、サリチル酸ナトリウムは、15歳未満は使用不可
イブプロフェン	○	○	○	抗炎症作用が強く、アスピリンよりも胃痛は起こりにくい。15歳未満は使用不可
アセトアミノフェン	○	○	×	胃にやさしい成分で、15歳未満の小児にも使える
イソプロピルアンチピリン	○	○	△	市販薬に配合される唯一のピリン系成分。解熱や鎮痛の作用が比較的強いが、抗炎症作用は弱い。発疹に注意

サリチル酸系の**アスピリン**とサザピリン、そして**イブプロフェン**は15歳未満の小児では使うことができませんが、アセトアミノフェンは15歳未満でも使うことができます。

サリチル酸系の**エテンザミド**とサリチルアミドは15歳未満の小児にも使えますが、水痘(水疱瘡：みずぼうそう)又は**インフルエンザ**にかかっている小児には使用できません。このため、**インフルエンザ**流行期には小児の使用を控える必要があります。

■ 臓器への悪影響

化学合成された解熱鎮痛成分では、総じて臓器に対する悪影響が起こる場合があります。

関連臓器	影　響
心　臓	腎臓で水分の再吸収を促すことで循環体液量が増え、発汗を促すが、血流量の増加によって心臓の負担が増すため、心臓に障害があると、症状を悪化させるおそれがある
腎　臓	末梢でのプロスタグランジンの産生抑制は、腎臓の血流量を低下させることにつながる。また、腎臓で水分の再吸収を促すことで循環体液量が増えるため、腎機能に障害があると、症状を悪化させるおそれがある
肝　臓	解熱鎮痛成分が代謝されて生じる物質がアレルゲンとなってアレルギー性の肝障害を誘発することがある。また、プロスタグランジン産生抑制が逆に炎症を起こしやすくすることがある
胃　腸	プロスタグランジンは、胃酸の分泌を調節するはたらきや、胃腸粘膜の保護に関係するはたらきもあり、これらのはたらきが妨げられると胃酸の分泌が増し、また、胃壁の血流量が低下することで胃腸障害につながる

■してはいけないこと

解熱鎮痛成分で起こる有名な副作用に、**喘息**（ぜんそく）があります。一般には**アスピリン喘息**としてよく知られていますが、これはアスピリン特有の副作用ではなく、他の解熱鎮痛成分でも生じる可能性があります。

また、アスピリンとアスピリンアルミニウムには血液を**固まりにくく**する作用があり、妊婦の中でもとくに出産予定日12週以内の方は、妊娠期間の**延長**や分娩時出血の**増加**のおそれがあるため、服用（使用）してはいけないとされています。

・アセトアミノフェン、アスピリン、イブプロフェン、イソプロピルアンチピリン等の解熱鎮痛成分	
本剤または本剤の成分によるアレルギー症状を起こしたことがある人	理由：アレルギー症状の既往歴のある人が再度使用した場合、ショック(アナフィラキシー)、皮膚粘膜眼症候群(スティーブンス・ジョンソン症候群)、中毒性表皮壊死融解症(ライエル症候群)等の重篤なアレルギー性の副作用を生じる危険性が高まるため
本剤または他のかぜ薬、解熱鎮痛薬を服用して喘息を起こしたことがある人	理由：アスピリン喘息を誘発するおそれがあるため
・アスピリン、アスピリンアルミニウム、サザピリン、サリチル酸ナトリウム	
15歳未満の小児	理由：外国において、ライ症候群の発症との関連性が示唆されているため

・イブプロフェン	
15歳未満の小児	理由：小児に対する臨床実績が少なく、安全性を確保するため
・アスピリン、アスピリンアルミニウム、イブプロフェン	
出産予定日12週以内の妊婦	理由：妊娠期間の延長、胎児の動脈管の収縮・早期閉鎖、子宮収縮の抑制、分娩時出血の増加のおそれがあるため
・解熱鎮痛薬、かぜ薬すべて	
長期連用しないこと	理由：一定期間又は一定回数使用しても症状の改善が見られない場合は、ほかに原因がある可能性があるため
・イブプロフェン配合のかぜ薬	
5日間を超えて服用しないこと	理由：5日以上症状が改善しない場合は、かぜ以外の原因である可能性があるため

■相談すること

・アスピリン、アスピリンアルミニウム、サザピリン、エテンザミド、サリチルアミド、イブプロフェン、イソプロピルアンチピリン、アセトアミノフェン	
妊婦または妊娠していると思われる人	理由：催奇形性の報告があるため
・サリチルアミド、エテンザミド	
水痘(水ぼうそう)もしくはインフルエンザにかかっている、またはその疑いのある乳・幼・小児(15歳未満)	理由：構造が類似しているアスピリンにおいて、ライ症候群の発症との関連性が示唆されており、原則として使用を避ける必要があるため
・アスピリン、アスピリンアルミニウム、エテンザミド、イソプロピルアンチピリン、アセトアミノフェン	
胃・十二指腸潰瘍の診断を受けた人	理由：胃・十二指腸潰瘍を悪化させるおそれがあるため
肝臓病の診断を受けた人	理由：肝機能障害を悪化させるおそれがあるため
・アスピリン、アスピリンアルミニウム、エテンザミド、イブプロフェン、アセトアミノフェン	
心臓病の診断を受けた人	理由：むくみ(浮腫)、循環体液量の増加が起こり、心臓の仕事量が増加し、心臓病を悪化させるおそれがあるため
腎臓病の診断を受けた人	理由：むくみ(浮腫)、循環体液量の増加が起こり、腎臓病を悪化させるおそれがあるため

・イブプロフェン	
全身性エリテマトーデス、混合性結合組織病の診断を受けた人	理由：無菌性髄膜炎の副作用を起こしやすいため
胃・十二指腸潰瘍、潰瘍性大腸炎、クローン病にかかったことのある人	理由：病気の再発や症状の悪化のおそれがあるため

■解熱鎮痛にはたらく生薬

生　薬	基　原	効　能
ジリュウ(地竜)	フトミミズ科又はその近縁動物の内部を除いたものを基原とする生薬	感冒時の解熱
シャクヤク(芍薬)	ボタン科のシャクヤクの根を用いた生薬	鎮痛鎮痙作用、鎮静作用を示す内臓の痛み
ボタンピ	ボタン科のボタンの根皮を基原とする生薬	
ボウイ	ツヅラフジ科のオオツヅラフジの蔓(つる)性の茎及び根茎を基原とする生薬	鎮痛、尿量増加(利尿)のほか、煎薬として筋肉痛、神経痛、関節痛など

生薬が解熱または鎮痛をもたらす仕組みは、プロスタグランジン産生抑制と異なるため、アスピリンなどの解熱鎮痛成分を避けたい場合にも使用できるのが大きな特徴です。

その他の成分…**カンゾウ**(抗炎症)、ショウキョウ、**ケイヒ**(発汗を促して解熱を助ける)、コンドロイチン硫酸エステルナトリウム(関節痛や肩こり痛等の改善)

＜鎮静成分＞

■主な成分：**ブロモバレリル**尿素、**アリルイソプロピルアセチル尿素**

解熱鎮痛成分の鎮痛作用を助ける目的で配合されることがあります。ただ、いずれも**依存性**がある成分ですので、長期連用には注意が必要です。

■してはいけないこと

・ブロモバレリル尿素、アリルイソプロピルアセチル尿素	
服用後、乗物または機械類の運転操作をしないこと	理由：眠気
服用時は飲酒しないこと	理由：鎮静作用の増強

■相談すること

・ブロモバレリル尿素が配合されたかぜ薬、解熱鎮痛薬、催眠鎮静薬、乗物酔い防止薬	
妊婦または妊娠していると思われる人	理由：胎児障害の可能性があり、使用を避けることが望ましいため

＜胃酸を中和する成分（制酸成分）＞

■主な成分：ケイ酸アルミニウム、酸化マグネシウム、水酸化アルミニウムゲル、メタケイ酸アルミン酸マグネシウム　など

解熱鎮痛成分（生薬を除く）による**胃腸障害**を軽減させることを目的として、制酸成分が配合されることがあります。ただし、**胃腸薬のように胃腸症状に対する効能は言えません**ので注意が必要です。

なお、水酸化アルミニウムゲルやメタケイ酸アルミン酸マグネシウムといったアルミニウムを配合した**胃腸**薬は、添付文書に「**透析療法**を受けている人は服用してはいけない」と記載されますが、解熱鎮痛薬ではこの記載はされません。

＜骨格筋の緊張を鎮める成分＞

■主な成分：メトカルバモール

とくに肩こりや関節痛などの症状を緩和する医薬品では、解熱鎮痛成分以外に骨格筋の緊張に関係する**脊髄**反射を抑え、筋肉のこりを和らげる成分が配合されることがあります。こうした成分が配合された鎮痛薬は、骨格筋の異常緊張、**痙攣**（けいれん）・疼痛（とうつう）を伴う腰痛、肩こり、筋肉痛、関節痛、神経痛、打撲、**捻挫**（ねんざ）に用いられます。

鎮静作用があるため、**眠気**、めまい、ふらつきが現れることがあり、服用後は乗物または機械類の運転操作を避ける必要があります。また、悪心（おしん）（吐き気）・嘔吐、食欲不振、胃部不快感などの消化器系の副作用が現れることがあります。

＜カフェイン類＞

■主な成分：カフェイン水和物、無水カフェイン、安息香酸ナトリウムカフェイン

解熱鎮痛成分の**鎮痛**作用を強めたり、**中枢**神経系を刺激して頭をすっきりさせて、疲労感・倦怠（けんたい）感を和らげたりする目的で配合されることがあります。

ただし、こうしたカフェイン類は鎮静成分など、**ほかの成分の作用による眠気を抑えることはできません**ので注意が必要です。

■相談すること

解熱鎮痛成分に配合されるカフェイン類については、１回服用量にカフェイン水和物として100mg以上含有する場合に限り「相談すること」の記載があります。

・カフェイン水和物として１回分量100mg以上を含有する場合	
授乳中の人	理由：乳児の体内にカフェインの蓄積を生じ、頻脈、不眠等を引き起こす可能性があるため

＜ビタミン類＞

■**主な成分**：ビタミンB_1(**チアミン**塩化物塩酸塩、**チアミン**硝化物、ジベンゾイルチアミン、チアミンジスルフィド、ビスベンチアミン、ジセチアミン塩酸塩水和物等)、ビタミンB_2(リボフラビン、リボフラビンリン酸エステルナトリウム等)、ビタミンC(アスコルビン酸、アスコルビン酸カルシウム) など

発熱などで消耗されやすいビタミンの補給を目的として、配合されることがあります。

C 主な注意点と受診勧奨

＜相互作用＞ 解熱鎮痛薬全般に関わる注意点として、相互作用があります。

■**他の解熱鎮痛薬やかぜ薬、鎮静薬、外用消炎鎮痛薬との相互作用**

一般用医薬品の解熱鎮痛薬は、複数の有効成分が配合されている製品が多く、とくにかぜ薬や鎮静薬、**外用消炎鎮痛**薬との併用はしてはいけません。また、一般用医薬品に限らず、併用によって同じ成分または似た作用をもつ成分が重複して、効き目が強過ぎたり、副作用が起こりやすくなるおそれがあります。

■**酒類(アルコール)との相互作用**

解熱鎮痛薬とアルコールを併用すると、アルコールの作用で**胃粘膜**が荒れ、解熱鎮痛成分による**胃腸**障害が強まったり、アセトアミノフェンなどによる**肝機能**障害が起こりやすくなります。

＜受診勧奨＞ 医療機関を受診したほうが良い場合についてまとめています。

■**発熱**

- 激しい腹痛や**下痢**などの消化器症状、息苦しいなどの呼吸器症状、**排尿**時の不快感等の泌尿器症状、または**発疹**(ほっしん)やかゆみなどの皮膚症状等を伴っている場合
  ⇒ ＳＪＳ(皮膚粘膜眼症候群)や**ＴＥＮ**(中毒性表皮壊死融解症)など副作用が考えられるほか、重篤な病気が考えられるため。
- 発熱が**１週間**以上続いているような場合

なお、体温が**38**℃以下であればひきつけや著しい体力消耗等のおそれはないため、とくに解熱鎮痛薬を使わなくても回復することが多いものです。こうした場合は、**脱水症状**を防ぐためにスポーツドリンクなどを上手に使い、発汗で失われる水分や**電解質**を補給するようにしましょう。

■関節痛

・歩く時や歩いたあと膝(ひざ)関節が痛む、関節が腫れて強い**熱感**がある、または起床した時に関節の**こわばり**があるような場合

⇒ **関節リウマチ**、痛風、変形性関節炎等の病気の可能性が考えられます。

■月経痛

・年月の経過に伴って**次第に増悪**していくような場合

⇒ **子宮内膜症**の可能性が考えられます。

■頭痛

・頭痛が頻繁に現れて、24時間以上続く場合

・一般用医薬品を使用しても痛みを抑えられない場合

・とくに頭痛が次第に増してきて耐え難いような場合や、これまで経験したことがない激しい突然の頭痛、手足の**しびれ**や意識障害などの精神神経系の異常を伴う頭痛が現れた時

こうした症状は、重篤な病気である可能性がありますので、早めに医療機関を受診する必要があります。

なお、頭痛は心理的な影響も大きいため、症状が軽いうちから服用するのが効果的と言われますが、**頭痛が起こる前に予防的に薬を服用することは避ける**必要があります。また、解熱鎮痛薬を連用すると、頭痛が常態化することがあります。解熱鎮痛薬を使用した時は症状が治まり、しばらくすると再発するなど、解熱鎮痛薬が常時手放せないような場合には、**薬物依存**が形成されていることも考えられます。

check!! 次の(　)内にあてはまる字句はなにか。

●プロスタグランジンには、知覚神経を(a)にして痛みを強める、(b)を悪化させる、体温を(c)といったはたらきのほか、胃では(d)と粘液のバランスを調節したり、胃粘膜の(e)を良くしたりするといったはたらきもある。

●かぜをひいたときなどに発熱するのは熱に弱い(f)の活動を抑えるとともに、(g)細胞のはたらきを活発にするためである。

●多くの解熱鎮痛成分は、プロスタグランジンの(h)を抑えることで、鎮痛、解熱、(i)などの作用を発揮する。

●解熱鎮痛成分は、(j) でのプロスタグランジンの産生を抑えるほか、腎臓での水分の(k)を促して循環体液量を増し、発汗を促すことによって体温を下げる。

●アスピリンやエテンザミドといった(l)系解熱鎮痛成分と(m)は、解熱鎮痛作用のほかに抗炎症作用があり、頭痛や喉の痛みなど、患部で炎症を起こしているときに効果的である。これに対して(n)は抗炎症作用は期待できないが、胃にやさしい。また、(o)は一般用医薬品に配合される唯一のピリン系成分である。

●アスピリン、アスピリンアルミニウム、(p)は、(q)の発症との関連性が示唆されているため、(r)歳未満は服用できない。

●アスピリン、アスピリンアルミニウム、イブプロフェンは出産予定日(s)週以内の妊婦は服用してはいけない。

●解熱鎮痛にはたらく生薬には、フトミミズ科の生薬である(t)や、ボタン科の植物の根を基原とする(u)がある。

●鎮静成分である(v)尿素が配合された解熱鎮痛薬は、胎児障害の可能性があるため、妊婦または妊娠していると思われる人は「相談すること」となっている。

●とくに肩こりや関節痛などの症状を緩和する医薬品では、解熱鎮痛成分以外に骨格筋の緊張に関係する(w)反射を抑え、筋肉のこりを和らげる成分(x) が配合される。

●頭痛が頻繁に現れて、(y)時間以上続く場合や一般用医薬品を使用しても痛みを抑えられない場合には、医療機関を受診すべきである。

a：過敏　b：炎症　c：上げる　d：胃酸　e：血流　f：ウイルス　g：免疫
h：産生　i：抗炎症　j：中枢　k：再吸収　l：サリチル酸
m：イブプロフェン　n：アセトアミノフェン　o：イソプロピルアンチピリン
p：サザピリン　q：ライ症候群　r：15　s：12　t：ジリュウ
u：シャクヤク　v：ブロモバレリル　w：脊髄　x：メトカルバモール　y：24

14 かぜとかぜ薬

A かぜとは？

かぜは、主に**ウイルス**が鼻や喉(のど)などに感染して起こる上気道の急性炎症の総称で、医学的には**かぜ症候群**と言います。主な症状は、くしゃみ、鼻汁・鼻閉(鼻づまり)、咽喉痛、咳、痰などの呼吸器症状や、発熱、頭痛、関節痛、全身倦怠感といった全身症状です。こうした症状は通常は数日～**1週間**程度で自然に治りますが、小児や高齢者など抵抗力が弱い人では症状が長引いたり、二次感染によって**肺炎**などを引き起こしたりすることもあります。

かぜの約8割は**ウイルス**(ライノウイルス、コロナウイルス、**アデノ**ウイルスなど)の感染が原因ですが、細菌の感染や、まれに冷気や乾燥、**アレルギー**のような非感染性の要因による場合もあります。かぜの原因となるウイルスは**200**種類以上といわれ、それぞれ活動に適した環境があるため、季節や時期などによって流行するウイルスの種類は異なります。

かぜとよく似た症状を起こすものには、**喘息**(ぜんそく)、アレルギー性鼻炎、リウマチ熱、関節リウマチ、肺炎、肺結核、**髄膜炎**、急性肝炎、尿路感染症などがあり、とくに急激な発熱を伴う場合や、症状が**4**日以上続く時や重症の時は、かぜではない可能性が高いと考えられます。ちなみに、頭痛や発熱とともに吐き気や嘔吐、下痢といった症状があるものを「お腹にくるかぜ」と呼ぶことがありますが、冬場にこのような症状が現れた場合はかぜではなく、ウイルス性**胃腸炎**の場合が多いとされています。

また、インフルエンザ(流行性感冒)はかぜと同様にウイルスによる感染症ですが、感染力が強く、発熱や倦怠感といった症状も重症化しやすいため、かぜとは区別して扱われます。

B かぜ薬

かぜ薬は**総合感冒**薬とも呼ばれ、かぜに伴う頭痛、発熱、咳、鼻水などの症状を緩和する成分を組み合わせたものです。ただ、かぜの諸症状は、私たちにもともと備わっている**免疫機構**がウイルスを排除すれば自然に治るため、かぜを治すためには水分や栄養分をしっかりとって体を休めることが基本となります。一般用医薬品のかぜ薬には、**原因となるウイルスの増殖を防ぐはたらきはなく**、つらい諸症状による体力の消耗を防いだり、咳や鼻炎症状などによる不眠を防いだりする目的で使用します。

かぜ薬に配合される主な成分には、**解熱鎮痛**成分のほか、鼻炎症状を抑える成分、**アドレナリン**作動成分(交感神経興奮成分)、鎮咳去痰成分、抗炎症成分、鎮静成分、制酸成分、ビタミン類などがあり、配合成分が多いため、ほかの薬との併用にはとくに注意が必要です。

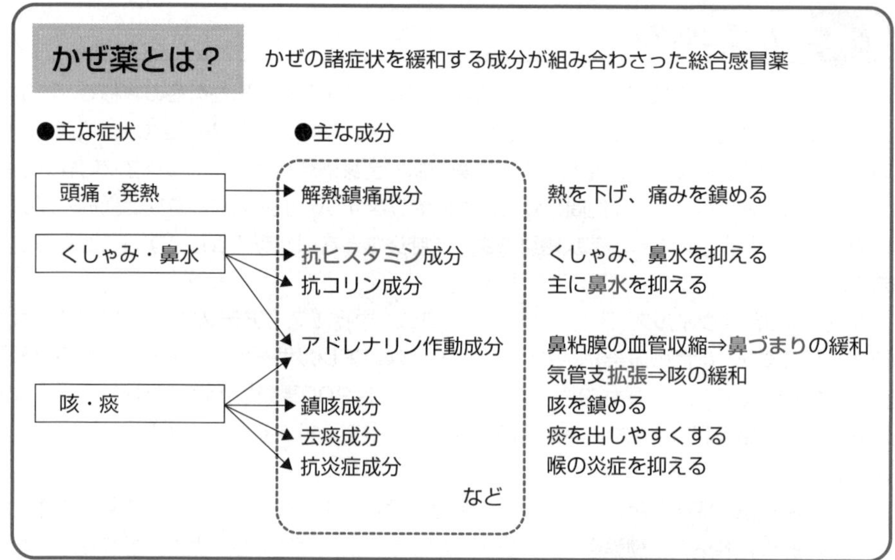

<頭痛・発熱を抑える成分>

■主な成分：**アスピリン**、サリチルアミド、エテンザミド、**アセトアミノフェン**、イブプロフェン、イソプロピルアンチピリン　など

かぜ薬に必ず配合されているのが解熱鎮痛成分です。また、生薬では、解熱作用を期待して**ジリュウ**、**ゴオウ**、カッコン、サイコ、ボウフウ、ショウマが、鎮痛作用を期待して**センキュウ**、コウブシなどが配合されることがあります。

なお、解熱鎮痛成分の中でアスピリンと**サザピリン**、**イブプロフェン**に関しては、「**15歳未満の小児**には、**いかなる場合も使用しない**」とされています。また、サリチルアミドと**エテンザミド**については「15歳未満の小児で**水痘(水ぼうそう)**またはインフルエンザにかかっているときは相談すること」とされていますが、かぜとインフルエンザを区別することは難しいため、流行っている症状などから判断し、購入者に積極的に注意を促す必要があります。たとえば、症状や時期からインフルエンザの可能性があれば、解熱鎮痛成分に**アセトアミノフェン**や生薬を用いた製品を提案するようにしましょう。

※ 詳しくは、「13　頭痛・発熱と解熱鎮痛薬」参照

＜鼻炎症状を抑える成分＞

■主な成分

・**抗ヒスタミン成分**：**クロルフェニラミンマレイン酸塩**、カルビノキサミンマレイン酸塩、**メキタジン**、クレマスチンフマル酸塩、ジフェンヒドラミン塩酸塩　など

抗ヒスタミン成分は鼻炎症状を引き起こす化学伝達物質、ヒスタミンのはたらきを抑えることによって、くしゃみや鼻水を抑えます。

・**抗コリン成分**：ヨウ化イソプロパミド、ベラドンナ総アルカロイド

抗コリン成分は、**副交感神経**からの鼻腺への鼻汁分泌指令をブロックすることで、鼻水の分泌を抑えます。

※ 詳しくは、「11　自律神経に作用する成分」「12　抗ヒスタミン成分」参照

＜アドレナリン作動成分＞

■主な成分：**メチルエフェドリン塩酸塩**、プソイドエフェドリン塩酸塩、マオウ　など

交感神経が興奮すると、鼻粘膜などの末梢血管は**収縮**し、気管や気管支は**拡張**します。このとき、交感神経から末梢血管や気管支などに指令を伝えるのが、神経伝達物質の**アドレナリン**で、この**アドレナリン**と同じようにはたらく物質をアドレナリン作動成分と呼びます。かぜ薬に配合される主なアドレナリン作動成分は、鼻粘膜の浮腫を取り除いて鼻づまりを改善し、気管支を拡張して咳を鎮めます。また、エフェドリンを含む生薬**マオウ**が配合されていることもあります。ただ、これらの成分はいずれも**依存性**があるため、注意が必要です。

※ 詳しくは、「11　自律神経に作用する成分」参照

＜鎮咳成分＞

■主な成分：**コデインリン酸塩水和物**、ジヒドロコデインリン酸塩、デキストロメトルファン臭化水素酸塩水和物、**ノスカピン**、チペピジンヒベンズ酸塩、クロペラスチン塩酸塩　など

咳を鎮める成分で、かぜ薬に配合されます。なお、コデインリン酸塩水和物、ジヒドロコデインリン酸塩は**麻薬性**の成分で、**依存性があるため注意**が必要です。

※詳しくは、「15　咳と咳止め薬」参照

＜去痰成分＞

■主な成分：グアイフェネシン、グアヤコールスルホン酸カリウム、ブロムヘキシン塩酸塩、エチルシステイン塩酸塩　など

痰の**粘度**を下げて出しやすくする目的で、かぜ薬に配合されます。また、シャゼンソウ、**セネガ**、**キキョウ**、セキサン、オウヒといった生薬が用いられることもあります。

※詳しくは、「15　咳と咳止め薬」参照

<抗炎症成分>

■主な成分：グリチルリチン酸二カリウムなど喉（のど）などに起こった炎症を鎮める目的で配合されます。

●トラネキサム酸

1）作用

抗プラスミン成分と呼ばれるもので、炎症の初期に作り出される**プラスミン**という生理活性物質の産生を抑えて、炎症の発症や腫れなどを抑えます。

2）注意点

プラスミンには、固まった血液(血栓)を**溶かす**はたらきがあるのですが、トラネキサム酸はこのプラスミンのはたらきを抑えてしまうため、**血栓**が溶けにくくなることがあります。こうした理由から、脳血栓や心筋梗塞といった血栓のある人や、血栓を起こすおそれのある人では症状を悪化させることが考えられるため、「**相談すること**」とされています。

●グリチルリチン酸二カリウム

1）作用

生薬の**カンゾウ**から抽出された抗炎症成分で、そのはたらきは作用本体である**グリチルリチン酸**の化学構造が**ステロイド**性抗炎症成分と似ているためとされています。

2）注意点

グリチルリチン酸の有名な副作用に、**むくみ**や高血圧の症状が現れる**偽アルドステロン症**があります。グリチルリチン酸は、1日最大服用量が**200**mgを超えないように用量が決められていますが、1日最大服用量が**40**mg（カンゾウとしては1g）を超える場合は、高齢者や**むくみ**のある人、心臓病、**腎臓病**などの人は、服用前に医師や薬剤師に相談することとされていて、こうした人でなくても**長期連用**は避ける必要があります。

かぜ薬以外の医薬品にも配合される成分で、しかもグリチルリチン酸を含むカンゾウは、**甘味料**として食品に含まれていることもあります。こうした医薬品や食品を知らずに併用することで、グリチルリチン酸の摂取総量が増えることのないように注意する必要があります。

●カミツレ

発汗、抗炎症などの作用がある生薬で、この有効成分である**アズレンスルホン酸ナトリウム**（アズレン）が用いられる場合もあります。

■してはいけないこと

<table>
<tr><td colspan="2">・グリチルリチン酸二カリウム、グリチルレチン酸、カンゾウ等のグリチルリチン酸を含む成分（1日用量がグリチルリチン酸として40mg以上、またはカンゾウとして1g以上を含有）</td></tr>
<tr><td>「短期間の服用にとどめ、連用しないこと」
「長期連用しないこと」</td><td>偽アルドステロン症を生じるおそれがあるため</td></tr>
<tr><td colspan="2">・コデインリン酸塩水和物、シビドロコデインリン酸塩</td></tr>
<tr><td>授乳中の人は本剤を服用しないか、本剤を服用する場合は授乳を避けること</td><td>理由：乳児にモルヒネ中毒が起こったとの報告があったため</td></tr>
</table>

■相談すること

<table>
<tr><td colspan="2">・トラネキサム酸</td></tr>
<tr><td>血栓のある人（脳血栓、心筋梗塞、血栓静脈炎等）、血栓症を起こすおそれのある人</td><td>理由：生じた血栓が分解されにくくなるため</td></tr>
<tr><td colspan="2">・グリチルリチン酸二カリウム、グリチルレチン酸、カンゾウ等のグリチルリチン酸を含む成分（1日用量がグリチルリチン酸として40mg以上、またはカンゾウとして1g以上を含有する場合）</td></tr>
<tr><td>高齢者</td><td>理由：偽アルドステロン症を生じやすいため</td></tr>
<tr><td>むくみのある人</td><td>理由：偽アルドステロン症の発現に、とくに注意する必要があるため</td></tr>
<tr><td>高血圧の診断を受けた人</td><td rowspan="3">理由：大量に使用するとナトリウム貯留、カリウム排泄促進が起こり、むくみ（浮腫）等の症状が現れ、高血圧、心臓病、腎臓病を悪化させるおそれがあるため</td></tr>
<tr><td>心臓病の診断を受けた人</td></tr>
<tr><td>腎臓病の診断を受けた人</td></tr>
<tr><td colspan="2">・コデインリン酸塩水和物、ジヒドロコデインリン酸塩</td></tr>
<tr><td>妊婦または妊娠していると思われる人</td><td>成分の一部が胎盤関門を通過して胎児に移行するため。動物実験では、催奇形性の報告があるため</td></tr>
</table>

＜鎮静成分＞

■**主な成分**：ブロモバレリル尿素、**アリルイソプロピルアセチル尿素**

解熱鎮痛成分の鎮痛作用を助ける目的で、解熱鎮痛薬やかぜ薬に配合されます。いずれも眠気を催しやすく、**依存性**もあるので注意が必要です。

なお、現在かぜ薬で鎮静成分が配合されたものはほとんどありません。

■相談すること

・ブロモバレリル尿素	
妊婦または妊娠していると思われる人	理由：胎児障害の可能性があり、使用を避けることが望ましいため

<制酸成分>

■主な成分：ケイ酸アルミニウム、酸化マグネシウム、水酸化アルミニウムゲル　など

生薬成分以外の解熱鎮痛成分は**胃腸障害**を起こすことがあり、これを軽減する目的で胃酸を**中和**する制酸成分が配合されることがあります。ちなみに、制酸成分を配合しても胃痛や胸やけといった**胃腸薬の効能・効果は認められません。**

なお、水酸化アルミニウムゲルやメタケイ酸アルミン酸マグネシウムといったアルミニウムを配合した**胃腸**薬と**胃腸鎮痛鎮痙**薬は、添付文書に「透析療法を受けている人は服用してはいけない」と記載されますが、かぜ薬ではこの記載はされません。

<カフェイン類>

■主な成分：カフェイン、無水カフェイン、**安息香酸ナトリウムカフェイン**　など

カフェイン類には頭痛を緩和するはたらきがあり、解熱鎮痛成分の**鎮痛作用**を助ける目的でかぜ薬や解熱鎮痛薬に配合されます。ただし、カフェイン類は**抗ヒスタミン**成分や鎮静成分など、**ほかの成分の作用による眠気を抑えることはできません。**

■相談すること

かぜ薬に配合されるカフェイン類については、1 回服用量にカフェインとして 100mg 以上含有する場合に限り「相談すること」の記載があります。

・カフェインとして1回分量100mg以上を含有する場合	
授乳中の人	理由：乳児の体内にカフェインの蓄積を生じ、頻脈、不眠等を引き起こす可能性があるため

<ビタミン類など>

■主な成分

粘膜の維持・回復…ビタミンC（アスコルビン酸、アスコルビン酸カルシウム等）、ビタミンB_2（リボフラビン、リボフラビンリン酸エステルナトリウム等）、ヘスペリジンなど

疲労回復…ビタミンB_1（チアミン硝化物、フルスルチアミン塩酸塩、ビスイブチアミン、チアミンジスルフィド、ベンフォチアミン、ビスベンチアミン）、**アミノエチルスルホン酸**（タウリン）など

滋養強壮…ニンジンやチクセツニンジンなどの生薬

こうした成分は、かぜの時に消耗しやすいビタミンなどを補給する目的で配合されます。

C 主な注意点と受診勧奨

<主な副作用>　一般的なかぜ薬には必ず**解熱鎮痛**成分が配合されていることから、ショック(アナフィラキシー)、SJS(皮膚粘膜眼症候群)、TEN(中毒性表皮壊死融解症)、**喘息**、間質性肺炎は、配合成分によらず、かぜ薬の使用上の注意では共通の記載となっています。また、一般的な皮膚症状(発疹・発赤、掻痒感(そうようかん))、消化器症状(悪心・嘔吐、食欲不振)、めまい等のほか、配合成分によっては、眠気や**口渇**、便秘、**排尿困難**などが現れることがあります。

■主な成分と副作用

成分によって起こることがある副作用には、以下のものがあります。

肝機能障害…アスピリン、アスピリンアルミニウム、**アセトアミノフェン**、イブプロフェン、葛根湯(かっこんとう)、小柴胡湯(しょうさいことう)、柴胡桂枝湯(さいこけいしとう)、小青竜湯(しょうせいりゅうとう)、麦門冬湯(ばくもんどうとう)

偽アルドステロン症…**グリチルリチン酸二カリウム**、グリチルレチン酸、カンゾウ

腎障害、無菌性髄膜炎…**イブプロフェン**

眠気や口渇…**抗ヒスタミン**成分(眠気については、鎮静成分でも現れることがある)

便秘…コデインリン酸塩水和物、ジヒドロコデインリン酸塩

排尿困難…**抗コリン**成分(ベラドンナ総アルカロイド、ヨウ化イソプロパミド)、マオウ

間質性肺炎…**小柴胡湯**

<主な相互作用>　かぜ薬は複数の有効成分が配合されているため、医薬品だけでなく、食品との相互作用についても注意が必要です。また、かぜ薬は、発熱や頭痛、くしゃみ、鼻汁、咳、痰などの症状を緩和するための**対症療法**に用いるもので、それぞれの症状を緩和する成分を組み合わせてできています。かぜだからといって必ずしもかぜ薬が適しているとは限らず、発熱、咳、鼻水など症状がはっきりしている場合には、不要な成分による相互作用を防ぎ、効果的に症状の緩和を図るために、解熱鎮痛薬、鎮咳去痰薬、鼻炎用内服薬などを選択したほうが良い場合があることを常に考えるようにしましょう。

他のかぜ薬や解熱鎮痛薬、鎮咳去痰薬、鼻炎用薬、アレルギー用薬、鎮静薬、睡眠改善薬…同じ成分または同種の作用を持つ成分が重複して、効き目が強すぎたり、副作用が起こりやすくなったりします。

お酒(アルコール)…医薬品をアルコールと併用すると、肝臓はアルコールの代謝を優先し、医薬品の代謝が遅れて作用が強く現れます。また、いっしょに飲むことで**肝機能障害**

などの副作用を起こしやすくなったりするため、かぜ薬の服用期間中は飲酒を控える必要があります。

カフェイン類…かぜ薬にカフェイン類が配合されている場合には、コーヒーやお茶などと一緒に服用することでカフェインが過剰になり、動悸や**心悸亢進**、震え、**不眠**などの症状が起こることがあります。

<受診勧奨>　一般用医薬品による対処を勧めるより医療機関を受診したほうが良い場合。

■一般用医薬品での対処が適当でない場合

・一定期間または一定回数使用して症状の改善がみられない場合

⇒　かぜとよく似た症状が現れる別の重大な疾患、**細菌感染**等の併発が疑われる

・高熱、黄色や緑色に濁った膿性の鼻汁や痰、喉の**激しい痛み**や腫れ、激しい咳といった症状がみられる場合

・小児で、症状が長引くような場合

⇒　ウイルス(呼吸器に感染してかぜを引き起こすのも同じ)や細菌が、**耳管**に入り込んで増殖して起こる急性**中耳炎**を併発している可能性がある

※**2歳**未満の乳幼児には、医師の診断を受けさせることを優先し、止むを得ない場合にのみ薬を服用させる

・慢性呼吸器疾患、心臓病、**糖尿病**等の基礎疾患がある場合

■かぜ薬による副作用が考えられる場合

・かぜ薬を使用した後、症状が悪化してきた場合

⇒　**間質性肺炎**やアスピリン**喘息**など、かぜ薬自体の副作用による症状である可能性もある

check!! 次の( )内にあてはまる字句はなにか。

●かぜの主な原因は、約8割が(a)の感染だが、細菌の感染や、まれに冷気や乾燥、(b)のような非感染性の要因による場合もある。

●解熱鎮痛成分の中でアスピリン、サザピリン、イブプロフェンについては、「(c)歳未満の小児には、いかなる場合も使用しない」とされている。また、サリチルアミドと(d)については「(c)歳未満の小児で(e)またはインフルエンザにかかっている時は相談すること」とされている。小児にインフルエンザの可能性があれば、解熱鎮痛成分に(f)や生薬を用いた製品がよい。

●かぜ薬に配合される代表的な抗ヒスタミン成分には、(g)マレイン酸塩や(h)フマル酸塩などがある。

●抗コリン成分は、(i)神経から鼻腺への鼻汁分泌指令をブロックすることで鼻汁分泌を抑える。代表的な成分にヨウ化(j)などがある。

●代表的なアドレナリン作動成分にはメチル(k)塩酸塩やプソイドエフェドリン塩酸塩、生薬の(l)などがあるが、いずれも(m)性がある。

●トラネキサム酸は抗炎症成分だが、血液を(n)するはたらきがあるため、(o)を起こす可能性がある人は相談することとなっている。

●グリチルリチン酸の抗炎症作用は、その化学構造が(p)抗炎症成分と似ているためとされている。

●かぜ薬に配合されるビタミン類は、粘膜の維持・回復にはたらくビタミン(q)、疲労回復にはたらくビタミン(r)のほか、タウリンとも呼ばれる(s)などがある。

a：ウイルス b：アレルギー c：15 d：エテンザミド e：水痘(水ぼうそう)
f：アセトアミノフェン g：クロルフェニラミン h：クレマスチン i：副交感
j：イソプロパミド k：エフェドリン l：マオウ m：依存 n：固まりやすく
o：血栓 p：ステロイド性 q：C r：B_1 s：アミノエチルスルホン酸

15 咳と咳止め薬

A 咳・痰はなぜ起こる？

咳は、気道に吸い込まれた埃や塵などの異物が気道粘膜の**線毛運動**で排出しにくい時や、飲食物などが誤って気管に入ってしまった時、冷たい空気や**刺激性**のある蒸気などを吸い込んだ時に、こうした刺激物を取り除くために出ます。気管や気管支に何らかの異変が起こると、その刺激が中枢神経系に伝わり、**延髄**にある**咳嗽**中枢が興奮して反射的に咳が引き起こされるのです。こうした**咳は、気管に入った異物や痰を排除するために出るわけですから、むやみに抑え込むべきではありません**が、長く続くと体力の消耗や**睡眠不足**などの悪影響もあります。

痰は、気道に入り込んだ異物や、**粘膜上皮**細胞の残骸などが粘液に混じってできたもので、気道粘膜上に滞留すると呼吸の妨げとなるため、反射的に咳が出て痰を排除しようとします。気道粘膜に炎症が起こった時にも咳や痰は出やすくなりますが、気道粘膜の炎症では、気管や気管支が収縮して**喘息**を起こすこともあるため、注意が必要です。

B 鎮咳去痰薬

鎮咳去痰薬は、咳を鎮め、痰の切れを良くする、または喘鳴（ぜーぜー、ひゅーひゅー）をともなう咳などを和らげる医薬品の総称で、咳を鎮める成分、**気管支**を拡げる成分、痰の切れを良くする成分、気道の**炎症**を和らげる成分などが組み合わさって配合されています。剤形には、錠剤、カプセル剤、顆粒剤、散剤、内用液剤、シロップ剤等のほか、口腔咽喉薬の目的を兼ねたトローチ剤やドロップ剤など、さまざまなものがあります。

<咳を鎮める成分（鎮咳成分）>　鎮咳成分には、**延髄**の咳嗽中枢の興奮を抑える**中枢性鎮咳**成分と、**気管支**を広げることで咳を鎮める**気管支拡張**成分があります。

■主な成分

中枢性鎮咳成分 延髄の咳嗽中枢の興奮を抑えることで咳を鎮める	**麻薬性鎮咳成分** 依存性があるため、長期連用や乱用には注意が必要	コデインリン酸塩水和物、ジヒドロコデインリン酸塩
	非麻薬性鎮咳成分	ノスカピン、ノスカピン塩酸塩水和物、デキストロメトルファン臭化水素酸塩水和物、チペピジンヒベンズ酸塩、ジメモルファンリン酸塩、クロペラスチン塩酸塩、クロペラスチンフェンジゾ酸塩、ハンゲ(生薬)
気管支拡張成分 気管支を広げて呼吸を楽にすることで咳を鎮める	**アドレナリン作動成分** 交感神経系を刺激して気管支を拡張させる	メチルエフェドリン塩酸塩、メチルエフェドリンサッカリン塩、トリメトキノール塩酸塩水和物、メトキシフェナミン塩酸塩、マオウ(生薬)
	キサンチン誘導体 自律神経系を介さずに気管支の平滑筋に直接作用して弛緩させ、気管支を拡張させる	ジプロフィリン

・**中枢性の鎮咳作用を示す生薬**：ハンゲ(サトイモ科のカラスビシャクのコルク層を除いた塊茎を基原とする生薬)
・**気管支拡張作用を示す生薬**：マオウ(マオウ科のマオウなどの地上茎を基原とする生薬)

■してはいけないこと

・コデインリン酸塩水和物、ジヒドロコデインリン酸塩	
過量服用・長期連用しないこと (鎮咳去痰薬)	理由：倦怠感や虚脱感等が現れることがあるため。依存性・習慣性がある成分が配合されており、乱用事例が報告されているため。
授乳中の人は本剤を服用しないか、本剤を服用する場合は授乳を避けること。	理由：乳児にモルヒネ中毒が起こったとの報告があったため。

コデイン類は、12 歳未満の小児は使用禁忌となっている。

3章 主な医薬品とその作用

■相談すること

<table>
<tr><td colspan="2">・コデインリン酸塩水和物、ジヒドロコデインリン酸塩（かぜ薬、鎮咳去痰薬）</td></tr>
<tr><td>妊婦または妊娠していると思われる人</td><td>理由：麻薬性鎮咳成分であり、吸収された成分の一部が血液-胎盤関門を通過して胎児へ移行することが知られている。コデインリン酸塩水和物では、動物実験（マウス）で催奇形性が報告されている。</td></tr>
<tr><td colspan="2">・メチルエフェドリン塩酸塩、メチルエフェドリンサッカリン塩、トリプロリジン塩酸塩（かぜ薬、鎮咳去痰薬、鼻炎用内服薬、アレルギー用薬）</td></tr>
<tr><td>授乳中の人</td><td>理由：乳汁中に移行する可能性があるため。</td></tr>
<tr><td colspan="2">・メチルエフェドリン塩酸塩、メチルエフェドリンサッカリン塩、プソイドエフェドリン塩酸塩、トリメトキノール塩酸塩水和物、メトキシフェナミン塩酸塩等のアドレナリン作動成分又はマオウが配合された内服薬、外用痔疾用薬(坐薬、注入軟膏)</td></tr>
<tr><td>高齢者</td><td>理由：心悸亢進、血圧上昇、糖代謝促進を起こしやすいため。</td></tr>
<tr><td colspan="2">・メチルエフェドリン塩酸塩、トリメトキノール塩酸塩水和物、フェニレフリン塩酸塩、メトキシフェナミン塩酸塩等のアドレナリン作動成分</td></tr>
<tr><td>甲状腺機能障害または甲状腺機能亢進症の診断を受けた人</td><td>理由：甲状腺機能亢進症の主症状は、交感神経系の緊張等によってもたらされており、交感神経系を興奮させる成分は、症状を悪化させるおそれがあるため。</td></tr>
<tr><td>高血圧の診断を受けた人</td><td>理由：交感神経興奮作用により血圧を上昇させ、高血圧を悪化させるおそれがあるため。</td></tr>
<tr><td>糖尿病の診断を受けた人</td><td>理由：肝臓でグリコーゲンを分解して血糖値を上昇させる作用があり、糖尿病の症状を悪化させるおそれがあるため。</td></tr>
<tr><td colspan="2">・メチルエフェドリン塩酸塩、トリメトキノール塩酸塩水和物、フェニレフリン塩酸塩、メトキシフェナミン塩酸塩、ジプロフィリン等のアドレナリン作動成分</td></tr>
<tr><td>心臓病の診断を受けた人</td><td>理由：心臓に負担をかけ、心臓病を悪化させるおそれがあるため。</td></tr>
<tr><td colspan="2">・ジプロフィリン</td></tr>
<tr><td>てんかんの診断を受けた人</td><td>理由：中枢神経系の興奮作用により、発作を引き起こすおそれがあるため。</td></tr>
<tr><td>甲状腺機能障害または甲状腺機能亢進症の診断を受けた人</td><td>理由：中枢神経系の興奮作用により、症状の悪化を招くおそれがあるため。</td></tr>
</table>

※コデイン類は胃腸運動の低下による**便秘**の副作用がある。

※マオウは気管支拡張のほか、発汗促進、尿量**増加**（**利尿**）等の作用も期待される。
メチルエフェドリン塩酸塩、メチルエフェドリンサッカリン塩、**マオウ**については、中枢神経系に対する作用が他の成分に比べ強く**依存性**があるため、注意が必要です。

【コデイン類の12歳未満の小児への使用制限】

コデインリン酸塩水和物とジヒドロコデインリン酸塩（以下「コデイン類」）を含む医薬品は、2019年から**12歳未満**の小児への使用が禁忌になります。

これは、コデイン類による**呼吸抑制**の重篤な副作用（とくに小児）が問題になっているためで、海外では死亡例も報告されており、米国などではすでにリスクの高い12歳未満の小児への使用が禁忌となっています。

日本では、同様の副作用報告が4例（医療用医薬品2例、一般用医薬品2例）あったものの、死亡例はありませんでした。また、**日本は欧米と比べて遺伝学的にリスクが低い**ことから、2017年7月から1年6カ月の経過措置期間を設けて段階的に、とくにリスクの高い12歳未満のコデイン類使用を禁忌にしていく措置がとられることになりました。

措置内容

①速やかに添付文書を改訂し、原則、本剤を12歳未満の小児等に使用しないよう注意喚起を行うこと。

②1年6カ月程度の経過措置期間を設け、コデイン類を含まない代替製品や、12歳未満の小児を適応外とする製品への切換えを行うこと。

③切換え後、12歳未満の小児への使用を禁忌とする使用上の注意の改訂を再度実施すること（一般用医薬品は「**してはいけないこと**」に「**12歳未満の小児**」に追記する使用上の注意の改訂を再度実施すること）。」

つまり、まずは（①）コデイン類を含む医薬品の添付文書に「12歳未満の使用に関する注意文言」を載せ、（②）1年6カ月かけて、現在12歳未満の用法があるコデイン含有医薬品は、「別の成分（ノスカピンなど）に変えていく」か「12歳未満の用法を削除する」といった措置をすすめます。最後に、（③）コデイン含有医薬品のすべての添付文書の「使用上の注意」で、「してはいけないこと」に「12歳未満の小児」を追記します。ですから、①と③で添付文書の改訂が2回行われることになります。

知っておきたいマメ知識

「日本は欧米と比べて遺伝学的にリスクが低い」のはなぜか？①

コデイン類は麻薬性の鎮咳成分として有名ですが、体内に入ると肝臓で代謝され、その一部(約10%)がモルヒネやジヒドロモルヒネになることが知られています。モルヒネは医療用では鎮痛薬として使用されることが多い麻薬性の成分ですが、使用時には呼吸抑制の副作用に注意が必要です。肝臓でコデイン類をモルヒネ等に代謝するのは「CYP2D6」という酵素で、遺伝的にこの酵素の活性が高い人では、コデインを使用したときにモルヒネの副作用(呼吸抑制など)が出やすくなってしまいます。

この酵素の活性が高い人は欧米人でまれに見られるのですが、日本人には非常に少ないため、日本人はコデインによる呼吸抑制のリスクが「遺伝的に少ない」と言われているのです。

「日本は欧米と比べて遺伝学的にリスクが低い」のはなぜか？②

呼吸抑制の副作用

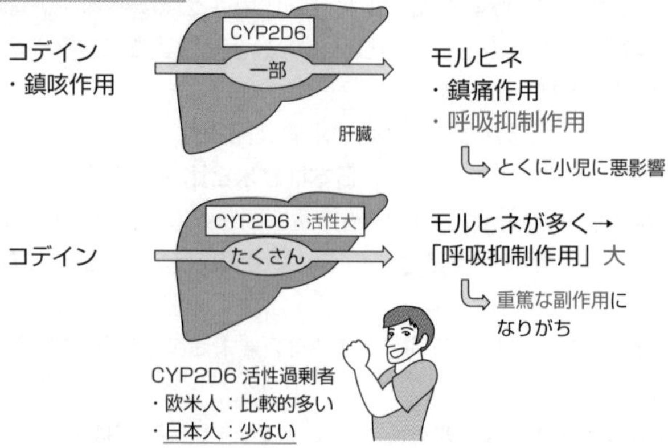

＜痰の切れを良くする成分（去痰成分）＞

■主な成分

・気道粘膜からの**粘液分泌**を促す：グアイフェネシン、**グアヤコールスルホン酸カリウム**、クレゾールスルホン酸カリウム

・痰のたんぱく質を溶解・低分子化して粘性を弱める：**エチルシステイン**塩酸塩、メチルシステイン塩酸塩、カルボシステイン

・痰に含まれる粘液成分を調節して、痰の切れを良くする：**カルボシステイン**

・痰の分解促進・溶解低分子化作用・線毛運動促進作用をもつ：**ブロムヘキシン**塩酸塩

＜炎症を和らげる成分（抗炎症成分）＞

■主な成分：トラネキサム酸、グリチルリチン酸二カリウム　など

抗炎症成分として、生薬の**カンゾウ**が配合されることがあります。カンゾウは、**マメ**科植物の**根**など（ときには周皮を除いたもの）を基原とする生薬で、抗炎症成分の**グリチルリチン酸**を含み、抗炎症作用、気道粘膜からの分泌を促す作用などが期待されます。ただ、大量摂取によって**偽アルドステロン症**を起こすことがあり、高齢者、**むくみ**のある人、心臓病、**腎臓病**または高血圧の診断を受けた人は「相談すること」とされています。また、それ以外の人でも**長期連用**は避ける必要があります。

※ 詳しくは、「14　かぜとかぜ薬」参照

＜抗ヒスタミン成分＞

■主な成分：**クロルフェニラミンマレイン酸塩**、クレマスチンフマル酸塩、カルビノキサミンマレイン酸塩　など

アレルギーが原因となる咳や喘息、気道の炎症に対し、鎮咳成分や気管支拡張成分、抗炎症成分のはたらきを助ける目的で配合されます。とくにアレルギーによる気管支喘息は、気道に炎症が起こって粘膜が腫れ、過敏になるために気管支が**狭**くなって起こりますが、これと同時にヒスタミンなどが気管支を**収縮**させることが悪化の原因となるため、抗ヒスタミン成分が効果的です。

ただ、抗ヒスタミン成分は**抗コリン**作用をもつため、気道の**粘液分泌**が抑えられて痰が出にくくなることがあります。　※詳しくは、「16　内服アレルギー用薬（鼻炎内服薬を含む）」参照

＜殺菌消毒成分＞

■主な成分：セチルピリジニウム塩化物水和物　など

口腔内及び咽頭（いんとう）部の局所的な殺菌消毒に用いる成分で、口腔咽喉薬の効果を兼ねたトローチ剤やドロップ剤に配合されている場合があります。なお、**トローチ剤やドロップ剤は、口中に含み、噛まずにゆっくり溶かすようにして使用する**剤形で、噛み砕いて飲み込んでしまうと殺菌消毒作用は期待できません。

＜生薬＞　これらの生薬は、比較的穏やかな鎮咳去痰作用を示し、中枢性鎮咳成分、気管支拡張成分、去痰成分または抗炎症成分のはたらきを助ける目的で配合されます。

■主な成分

基原生薬	はたらき
キョウニン（杏仁） バラ科のホンアンズ、アンズ等の種子	体内で分解されて生じた代謝物の一部が延髄の呼吸中枢、咳嗽中枢を鎮静させる作用を示す
ナンテンジツ メギ科のシロミナンテン（シロナンテン）又はナンテンの果実	知覚神経・末梢運動神経に作用して咳止めに効果があるとされる
ゴミシ マツブサ科のチョウセンゴミシの果実	鎮咳作用を期待して用いられる
シャゼンソウ オオバコ科のオオバコの花期の全草（種子のみを用いたものはシャゼンシ）	去痰作用を期待して用いられる 日本薬局方収載のシャゼンソウは、煎薬として咳に対して用いられる

オウヒ(桜皮) バラ科のヤマザクラ又はカスミザクラの樹皮	去痰作用を期待して用いられる
キキョウ キキョウ科のキキョウの根	痰または痰を伴う咳に用いられる
セネガ ヒメハギ科のセネガ又はヒロハセネガの根	去痰作用を期待して用いられる 注意) 糖尿病の検査値に影響を生じ、糖尿病が改善したと誤認されるおそれがある(1日最大配合量がセネガ原生薬として1.2g以上、またはオンジとして1g以上を含有する製品に記載)
オンジ ヒメハギ科のイトヒメハギの根及び根皮	
セキサン ヒガンバナ科のヒガンバナの鱗茎(りんけい)	去痰作用を期待して用いられる (セキサンのエキスは、白色濃厚セキサノールとも呼ばれる)
バクモンドウ ユリ科のジャノヒゲの根の膨大部	鎮咳去痰、滋養強壮等の作用を期待

C 主な注意点と受診勧奨

<主な相互作用> 一般用医薬品の鎮咳去痰薬は、複数の有効成分が配合されている場合が多いため、ほかの鎮咳去痰薬、かぜ薬、抗ヒスタミン成分や**アドレナリン作動**成分を含有する医薬品(鼻炎用薬、睡眠改善薬、乗物酔い防止薬、アレルギー用薬等)などと併用すると、効き目が強過ぎたり、副作用が出やすくなったりするおそれがあります。

<受診勧奨> 一般用医薬品による対処を勧めるより、医療機関を受診したほうが良い場合。

・咳がひどく痰に線状の**血**が混じる時、または黄色や緑色の**膿性**の痰を伴う場合

・痰を伴わない**乾いた**咳が続く時

⇒ **間質性肺炎**等の初期症状である可能性があり、その原因が医薬品の副作用による場合もある

・咳や痰、息切れ等の症状が長期間に渡っている場合

⇒ 慢性気管支炎や**肺気腫**(何らかの原因によって次第に肺胞が壊れて、呼吸機能が低下する病気)などの慢性閉塞性肺疾患(**COPD**)の可能性がある

・喘息の場合

⇒ 喘息発作が重積すると生命に関わる**呼吸困難**につながることもある

・ジヒドロコデインリン酸塩、**メチルエフェドリン塩酸塩**等の依存の場合
⇒　医薬品を本来の目的以外の意図で使用する不適正な使用、またはその疑いがあるため

check!!　次の(　)内にあてはまる字句はなにか。

●鎮咳成分には、(a)の咳嗽中枢の興奮を抑える中枢性鎮咳成分と、(b)を広げることで咳を鎮める(b)拡張成分がある。

●中枢性鎮咳成分は麻薬性と非麻薬性に分けられ、麻薬性のものでは(c)リン酸塩が代表的な成分で、(d)性がある。また、非麻薬性の成分では、ノスカピンや(e)臭化水素酸塩水和物、(f)リン酸塩などが代表的な成分である。

●気管支拡張成分には、アドレナリン作動成分と(g)誘導体がある。アドレナリン作動成分の代表的な成分にはメチル(h)塩酸塩や生薬の(i)などがあるが、この2つの成分は中枢作用が強く、(j)性があるため注意が必要。また、(g)誘導体の代用的な成分には(k)があり、(l)神経系を介さずに、気管支平滑筋に直接作用して、気管支を(m)させるはたらきがある。

●気管支拡張成分は、糖尿病の診断を受けた人は「相談すること」とされるが、これは交感神経の興奮によって肝臓で(n)の分解が進み、血糖値が上昇するためである。

●ジプロフィリンが配合された医薬品では、(o)の診断を受けた人は「相談すること」となっている。

●去痰成分には、グアイフェネシンやグアヤコール(p)カリウムのように気道分泌を促進するものと、カルボ(q)のように痰の粘性(r)に作用して粘り気を減少させるものがある。

●抗ヒスタミン成分は、(s)が原因となる咳や喘息(ぜんそく)、気道の炎症に対し、鎮咳成分や気管支拡張成分、抗炎症成分のはたらきを助ける目的で配合される。ただ、(t)作用によって気道の粘液分泌が抑えられ、痰が出にくくなることがあるので、注意が必要である。

●鎮咳去痰薬に配合される主な生薬としては、中枢性の鎮咳作用を期待してバラ科のアンズの種子を基原とする(u)、知覚神経や末梢の運動神経に作用して咳止めに効果があるとされるメギ科の(v)、咳に効果のある漢方薬の構成生薬としても知られるユリ科の(w)などがある。

a：延髄　b：気管支　c：(ジヒドロ)コデイン　d：依存　e：デキストロメトルファン
f：ジメモルファン　g：キサンチン　h：エフェドリン　i：マオウ　j：依存
k：ジプロフィリン　l：自律　m：拡張(弛緩)　n：グリコーゲン　o：てんかん
p：スルホン酸　q：システイン　r：たんぱく質　s：アレルギー　t：抗コリン
u：キョウニン　v：ナンテンジツ　w：バクモンドウ

16 内服アレルギー用薬（鼻炎用内服薬を含む）

A アレルギー症状はなぜ起こる？

アレルギーは、ヒトの体に備わっている**免疫**反応が、本来それほど害のないものに対して**過敏**に反応することで起こり、逆に体にとって害になる反応を言います。アレルギーの原因となる物質を**抗原**または**アレルゲン**と呼び、この**アレルゲン**は人によって異なりますが、人によっては複数の物質がアレルゲンとなることもあります。

■通年性のアレルゲン

小麦、卵、乳、**そば**、落花生、えび、かに等の食品、**ハウスダスト**（室内塵（じん））、家庭用品が含有する化学物質や金属などがあり、**ハウスダスト**には動物のフケのほか、**ダニ**の糞や死骸などがあります。

■季節性のアレルゲン

スギやヒノキ、**ブタクサ**などの花粉が代表的で、スギ、ヒノキ等の樹木は**春**が中心、カモガヤ等の**イネ**科の草本では**初夏**、ブタクサやヨモギ等の**キク**科の草本では真夏から秋口に花粉が飛散します。

<アレルギーのメカニズム>　アレルギーは、アレルゲンが皮膚や粘膜から侵入してくることで起こりますが、アレルギーを起こすのは、あるアレルゲンに対して**感作**（かんさ）状態になった人だけです。**感作**状態とは、あるアレルゲンに特異的に反応（その物質だけに反応すること）する免疫**グロブリン**（抗体）をもった状態で、この抗体はY字型をしていて、**肥満細胞**と呼ばれる免疫補助細胞にくっ付いています。この状態でアレルゲンが侵入してくると、アレルゲンが抗体に付き、その刺激が肥満細胞に伝わって肥満細胞から**ヒスタミン**やプロスタグランジンが放出されます。

とくに**ヒスタミン**は、知覚神経や血管の**受容体**に付くことでアレルギー症状を引き起こす原因物質で、知覚神経の受容体に付くと、皮膚では**かゆみ**、鼻ではくしゃみなどを引き起こし、血管の受容体に付くと、血管を**拡張**させたりします。血管が拡張すると、血漿中の水分などが組織内に漏れ出すため、**浮腫**（**腫れ**）の原因となるのです。

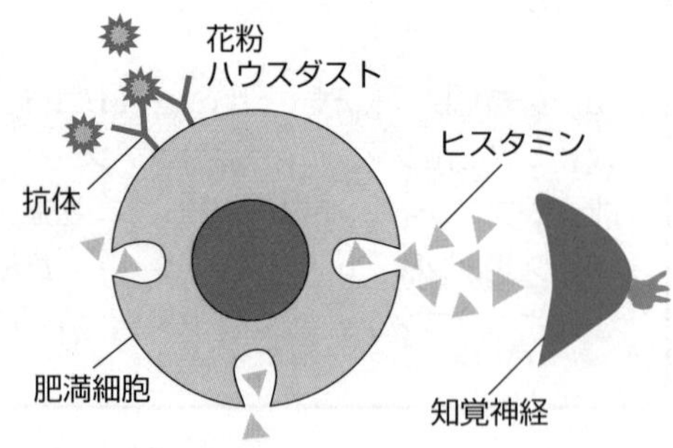

■蕁麻疹(じんましん)

皮膚に起こるトラブルの1つに、蕁麻疹があります。蕁麻疹にも**ヒスタミン**が関係していて、アレルゲンとの**接触**によって起こる場合と、皮膚への**物理**的な刺激などによって肥満細胞からヒスタミンが出て、かゆみなどの症状が現れる場合があります。蕁麻疹には、その原因によって寒冷蕁麻疹、**日光**蕁麻疹、心因性蕁麻疹などがあります。

食品が原因となる蕁麻疹もありますが、これはとくにサバなどの生魚が傷(いた)むとヒスタミンに似た物質(**ヒスタミン様**物質)が作られることがあり、そうした食品を摂取することによって起こります。

■急性鼻炎

鼻腔内に付着した**ウイルス**や細菌が原因となって起こる鼻粘膜の炎症で、かぜの随伴症状として現れることがあります。

■アレルギー性鼻炎

ハウスダストや**花粉**などがアレルゲンとなって起こる鼻粘膜の炎症で、**免疫**の過敏反応によって起こります。中でも、スギ花粉など花粉が原因となって起こるものを、**花粉症**と呼びます。アレルゲンとなる花粉の飛散は、スギ、ヒノキは春、カモガヤなどのイネ科の草は初夏、ブタクサやヨモギなどのキク科の草は秋口に多くなります。

■副鼻腔炎

鼻粘膜の炎症が副鼻腔まで及んだもので、慢性の症状は**蓄膿症**(ちくのう)と呼ばれます。

B 内服アレルギー用薬

内服アレルギー用薬は、蕁麻疹や湿疹、**かぶれ**及びそれらに伴う皮膚のかゆみ又は鼻炎に用いられる**内服**薬の総称で、ヒスタミンのはたらきを抑える**抗ヒスタミン**成分を主体として配合されています。中でも鼻炎用内服薬は、抗ヒスタミン成分に、鼻粘膜の充血や腫れを和らげる**アドレナリン作動**成分、鼻汁分泌を抑える**抗コリン**成分などを組み合わせて配合されています。

知っておきたいマメ知識

肥満細胞は太っている?

肥満細胞はマスト細胞とも呼ばれる免疫補助細胞で、ヒスタミンなどの生理活性物質を自分の細胞内に蓄えて、細胞自体が大きくなることから肥満細胞と呼ばれます。

ちなみに、肥満症との関連性はありません。

＜抗ヒスタミン成分＞

■主な成分：クロルフェニラミンマレイン酸塩、カルビノキサミンマレイン酸塩、**クレマスチン**フマル酸塩、ジフェンヒドラミン塩酸塩、**ジフェニルピラリン**塩酸塩、ジフェニルピラリンテオクル酸塩、トリプロリジン塩酸塩水和物、**メキタジン**、アゼラスチン、エメダスチン、ケトチフェンフマル酸塩、エピナスチン塩酸塩、フェキソフェナジン塩酸塩、ロラタジン　など

抗ヒスタミン成分は、**肥満細胞**から遊離したヒスタミンが**受容体**と結合するのをブロックすることで、ヒスタミンのはたらきを抑えます。

■してはいけないこと

・抗ヒスタミン成分配合の内服薬	
服用後、乗物または機械類の運転操作をしないこと	理由：眠気が起こるおそれがあるため
・ジフェンヒドラミン塩酸塩、ジフェンヒドラミンサリチル酸塩等のジフェンヒドラミンを含む成分	
授乳中の人は本剤を服用しないか、本剤を服用する場合は授乳を避けること	理由：乳児に昏睡（こんすい）を起こすおそれがあるため

※妊婦または妊娠していると思われる人は、**睡眠改善**薬のみ使用不可

ヒスタミンは脳の下部で**覚醒**の維持・調節を行うはたらきを担っているため、抗ヒスタミン成分でヒスタミンのはたらきが抑えられると**眠気**が起こります。

■相談すること

・ジフェンヒドラミン塩酸塩、クロルフェニラミンマイレン酸塩等の抗ヒスタミン成分	
排尿困難の症状がある人	理由：抗コリン作用によって排尿筋の弛緩と括約筋の収縮が起こり、尿の貯留を来すおそれがあるため。とくに、前立腺肥大症を伴っている場合には、尿閉を引き起こすおそれがあるため
緑内障の診断を受けた人	理由：抗コリン作用によって房水流出路（房水通路）が狭くなり、眼圧が上昇し、症状を悪化させるおそれがあるため

■注意点

メキタジンについては、まれに重篤な副作用としてショック（アナフィラキシー）、肝機能障害、**血小板減少**を生じることがあります。また、**抗ヒスタミン成分の多くは抗コリン作用がある**ため、口渇（こうかつ）（喉の渇き）や排尿困難、**便秘**などの副作用があります。

＜抗炎症成分＞

■主な成分：グリチルリチン酸二カリウム、グリチルリチン酸、グリチルリチン酸モノアンモニウム、**トラネキサム酸**、カンゾウ（生薬）　など

抗炎症成分は、皮膚や鼻粘膜の炎症を和らげることを目的として配合されます。

※詳しくは、「14　かぜとかぜ薬」参照

＜アドレナリン作動成分＞

■主な成分：**プソイドエフェドリン塩酸塩**、フェニレフリン塩酸塩、**メチルエフェドリン塩酸塩**　など

交感神経系を刺激して鼻粘膜の血管を**収縮**させることで、鼻粘膜の充血や**腫れ**を和らげることを目的として配合されます。

■注意点

内服薬として摂取されたアドレナリン作動成分は、吸収されて循環血流に入り全身的に作用します。とくに、**プソイドエフェドリン塩酸塩**は他の成分に比べて中枢神経系に対する作用が強いため、注意が必要です。

※詳しくは、「11　自律神経に作用する成分」参照

また、パーキンソン病の治療のため医療機関で処方されるセレギリン塩酸塩などの**モノアミン酸化酵素（MAO）阻害剤**を使っている人では、アドレナリンやプソイドエフェドリンの代謝に関わる酵素を阻害するため、こうした成分の作用が強く現れることがあり、使用前に医師または薬剤師に相談することとなっています。

このほか、プソイドエフェドリン塩酸塩、メチルエフェドリン塩酸塩には**依存性**があるため、長期間使用すると薬物依存につながるおそれがあります。

＜抗コリン成分＞

■主な成分：**ベラドンナ総アルカロイド、ヨウ化イソプロパミド**

鼻炎用内服薬では、鼻腔内の粘液分泌腺からの粘液（鼻汁）の分泌を抑える目的で配合されます。

ベラドンナは**ナス**科の草本で、その**葉**や根に、**副交感**神経系のはたらきを抑える作用を示す**アルカロイド**を含んでいます。

＜ビタミン類＞

■主な成分：ビタミンB_6（ピリドキサールリン酸エステル水和物、ピリドキシン塩酸塩）、ビタミンB_2（リボフラビンリン酸エステルナトリウム）、パンテノール、パントテン酸カルシウム、ビタミンC（アスコルビン酸）、ニコチン酸アミド

皮膚や粘膜の健康維持・回復に重要なビタミンを補給する目的で配合されます。

＜生薬＞

基原生薬	はたらき
シンイ モクレン科のタムシバ、コブシ、ハクモクレン等の花の蕾（つぼみ）	鎮静、鎮痛作用
サイシン ウマノスズクサ科のウスバサイシンまたはケイリンサイシンの根及び根茎	鎮痛、鎮咳、利尿等の作用 鼻閉への効果を期待
ケイガイ シソ科のケイガイの花穂	発汗、解熱、鎮痛等の作用 鼻閉への効果を期待

C 鼻炎用点鼻薬

鼻炎用点鼻薬は、急性鼻炎、**アレルギー性鼻炎**または**副鼻腔炎**による諸症状のうち、鼻づまり、鼻みず(鼻汁過多)、くしゃみ、頭重(頭が重い)の緩和を目的として、鼻腔内に適用される外用液剤とされています。鼻炎用内服薬との主な違いは、「鼻粘膜の充血を和らげる成分(**アドレナリン作動**成分)が主体となっている」「抗ヒスタミン成分や抗炎症成分を組み合わせて配合されていても、それらは鼻腔内における**局所的**な作用を目的としている」という2点です。

鼻炎用点鼻薬はほとんどがスプレー式で、鼻腔内に噴霧して使用します。

なお、鼻炎用点鼻薬は急性又はアレルギー性の症状に用いるもので、**蓄膿症**などの**慢性の症状は対象外**です。

■スプレー式鼻炎用点鼻薬に関する一般的な注意事項

スプレー式点鼻薬は、適切に使用するためにいくつかの注意点があります。

①噴霧後に鼻汁とともに逆流する場合があるので、使用前に鼻をよくかんでおくこと
②使用後には鼻に接した部分を清潔なティッシュペーパー等で拭く
③必ずキャップを**閉めた**状態で保管し清潔に保っておく
④汚染を防ぐために容器はなるべく直接鼻に触れないようにする
⑤他人と点鼻薬を**共有**しないようにする

こうした注意は、実際に使用する生活者にしっかり伝える必要があります。

<アドレナリン作動成分>

■**主な成分**:ナファゾリン塩酸塩、**フェニレフリン塩酸塩**、テトラヒドロゾリン塩酸塩　など

鼻炎用点鼻薬には必ず配合される成分で、交感神経系を刺激して鼻粘膜を通っている血管を**収縮**させることにより、鼻粘膜の充血や**腫れ**を和らげます。

■してはいけないこと

・鼻炎用点鼻薬すべて(アドレナリン作動成分が配合されているため)	
長期連用しないこと	理由:二次充血、鼻づまり等を生じるおそれがある

■相談すること

・鼻炎用点鼻薬すべて(アドレナリン作動成分が配合されているため)	
甲状腺機能障害または甲状腺機能亢進症の診断を受けた人	理由:甲状腺機能亢進症の主症状は、交感神経系の緊張等によってもたらされおり、交感神経系を興奮させる成分は、症状を悪化させるおそれがあるため
高血圧症の診断を受けた人	理由:交感神経興奮作用により血圧を上昇させ、高血圧を悪化させるおそれがあるため
心臓病の診断を受けた人	理由:心臓に負担をかけ、心臓病を悪化させるおそれがあるため
糖尿病の診断を受けた人	理由:肝臓でグリコーゲンを分解して血糖値を上昇させる作用があり、糖尿病の症状を悪化させるおそれがあるため
緑内障の診断を受けた人	理由:瞳孔散大によって房水流出路(房水通路)が狭くなり、眼圧が上昇し、症状を悪化させるおそれがあるため

■注意点

点鼻薬には**アドレナリン作動**成分が配合されているため、使い過ぎると鼻粘膜の血管が反応しにくくなり、逆に血管が拡張して**二次充血**を招いて鼻づまり(鼻閉)がひどくなることがあります。また、全身作用も考慮し、長期連用は避ける必要があります。

<抗ヒスタミン成分>

■**主な成分**:クロルフェニラミンマレイン酸塩、ケトチフェン　など

アレルギー性鼻炎だけでなく、急性鼻炎の場合も、鼻粘膜が刺激に対して敏感になり、**肥満細胞**からヒスタミンが遊離してくしゃみや鼻汁などの症状を生じやすくなります。鼻

炎用点鼻薬には、ヒスタミンによるくしゃみ、鼻水、鼻づまりなどの症状を緩和する目的で、抗ヒスタミン成分が配合されます。

＜抗アレルギー成分＞

■主な成分：クロモグリク酸ナトリウム

抗ヒスタミン成分と違い、肥満細胞からの**ヒスタミンの放出**そのものを抑えてアレルギー症状を出しにくくする目的で配合されます。通常は、**抗ヒスタミン成分と組み合わせて配合**されます。

■注意点

クロモグリク酸ナトリウムは、**アレルギー性でない鼻炎や副鼻腔炎に対しては無効**なので、アレルギーによる症状か他の原因による症状かはっきりしない人では、使用前に、専門家に相談するようにします。また、3日間使用して症状の改善がみられないような場合には、アレルギー以外の原因による可能性が考えられます。

このほか、医療機関において**減感作療法**などのアレルギーの治療を受けている人では、その妨げとなるおそれがあるため、注意が必要です。

なお、クロモグリク酸ナトリウムでは、まれに**アナフィラキシー**を生じたり、鼻出血や頭痛が現れたりすることがあります。

※減感作療法：アレルゲンに対して徐々に体を慣らしていく（感作を減らしていく）治療法で、医師の指導の下に行う必要がある。

＜局所麻酔成分＞

■主な成分：リドカイン、**リドカイン塩酸塩**　など

鼻粘膜の**知覚神経**をマヒさせて、鼻粘膜の過敏性や痛み、**かゆみ**などを抑える目的で配合されます。

＜殺菌消毒成分＞

■主な成分：**ベンザルコニウム塩化物**、ベンゼトニウム塩化物、セチルピリジニウム塩化物水和物

鼻粘膜を清潔に保ち、細菌による**二次感染**を防止する目的で配合されます。これらの成分はいずれも**陽性界面活性**成分で、**黄色ブドウ球菌**、溶血連鎖球菌またはカンジダ等の真菌類に対する殺菌消毒作用はありますが、**結核菌やウイルスには効果がありません。**

＜抗炎症成分＞

■主な成分：グリチルリチン酸二カリウム

鼻粘膜の**炎症**を和らげる目的で配合されることがあります。

D 主な注意点と受診勧奨

一般用医薬品のアレルギー用薬(鼻炎用内服薬を含む)では、複数の有効成分が配合されている場合が多いため、他のアレルギー用薬のほか、かぜ薬、**睡眠補助**薬、乗物酔い防止薬、鎮咳去痰薬、口腔咽喉薬、胃腸**鎮痛鎮痙**薬など、抗ヒスタミン成分、**アドレナリン作動**成分または**抗コリン**成分が配合された医薬品との併用で副作用が起こりやすくなります。

また、点鼻薬は鼻腔内に使用するものですが、鼻粘膜からは成分が吸収されやすく、循環血液中に入って**全身**的な影響が現れることがあります。このため、鼻炎用点鼻薬も内服薬と同じように、アドレナリン作動成分や抗ヒスタミン成分の重複に注意が必要です。

■鼻炎用点鼻薬との併用に注意が必要な医薬品

鼻炎用内服薬	アドレナリン作動成分、抗ヒスタミン成分などの重複
アドレナリン作動成分の重複	
鎮咳去痰薬	**気管支拡張**成分として配合
外用痔疾用薬	**止血**成分として配合
点眼薬	結膜の**充血**を取り除く目的で配合
抗ヒスタミン成分の重複	
かぜ薬	**鼻炎**症状を抑える成分として配合
睡眠改善薬、乗物酔い防止薬	主薬として配合

<受診勧奨> 一般用医薬品による対処を勧めるより、医療機関を受診したほうが良い場合。

■一般用医薬品での対処が適当でない場合

・種々のアレルギー症状が**連鎖**的に現れる場合

・**アトピー性**皮膚炎の場合

⇒**一般用医薬品には、アトピー性皮膚炎による慢性湿疹、かゆみ等の症状に用いることを目的とするものはない**ため

※アトピー性皮膚炎:増悪と寛解を繰り返しながら慢性に経過する湿疹。

・鼻炎症状に**高熱**を伴っている場合

⇒かぜ以外のウイルス感染症やその他の重大な病気である可能性がある

・たむしや疥癬(かいせん)などの皮膚感染症の場合

⇒皮膚感染症そのものに対する対処を優先する必要があり、アレルギー用薬によって一時的にかゆみ等の緩和を図ることは適当ではない

※疥癬:ヒゼンダニというダニの一種が皮膚に感染することで起こる皮膚疾患。激しい痒みを伴う皮疹を生じる。

・中耳炎の場合
⇒かぜ症候群等に伴う鼻炎症状の場合、鼻炎が続くことで副鼻腔炎や中耳炎などにつながることもある
・鼻粘膜が腫れて**ポリープ(鼻茸(はなたけ))**となっている場合
⇒医療機関における治療(**ステロイド性**抗炎症成分を含む点鼻薬など)が必要

■**その他注意**

アレルギー用薬は予防薬ではないため、**アレルギー症状が現れる前から予防的に使用することは避ける**必要があります。

check!! 次の( )内にあてはまる字句はなにか。

●アレルギーは、ヒトの体に備わっている(a)反応が、本来それほど害のないものに対して(b)に反応することで起こり、アレルギーの原因となる物質を抗原または(c)と呼ぶ。

●(d)状態とは、(e)と呼ばれる免疫補助細胞に、あるアレルゲンに特異的に反応するY字型の免疫(f)がくっ付いた状態を言う。この状態でアレルゲンが侵入してくると、アレルゲンが抗体に付き、その刺激が(e)に伝わって(g)やプロスタグランジンが放出される。

●急性鼻炎は、鼻腔内に付着した(h)や細菌が原因となって起こる鼻粘膜の炎症で、かぜの随伴症状として現れることが多い。

●副鼻腔炎は鼻粘膜の炎症が副鼻腔まで及んだもので、慢性の症状は(i)と呼ばれる。

●アレルギー用薬は蕁麻疹(じんましん)や湿疹、かぶれ及びそれらに伴う皮膚のかゆみまたは鼻炎に用いられる(j)薬の総称で、(k)成分を主体として配合されている。

●抗ヒスタミン成分配合の内服薬は、(l)が起こるおそれがあるため、服用後は乗り物または機械類の運転操作をしてはいけないこととされている。また、(m)を含む成分は、乳児に(n)を起こすおそれがあるため、授乳中は服用してはいけない。

●抗ヒスタミン成分は、(o)の症状がある人や(p)の診断を受けた人は、抗コリン作用による症状の悪化を避けるため、使用前に「相談すること」とされている。

●鼻炎用点鼻薬は、(q)成分が主体となった、鼻腔内における(r) 的な作用を目的とした外用剤である。

●点鼻薬は、使い過ぎると鼻粘膜の血管が反応しにくくなり、逆に血管が拡張する(s)を招いて鼻づまりがひどくなることがある。

●(t)などの局所麻酔成分は、鼻粘膜の(u)をマヒさせて、鼻粘膜の過敏性や痛み、かゆみなどを抑える目的で鼻炎用点鼻薬に配合される。

●アレルギー用薬を予防的に使うのは、適切な使用法と(v) 。また、一般用医薬品には(w) 皮膚炎による症状に用いることを目的とするものはない。

a：免疫　b：過敏　c：アレルゲン　d：感作　e：肥満細胞　f：グロブリン
g：ヒスタミン　h：ウイルス　i：蓄膿症(ちくのう)　j：内服　k：抗ヒスタミン
l：眠気　m：ジフェンヒドラミン　n：昏睡　o：排尿困難　p：緑内障
q：アドレナリン作動(交感神経興奮)　r：局所　s：二次充血　t：リドカイン
u：知覚神経　v：いえない　w：アトピー性

3章 主な医薬品とその作用

17 眼科用薬

A 眼科用薬とは？

眼科用薬は、目の疲れやかすみ、かゆみといった症状の緩和を目的として、結膜嚢(結膜で覆われた眼瞼の内側と眼球の間の空間)に適用する外用薬とされ、**点眼**薬、**洗眼**薬、**コンタクトレンズ装着**液の３つに分類されます。

＜点眼薬＞　主な配合成分から、人工涙液、一般点眼薬、**アレルギー用**点眼薬、抗菌性点眼薬に大別されます。

人工涙液…**涙液成分**を補うことを目的とするもので、目の疲れや**乾き**、コンタクトレンズ装着時の不快感等に用いられます。

一般点眼薬…目の疲れや**かゆみ**、結膜**充血**等の症状を抑える成分が配合されているもので、私たちが使う主な目薬がここに分類されます。

アレルギー用点眼薬…花粉、**ハウスダスト**などのアレルゲンによる目のアレルギー症状(流涙、目のかゆみ、結膜充血など)の緩和を目的として、**抗ヒスタミン**成分や**抗アレルギー**成分が配合されている目薬です。

抗菌性点眼薬…**結膜炎**(はやり目)やものもらい(**麦粒腫**)、眼瞼炎(まぶたのただれ)などの症状に用いられる目薬で、**抗菌**成分が配合されています。**ウイルス性の症状には効果がありません**ので、その場合は医療機関の受診が必要です。

＜洗眼薬＞　目の洗浄のほか、水泳のあとや汗などが目に入った時などに、**眼病予防**に用いられます。主な配合成分には、涙液成分のほか、**抗炎症**成分、抗ヒスタミン成分などがあります。

＜コンタクトレンズ装着液＞　コンタクトレンズを**装着**しやすくするためのもので、配合成分としてあらかじめ定められた範囲内の成分のみを含む製品は、**医薬部外品**として認められています。

■範囲内の成分：**アスパラギン酸カリウム、アミノエチルスルホン酸**(タウリン)、塩化ナトリウム、ヒドロキシプロピルメチルセルロース、ポリビニルアルコール、ポリビニルピロリドン

B 主な配合成分

＜目の調節機能を改善する成分＞

■ピント調節機構と目の疲れ

目は、**水晶体**の厚みを調節することでピントを合わせますが、この調節をしているのが水晶体の周りを取り囲む**毛様体**です。そして、毛様体は**副交感神経**によって収縮します。副交感神経からの指令はアセチルコリンによって伝えられるのですが、アセチルコリンは毛様体の受容体に付くとすぐに**コリンエステラーゼ**という酵素によって分解されます。

■主な成分：ネオスチグミンメチル硫酸塩

ネオスチグミンメチル硫酸塩は、**コリンエステラーゼのはたらきを抑える**ことで、毛様体に対するアセチルコリンのはたらきを助け、目の調節機能を改善するはたらきがあります。

＜アドレナリン作動成分＞

■主な成分：ナファゾリン塩酸塩、ナファゾリン硝酸塩、エフェドリン塩酸塩、**テトラヒドロゾリン塩酸塩**

結膜を通っている血管を**収縮**させて、目の充血をとります。

■注意点

アドレナリン作動成分を配合した点眼薬は眼内圧を**上昇**させるおそれがあり、**緑内障**の診断を受けた人は、使用前に医師などに相談する必要があります。また、連用すると異常な**まぶしさ**を感じたり、かえって充血を招くことがあるため注意が必要です。なお、充血が長引き、**5〜6**日間使用しても症状の改善がみられない場合には、眼科などの医療機関を受診するほうが良いでしょう。

＜抗炎症成分＞

■主な成分：グリチルリチン酸二カリウム、ベルベリン硫酸塩水和物、イプシロン-アミノカプロン酸　など

●**グリチルリチン酸二カリウム**…比較的緩和な抗炎症作用があります。

●**ベルベリン硫酸塩水和物**…**ベルベリン**による抗炎症作用を期待して配合されることがあります。

●**イプシロン-アミノカプロン酸、プラノプロフェン（非ステロイド性抗炎症成分）**…炎症物質の**生成**を抑える作用を示し、目の炎症を改善する効果を期待して用いられます。

3章 主な医薬品とその作用

＜組織修復成分＞

■主な成分：アズレンスルホン酸ナトリウム（水溶性アズレン）、**アラントイン**

炎症を生じた眼粘膜の**組織修復**を促す目的で、配合されることがあります。

＜収斂成分＞

■主な成分：硫酸亜鉛水和物

眼粘膜の**たんぱく質**と結合して皮膜を形成し、外部の刺激から保護するはたらきがあります。

＜目の乾きを改善する成分＞

■主な成分：**コンドロイチン硫酸エステルナトリウム**、ヒドロキシプロピルメチルセルロース（ヒプロメロース）、ポリビニルアルコール（部分鹸化物）、ヒアルロン酸ナトリウム（添加物：粘稠化剤）など

角膜の**乾燥**を防ぐ目的で配合されることがあります。

＜目のかゆみを抑える成分＞

●抗ヒスタミン成分

■主な成分：クロルフェニラミンマレイン酸塩、ケトチフェン

アレルギーによる目のかゆみには**ヒスタミン**が関係しています。また、結膜に炎症を生じた場合も、眼粘膜が刺激に対して敏感になり、**肥満細胞**からヒスタミンが放出されて**かゆみ**を起こしやすいため、こうした**かゆみ**を抑える目的で配合されます。点眼薬の成分は、鼻涙管（涙道）を通って鼻粘膜から吸収されることがあり、**点鼻薬と併用した場合は眠気が現れるおそれがある**ため、併用後は乗物または機械類の運転を避ける必要があります。

●抗アレルギー成分

■主な成分：**クロモグリク酸ナトリウム**

肥満細胞からのヒスタミンの**放出**を抑えることで、花粉、ハウスダストなどによる目のアレルギー症状（結膜充血、かゆみ、かすみ、流涙、異物感）を緩和する目的で配合されます。また、抗アレルギー成分は**抗ヒスタミン成分**と組み合わせて配合されるのが一般的です。

■注意点

クロモグリク酸ナトリウムは、**アレルギー性**でない結膜炎などに対しては効果がありません。**アレルギー性の症状は、通常両目に現れる**ため、片方の目だけに症状がみられる場合や、目の症状のみで**鼻**には症状がみられない場合、視力の**低下**を伴うような場合など、アレルギーによる症状か他の原因による症状かはっきりしない人では、使用前に専門家に相談する必要があります。また、2日間使用して症状の改善がみられないような場合には、

アレルギー以外の原因による可能性が考えられます。

なお、点眼薬であっても**アナフィラキシー**が起こるおそれがあります。その他の副作用としては、鼻出血や頭痛が現れることがあります。

＜抗菌作用を有する成分＞

●サルファ剤

■主な成分：**スルファメトキサゾール**、スルファメトキサゾールナトリウム　など

細菌感染（ブドウ球菌や**連鎖球菌**）による結膜炎や**ものもらい**（麦粒腫）、眼瞼炎などの化膿性の症状の改善を目的として配合されます。ただし、すべての細菌に対して効果があるというわけではなく、また、**ウイルス**や**真菌**の感染に対する効果はありません。

３～４日使用しても症状の改善がみられない場合には、眼科専門医の診療を受ける必要があり、**サルファ剤**によるアレルギー症状を起こしたことがある人には使用できません。

●ホウ酸

洗眼薬として用時水に溶解し、結膜嚢の**洗浄・消毒**に用いられます。また、抗菌作用による**防腐**効果を期待して、点眼薬の添加物（防腐剤）として配合されていることもあります。

＜その他の配合成分＞

●無機塩類

■主な成分：塩化カリウム、塩化カルシウム、塩化ナトリウム、硫酸マグネシウム水和物、リン酸水素ナトリウム、リン酸二水素カリウム　など

涙液の主成分である**ナトリウム**やカリウム等の電解質を補給する目的で配合されます。

●ビタミン類

ビタミンA（レチノールパルミチン酸エステル、レチノール酢酸エステル　など）…視細胞が光を感受する反応に関与していることから、視力調整などの反応を改善する目的で配合されます。

ビタミンB_2（フラビンアデニンジヌクレオチド：FAD　など）…角膜の酸素消費能力を増やすことで、組織の呼吸を促します。ビタミンB_2欠乏が関係する角膜炎の改善効果を期待して配合されます。

パンテノール、パントテン酸カルシウム　など…副交感神経の伝達物質である**アセチルコリン**の産生に必要なビタミンで、**神経伝達**を改善し、目の調節機能の回復を促す効果を期待して配合されます。

ビタミンB_6（ピリドキシン塩酸塩　など）…**アミノ酸**の代謝や**神経伝達物質**の合成に必要なビタミンで、目の疲れなどの症状を改善する効果を期待して配合されます。

ビタミンB_{12}（シアノコバラミン　など）…神経の**修復**に関係するビタミンで、**神経伝達**を

改善して目の疲れを改善する目的で配合されます。

ビタミンE(トコフェロール酢酸エステル　など)…末梢の**血流**を改善するビタミンで、結膜充血、疲れ目などの症状を改善する効果を期待して配合されます。

●アミノ酸

■主な成分：アスパラギン酸カリウム、アスパラギン酸マグネシウム、アミノエチルスルホン酸(タウリン)　など

新陳代謝を促し、目の疲れを改善する目的で配合されます。

C 主な注意点と受診勧奨

＜点眼薬における一般的な注意＞

■点眼方法

①点眼薬は、結膜嚢(のう)に適用するものであるため、通常、**無菌**的に製造されている。

②点眼の際に容器の先端が眼瞼(がんけん)(まぶた)や睫毛(まつげ)に触れると、雑菌が薬液に混入して**汚染**を生じる原因となるため、触れないように注意しながら１滴ずつ正確に点眼する。

③１滴の薬液の量は約**50**μLであるのに対して、結膜嚢の容積は**30**μL程度とされており、一度に何滴も点眼しても効果が増すわけではなく、むしろ薬液が鼻腔内へ流れ込み、**鼻粘膜**や喉から吸収されて、副作用を起こしやすくなる。

④点眼後は、しばらくまぶたを閉じて、薬液を結膜嚢内に行き渡らせる。その際、**目頭**を軽く押さえると、薬液が鼻腔内へ流れ込むのを防ぐことができ効果的とされる。

■保管および取扱上の注意

①別の人が使用している点眼薬は、容器の先端が睫毛に触れるなどして中身が**汚染**されている可能性があり、共用することは避けること。

②点眼薬の容器に記載されている使用期限は、**未開封**の状態におけるものであり、容器が開封されてから長期間を経過した製品は、使用を避けることが望ましい。

■コンタクトレンズ使用時の点眼法

①コンタクトレンズをしたままでの点眼は、ソフトコンタクトレンズ、ハードコンタクトレンズにかかわらず、**添付文書に使用可能と記載されてない限り行わない。**

②通常、ソフトコンタクトレンズは水分を含みやすく、**防腐剤**などの配合成分がレンズに吸着されて、**角膜**に障害を引き起こす原因となるおそれがあるため、装着したままの点眼は避けることとされている製品が多い。ただ、１回使い切りタイプとして**防腐剤**を含まない製品では、ソフトコンタクトレンズ装着時にも使用できるものがある。

＜眼科用薬に共通する主な副作用＞

■局所性の副作用

眼科用薬では、目の充血や**かゆみ**、**腫れ**が現れることがあります。こうした症状が現れた場合は、点眼薬の適応症状と区別がつかない場合が多いため、一定期間使用しても症状の改善がみられない場合は、眼科医などの診察を受ける。

■全身性の副作用

眼科用薬では、全身作用を起こすほど成分が吸収されることはあまりありませんが、**アレルギー性**の副作用は原因物質が微量であっても起こるため、皮膚に発疹、発赤、かゆみなどが現れることがあります。

＜受診勧奨＞　一般用医薬品による対処を勧めるより、医療機関を受診したほうが良い場合。

■緑内障

一般用医薬品の点眼薬には、緑内障の症状を改善できるものはありません。逆に、配合成分によって症状が悪化するおそれがあります。

■目の痛みが激しい場合

急性緑内障、**角膜潰瘍**（かいよう）、眼球への外傷などの可能性がありますので、すみやかに眼科専門医による適切な処置が施されなければ、視力障害等の後遺症を生じるおそれがあります。

■視力の異常、目（眼球、まぶたなど）の外観の変化、目の感覚の変化等がある場合

目そのものが原因であることが多いが、**脳**など目以外の病気による可能性もあります。目に何らかの異常が現れた時には医療機関を受診し、専門医の診療を受ける必要があります。

check!! 次の（　）内にあてはまる字句はなにか。

●眼科用薬は、点眼薬、（ a ）、（ b ）の3つに分類される。

●点眼薬は、主な配合成分から、（ c ）、一般点眼薬、抗菌性点眼薬、（ d ）点眼薬に大別される。

●ネオスチグミンメチル硫酸塩は、（ e ）のはたらきを抑えることで、（ f ）に対するアセチルコリンのはたらきを助け、目の調節機能を改善する。

●アドレナリン作動成分を配合した点眼薬は眼内圧を（ g ）させるおそれがあり、（ h ）の診断を受けた人は、使用前に医師などに相談する必要がある。

●目のかゆみを抑える成分として、（ i ）マレイン酸塩のような抗ヒスタミン成分が配合される。点眼薬の成分は鼻涙管を通って鼻粘膜から吸収されることがあり、（ j ）と併用した場合は（ k ）が現れることがあるため、併用後は乗物または機械類の運転を避ける必要がある。

●クロモグリク酸ナトリウムは、（ l ）からの（ m ）の放出を抑えることで、目のアレルギー症状（結膜充血、かゆみ、かすみ、流涙、異物感）を緩和する。

●アレルギー性の症状は通常（ n ）目に現れ、（ o ）の症状と一緒に現れることも多い。

●ビタミン（ p ）は、視細胞が光を感受する反応に関係している。（ q ）はアセチルコリンの産生に必要なビタミンで、神経伝達を改善することで目の調節機能を回復する。ビタミン（ r ）は神経の修復に関係するビタミンで、神経伝達を改善する。

●点眼薬は結膜嚢に適用するものなので、通常は（ s ）に製造されている。

a：洗眼薬　b：コンタクトレンズ装着液　c：人工涙液　d：アレルギー用
e：コリンエステラーゼ　f：毛様体　g：上昇　h：緑内障
i：クロルフェニラミン　j：点鼻薬　k：眠気　l：肥満細胞　m：ヒスタミン
n：両　o：鼻　p：A　q：パンテノール（パントテン酸カルシウム）　r：B_{12}
s：無菌的

18 胃のトラブルと薬

A 胃の主なトラブル

胃では、強力な塩酸である**胃酸**や、たんぱく質分解酵素である**ペプシン**による食物の消化が行われていますが、こうした消化液は胃粘膜を溶かしてしまうほど強力なため、胃粘膜表面には弱**アルカリ性**の粘液がへばりつき、胃粘膜を守っています。つまり、胃での消化は胃酸による攻撃と粘液による防御の微妙なバランスの上に成り立っていて、環境の変化やストレス、飲み過ぎ・食べ過ぎなど、ちょっとしたことでさまざまなトラブルを起こしやすいのです。

たとえば、胃酸の分泌が増えたり**粘液**の分泌が低下したりすると胃痛の原因となり、逆に胃酸の分泌が減ったり、**蠕動(ぜんどう)運動**が衰えたりすると消化不良や胃もたれの原因となります。また、この蠕動運動が強いと、胃酸が食道に逆流してしまう**胸やけ**になることもありますし、胃の筋肉がさらに強く緊張すると痙攣性の急激な痛みを感じることもあります。

B 胃の薬

胃の薬には、胃のトラブルに合わせて**制酸薬**、健胃薬、**消化薬**などのほか、さまざまなはたらきをする成分を配合していろいろな症状に対応できるようにした**総合胃腸薬**などもあります。

●制酸薬

胃液の分泌亢進による胃酸過多や、それに伴う胸やけ、腹部の不快感、**吐き気**等の症状を緩和することを目的とする医薬品です。胃酸を**中和**してはたらきを抑えたり、**分泌**を抑制したりする成分が配合されます。

●健胃薬

弱った胃のはたらきを高めること(健胃)を目的とする医薬品で、配合される**生薬**は独特の味や**香り**によって、唾液や胃液の分泌を促して胃のはたらきを活発にします。

●消化薬

炭水化物、脂質、**たんぱく**質などの分解にはたらく**酵素**を補うことで、胃や腸の内容物の消化を助けることを目的とする医薬品です。

●総合胃腸薬

さまざまな胃腸の症状に幅広く対応できるように、制酸、胃粘膜**保護**、健胃、消化、整

腸、鎮痛鎮痙、消泡など、複数の作用を目的とする成分を組み合わせた医薬品です。

制酸と健胃のように反対の作用を期待する成分が配合されている場合もありますが、胃腸の状態によりそれら成分に対する反応が異なり、総じて効果がもたらされると考えられます。ただ、消化不良、胃痛、胸やけなど**症状がはっきりしている場合は、効果的に症状の改善を図るために、症状に合った成分のみが配合された医薬品を選択したほうが良い**でしょう。

●医薬部外品

胃腸薬には、健胃薬、**消化薬**、整腸薬またはそれらの目的をあわせもつ医薬部外品もあります。ただし、医薬部外品では、人体に対する作用が**緩和**なものとして、配合できる成分やその**上限量**が定められており、また、効能・効果の範囲も限定されています。

ちなみに、**制酸**成分は医薬部外品には配合されず、「**胃痛**」の効能も医薬品にしか認められていません。

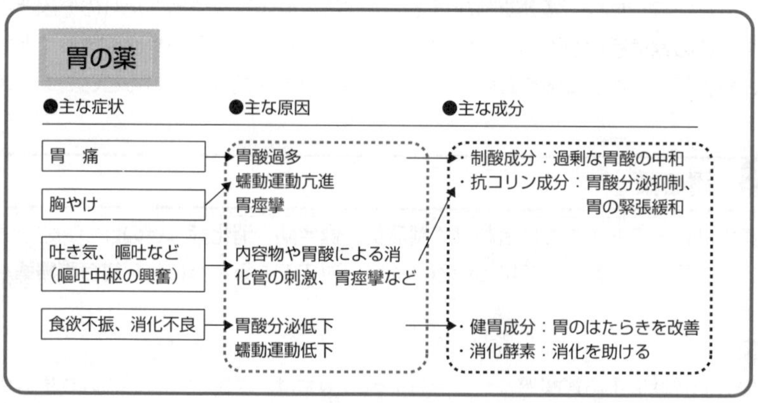

<制酸成分>

■主な成分：**炭酸水素ナトリウム**（重曹）、アルミニウムを含む成分（乾燥水酸化アルミニウムゲル、ジヒドロキシアルミニウムモノアセテートなど）、マグネシウムを含む成分（**ケイ酸マグネシウム**、酸化マグネシウム、炭酸マグネシウムなど）、アルミニウムとマグネシウムを含む成分（合成**ヒドロタルサイト**、メタケイ酸アルミン酸マグネシウムなど）、カルシウムを含む成分（沈降炭酸カルシウム、リン酸水素カルシウム、**ボレイ**：生薬　など）

胃酸を**中和**することで、そのはたらきを弱める目的で配合されます。

・**制酸作用のある生薬**：ボレイ（イボタガキ科のカキの貝殻を基原とする生薬で、炭酸カルシウムを含む）

■してはいけないこと

・スクラルファート水和物、水酸化アルミニウムゲル、ケイ酸アルミン酸マグネシウム、ケイ酸アルミニウム、合成ヒドロタルサイト、アルジオキサ等のアルミニウムを含む成分を配合した胃腸薬、胃腸鎮痛鎮痙薬	
透析療法を受けている人	理由：長期間服用した場合に、アルミニウム脳症及びアルミニウム骨症を発症したとの報告があるため
長期連用をしないこと	理由：長期連用により、アルミニウム脳症及びアルミニウム骨症を生じるおそれがあるため

■相談すること

・スクラルファート水和物、水酸化アルミニウムゲル、ケイ酸アルミン酸マグネシウム、ケイ酸アルミニウム、合成ヒドロタルサイト、アルジオキサ等のアルミニウムを含む成分が配合された胃腸薬、胃腸鎮痛鎮痙薬	
腎臓病の診断を受けた人	理由：過剰のアルミニウムイオンが体内に貯留し、アルミニウム脳症、アルミニウム骨症を生じるおそれがあるため。使用する場合には、医療機関において定期的に血中アルミニウム、リン、カルシウム、アルカリフォスファターゼ等の測定を行う必要があるため
・制酸成分を主体とする胃腸薬	
腎臓病の診断を受けた人	理由：ナトリウム、カルシウム、マグネシウム等の無機塩類の排泄が遅れたり、体内貯留が現れやすいため

※アルミニウム脳症：脳にアルミニウムが蓄積することで脳神経系の伝達を妨げ、言語障害等を引き起こす病気

※アルミニウム骨症：骨組織にアルミニウムが蓄積することで骨が軟化し、広範囲な骨・関節痛、骨折などを生じる病気

■注意点

制酸成分を主体とする胃腸薬(制酸薬)は、**炭酸飲料**等で服用すると胃内の酸度が上がり、中和作用が**低下**することがあります。また、制酸成分は解熱鎮痛成分による胃腸障害を防ぐ目的でかぜ薬や解熱鎮痛薬などに配合されていることも多く、併用によって制酸作用が強くなり過ぎたり、高カルシウム血症、高**マグネシウム**血症などを生じたりするおそれもあります。

このほか、カルシウム、アルミニウムを含む成分については**止瀉**薬、マグネシウムを含む成分については**瀉下**(しゃげ)薬に配合される成分でもあり、それぞれ便秘、下痢などの症状に注意する必要があります。

＜健胃成分＞

■主な成分

<table>
<tr><th>基原生薬</th><th>はたらき</th></tr>
<tr><td>オウバク
ミカン科キハダなどの周皮を除いた樹皮</td><td rowspan="2">いずれも苦味による健胃作用を期待して用いられる。
日本薬局方収載のオウバク末、オウレン末は止瀉薬として、オウバク末は外用薬としても用いられる</td></tr>
<tr><td>オウレン
キンポウゲ科オウレンなどの根をほとんど除いた根茎</td></tr>
<tr><td>センブリ
リンドウ科のセンブリの開花期の全草</td><td>苦味による健胃作用を期待して用いられる。
日本薬局方収載のセンブリ末は、健胃薬のほか止瀉薬としても用いられる</td></tr>
<tr><td>ゲンチアナ
リンドウ科のゲンチアナの根及び根茎</td><td rowspan="2">いずれも苦味による健胃作用を期待して用いられる</td></tr>
<tr><td>リュウタン(竜胆)
リンドウ科のトウリンドウ等の根及び根茎</td></tr>
<tr><td>ユウタン(熊胆)
クマ科のヒグマその他近縁動物の胆汁を乾燥したもの（ウシ科由来の動物胆もある）</td><td>苦味による健胃作用を期待して用いられるほか、消化補助成分として配合される場合もある</td></tr>
<tr><td>ケイヒ
クスノキ科のシナニッケイの樹皮又は周皮の一部を除いたもの</td><td>香りによる健胃作用を期待して用いられる</td></tr>
</table>

その他：香りによる健胃作用を期待して用いられる生薬(芳香性健胃生薬)	
コウボク	モクレン科のホオノキなどの樹皮
ショウキョウ	ショウガ科のショウガの根茎
チョウジ	フトモモ科のチョウジの蕾(つぼみ)
チンピ	ミカン科のウンシュウミカンの成熟した果皮
ソウジュツ	キク科のホソバオケラ、シナオケラ、又はそれらの雑種の根茎
ビャクジュツ	キク科のオケラの根茎(和ビャクジュツ)又はオオバナオケラの根茎(唐ビャクジュツ)
ウイキョウ	セリ科のウイキョウの果実
オウゴン	シソ科のコガネバナの周皮を除いた根

健胃生薬は、味覚や嗅覚を刺激して反射的に唾液や**胃液**の分泌を促すことにより、弱った胃のはたらきを高めます。なお生薬が配合された健胃薬は、**散剤をオブラートで包むなど味や香りを遮蔽(しゃへい)する方法で服用すると本来の効果が期待できない**ため、注意が必要です。

このほか、味覚や嗅覚に対する刺激以外の作用による健胃成分として、胃腸のはたらきに必要な栄養素を補給することで胃のはたらきを高める**乾燥酵母**や、胃液分泌を促す、胃の運動を高める、胃壁の循環血流を増すなどの作用を期待して、生体内に存在する有機酸の一種である**カルニチン塩化物**が配合されることがあります。**カルニチン塩化物**は、胃のはたらきの低下や食欲不振の改善を期待して、**滋養強壮保健薬**に用いられることもあります。

＜消化成分＞

■**主な成分**：ジアスターゼ、プロザイム、ニューラーゼ、**リパーゼ**、セルラーゼまたはその複合酵素(ビオジアスターゼ、タカヂアスターゼ)　など

炭水化物、脂質、たんぱく質、繊維質等の分解にはたらく酵素を補うことを目的として配合されます。また、**胆汁**の分泌を促して消化を助けるとともに、肝臓のはたらきを高めるとされる胆汁末や**動物胆**(ユウタンを含む)、**ウルソデオキシコール酸**、デヒドロコール酸などが配合されることもあります。

なお、肝臓のはたらきを高める成分は、肝臓病の診断を受けた人ではかえって症状を悪化させるおそれがあるため、注意が必要です。

＜胃粘膜保護・修復成分＞

■**主な成分**：アズレンスルホン酸ナトリウム(水溶性アズレン)、**アルジオキサ**(アラントインと水酸化アルミニウムの複合体)、スクラルファート水和物、ゲファルナート、**ソファルコン**、**テプレノン**、セトラキサート塩酸塩、トロキシピド、銅クロロフィリンカリウム、銅クロロフィリンナトリウム、メチルメチオニンスルホニウムクロライド　など

胃粘液の分泌を促す、胃粘膜を覆って胃液による消化から保護する、荒れた胃粘膜の修復を促すといったはたらきを期待して配合されます。また、胃粘膜保護作用を期待して、生薬の**アカメガシワ**(トウダイグサ科のアカメガシワの樹皮)が配合されることもあります。

■**してはいけないこと**

・スクラルファート水和物、**アルジオキサ等のアルミニウムを含む成分を配合した胃腸薬、胃腸鎮痛鎮痙薬**	
透析療法を受けている人	理由：長期間服用した場合に、アルミニウム脳症及びアルミニウム骨症を発症したとの報告があるため
長期連用をしないこと	理由：長期連用により、アルミニウム脳症及びアルミニウム骨症を生じるおそれがあるため

■相談すること

・スクラルファート水和物、アルジオキサ等のアルミニウムを含む成分が配合された胃腸薬、胃腸鎮痛鎮痙薬	
腎臓病の診断を受けた人	理由：過剰のアルミニウムイオンが体内に貯留し、アルミニウム脳症、アルミニウム骨症を生じるおそれがあるため。使用する場合には、医療機関において定期的に血中アルミニウム、リン、カルシウム、アルカリフォスファターゼ等の測定を行う必要があるため
・トラネキサム酸、セトラキサート塩酸塩を配合した内服薬	
血栓のある人（脳血栓、心筋梗塞、血栓静脈炎等）、血栓症を起こすおそれのある人	理由：セトラキサート塩酸塩は体内でトラネキサム酸になり、生じた血栓が分解されにくくなるため

※ソファルコンとテプレノンでは、まれに重篤な副作用として**肝機能**障害を生じることがあります。このため、**肝臓病**の診断を受けた人は、使用前に医師などに相談することが望ましいとされています。

※テプレノンではその他の副作用として、腹部膨満感、吐き気、腹痛、頭痛、皮下出血、便秘、下痢、口渇などが現れることがあります。

<抗炎症成分>

■**主な成分**：グリチルリチン酸二カリウム、グリチルリチン酸ナトリウム、グリチルリチン酸モノアンモニウム、**カンゾウ**(生薬)

胃粘膜の炎症を和らげることを目的として配合されます。

■してはいけないこと

・グリチルリチン酸二カリウム、グリチルレチン酸、カンゾウ等のグリチルリチン酸を含む成分(1日用量がグリチルリチン酸として40mg以上、またはカンゾウとして1g以上を含有)	
短期間の服用にとどめ、連用しないこと 長期連用しないこと	理由：偽アルドステロン症を生じるおそれがあるため

■相談すること

・グリチルリチン酸二カリウム、グリチルレチン酸、カンゾウ等のグリチルリチン酸を含む成分（1日用量がグリチルリチン酸として40mg以上、またはカンゾウとして1g以上を含有する場合）	
高齢者	理由：偽アルドステロン症を生じやすいため
むくみのある人	理由：偽アルドステロン症の発現に、とくに注意する必要があるため

高血圧の診断を受けた人	理由：大量に使用するとナトリウム貯留、カリウム排泄促進が起こり、むくみ(浮腫)等の症状が現れ、高血圧、心臓病、腎臓病を悪化させるおそれがあるため
心臓病の診断を受けた人	
腎臓病の診断を受けた人	

<消泡成分>

■主な成分：**ジメチルポリシロキサン**(別名**ジメチコン**)

消化管内容物中に発生した気泡の分離を促すことを目的として配合されます。

<胃酸分泌抑制成分>

■主な成分：ロートエキス、**ピレンゼピン塩酸塩水和物**

胃酸分泌は副交感神経系の刺激によって亢進するため、過剰な胃液の分泌を抑える作用を期待して、**副交感神経遮断**成分(抗コリン成分)が配合されます。

■してはいけないこと

・ロートエキスを配合した内服薬、外用痔疾用薬(坐薬、注入軟膏)	
授乳中の人は本剤を服用しないか、本剤を服用する場合は授乳を避けること	理由：乳児に頻脈を起こすおそれがあるため(なお、授乳婦の乳汁分泌が抑制されることがある)
・ピレンゼピン塩酸塩水和物を配合した胃腸薬	
服用後、乗物または機械類の運転操作をしないこと	理由：目のかすみ、異常なまぶしさが現れることがあるため

■相談すること

・抗コリン成分又はロートエキスが配合された内服薬、外用痔疾用薬(坐薬、注入軟膏)	
高齢者	理由：緑内障の悪化、口渇、排尿困難又は便秘の副作用が現れやすいため
・ロートエキス	
排尿困難の症状がある人	理由：排尿筋の弛緩と括約筋の収縮が起こり、尿の貯留を来すおそれがあるため。とくに、前立腺肥大症を伴っている場合には、尿閉を引き起こすおそれがあるため
心臓病の診断を受けた人	理由：心臓に負担をかけ､心臓病を悪化させるおそれがあるため
緑内障の診断を受けた人	理由：抗コリン作用によって房水流出路(房水通路)が狭くなり、眼圧が上昇し、緑内障を悪化させるおそれがあるため

※抗コリン成分は、胃腸鎮痛鎮痙薬や乗物酔い防止薬にも配合されるため、併用には注意が必要。

知っておきたいマメ知識

H_2ブロッカーって？

ヒスタミンは体の中でさまざまなはたらきをする伝達物質の1つで、皮膚や粘膜ではかゆみや浮腫を起こします。でもそれ以外に、胃腺の壁細胞という胃酸を作り出す細胞にはたらいて、胃酸分泌を促すはたらきもあるのです。

同じヒスタミンなのですが、知覚神経や血管と壁細胞では受容体が違い、かゆみなどを引き起こすヒスタミン受容体がH_1受容体、壁細胞にあるのがH_2受容体。H_2ブロッカーはその名の通り、このH_2受容体をブロックして、胃酸分泌を抑える成分なのです。

ピレンゼピン塩酸塩水和物は、**消化管の運動**にはほとんど影響を与えずに胃液の分泌を抑える作用を示しますが、消化管以外では一般的な抗コリン作用のため、排尿困難、動悸、**目のかすみ**の副作用を生じることがあります。また、まれに重篤な副作用としてアナフィラキシーを生じることがあります。

●H_2ブロッカー

アセチルコリンのほか、**ヒスタミン**も胃液分泌を促す伝達物質の１つで、胃液分泌を抑制することを目的として、ヒスタミンのはたらきを抑える成分が配合された医薬品がH_2ブロッカーです。

C　胃腸鎮痛鎮痙薬

急な胃腸の痛みは、主に胃腸の過剰な収縮（痙攣）によって生じます。消化管の運動は**副交感神経**の興奮によって亢進し、また**副交感神経**の興奮は胃酸の分泌も亢進します。このため、胃腸の急な痛みには、**抗コリン**成分などを配合した胃腸鎮痛鎮痙薬が効果的です。

しかし、抗コリン成分は胃腸鎮痛鎮痙薬だけでなく、かぜ薬や乗物酔い防止薬、鼻炎用内服薬などにも配合されている場合があり、また一部の抗ヒスタミン成分のように抗コリン作用を併せもつものが配合されている場合があるため、併用は避ける必要があります。

＜抗コリン成分＞

■主な成分：**メチルベナクチジウム**臭化物、**ブチルスコポラミン**臭化物、**メチルオクタトロピン臭化物**、ジサイクロミン塩酸塩、オキシフェンサイクリミン塩酸塩、チキジウム臭化物　など

副交感神経の伝達物質であるアセチルコリンと受容体の反応を妨げることで、そのはたらきを抑えます。胃痛、腹痛、さしこみ（疝痛、癪）を鎮める（鎮痛鎮痙）のほか、胃酸過多

や胸やけに対する効果を目的に配合されます。

また、抗コリン作用を示す**アルカロイド**を豊富に含む生薬**ロートエキス**〔ロートコン（ナス科のハシリドコロなどの根茎及び根を基原とする生薬）の抽出物〕が配合されることもあります。

※疝痛：発作性の間欠的な痛み。

※癪：胸部や腹部に生じる激しい痛み。

※アルカロイド：植物由来のアルカリ性の化合物。

■してはいけないこと

・スコポラミン臭化水素酸塩水和物、メチルオクタトロピン臭化物を配合した胃腸鎮痛鎮痙薬、鎮暈薬（乗物酔い防止薬）	
服用後、乗物または機械類の運転操作をしないこと	理由：眠気、目のかすみ、異常なまぶしさ
・抗コリン成分を配合した胃腸薬、かぜ薬、胃腸鎮痛鎮痙薬、鼻炎用内服薬、乗物酔い防止薬	
服用後、乗物または機械類の運転操作をしないこと	理由：目のかすみ、異常なまぶしさ
・ブチルスコポラミン臭化物	
本剤または本剤の成分によるアレルギー症状を起こしたことがある人	理由：アレルギー症状の既往歴のある人が再度使用した場合、ショック（アナフィラキシー）、皮膚粘膜眼症候群（スティーブンス・ジョンソン症候群）、中毒性表皮壊死融解症（ライエル症候群）等の重篤なアレルギー性の副作用を生じる危険性が高まるため

■相談すること

・スコポラミン臭化水素酸塩水和物、メチルオクタトロピン臭化物、ヨウ化イソプロパミド等の抗コリン成分又はロートエキスが配合された内服薬、外用痔疾用薬（坐薬、注入軟膏）	
高齢者	理由：緑内障の悪化、口渇、排尿困難又は便秘の副作用が現れやすいため
・スコポラミン臭化水素酸塩水和物、メチルオクタトロピン臭化物、ヨウ化イソプロパミド、ロートエキス等の抗コリン成分	
排尿困難の症状がある人	理由：排尿筋の弛緩と括約筋の収縮が起こり、尿の貯留を来すおそれがあるため。とくに、前立腺肥大症を伴っている場合には、尿閉を引き起こすおそれがあるため
心臓病の診断を受けた人	理由：心臓に負担をかけ、心臓病を悪化させるおそれがあるため

緑内障の診断を受けた人	理由：抗コリン作用によって房水流出路（房水通路）が狭くなり、眼圧が上昇し、緑内障を悪化させるおそれがあるため
・メチルオクタトロピン臭化物、塩酸メチレキセンを配合した胃腸鎮痛鎮痙薬、乗物酔い防止薬	
授乳中の人	理由：乳汁中に移行する可能性があるため

＜パパベリン塩酸塩＞　**自律神経系**を介さず、消化管の平滑筋に直接はたらいて、胃腸の痙攣を鎮めます。抗コリン成分と異なり、胃液分泌を抑制する作用はありません。

■相談すること

・パパベリン塩酸塩	
緑内障の診断を受けた人	理由：眼圧が上昇し、緑内障を悪化させるおそれがあるため

※眼内圧を上昇させる作用は、自律神経を介した作用ではないとされています。

＜局所麻酔成分＞

■主な成分：**アミノ安息香酸エチル**、オキセサゼイン

消化管の粘膜および平滑筋に対する**麻酔作用**により、鎮痛鎮痙作用を現します。

■してはいけないこと

・アミノ安息香酸エチル	
6歳未満の小児	**メトヘモグロビン**血症を起こすおそれがあるため
・オキセサゼイン	
15歳未満の小児	小児に対する安全性は確立しておらず、一般用医薬品では、小児向けの製品はない
妊婦または妊娠していると思われる人	妊娠中における安全性は確立していないため

※局所麻酔成分を服用すると、痛みが感じにくくなることで重大な消化器疾患や状態の悪化等を見過ごすおそれがあるため、長期間に渡って漫然と使用することは避けること。

※メトヘモグロビン血症：赤血球中の**ヘモグロビン**の一部がメトヘモグロビンに変化して、赤血球の酸素運搬能力が低下し、**貧血**症状を呈する病気。正常な赤血球では、メトヘモグロビンの割合はヘモグロビン全体の1％以下に維持されているが、メトヘモグロビン血症では **10％**以上になる。

なお、オキセサゼインには**胃液分泌**を抑える作用もあるとされ、胃腸鎮痛鎮痙と制酸の両方の目的で使用されます。また、精神神経系の副作用として、頭痛、眠気、めまい、脱力感が現れることがあります。

＜生薬＞

■主な成分：エンゴサク、シャクヤク

エンゴサク ケシ科植物の塊茎を、通例、湯通ししたものを基原とする	鎮痛鎮痙作用を期待して用いられる。 なお、シャクヤクには鎮静作用もある
シャクヤク ボタン科のシャクヤクの根を基原とする	

D 主な注意点と受診勧奨

＜受診勧奨＞　一般用医薬品による対処を勧めるより、医療機関を受診したほうが良い場合。

■症状

・慢性的に胸やけや胃部不快感、胃部膨満感等の症状が現れる場合

⇒　制酸薬、健胃薬、消化薬などの胃薬は、**一時的**な胃の不調に伴う諸症状を緩和するもので、医薬品を使用したときは治まるが、やめると症状がぶり返し、医薬品が手放せないような場合には**食道裂孔ヘルニア**（胃の一部が横隔膜の上に飛び出した状態）や胃・十二指腸潰瘍、胃ポリープなどの可能性もある。

・嘔吐に**発熱**や下痢、**めまい**や興奮を伴う場合

・胃の中に吐くものがないのに吐き気が治まらない場合

・とくに乳幼児や高齢者で**嘔吐**が激しい場合

⇒　脱水症状を招きやすく、また、吐瀉（としゃ）物が気道に入り込んで呼吸困難を生じることもあるため、医師の診療を優先する。

※制酸薬は、胃液から胃粘膜を保護することを目的としたもので、暴飲暴食による胸やけ、吐き気、嘔吐等の症状を**予防するものではない**ことに注意。

・痛みが次第に強くなる、痛みが周期的に現れる、嘔吐（おうと）や**発熱**を伴う、下痢や血便・血尿を伴う、原因不明の痛みが30分以上続く等の場合

⇒　このような場合は、医師の診療を受ける前に胃腸鎮痛鎮痙薬などを使用すると、原因の特定が困難になることもあるため、避けること。

・腹部の痛みが、胃腸以外の臓器が原因で起こっている場合

⇒ 月経困難症、胆嚢炎、胆管炎、胆石症、急性膵炎などの可能性がある。また、血尿を伴って側腹部に痛みが生じた時は、腎臓や尿路の病気が疑われる。下痢を伴わずに腹部に痛みを生じる病気としては、腸閉塞（イレウス）、アニサキス症（寄生虫による症状）なども考えられる。

■アドバイス

腹八分目を心がける、よく噛んでゆっくりと食べる、香辛料やアルコール、カフェイン等、胃液分泌を高める食品の摂取を控えめにする等、生活習慣の改善を図ることも重要です。

腹痛と同時に下痢がある場合には基本的に下痢への対処が優先され、胃腸鎮痛鎮痙薬の適用にはならないため、注意が必要です。

＜胃の薬の服用方法＞

胃薬のうち、消化を助け、胃もたれを改善し、胃をすっきりさせることを目的としたものは「**食後**服用」のものが多く、空腹時や就寝時の胸やけ、ストレスによる胃酸の出すぎなどを抑えることを目的としたものは「**食間や就寝前**の服用」のものが多くなっています。また、どちらの効果も有する製剤では、「食後又は食間の服用」指示のものが多いものです。このことから、症状で薬を選択する場合は、その症状がひどいタイミングを確認したうえで、製剤の服用方法も参考に選択するとよいとされています。

check!! 次の( )内にあてはまる字句はなにか。

●胃では、強力な塩酸である(a)や、たんぱく質分解酵素である(b)による食物の消化が行われるが、こうした消化液は胃粘膜を溶かしてしまうほど強力なため、胃粘膜表面には(c)性の粘液がへばりつき、胃粘膜を守っている。

●制酸薬には、胃酸を(d)してはたらきを抑えたり、(e)を抑制したりする成分が配合される。

●制酸成分の中で、合成ヒドロ(f)やメタケイ酸アルミン酸マグネシウムは(g)を含む成分なので、透析を受けている人は服用してはいけないとされている。

●制酸成分を主体とする胃腸薬(制酸薬)は、(h)飲料等で服用すると胃内の酸度が上がり、中和作用が(i) することがある。

●センブリ、ゲンチアナ、リュウタンはいずれも(j)科の生薬で、(k)による健胃作用を目的として配合される。

●生薬以外の健胃成分としては、生体内に存在する有機酸の一種である(l)が配合されることがある。

●肝臓のはたらきを助ける成分には(m)や、ヒグマなどの胆汁を乾燥した(n)などがある。

●胃粘膜保護修復成分の中でも、(o)や(p)はアルミニウムを含む成分である。

●胃酸分泌抑制成分である(q)を配合した胃腸薬は、服用後、乗り物または機械類の運転操作をしてはいけない。なお、(q)は胃腸の運動に影響を与えることなく胃酸分泌を抑える。

●消化管の運動は(r)神経の興奮によって亢進し、また(r)神経の興奮は胃酸の分泌も亢進する。このため、胃腸の急な痛みには、抗コリン成分などを配合した(s)薬が効果的である。

●胃腸鎮痛鎮痙薬に配合される(t)は、自律神経を介さずに消化管の(u)に直接はたらいて胃腸の痙攣を鎮めるため、胃酸分泌は抑制しない。

●(v)成分であるアミノ安息香酸エチルとオキセサゼインのうち、(w)は胃酸分泌を抑制するはたらきもある。

●胃腸鎮痛鎮痙作用のある生薬には、(x)科のエンゴサクやボタン科の(y)がある。

a：胃酸　b：ペプシン　c：弱アルカリ　d：中和　e：分泌　f：タルサイト
g：アルミニウム　h：炭酸　i：低下　j：リンドウ　k：苦味
l：カルニチン塩化物　m：ウルソデオキシコール酸　n：ユウタン
o：アルジオキサ　p：スクラルファート水和物　q：ピレンゼピン塩酸塩水和物
r：副交感　s：胃腸鎮痛鎮痙　t：パパベリン塩酸塩　u：平滑筋　v：局所麻酔
w：オキセサゼイン　x：ケシ　y：シャクヤク

19 腸のトラブルと薬

A 腸の主なトラブル

腸は食物の本格的な消化と栄養素の吸収を行っている器官で、常に食物や**腸内細菌**といった異物と接しているため、また、**ストレス**などの影響を受けやすいため、トラブルが起こりやすい器官と言えます。

<主なトラブル> 腸に起こる主なトラブルとしては、便秘や軟便、**下痢**といった症状があります。これらの症状は、腸における消化、栄養分や水分の吸収が正常に行われなかったり、腸管がその内容物を送り出す運動(**蠕動運動**)に異常が生じたりしたときに現れます。また、腸の役割として、小腸が栄養分の吸収、大腸が水分の吸収を受け持っていると思われがちですが、実は飲食物中の水分は大半が**小腸**で吸収され、**大腸**では糞便(ふんべん)中の水分を調節する程度の吸収しか行われていません。

また、腸の活動は**自律神経**によって制御されていて、腸の異常は、腸自体やその内容物によるものだけでなく、腸以外の病気が**自律神経系**を介して起こしている場合もあります。

糞便には、腸内細菌が産生する物質や腸内細菌及びその死骸が多く含まれるため、**腸内細菌**の活動も便通や糞便の質に影響を与えます。

■下痢が起こる主な原因

急性の下痢…体の冷えや消化不良、細菌や**ウイルス**等の消化器感染(食中毒など)、緊張等の精神的なストレスなどが考えられます。

慢性の下痢…腸自体に病変を生じている可能性があります。

■便秘が起こる主な原因

一過性の便秘…環境変化等のストレスや医薬品の**副作用**などが考えられます。

慢性の便秘…加齢や病気による腸のはたらきの低下、便意を繰り返し我慢し続けることによる腸管の**感受性**の低下などが考えられます。

※それぞれの要因が重なり合い、便秘と下痢が交互に現れることもあります。

B 腸の薬

腸のトラブルを改善する主な医薬品には、整腸薬、止瀉薬、瀉下薬などがあります。瀉とは、**お腹を下す**という意味で、止瀉は下痢を止める、瀉下は便通を良くすることを意味します。

	適　　用	特　　徴
整腸薬	腸の調子や便通を整える(整腸)、腹部膨満感、軟便、便秘に用いられる	腸内細菌の数やバランスに影響を与えたり、腸の活動を促す成分を配合
止瀉薬	下痢、食あたり、吐き下し、水あたり、下り腹、軟便等に用いられる	腸やその機能に直接はたらきかけるもののほか、腸管内の環境を整えて腸に対する悪影響を減らすことで、止瀉効果を期待するものもある
瀉下薬(下剤)	便秘症状及び便秘に伴う肌荒れ、頭重、のぼせ、吹き出物、食欲不振、腹部膨満、腸内異常発酵、痔の症状の緩和、または腸内容物の排除に用いられる	腸管を直接刺激するもののほか、腸内細菌のはたらきによって生成した物質が腸管を刺激するものや、糞便のかさや水分量を増すものなど

また、整腸薬、瀉下薬では、医薬部外品として製造販売されている製品もあります。医薬部外品の製品は、人体に対する**作用が緩和**なもので、配合できる成分(瀉下薬については、糞便の**かさ**や**水分**量を増すことにより作用する成分に限られる)やその**上限量**が定められています。このほか、効能・効果の範囲も限定され、たとえば、**下痢・便秘の繰り返し等の場合における整腸については、医薬品にのみ認められます。**

＜整腸成分＞

■**主な成分**：ビフィズス菌、**アシドフィルス菌**、ラクトミン、乳酸菌、酪酸菌等の生菌成分、生薬　など

腸内細菌のバランスを整えたり、腸管の運動を調節したりする目的で配合されます。

ケツメイシ マメ科のエビスグサなどの種子	・整腸作用を期待して配合 ・日本薬局方収載のケツメイシ、ゲンノショウコについては、煎薬として整腸(便通を整える)、腹部膨満感等に用いられる
ゲンノショウコ ウロソウ科のゲンノショウコの地上部	
アセンヤク アカネ科の植物の葉及び若枝から得た水製乾燥エキス	

●トリメブチンマレイン酸塩

消化管の**平滑筋**に直接はたらいて、消化管の運動を**調整**する作用をもちます。つまり、

消化管運動が低下しているときは亢進的に、運動が亢進しているときは抑制的にはたらくという特殊な作用をもつため、しっかり覚えておきましょう。

また、この成分では、まれに重篤な副作用として**肝機能障害**を生じることがあります。

＜止瀉成分＞ 下痢を改善する止瀉薬に配合される成分には、収斂(れん)成分のほか、塩酸ロペラミド、腸内殺菌成分、吸着成分などがあります。

●収斂(れん)成分

■主な成分：**次没食子酸ビスマス**(じもつしょくし)、次硝酸ビスマス等のビスマスを含む成分、**タンニン酸アルブミン**のほか、タンニン酸やその類似の物質を含む生薬として、ゴバイシ、オウバク、オウレンなど

※ゴバイシ：ウルシ科のヌルデの若芽や葉上にアブラムシ科のヌルデシロアブラムシが寄生し、その刺激によって葉上に生成したのう状虫こぶを基原とする生薬

腸粘膜の**たんぱく質**と結合して不溶性の膜を形成し、腸粘膜をひきしめる（収斂(しゅうれん)）ことにより、腸粘膜を保護し、炎症を鎮めるはたらきがあります。また、**ビスマス**を含む成分は、収斂作用のほか、腸内で発生した有毒物質を分解する作用もあるとされます。オウバクとオウレンは、**抗菌**作用や**抗炎症**作用も期待して用いられます。

■してはいけないこと

・次没食子酸ビスマス、次硝酸ビスマス等のビスマスを含む成分	
服用時は飲酒しないこと	理由：吸収増大による精神神経系障害
・次没食子酸ビスマス、次硝酸ビスマス等のビスマスを含む成分を配合した止瀉薬	
１週間以上継続して服用しないこと	理由：海外において、長期連用した場合に精神神経症状が現れたとの報告があるため
・タンニン酸アルブミンを配合した止瀉薬	
本剤または本剤の成分、牛乳によるアレルギー症状を起こしたことがある人	理由：タンニン酸アルブミンは、乳製カゼインを由来としているため。カゼインは牛乳たんぱくの主成分であり、牛乳アレルギーのアレルゲンとなる可能性があるため

■相談すること

・タンニン酸アルブミン、次硝酸ビスマス、次没食子酸ビスマス等の収斂成分を主体とする止瀉薬	
急性の激しい下痢または腹痛・腹部膨満感・吐き気等の症状を伴う下痢がある人	理由：細菌性の下痢や食中毒では、下痢を止めるとかえって症状を悪化させることがあるため
・次硝酸ビスマス、次没食子酸ビスマス等のビスマスを含む成分	
胃・十二指腸潰瘍の診断を受けた人	理由：ビスマスの吸収が高まり、血中に移行する量が多くなるため、ビスマスによる精神神経障害等が発現するおそれがあるため

■注意点

次没食子酸（じもつしょくし）ビスマス、次硝酸ビスマス等のビスマスを含む成分は、長期連用した場合に**精神神経**症状（不安、記憶力減退、注意力低下、頭痛等）が現れたとの報告があるため、ビスマスが体内に吸収されないように注意する必要があります。また、ビスマスは**血液-胎盤関門**を通過することが知られており、**妊婦または妊娠していると思われる女性では使用を避けるべきである**とされています。

●ロペラミド塩酸塩

食べ過ぎ・飲み過ぎによる下痢、寝冷えによる下痢の症状に用いられます。止瀉作用は強いのですが、**水あたりや食あたりによる下痢は適用対象ではありません。**

■してはいけないこと

・ロペラミド塩酸塩を配合した止瀉薬	
本剤または本剤の成分によるアレルギー症状を起こしたことがある人	理由：アレルギー症状の既往歴のある人が再度使用した場合、ショック（アナフィラキシー）、皮膚粘膜眼症候群（スティーブンス・ジョンソン症候群）、中毒性表皮壊死融解症（ライエル症候群）等の重篤なアレルギー性の副作用を生じる危険性が高まるため
・ロペラミド塩酸塩（1回量が1mg以上の場合）を配合した止瀉薬	
服用後、乗物または機械類の運転操作をしないこと	理由：眠気が現れることがあるため

■相談すること

・ロペラミド塩酸塩を配合した止瀉薬	
授乳中の人	理由：吸収された成分の一部が乳汁中に移行するため
急性の激しい下痢または腹痛・腹部膨満感・吐き気等の症状を伴う下痢の症状	理由：こうした症状は細菌性の下痢や食中毒が考えられ、下痢を止めるとかえって症状を悪化させることがあるため
発熱を伴う下痢、血便または粘液便の続く人	
便秘を避けなければならない肛門疾患のある人	理由：便秘が引き起こされることがあるため

■注意点

・15歳未満の小児には適用がない

⇒　外国で乳幼児が過量摂取した場合に、**中枢神経系**障害、呼吸抑制、腸管壊死に至る麻痺性**イレウス**を起こしたとの報告があるため。

・使用は短期間にとどめる

⇒　2～3日間使用しても症状が改善しない場合には、医師の診療を受ける。

・同様の作用がある**胃腸鎮痛鎮痙薬**の併用は避ける

⇒　腸管の運動を低下させる作用や、水分や電解質の分泌を抑える作用もあるため、効き目が強過ぎて**便秘**が現れることがあり、まれに重篤な副作用として**イレウス様症状**を生じることもある。

このほか、まれにショック（アナフィラキシー）、皮膚粘膜眼症候群、中毒性表皮壊死融解症を生じることがあります。

●腸内殺菌成分

■**主な成分**：ベルベリン塩化物水和物、**タンニン酸ベルベリン**、アクリノール

細菌感染による下痢の症状を鎮める目的で配合されます。通常の腸管内に生息する**腸内細菌に対しても抗菌作用を示します**が、ブドウ球菌や大腸菌などに対する抗菌作用のほうが強いため、結果的に腸内細菌のバランスを正常に近づけます。

ベルベリン塩化物水和物 生薬のオウバクやオウレンに含まれる	抗菌作用のほか、抗炎症作用もあわせもつオウバクのエキス製剤は、苦味による健胃作用よりも、ベルベリンによる止瀉作用を期待して、消化不良による下痢、食あたり、吐き下し、水あたり、下り腹、軟便等の症状に用いられる
タンニン酸ベルベリン	消化管内ではタンニン酸（収斂作用）とベルベリン（抗菌作用）に分かれて、それぞれ止瀉にはたらく

●**吸着成分**

■**主な成分**：炭酸カルシウム、沈降炭酸カルシウム、乳酸カルシウム水和物、リン酸水素カルシウム、天然ケイ酸アルミニウム、ヒドロキシナフトエ酸アルミニウムのほか、生薬のカオリンや薬用炭　など

腸管内の**異常発酵**等によって生じた**有害**な物質を吸着させる目的で配合されます。

●**生薬成分**

■**主な成分**：木クレオソート

過剰な腸管の（蠕動）運動を正常化し、あわせて水分や電解質の分泌も抑える止瀉作用があります。また、歯に使用の場合、局所麻酔作用もあるとされます。

＜瀉下成分＞　便秘を改善する止瀉薬に配合される成分には、刺激性瀉下成分のほか、無機塩類、膨潤性瀉下成分、**ジオクチルソジウムスルホサクシネート**(DSS)やマルツエキスなどがあります。

●**小腸刺激性瀉下成分**

■**主な成分：ヒマシ油**

ヒマシ油は、**トウダイグサ**科のトウゴマの種子を圧搾して得られた脂肪油で、小腸で**リパーゼ**によって分解され、その分解産物が小腸を刺激します。主に誤食・誤飲等による中毒の場合など、腸管内の物質を速やかに体外に排除させなければならない場合に、腸内容物の急速な排除を目的として用いられます。

■**してはいけないこと**

・ヒマシ油を配合した瀉下薬	
激しい腹痛または悪心・嘔吐の症状がある人	理由：急性腹症(腸管の狭窄、閉塞、腹腔内器官の炎症等)の症状である可能性があるため
妊婦または妊娠していると思われる人	理由：腸の急激な動きに刺激されて流産・早産を誘発するおそれがあるため
連用しないこと	理由：一定期間又は一定回数使用しても症状の改善がみられない場合は、ほかに原因がある可能性があるため
駆虫薬(瀉下成分が配合されていない場合)と併用しないこと	理由：駆虫成分が腸管内にとどまらず吸収されやすくなるため
授乳中の人は本剤を服用しないか、本剤を服用する場合は授乳を避けること	理由：乳児に下痢を起こすおそれがあるため

大量に使用(服用)しないこと	理由：腸管粘膜への刺激が大きくなり、腸管粘膜に炎症を生じるおそれがあるため

ヒマシ油は、急激で強い瀉下作用(**峻下作用**)を示すため、激しい腹痛または悪心・嘔吐の症状がある人、妊婦または妊娠していると思われる女性、3歳未満の乳幼児では使用を避ける必要があります。また、防虫剤や殺鼠剤を誤って飲み込んだ場合のような**脂溶性の物質による中毒には、ナフタレンやリン等がヒマシ油に溶け出して、中毒症状を増悪させるおそれがある**ため、使用を避ける必要があります。

●大腸刺激性瀉下成分

■主な成分：**ビサコジル**、ピコスルファートナトリウムのほか、センナやセンノシド、**ダイオウ**、アロエ(ユリ科の植物の葉から得た液汁)、ジュウヤク(ドクダミ科のドクダミの花期の地上部)やケンゴシ(**ヒルガオ**科アサガオの種子)などの生薬　など

大腸を刺激して排便を促すことを目的として配合されます。

生薬	作用
センナ マメ科の植物の小葉	有効成分：センノシド 胃や小腸で消化されず、大腸の腸内細菌によって分解され、大腸を刺激する
ダイオウ タデ科の植物又はそれらの種間雑種の根茎	

※ダイオウは漢方処方の構成生薬としても使われることが多いが、瀉下を目的としない場合には瀉下作用は副作用となる。胃腸の弱い人は腹痛、激しい腹痛を伴う下痢といった副作用が現れやすくなるため、注意が必要。

知っておきたいマメ知識

アロエを食べると下痢をする？

私たちがよく目にするアロエは、観賞用のキダチアロエや食用のアロエ・ベラです。大腸刺激性の下剤にはアロエも含まれていますが、これはアロエ科ケープアロエとアロエ・アフリカーナまたはアロエ・スピカータとの雑種の葉から得た乳汁などで、私たちがよく知るアロエとは別物です。

ビサコジル	・大腸のうち、とくに結腸や直腸の粘膜を刺激することで、排便を促す ・結腸での水分の吸収を抑えて、糞便のかさを増大させるはたらきもある ・内服薬では、胃内で分解されて効果が低下したり、胃粘膜に無用な刺激をもたらすのを避けるため、腸内で溶けるように錠剤がコーティングされている(腸溶製剤)ことが多い
ピコスルファートナトリウム	胃や小腸では分解されないが、大腸に生息する腸内細菌によって分解されて、大腸への刺激作用を示す

※腸溶製剤は、**酸**性では溶けにくく、**中**性から**アルカリ**性で溶けるように工夫された製剤。胃内でビサコジルが溶け出す恐れがあるため、ビサコジル製剤服用前後 **1** 時間以内に**制酸成分**を含む胃腸薬の服用や**牛乳**の摂取は避けること。

■してはいけないこと

・センノシド、センナ、ダイオウ、ヒマシ油類	
授乳中の人は本剤を服用しないか、本剤を服用する場合は授乳を避けること	理由：乳児に下痢を起こすおそれがあるため
・センナ、センノシド、ダイオウ、ビサコジル、ピコスルファートナトリウム等の刺激性瀉下成分	
大量に使用(服用)しないこと	理由：腸管粘膜への刺激が大きくなり、腸管粘膜に炎症を生じるおそれがあるため

■相談すること

・瀉下薬 (カルボキシメチルセルロースカルシウム、カルボシキメチルセルロースナトリウム、ジオクチルソジウムスルホサクシネート又はプランタゴ・オバタ種皮のみからなる場合を除く)	
妊婦または妊娠していると思われる人	理由：腸の急激な動きに刺激されて流産・早産を誘発するおそれがあるため

刺激性下剤を服用すると、腸の急激な動きに刺激されて**流産・早産を誘発**するおそれがある(とくにセンナ及びセンノシド)ため、妊婦または妊娠していると思われる女性では、使用を避けるようにします。

また、刺激性下剤は連続して服用すると腸の運動が弱くなり、服用量を増やさないと効果が現れにくくなることがあります。このため、刺激性下剤は便秘の時だけに服用し、日ごろの排便が滞るようなときには**無機塩類**や**膨潤性瀉下成分**を使用するほか、ビフィズス菌や乳酸菌などの**整腸薬**を併用したり、食物繊維を積極的に摂るといった刺激性の成分に依存しない方法を指導するようにします。

●**無機塩類**

■**主な成分**：酸化マグネシウム、水酸化マグネシウム、硫酸マグネシウム水和物等のマグ

ネシウムを含む成分、**硫酸ナトリウム**　など

腸内容物の**浸透圧**を高めることで糞便中の水分量を増し、また大腸を刺激して排便を促します。

水分は、濃度の**低**いほうから濃度の**高**いほうに動き、この水分の移動に伴う圧力差を**浸透圧**と言います。腸管では、腸内容物から水分を吸収するときにこの**浸透圧**の差を利用しているため、腸内容物の塩分濃度を高めると水分の吸収が妨げられ、内容物中の水分量が多くなり、排泄しやすくなります。

■相談すること

・酸化マグネシウム、水酸化マグネシウム、硫酸マグネシウム水和物等のマグネシウムを含む成分、硫酸ナトリウムが配合された瀉下薬	
腎臓病の診断を受けた人	理由：ナトリウム、カルシウム、マグネシウム等の無機塩類の排泄が遅れたり、体内貯留が現れやすいため
・硫酸ナトリウム	
心臓病の診断を受けた人	理由：血液中の電解質のバランスが損なわれ、心臓の負担が増加し、心臓病を悪化させるおそれがあるため

※マグネシウムを含む成分は、一般に消化管からの吸収は少ないとされているが、一部は腸で吸収されて**尿中**に排泄される。このため、腎臓病の診断を受けた人では、**高マグネシウム血症**を生じるおそれがある。

●膨潤性瀉下成分

■主な成分：カルメロースナトリウム、カルメロースカルシウムのほか、**プランタゴ・オバタ**の種子または種皮

腸管内で水分を吸収して腸内容物に浸透し、糞便の**かさを増やす**ことで腸管を刺激し、さらに糞便を柔らかくすることで排便しやすくする目的で配合されます。膨潤性の名の通り、水分を吸収して膨らむ成分なので、効果を高めるためには十分な**水分摂取**が必要です。

●ジオクチルソジウムスルホサクシネート（DSS）

腸内容物に水分を**浸透**しやすくする作用があり、糞便中の水分量を増やして柔らかくすることで、排便を促します。

●マルツエキス

主成分である**麦芽糖**が腸内細菌によって分解（発酵）して生じる**ガス**が腸管を刺激し、便通を促します。瀉下薬としては比較的作用が穏やかなため、主に**乳幼児**の便秘に用いられることが多く、麦芽糖を**60**%以上含んで水飴状で甘く、乳幼児の発育不良時の栄養補給にも用いられます。

なお、乳児の便秘は母乳不足または調整乳希釈方法の誤りによって起こることもあります。こうした**水分不足に起因する便秘には、マルツエキスの効果は期待できません。**

C 主な注意点と受診勧奨

＜相互作用＞

■医薬品との相互作用

医薬品の成分には、副作用として便秘や下痢を起こすものがあり、こうした成分と止瀉薬、瀉下薬を一緒に服用することで、作用が強く現れたり、副作用が起こりやすくなったりします。

・便秘を起こしやすい成分：**カルシウム**やアルミニウムを配合した成分、ジヒドロコデインリン酸塩など腸管運動を抑制する成分

・下痢や軟便を起こしやすい成分：**マグネシウム**を配合した成分など

また、整腸薬や止瀉薬、瀉下薬が他の医薬品の有効性や**安全**性に影響を及ぼすこともあります。

・駆除した寄生虫の排出を促すために駆虫薬と瀉下薬を併用する場合

⇒ 瀉下薬として**ヒマシ油**を使用すると、駆虫成分が体内に吸収されやすくなり、全身性の副作用を生じる危険性が高まる。

・生菌成分が配合された整腸薬と、腸内殺菌成分が配合された止瀉薬の併用

⇒ 生菌成分のはたらきが腸内殺菌成分によって弱められる。

■食品との相互作用

食品にも緩下作用(緩和な瀉下作用)を示すものがあり、そうした食品との相互作用についても注意が必要です。

・**センナの茎**を用いた製品(葉や果実は医薬品にのみ用いられる)

⇒ 医薬品的な効能効果が標榜または**暗示**されていなければ、食品として流通可能で、微量の**センノシド**が含まれる場合があるため、瀉下薬と同時期に摂取すると、複数の瀉下薬を併用した場合と同様な健康被害につながるおそれがある。

＜受診勧奨＞ 一般用医薬品の使用はあくまで**対症**療法で、下痢や便秘を引き起こした**原因**の特定やその解消が図られることが、一般用医薬品の適正な使用を確保する上で重要です。

医療機関を受診したほうが良い場合。

・医薬品の使用中に原因が明確でない下痢や便秘を生じた場合

⇒ 医薬品(とくに胃腸薬など)の副作用として下痢や便秘が現れている可能性がある。

・下痢と便秘が繰り返し現れる場合

⇒ **過敏性腸症候群**の便通障害の場合は、止瀉薬や瀉下薬で症状が悪化することがある。

■**医療機関を受診したほうが良い下痢**

下痢は腸管内の有害な物質を排出するために起こる防御反応でもあるため、止瀉薬によって下痢を止めることでかえって症状の悪化を招くことがあります。また、下痢に伴って**脱水症状**を招きやすいため、水分や電解質の補充はしっかりする必要があります。

・下痢に**発熱**を伴う場合

⇒　食中毒菌等による腸内**感染症**の可能性があり、また、虫垂炎や虚血性大腸炎のような重大な疾患に起因する場合もある。

・便に血が混じっている場合

⇒　赤痢や腸管出血性大腸菌（O-157等）、潰瘍（かいよう）性大腸炎、大腸癌（がん）などによる腸管出血の可能性がある。

・粘液便が続いているような場合

⇒　腸の炎症性疾患の可能性もある。

■**医療機関を受診したほうが良い便秘**

便秘の改善には、便秘になりやすい食生活等の**生活習慣**の改善が図られることが重要で、瀉下薬の使用は一時的なものにとどめる必要があります。とくに刺激性瀉下成分を主体とする瀉下薬は、繰り返し使用すると腸管の**感受性**が低下して効果が弱くなるため、常用は避ける必要があります。

・瀉下薬が手放せなくなっているような慢性の便秘の場合

⇒　漫然と継続使用するよりも、医師の診療を受けることが望ましい。

・腹痛が著しい場合や便秘に伴って吐き気や嘔吐が現れた場合

⇒　急性腹症（ふくしょう）（腸管の狭窄（きょうさく）、閉塞（へいそく）、腹腔内器官の炎症など）の可能性があり、瀉下薬の配合成分の刺激によってその症状を悪化させるおそれもある。

知っておきたいマメ知識

過敏性腸症候群とは？

ストレスなどで起こりやすい腸の病気で、症状は下痢や便秘、または下痢と便秘が交互に現れることもあります。精神的なストレスに大腸が過敏に反応し、運動が亢進したり、部分的に痙攣することが原因とされ、便秘のときの便は、兎糞（とふん）状（ウサギのフンのようにコロコロした状態）になるのが特徴です。

check!! 次の( )内にあてはまる字句はなにか。

●飲食物中の水分は大半が(a)で吸収され、(b)では糞便中の水分を調節する程度の吸収が行われている。

●腸の活動は(c)神経によって制御されていて、腸以外の病気が(c)神経系を介して腸のはたらきに異常を生じさせる場合もある。

●整腸薬、瀉下薬では、(d)として製造販売されている製品もあるが、下痢・便秘の繰り返し等の場合における整腸については、(e)においてのみ認められている。

●(f)は、消化管の(g)に直接はたらいて、消化管の運動を調整する作用をもつ。消化管運動が低下しているときは(h)的に、運動が亢進しているときは(i)的にはたらく。

●収斂(しゅうれん)成分のうち、(j)を含む成分は、収斂作用以外に腸内で発生した有毒物質を分解する作用もあるとされる。また、生薬のオウバクとオウレンは、(k)作用と抗炎症作用も期待して用いられる。

●ビスマスを含む成分は(l)障害の副作用があり、とくに胃・十二指腸潰瘍の診断を受けた人では吸収されやすくなるため、「相談すること」とされている。

●止瀉成分のロペラミド塩酸塩では、副作用として(m)が起こりやすいほか、(n)が起こることがあるため、服用後は乗り物または機械類の運転操作をしてはいけないとされている。

●タンニン酸ベルベリンは、消化管内で(o)作用のあるタンニン酸と、(p)作用のあるベルベリンに分かれてはたらく。

●ヒマシ油は、小腸で(q)によって分解され、その分解産物が小腸を刺激することで、内容物の急速な排除を行う。

●防虫剤や殺鼠剤(さっそざい)を誤って飲み込んだ場合のような脂溶性の物質による中毒には、(r)を使用してはいけない。

●センノシドや(s)は、大腸内で腸内細菌によって分解されてから大腸を刺激する。

●ビサコジルを配合した瀉下薬はほとんどが腸溶製剤となっているが、これは、(t)性では溶けにくく、中性から(u)性で溶けるように工夫された製剤である。

a:小腸　b:大腸　c:自律　d:医薬部外品　e:医薬品
f:トリメブチンマレイン酸塩　g:平滑筋　h:亢進　i:抑制　j:ビスマス
k:抗菌　l:精神神経　m:便秘　n:眠気　o:収斂　p:抗菌　q:リパーゼ
r:ヒマシ油　s:ピコスルファートナトリウム　t:酸　u:アルカリ

20 痔と痔の薬

A 痔とは？

肛門は、胎児期に消化管のもとになる原始直腸と、肛門部がくぼんでできた原始肛門がくっ付いた部分で、伸縮性の違う組織が結合しているために複雑な構造になっています。結合部には**歯状線**と呼ばれるギザギザの線があり、これより上が**直腸粘膜**、下が**肛門上皮**となります。

痔は、肛門付近の**血管**が鬱血し、肛門に負担がかかることによって生じる肛門の病気の総称で、肛門部に過度の負担をかけることやストレスなどが原因となって起こる**生活習慣病**といえます。痔の主な症状には、**痔核（いぼ痔）**、**裂肛（切れ痔）**、痔瘻（あな痔）の３つがあります。

＜痔核（いぼ痔）＞　肛門には、細かい静脈が束になっていて、この静脈が拡張し、肛門にいぼ状の腫れができたのが痔核で、俗に「いぼ痔」と呼ばれます。**便秘**や、長時間同じ姿勢でいるなど、肛門に過度の圧迫をかけることが主な原因とされ、**直腸粘膜**にできる内痔核と、**肛門上皮**（皮膚）部分にできる**外痔核**があります。

■内痔核

歯状線より上の直腸粘膜にできた痔核で、直腸粘膜には**知覚神経**がほとんどないため、痛みは感じませんが、**出血**があるのが特徴です。また、症状が進行すると、排便時に肛門から成長した痔核がはみ出る**脱肛**になることもあります。

■外痔核

歯状線より下部の、肛門の出口側にできた痔核で、肛門上皮には知覚神経があるため、**痛み**が強いのが特徴です。

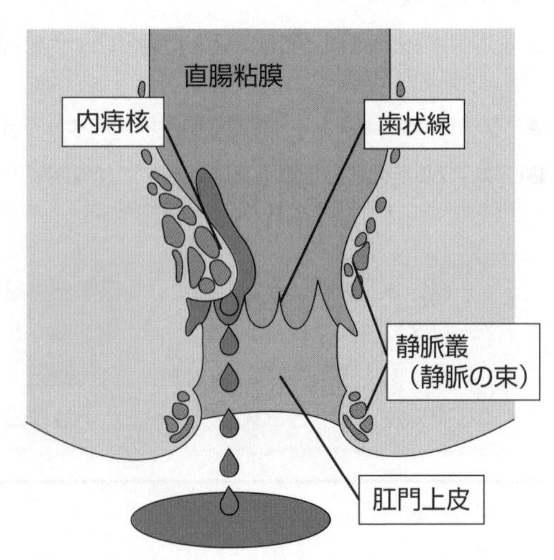

知っておきたいマメ知識

偉人の痔

「持病さへおこりて、消え入るばかりになん」と書いたのは、俳人・松尾芭蕉。切れ痔に悩んでいた芭蕉は、「消え入るばかり」、つまり「気を失いそうな」痛みに耐えかねて、『奥の細道』の旅を途中で打ち切ったそうです。

また、文豪・夏目漱石は、あな痔で手術をしましたし、あのナポレオンも、いぼ痔が悪化して戦闘指揮に集中できず、ワーテルローで敗れたと伝えられています。

＜裂肛（切れ痔）＞　肛門の出口からやや内側の**上皮部分**に傷ができた状態です。便秘などで硬くなった糞便を排泄したときや、下痢の便に含まれる多量の水分が肛門の粘膜に浸透し、炎症を起こしやすくなった状態で勢いよく便が通過したときなどに、粘膜が傷ついて起こります。一般に切れ痔または**裂け痔**と呼ばれます。

＜痔瘻（あな痔）＞　歯状線にある**肛門腺窩**（せんか）と呼ばれる小さなくぼみに糞便がたまって炎症を起こし、**化膿**した状態です。症状が進むと肛門周囲の皮膚部分から膿（うみ）があふれ、その膿で周辺の皮膚がかぶれ、赤く腫れて激痛を生じます。

＜痔の予防と治療＞　痔の予防には、**生活習慣**の改善が最も重要です。長時間座るのを避け、軽い運動によって**血行**を良くするほか、**食物繊維**の摂取を心がけるなど、まずは**便秘**を避ける必要があります。また、肛門に刺激を与える香辛料などの刺激性のある食べ物を避けることも大切です。

B　痔の薬

痔の薬は痔疾（じしつ）用薬と言い、外用薬と内服薬があります。外用薬は主に**痔核**（いぼ痔）または**裂肛**（切れ痔）による痛み、かゆみ、腫れ、出血等の**緩和**、患部の**消毒**を目的とする、肛門に用いる薬で、**坐剤**、軟膏剤（注入軟膏を含む）または**外用液剤**があります。また、内服薬は比較的緩和な抗炎症作用、血行改善作用を目的とする成分のほか、便秘を改善する瀉下（しゃげ）成分や**整腸成分**などが配合された薬です。外用薬といっしょに使うと効果的ですが、薬の使用とあわせて痔を生じた要因となっている**生活習慣**の改善も重要です。

＜外用痔疾用薬＞　外用痔疾用薬は肛門局所に用いる薬ですが、坐剤や注入軟膏では、成分の一部が**直腸粘膜**から吸収されて**循環血流中**に入りやすく、全身的な影響を生じることがあるため、配合成分によっては注意が必要です。また、外用痔疾用薬としての注意もあります。

■相談すること

・浣腸薬、**外用痔疾用薬**(坐薬、注入軟膏)	
妊婦または妊娠していると思われる人	理由：腸の急激な動きに刺激されて流産・早産を誘発するおそれがあるため

●局所麻酔成分

■主な成分：リドカイン、リドカイン塩酸塩、**アミノ安息香酸エチル、ジブカイン塩酸塩**、プロカイン塩酸塩

外用痔疾用薬には必ず配合される成分で、皮膚や粘膜などの局所に適用されると、その周辺の**知覚神経**をマヒさせて、痔に伴う痛み・かゆみを和らげます。

■してはいけないこと

・**リドカイン、リドカイン塩酸塩、アミノ安息香酸エチル又はジブカイン塩酸塩を配合した外用痔疾用薬**(坐薬、注入軟膏)	
本剤または本剤の成分によるアレルギー症状を起こしたことがある人	理由：アレルギー症状の既往歴のある人が再度使用した場合、ショック(アナフィラキシー)、皮膚粘膜眼症候群(スティーブンス・ジョンソン症候群)、中毒性表皮壊死症(ライエル症候群)等の重篤なアレルギー性の副作用を生じる危険性が高まるため

●抗ヒスタミン成分

■主な成分：ジフェンヒドラミン塩酸塩、ジフェンヒドラミン、**クロルフェニラミンマレイン酸塩**　など

痔に伴うかゆみを和らげることを目的として配合されます。

■してはいけないこと

・**ジフェンヒドラミン塩酸塩、ジフェンヒドラミンサリチル酸塩等のジフェンヒドラミンを配合した内服薬、点鼻薬、坐薬、注入軟膏**	
授乳中の人は本剤を服用しないか、本剤を服用する場合は授乳を避けること	理由：乳児に昏睡を起こすおそれがあるため

■相談すること

・抗ヒスタミン成分全般	
排尿困難の診断を受けた人	理由：排尿筋の弛緩と括約筋の収縮が起こり、尿の貯留を来すおそれがあるため。とくに、前立腺肥大症を伴っている場合には、尿閉を引き起こすおそれがあるため
緑内障の診断を受けた人	理由：抗コリン作用によって房水流出路(房水通路)が狭くなり、眼圧が上昇し、症状を悪化させるおそれがあるため

●局所刺激成分

■主な成分：クロタミトン、カンフル、ハッカ油、メントール　など

患部に穏やかな刺激を与え、**かゆみ**を鎮める目的で配合されます。

熱感刺激を与える…**クロタミトン**

冷感刺激を与える…カンフル、**ハッカ油**、メントール

●ステロイド性抗炎症成分

■主な成分：**ヒドロコルチゾン酢酸エステル**、プレドニゾロン酢酸エステル　など

肛門部の炎症や**かゆみ**を和らげる目的で配合されます。

■してはいけないこと

・ステロイド性抗炎症成分(コルチゾン換算で1gまたは1mLあたり0.025mg以上を含有する場合。ただし、坐薬及び注入軟膏では、含量によらず記載)	
長期連用しないこと	理由：副腎皮質の機能低下を生じるおそれがあるため

●その他の抗炎症成分

■主な成分：グリチルレチン酸

炎症を抑える目的で配合されます。比較的緩和な抗炎症作用を示します。

■してはいけないこと

・グリチルリチン酸二カリウム、グリチルレチン酸、カンゾウ等のグリチルリチン酸を含む坐薬、注入軟膏(1日用量がグリチルリチン酸として40mg以上、またはカンゾウとして1g以上を含有する場合)	
長期連用しないこと	理由：偽アルドステロン症を生じるおそれがあるため

●組織修復成分

■主な成分：アラントイン、アルミニウムクロルヒドロキシアラントイネート（別名アルクロキサ）

痔による肛門部の創傷の治癒を促す目的で配合されます。

●止血成分

■主な成分

アドレナリン作動成分	テトラヒドロゾリン塩酸塩、メチルエフェドリン塩酸塩、エフェドリン塩酸塩、ナファゾリン塩酸塩	血管収縮作用による止血効果を期待
収斂保護止血成分	タンニン酸、酸化亜鉛、硫酸アルミニウムカリウム、卵黄油	粘膜表面に不溶性の膜を形成することによる、粘膜の保護・止血

※タンニン酸については、ロートエキス・タンニン坐剤や複方ロートエキス・タンニン軟膏のように、鎮痛鎮痙作用を示すロートエキスと組み合わせて用いられることもある。

■相談すること

・メチルエフェドリン塩酸塩、メチルエフェドリンサッカリン塩を配合した外用痔疾用薬（坐薬、注入軟膏）	
授乳中の人	理由：乳汁中に移行するおそれがあるため
・メチルエフェドリン塩酸塩、メチルエフェドリンサッカリン塩、プソイドエフェドリン塩酸塩、トリメトキノール塩酸塩水和物、メトキシフェナミン塩酸塩等のアドレナリン作動成分又はマオウが配合された内服薬、外用痔疾用薬（坐薬、注入軟膏）	
高齢者	理由：心悸亢進、血圧上昇、糖代謝促進を起こしやすいため
甲状腺機能障害、甲状腺機能亢進症の診断を受けた人	理由：甲状腺機能亢進症の主な症状は交感神経の興奮によるものであり、交感神経を興奮させる成分は、症状を悪化させるおそれがあるため
糖尿病の診断を受けた人	理由：肝臓でグリコーゲンを分解して血糖値を上昇させる作用があり、糖尿病の症状を悪化させるおそれがあるため
高血圧の診断を受けた人	交感神経興奮作用により血圧を上昇させ、高血圧を悪化させるおそれがあるため
心臓病の診断を受けた人	交感神経興奮作用により心臓に負担をかけ、心臓病を悪化させるおそれがあるため

●殺菌消毒成分

■**主な成分**：クロルヘキシジン塩酸塩、**セチルピリジニウム塩化物水和物**、ベンザルコニウム塩化物、**デカリニウム塩化物**、**イソプロピルメチルフェノール**

痔疾患に伴う感染を防止する目的で配合されます。

※詳しくは、「16　内服アレルギー用薬(鼻炎内服薬を含む)」「22　外傷と傷薬」参照

●生薬、ビタミン類

シコン ムラサキ科のムラサキの根	新陳代謝促進、殺菌、抗炎症等の作用を期待
セイヨウトチノミ(セイヨウトチノキ種子) トチノキ科のセイヨウトチノキ(マロニエ)の種子	血行促進、抗炎症等の作用を期待
ビタミンE(トコフェロール酢酸エステル)	肛門周囲の末梢血管の血行を改善
ビタミンA油	傷の治りを促す

<内服痔疾用薬>　痔の症状を緩和するための内服薬で、生薬を中心に配合されています。また、便秘を改善するためにセンナや**ダイオウ**など、緩下作用(穏やかな瀉下作用)をもつ成分を配合した内服痔疾用薬については、**下痢**の症状のある人が服用する場合は注意が必要です。

■相談すること

・緩下作用のある成分が配合された内服痔疾用薬	
下痢の症状がある人	理由：下痢症状を助長するおそれがあるため

●生薬

センナ マメ科の植物の小葉	有効成分：センノシド 胃や小腸で消化されず、大腸の腸内細菌によって分解され、大腸を刺激する
ダイオウ タデ科の植物又はそれらの種間雑種の根茎	
カンゾウ マメ科の植物の根などで、ときには周皮を除いたもの	抗炎症成分のグリチルリチン酸を含み、抗炎症作用、気道粘膜からの分泌を促す作用などを期待
ボタンピ ボタン科のボタンの根皮	鎮痛鎮痙作用、鎮静作用を期待
トウキ セリ科のトウキ又はホッカイトウキの根を、通例、湯通ししたもの	血行を改善し、血色不良や冷えの症状を緩和するほか、強壮、鎮静、鎮痛等の作用を期待

3章 主な医薬品とその作用

サイコ セリ科のミシマサイコの根	抗炎症、鎮痛等の作用を期待
オウゴン シソ科のコガネバナの周皮を除いた根	いずれも主に抗炎症作用を期待して用いられる
セイヨウトチノミ トチノキ科のセイヨウトチノキ(マロニエ)の種子	
カイカ マメ科のエンジュの蕾(つぼみ)	いずれも主に止血効果を期待して用いられる
カイカク マメ科のエンジュの熟成果実	

●止血成分

■主な成分：カルバゾクロム

毛細血管を補強、強化して出血を抑えるはたらきがあるとされ、止血効果を期待して配合されます。

●ビタミン類

■主な成分：ビタミンE（トコフェロール酢酸エステル、トコフェロールコハク酸エステル　など）

肛門周囲の末梢血管の**血行**を促して、**鬱血(うっけつ)を改善**する目的で配合されます。

C　主な注意点と受診勧奨

<相互作用>

●外用痔疾用薬

坐剤及び注入軟膏については、成分の一部が**直腸**で吸収されて**循環血流中**に入り、**内服の場合と同様の影響を生じる**ことがあります。このため、同じ作用がある成分を含む内服薬や医薬部外品、食品などが併用されると、効き目が強過ぎたり、副作用が現れやすくなることがあります。

<受診勧奨>　一般用医薬品による対処を勧めるより、医療機関を受診したほうが良い場合。

■細菌の混合感染

肛門部にはもともと多くの細菌が存在しているため、痔の悪化などで細菌感染が起こると、異なる種類の細菌の混合感染が起こり、膿瘍(のうよう)や痔瘻(じろう)を起こし、周囲の組織に重大なダメージをもたらすことがあります。

また、痔の原因となる**生活習慣**の改善とともに、痔疾用薬を一定期間使用しても、排便時の出血、**痛み**、肛門周囲のかゆみなどの症状が続く場合には、**肛門癌**などの重大な病気の症状である可能性も考えられるため、病院の受診をお勧めします。

check!! 次の( )内にあてはまる字句はなにか。

●肛門内部には(a)と呼ばれるギザギザの線があり、これより上が(b)、下が肛門上皮である。

●痔の主な症状には、(c)、(d)、痔瘻(ろう)の３つのタイプがある。

●内痔核は、(e)より上にできた痔核で、直腸粘膜には(f)がないために、痛みはほとんど感じないが、(g)がみられる。これに対して外痔核は、肛門上皮にできた痔核で(h)が強いのが特徴である。

●痔の予防には、(i)の改善が最も重要で、軽い運動や食物繊維の摂取などを心がけ、まずは(j)にならないようにすることが大切である。

●ジブカイン塩酸塩やアミノ(k)は局所麻酔成分で、(l)神経をマヒさせて、痛みやかゆみを緩和する。

●かゆみを抑える局所刺激成分では、患部に熱感刺激を与える(m)が代表的である。

●ナファゾリン塩酸塩などのアドレナリン作動成分は、血管(n)作用による止血効果を期待して配合される。

●内服の痔疾用薬には(o)を改善するためにセンナなどが配合されることがあるが、下痢の症状がある人には注意が必要である。

●内服薬の止血成分としては、毛細血管を強化するはたらきのある(p)などが配合される。

a：歯状線　b：直腸粘膜　c：痔核(いぼ痔)　d：裂肛(切れ痔)　e：歯状線
f：知覚神経　g：出血　h：痛み　i：生活習慣　j：便秘　k：安息香酸エチル
l：知覚　m：クロタミトン　n：収縮　o：便秘　p：カルバゾクロム

21 その他の消化器官用薬

A 浣腸薬

浣腸薬は、**便秘**の場合に排便を促すことを目的として、**直腸**内に適用される医薬品で、注入薬と**坐薬**があります。

■してはいけないこと

・浣腸薬	
連用しないこと	理由：感受性の低下(いわゆる“慣れ”)が生じて、習慣的に使用される傾向があるため

■相談すること

・浣腸薬、外用痔疾用薬(坐薬、注入軟膏)	
妊婦または妊娠していると思われる人	理由：腸の急激な動きに刺激されて流産・早産を誘発するおそれがあるため
・瀉下薬(ヒマシ油、マルツエキスを除く)、浣腸薬、ビサコジルを主薬とする坐薬	
激しい腹痛のある人	理由：急性腹症(腸管の狭窄(きょうさく)、閉塞(へいそく)、腹腔内器官の炎症等)の可能性があり、瀉下薬や浣腸薬の配合成分の刺激によって、その症状を悪化させるおそれがあるため
悪心・嘔吐の症状がある人	

■注意点

浣腸薬は、**便秘**以外の時に直腸内容物の排除を目的として用いることは適正な使用とは言えません。また、便秘については、**便秘になりやすい食生活などの生活習慣の改善**が重要で、浣腸薬の使用は**一時的**なものにとどめる必要があります。とくに**乳幼児**では、安易な使用は避けるようにします。

このほか、腹痛が強い場合や、便秘に伴って**吐き気**や**嘔吐(おうと)**が現れた場合には、急性腹症(腸管の狭窄、閉塞、腹腔内器官の炎症など)の可能性があり、浣腸薬に配合された成分の刺激によって症状を悪化させるおそれがあります。なお、排便時に出血がある場合には、痔出血のほか、直腸**ポリープ**や直腸癌に伴う出血であることもあり、こうした場合も医師の診療を受ける必要があります。

<注入剤>　肛門から注入して用いる液剤です。

●使用法

①薬液の放出部を肛門に差し込み、薬液だまり部を絞って、薬液を押し込むように注入。
②注入するときはゆっくりと押し込み、注入が終わったら放出部をゆっくりと抜き取る。

なお、不快感を和らげるために、注入する薬液は人肌程度に温めておくと良いでしょう。また、薬液を注入した後**すぐに排便すると十分な効果が得られないので、便意が強まるまでしばらく我慢**します。１回に１本を使い切るようにしますが、半分だけ使ったような場合には、**感染**を防ぐため、**残った分は再利用しないで廃棄**します。

■主な成分：**グリセリン**、ソルビトール

浸透圧の差によって腸管壁から水分を取り込んで直腸粘膜を刺激し、排便を促します。直腸内の**浸透圧**変化に伴って、使用時の体調によっては肛門部に**熱感**を感じたり、人によっては不快感を感じたりすることもあります。

■相談すること

・グリセリンが配合された浣腸薬	
高齢者	理由：効き目が強過ぎたり、副作用が現れやすいため
痔出血の症状がある人	理由：腸管、肛門に損傷があると、傷口からグリセリンが血管内に入って溶血を起こす、また腎不全を起こすおそれがあるため
心臓病の診断を受けた人	理由：排便直後に急激な血圧低下等が現れることがあり、心臓病を悪化させるおそれがあるため

※グリセリン配合の浣腸薬では、排便時の血圧低下によって、**立ちくらみ**の症状が現れることがある。

<坐薬>

●使用法

①丸くなったほうを上にして、下のほうをティッシュなどでつまんで持つ。この時、柔らかければ少し冷やし、硬すぎる場合には柔らかくしてから使用する。
②中腰になって先端を肛門につけ、体温で少し溶けて滑りやすくなったらそのまま挿入する。奥まで入れたらそのまま立ちあがると、坐薬はさらに奥に入る。

挿入後すぐに排便すると十分な効果が得られないため、**便意が強まるまでしばらく我慢してから排便**します。

■主な成分：**ビサコジル**、炭酸水素ナトリウム

ビサコジルは腸溶製剤として内服の瀉下薬にも配合される成分で、強い**刺激**があります。炭酸水素ナトリウムは、直腸内で徐々に分解して**炭酸ガス**の細かい気泡を発生することで直腸を刺激し、排便を促します。坐薬でもまれに副作用としてショックを起こすことがあるため、注意が必要です。

B 駆虫薬

駆虫薬は、腸管内の寄生虫を駆除するために用いられる医薬品です。

一般用医薬品の駆虫薬が対象とする寄生虫は、**回虫**と**蟯虫**で、条虫(いわゆるサナダ虫など)や吸虫、鉤虫、旋毛虫、鞭虫などの駆除を目的とする一般用医薬品はないため、これらの駆除には医療機関の受診が必要です。

＜回虫と蟯虫の感染＞　いずれも、手指や食物に付着した**虫卵**が口から入ることで感染します。

●回虫

口から入った卵が**腸管**で孵化し、幼虫が腸管壁から体組織に入り込んで体内を巡り、肺に達した後に**気道**から再び**消化管**内に入って成虫となります。主な症状としては、腹痛や下痢、栄養障害等の消化器症状のほか、**呼吸器**等にも障害を引き起こすことがあります。

●蟯虫

肛門から這い出してその周囲に産卵するため、肛門部の**かゆみ**やそれに伴う**不眠**、神経症を引き起こすことがあります。

＜代表的な駆虫成分＞

駆虫成分	対象	特徴
サントニン	回虫	**回虫の自発運動を抑える作用があり、虫体を排便とともに排出させる** ※服用後、一時的に物が黄色く見えたり、耳鳴り、口渇が現れることがある
カイニン酸 マクリ［フジマツモ科のマクリの全藻］	回虫	**回虫に痙攣を起こさせる作用を示し、虫体を排便とともに排出させる**
ピペラジンリン酸塩水和物	回虫 蟯虫	アセチルコリン**伝達を妨げて、回虫及び蟯虫の運動筋を麻痺させるとともに、虫体を排泄させる** ※副作用として、痙攣、倦怠感、眠気、食欲不振、下痢、便秘などが現れることがある
パモ酸ピルビニウム	蟯虫	**蟯虫の呼吸や栄養分の代謝を抑えて殺虫作用を示す** ※赤〜赤褐色の成分で、尿や糞便が赤く着色することがある ※水に溶けにくいため消化管からの吸収は少ないとされているが、ヒマシ油との併用は避ける。また、空腹時に服用することとなっていないが、吸収率が高まる可能性があるため、脂肪分の多い食事やアルコール摂取は避ける

■してはいけないこと

・すべての駆虫薬	
「○○以上続けて服用しないこと」(承認内容により、回数または日数を記載)	理由：過度に服用しても効果が高まることはなく、かえって副作用を生じるおそれがあるため。虫卵には駆虫作用が及ばず、成虫になるのを待つため、1カ月以上の間隔を置く必要があるため
ヒマシ油と併用しないこと	理由：駆虫成分が腸管内にとどまらず吸収されやすくなるため
・瀉下成分を配合した駆虫薬	
他の瀉下薬と併用しないこと	理由：激しい腹痛を伴う下痢等の副作用が現れやすくなるため

■注意点

駆虫薬は、腸管内に生息する**虫体**にのみ作用します。虫卵や腸管内以外に潜伏した**幼虫**(回虫の場合)には効かないため、1カ月以上の間隔をおいて、それらが成虫となった頃にあらためて使用しないと完全に駆除することはできません。また、回虫や蟯虫の感染は、その感染経路から、通常、衣食を共にする**家族全員**に感染の可能性があり、保健所などで虫卵検査を受けて感染が確認された場合には、いっしょに駆虫をするのが基本です。

なお、**複数**の駆虫薬を併用しても駆虫効果が高まることはなく、逆に効果が弱まったり、副作用が現れやすくなったりするため、用法・用量は必ず守るようにしましょう。

駆虫薬はその有効成分(駆虫成分)が腸管内で作用する医薬品で、消化管から吸収されると、頭痛や**めまい**といった全身的な副作用が現れることがあります。**食後に服用すると、栄養分と一緒になって駆虫成分の吸収が高まるため、空腹時に使用する**必要があります。

駆虫薬は、駆除した虫体や腸管内に残った駆虫成分の排出を促すために瀉下薬を併用することがありますが、**ヒマシ油**を使用すると腸管内で駆虫成分が吸収されやすくなり、副作用を起こす危険性が高まるため、**ヒマシ油**との併用は避ける必要があります。

■相談すること

・サントニン	
肝臓病の診断を受けた人	理由：肝機能障害を悪化させるおそれがあるため
・ピペラジンリン酸塩水和物等のピペラジンを含む成分	
痙攣(けいれん)の症状がある人	理由：痙攣を起こしたことがある人では、発作を誘発する可能性があるため
肝臓病の診断を受けた人	理由：肝臓における代謝が円滑に行われず、体内への蓄積によって副作用が現れやすくなるため
腎臓病の診断を受けた人	理由：**腎臓**における排泄が円滑に行われず、副作用が現れやすくなるため
貧血の診断を受けた人	貧血の症状を悪化させるおそれがあるため

※ピペラジンは副作用として、痙攣、倦怠感、眠気、食欲不振、**下痢**、**便秘**などが現れることがある。

3章 主な医薬品とその作用

check!! 次の(　)内にあてはまる字句はなにか。

●浣腸薬は、(a)以外のときに直腸内容物の排除を目的として用いることは適正な使用とは言えない。また、便秘については、便秘になりやすい食生活などの(b)の改善が重要で、浣腸薬の使用は一時的なものにとどめる必要がある。

●浣腸薬を使用した後は、すぐに排便すると十分な効果が得られないので、(c)が強まるまでしばらく我慢する。

●注入薬の主な成分は(d)やソルビトールで、(e)の差によって腸管壁から水分を取り込んで直腸粘膜を刺激し、排便を促す。

●坐薬では、主な成分として(f)や炭酸水素ナトリウムが配合される。炭酸水素ナトリウムは、直腸内で徐々に分解して(g)の細かい気泡を発生することで直腸を刺激し、排便を促す。

●一般用医薬品の駆虫薬が対象とする寄生虫は、(h)と(i)のみである。(h)による症状としては、腹痛や下痢、栄養障害等の消化器症状のほか、呼吸器にも障害を起こすことがある。

●駆虫成分のうち、回虫のみに効果があるのは(j)と(k)で、蟯虫のみに効果があるのは(l)、両方に効果があるのは(m)リン酸塩水和物である。

●駆虫薬は、腸管内に生息する(n)にのみ作用し、虫卵や腸管内以外に潜伏した幼虫(回虫の場合)には効かないため、(o)カ月以上の間隔をおいて、それらが成虫となった頃にあらためて使用しないと完全に駆除することはできない。

●駆虫薬は、(p)に服用すると駆虫成分の吸収が高まり、頭痛や(q)といった全身的な副作用が現れることがあるため、(r)に使用する。

●駆虫薬は、駆除した虫体や腸管内に残った駆虫成分の排出を促すために(s)薬を併用することがあるが、(t)を使用すると腸管内で(u)成分が吸収されやすくなり、副作用を起こす危険性が高まる。

a：便秘　b：生活習慣　c：便意　d：グリセリン　e：浸透圧　f：ビサコジル
g：炭酸ガス　h：回虫　i：蟯虫　j：サントニン　k：カイニン酸
l：パモ酸ピルビニウム　m：ピペラジン　n：虫体　o：1　p：食後
q：めまい　r：空腹時　s：瀉下　t：ヒマシ油　u：駆虫

22 外傷と傷薬

A 外傷に用いる薬

傷薬は、日常の生活で生じる、比較的小さな切り傷、擦り傷、**掻き傷**などの創傷面の**化膿**を防止すること、または手指・皮膚の**消毒**を目的として使用される外用薬です。

配合成分やその**濃度**、効能・効果等があらかじめ定められた範囲内である製品は**医薬部外品**（消毒保護剤など）として製造販売されているものもありますが、**火傷**（**熱傷**）や化膿した創傷面の消毒、**口腔内**の殺菌・消毒などをあわせて目的とする製品については、医薬品だけが認められています。

＜殺菌消毒成分＞

・アクリノール	
一般細菌類の一部（連鎖球菌、黄色ブドウ球菌などの化膿菌）に対する殺菌消毒作用	・黄色の色素で、衣類に付くと着色し、脱色しにくくなることがある ・真菌、結核菌、ウイルスに対しては効果がない ・比較的刺激性が低く、創傷患部にしみにくい ・腸管内における殺菌消毒作用を期待して、止瀉薬にも配合される
・オキシドール	
一般細菌類の一部（連鎖球菌、黄色ブドウ球菌などの化膿菌）に対する殺菌消毒作用	・殺菌作用は、過酸化水素の分解に伴って発生する活性酸素による酸化、及び発生する酸素による泡立ちによる物理的な洗浄効果 ・作用の持続性は短く、組織への浸透性も低い ・刺激性があるため、目の周りへの使用は避ける
・ベンザルコニウム塩化物、ベンゼトニウム塩化物、セチルピリジニウム塩化物水和物、セトリミド	
いずれも陽性界面活性成分で、黄色ブドウ球菌、溶血連鎖球菌またはカンジダ等の真菌類に対する殺菌消毒作用	・結核菌やウイルスには効果がない ※いずれも石けんと混ざると殺菌消毒効果が低下するので、石けんで洗浄した後に使用する場合には、十分に洗い流す必要がある

・クロルヘキシジングルコン酸塩、クロルヘキシジン塩酸塩	
一般細菌類、真菌類に対して比較的広い殺菌消毒作用を示す	・結核菌やウイルスに対する殺菌消毒作用はない
・エタノール（消毒用エタノール）	
手指・皮膚の消毒、器具類の消毒のほか、創傷面の殺菌・消毒にも用いられる 結核菌を含む一般細菌、真菌、ウイルスに対する殺菌消毒作用	・皮膚刺激性が強いため、患部表面を軽く清拭するにとどめ、脱脂綿などに浸して患部に貼付することは避ける ・粘膜（口唇など）や目の周りへの使用は避ける
・イソプロピルメチルフェノール、チモール、フェノール（液状フェノール）、レゾルシン	
細菌や真菌類のたんぱく質を変性させることによる殺菌消毒作用	・患部の化膿を防ぐことを目的として用いられる ・レゾルシンは角質層を軟化させる作用もあり、にきび用薬や水虫・たむし用薬などにも配合される

●ヨウ素系殺菌消毒成分

ヨウ素の**酸化**作用により結核菌を含む一般細菌類、真菌類、**ウイルス**に対して殺菌消毒作用を示しますが、ヨウ素の殺菌力は**アルカリ性**になると低下するため、石鹸で患部を洗ってから使用する場合には、**石鹸をよく洗い落としてから使用**する必要があります。

ヨウ素系殺菌消毒成分は、外用薬として使用した場合でも、まれに**ショック（アナフィラキシー）**のような全身性の重篤な副作用を生じることがあるため、ヨウ素に対するアレルギーがある人では、使用を避ける必要があります。

また、医療用の造影剤にもヨウ素が含まれていることがあり、造影剤にアレルギーのある方も注意が必要です。

・ポビドンヨード：ヨウ素とポリビニルピロリドン（PVP）の化合物	
徐々にヨウ素が遊離して殺菌作用を示す	・体に使う場合は、口腔咽喉薬や含嗽薬として用いられる場合より高濃度で配合されているため注意
・ヨードチンキ：ヨウ素とヨウ化カリウムの混合物	
皮膚刺激性が強く、唇などの粘膜や目の周りへの使用は避ける。また、化膿している部位では、かえって症状を悪化させるおそれがある	

■してはいけないこと

・ポビドンヨードを配合した含嗽薬、口腔咽喉薬、殺菌消毒薬	
本剤または本剤の成分によるアレルギー症状を起こしたことがある人	理由：アレルギー症状の既往歴のある人が再度使用した場合、ショック(アナフィラキシー)、皮膚粘膜眼症候群(スティーブンス・ジョンソン症候群)、中毒性表皮壊死融解症(ライエル症候群)等の重篤なアレルギー性の副作用を生じる危険性が高まるため

<収斂・皮膚保護成分>

●**酸化亜鉛**…患部の**たんぱく質**と結合して皮膜を作り、皮膚を保護する。

●**ピロキシリン(ニトロセルロース)**…創傷面に薄い皮膜を形成して保護する成分で、**水ばんそうこう**などに配合される。

いずれの成分も、患部が浸潤または**化膿**している場合や傷が深い場合などには、表面だけを**乾燥**させてかえって症状を悪化させる恐れがあるため、使用を避ける必要があります。

<組織修復成分>

■**主な成分**：**アラントイン**、ビタミンA油

損傷した皮膚組織の修復を促します。

<止血成分>

■**主な成分**：ナファゾリン塩酸塩などのアドレナリン作動成分

患部の血管を**収縮**させることによる**止血**効果を期待して配合されます。

B　創傷への対応と受診勧奨

<創傷への対応>　けがの処置は、間違えると症状を悪化させることもあるため、適切な対応が求められます。

■**出血しているとき**

①傷部に清潔なガーゼやハンカチなどを当てて圧迫し、止血する(5分間程度は圧迫を続ける)

②創傷部を**心臓**より高くして圧迫すると、止血効果が高い

■**やけど(熱傷)の場合**

やけどは、できるだけ早く水道水などで**熱傷部を冷やす**ことが重要です。

①軽度の熱傷では、**痛みを感じなく**なるまで(15～30分間)冷やす

②冷やした後は、水疱（すいほう）を破らないようにガーゼなどで軽く覆う

■創傷面が汚れている場合

水道水などきれいな水でよく洗い流し、汚れた手で直接触れないようにします。水洗いが不十分で**創傷の内部に汚れが残ったまま、創傷表面を乾燥させるタイプの医薬品を使用すると、内部で雑菌が増殖して化膿することがある**ので注意が必要です。

■殺菌消毒剤の使用

傷に対して殺菌消毒剤を使うときには、**過剰**に使わないように注意する必要があります。人間の外皮表面には**皮膚常在菌**がいて、化膿の原因となる黄色ブドウ球菌、連鎖球菌などの増殖を防いでいます。しかし、患部に殺菌消毒薬を繰り返し使うと、皮膚常在菌が殺菌されてしまい、化膿しやすくなります。さらに、殺菌消毒成分によって**組織修復**が妨げられて、かえって治癒しにくくなったり、状態を悪化させてしまうこともあるのです。

■創傷面を乾燥させない絆創膏（ばんそうこう）

創傷面に浸出してくる液の中に、表皮の再生に必要な、細胞を**活性化**させる成分が含まれているため、乾燥させないほうが早く治癒するという考えから生まれた絆創膏です。

＜受診勧奨＞　一般用医薬品による対処を勧めるより、医療機関を受診したほうが良い場合。

・出血が止まらない、または著しい場合
・患部が**広範囲**な場合
・ひどい火傷の場合。とくに**低温火傷**は、表面上は軽症に見えても、組織の損傷が深部に達している場合があるため、注意が必要
・殺菌消毒薬を使い、**5～6**日経過して痛みが強くなってくる、または傷の周囲が赤く、化膿しているような場合

check!! 次の( )内にあてはまる字句はなにか。

●傷の殺菌消毒を目的とするものには、配合成分やその(a)、(b)等が予め定められた範囲内である製品は医薬部外品もあるが、(c)や化膿した創傷面の消毒、(d)の殺菌・消毒などをあわせて目的とする製品は、医薬品だけに認められている。

●アクリノールは、(e)色の色素で、比較的刺激性が(f)く、創傷患部にしみにくい。

●オキシドールは、(g)の分解で生じる活性酸素による酸化と、発生する(h)による物理的な洗浄効果が期待できる。ただし、作用の持続時間は短く、(i)性があるため、目の周りへの使用は避ける。

●ベンザルコニウム塩化物やベンゼトニウム塩化物は、いずれも(j)性界面活性成分で、(k)にも効果があるが、(l)と混ざると殺菌消毒効果が低下する。

●レゾルシンは細菌や真菌の(m)を変性させることで殺菌消毒効果を現し、さらに角質軟化作用もあることから、(n)薬や水虫・たむし用薬にも配合される。

●ヨードチンキはヨウ素と(o)の混合物で、皮膚刺激性が(p)い。また、ヨウ素系の成分は(q)性になると作用が弱まるため、石けんで洗った後は、しっかり水洗いしてから使用する。

●殺菌消毒剤を過剰に使うと、(r)菌の減少によって化膿菌が増殖したり、殺菌消毒成分によって(s)が妨げられたりすることで、治癒が遅れることがある。

●けがをして出血があるときには、患部にガーゼなどを当て、(t)より高くして(u)分程度圧迫する。また、火傷の場合は、痛みを感じなくなるまで15～30分ぐらい(v)ことが大切。

a：濃度　b：効能・効果　c：火傷(やけど)(熱症)　d：口腔内　e：黄　f：低
g：過酸化水素　h：酸素　i：刺激　j：陽　k：真菌　l：石けん
m：たんぱく質　n：にきび用　o：ヨウ化カリウム　p：強　q：アルカリ
r：皮膚常在　s：組織修復　t：心臓　u：5　v：冷やす

23 湿疹・皮膚炎に用いる薬

A ステロイド剤と非ステロイド剤

湿疹や皮膚炎に用いる外用薬には、いわゆるステロイド剤と非ステロイド剤があります。ステロイド剤は、ステロイド性抗炎症成分を配合した外用薬で、配合していないものが非ステロイド剤となります。

<ステロイド性抗炎症成分>

■**主な成分**：デキサメタゾン、**プレドニゾロン吉草酸エステル酢酸エステル**、プレドニゾロン酢酸エステル、ヒドロコルチゾン、ヒドロコルチゾン酪酸エステル、ヒドロコルチゾン酢酸エステル　など

ステロイドとは、コレステロールを原料に副腎皮質で作られる**副腎皮質ホルモン**（ステロイドホルモン）のもつ**抗炎症**作用に着目し、これと共通する化学構造（ステロイド骨格）を人工的に合成した成分のことを言います。

患部局所での炎症を鎮めるはたらきがあるため、とくにかゆみや発赤などの皮膚症状を抑えることを目的として配合されます。

■**してはいけないこと**

・ステロイド性抗炎症成分を配合した外用薬	
患部が化膿している人	理由：細菌等の感染に対する抵抗力を弱めて、感染を増悪させる可能性があるため
次の部位には使用しないこと：水痘（水ぼうそう）、みずむし・たむし等または化膿している患部	
・外用痔疾用薬、化膿性皮膚疾患用薬、鎮痒消炎薬、しもやけ・あかぎれ用薬（コルチゾン換算で1gまたは1mLあたり0.025mg以上を含有する場合。ただし、坐薬及び注入軟膏では、含量によらず記載）	
長期連用しないこと	理由：副腎皮質の機能低下を生じるおそれがあるため

■**注意点**

ステロイド性抗炎症成分は、末梢組織の**免疫**機能を低下させる作用があるため、細菌、真菌、ウイルスなどによる皮膚感染（水虫・たむし等の**白癬症**、にきび、化膿症状）を悪化させたり、持続的な刺激感といった副作用が現れることがあります。

また、ステロイド性抗炎症成分は、体の一部分に起こった湿疹、皮膚炎、かぶれ、あせも、虫さされなどの一時的な皮膚症状(ほてり・腫れ・かゆみなど)の**緩和**を目的とするもので、広範囲の皮膚症状や、**アトピー性皮膚炎**などの慢性の湿疹や皮膚炎に対する適用はありません。

短期的に使用する薬で、長期連用を避ける必要があるため、まとめ買いや頻回に購入する購入者に対しては、注意を促していく必要があります。なお、短期間の使用でも、患部が**広範囲**の人では、ステロイド性抗炎症成分の**吸収量**が多くなってしまうため、使用する場所を限って使うなど、過度の使用を避けるように工夫するようにします。

知っておきたいマメ知識

ステロイド剤の名前

ステロイド剤の名前のなかには、たいてい「～ゾン」か「～ゾロン」が含まれています。ですから、「次のうち、ステロイド性抗炎症成分はどれか？」なんて問題があったら、「ゾン」と「ゾロン」を探しましょう。

<非ステロイド性抗炎症成分>

■**主な成分**：ウフェナマート

プロスタグランジンの産生を抑えることで、抗炎症作用を示す成分です。

・ウフェナマート	
湿疹、皮膚炎、かぶれ、あせも等による皮膚症状の緩和を目的として用いられる	・プロスタグランジンの産生抑制の機序については明らかにされていないが、患部局所で炎症を起こした組織にはたらき、細胞膜の安定化、活性酸素の生成抑制などの作用により、抗炎症作用を示す ・刺激感(ヒリヒリ感)、熱感、乾燥感が現れることがある

<その他の抗炎症成分>

■**主な成分**：**グリチルレチン酸**、グリチルリチン酸二カリウム、グリチルリチン酸モノアンモニウム　など

成分の分子中にステロイドと共通する化学構造をもつ。生薬のカンゾウの有効成分で、比較的穏やかな抗炎症作用を示します。

＜局所麻酔成分＞

■**主な成分**：**ジブカイン塩酸塩**、リドカイン、**アミノ安息香酸エチル**、テシットデシチン など

切り傷、擦(す)り傷、掻(か)き傷などの創傷面の痛みや、湿疹、皮膚炎、かぶれ、あせも、虫さされなどによる皮膚の**かゆみ**を和らげます。

このほか、**アンモニア**は知覚神経に麻痺(まひ)を起こさせ、虫さされによるかゆみを緩和するはたらきがあります。ただし**皮膚刺激性**が強いため、口唇などの粘膜や目の周りには使用しないようにします。

＜抗ヒスタミン成分＞

■**主な成分**：ジフェンヒドラミン、ジフェンヒドラミン塩酸塩、**クロルフェニラミンマレイン酸塩**、ジフェニルイミダゾール、イソチペンジル塩酸塩 など

湿疹、皮膚炎、かぶれ、あせも、虫さされなどによる皮膚の**かゆみ**には、生体内の伝達物質であるヒスタミンが関係しているため、このヒスタミンのはたらきを**ブロック**することで、湿疹、皮膚炎、かぶれ、あせも、虫さされ等による一時的かつ部分的な皮膚症状(ほてり・腫れ・かゆみ等)を緩和します。

B 主な注意点と受診勧奨

＜受診勧奨＞ 一般用医薬品による対処を勧めるより、医療機関を受診したほうが良い場合。

- **5～6**日間使用して症状が治まらない場合

⇒一般用医薬品の使用によって一時的に症状が抑えられた場合でも、医薬品を長期間に渡って使用することは適切な使用法とは言えません。

- 慢性の湿疹や皮膚炎、または皮膚症状が広範囲に渡って生じているような場合

⇒感染症や内臓疾患、または免疫機能の異常などが原因になっている可能性も考えられます。とくに**アトピー性皮膚炎**は、医師による専門的な治療を要する疾患で、一般用医薬品で対処できる範囲を超えているため、必ず医療機関の受診をお勧めします。

- 原因がはっきりしないかゆみや痛みがある場合

⇒皮膚に現れている症状が、実は心臓や腎臓といったまったく別の器官の異常が原因になっていることもあります。

check!! 次の(　)内にあてはまる字句はなにか。

●ステロイド性抗炎症成分は、(a)ホルモンのもつ(b)作用に着目し、これと似た化学構造を人工的に合成したもの。

●ステロイド性抗炎症成分は、(c)を鎮めるはたらきがあるが、感染に対する抵抗力を(d)ため、患部が(e)している場合は使用できない。また、(f)皮膚炎などの慢性湿疹に対する適用はない。

●湿疹・皮膚炎に用いる主な非ステロイド性抗炎症成分には、(g)がある。なお、(g)には(h) の産生を抑えて炎症を鎮める作用があるが、副作用として(i)を起こすことがある。

●(j) は、知覚神経に麻痺を起こさせてかゆみを緩和するが、(k)性が強いため、唇や目の周りは避けるようにする。

●かゆみを抑える目的で、(l)塩酸塩などの抗ヒスタミン成分が配合されることもある。

●こうした皮膚用薬は、(m)日使用しても症状が治まらなかったり、(n)がはっきりしないかゆみや痛みの場合には、医療機関の受診を勧める。

a：副腎皮質　b：抗炎症　c：炎症　d：弱める　e：化膿　f：アトピー性
g：ウフェナマート　h：プロスタグランジン　i：刺激感や熱感　j：アンモニア
k：刺激　l：ジフェンヒドラミン　m：5〜6　n：原因

24 水虫と水虫・たむし用薬

A 水虫とは？

水虫やたむしは、皮膚糸状菌(**白癬菌**)という真菌類の一種が皮膚に寄生することで起こる感染症で、発生する部位によって、水虫、たむし、しらくもなど呼び名が変わります。白癬菌は、皮膚の角質層を構成する**ケラチン**というタンパク質を栄養源として増殖します。

＜水虫：手足の白癬＞　水虫はほとんどの場合、足にできますが、まれに手に感染することがあります(手白癬)。足の水虫は、大きく「**趾間型**」「**小水疱型**」「**角質増殖型**」の3つに分類されます。

●**趾間型**…指の間が白くふやけて皮がむけ、亀裂やただれといった症状を起こします。

●**小水疱型**…足の裏に小さな**水疱**ができて皮がむけたり、ときには膿をもった**膿疱**やただれが起こることもあります。

●**角質増殖型**…かかとから足の裏全体に角質の増殖が起こり、亀裂ができることもあります。強いかゆみがないため、水虫の自覚がないこともありますが、水虫が**慢性化**した時になりやすい状態と言われています。

＜ぜにたむし：体部白癬＞　白癬菌が**おなか**や背中、四肢などに感染したもので、こうした部位に輪状の小さな丸い病巣ができます。赤く皮がむけ、かゆみを伴うことも多い症状です。

＜いんきんたむし：頑癬(内股・尻・陰嚢付近の白癬)＞　ぜにたむしと同様の症状が**内股**にでき、尻や陰嚢付近に広がっていきます。なお、白癬菌は角質層を栄養源とするため、角質層がほとんどない陰嚢では増殖できず、陰嚢に症状がある場合には、ほとんどが湿疹と考えられます。

＜爪白癬(爪水虫)と頭部白癬(しらくも)＞

●**爪白癬**…白癬菌が爪にまで進行した状態。薬剤が届きにくいため、医療機関を受診し、内服抗真菌薬などの全身的な治療を行う必要があります。

●**頭部白癬**…白癬菌が頭部に感染した状態で、小児に多く、清潔にしておけば自然に治ることも多いのですが、炎症が強い場合には医師の診療を受ける必要があります。

B 水虫・たむし用薬

水虫やたむしは古くから知られているため、いろいろな民間療法があります。ただ、科学的な根拠がわからないものも多く、かえって症状を悪化させてしまう場合もあります。

＜剤形の選択＞ 水虫・たむし用薬は、白癬菌などの**真菌**の増殖を抑えたり、殺したりする抗真菌成分を配合した外用薬で、軟膏剤やクリーム剤、**液剤**などの剤形があり、患部の状態によって使い分けます。

・軟膏剤	
ジュクジュクと湿潤している患部に適している	・比較的刺激は少ない
・クリーム剤	
傷のある患部への使用は避ける	・乳化剤が刺激になることがある
・液剤	
有効成分の浸透性が高いため、皮膚が厚く角質化している部分に適している	・薬剤をアルコールに溶かしていることが多く、刺激が強い

■注意点

湿疹と水虫などの初期症状は似ていますが、湿疹に抗真菌成分を使うとかえって悪化することがあります。また、**陰嚢に症状がある場合には、湿疹などほかの原因であることが多い**ため、安易に水虫・たむし用薬を使用しないようにします。なお、湿疹か水虫かがはっきりしない場合は、抗真菌成分を配合した医薬品を使うことは避けたほうが良いでしょう。

水虫・たむし用薬は膣（ちつ）、外陰部などのほか、湿疹、湿潤、ただれ、亀裂や外傷のひどい患部、**化膿**している患部に使うと症状が悪化することがあります。患部が**化膿**している場合には、抗菌成分が配合された外用剤を使用するか、**化膿**が治まってから水虫・たむし用薬を使うようにします。

知っておきたいマメ知識

水虫と田虫（たむし）？

水虫、田虫という言葉が使われるようになったのは、江戸時代と言われています。水田で作業をする季節に、足に水泡ができてかゆくなったことから、水の中、または田んぼに虫がいたのではないかと考え、水虫とか田虫と呼ばれるようになったようです。

これが、白癬菌というカビの仲間の仕業とわかったのは大正時代と言われています。

<主な抗真菌成分>

●イミダゾール系抗真菌成分

■主な成分：**オキシコナゾール硝酸塩**、**ネチコナゾール塩酸塩**、ビホナゾール、スルコナゾール硝酸塩、エコナゾール硝酸塩、クロトリマゾール、ミコナゾール硝酸塩、チオコナゾール　など

白癬菌（皮膚糸状菌）の**細胞膜**を構成する成分の産生を妨げたり、細胞膜の性質（**透過性**など）を変化させることで、**増殖**を抑える成分です。副作用としてかぶれや腫れ、刺激感などが現れることがあり、**あるイミダゾール系成分が配合された水虫・たむし用薬でかぶれたことがある人は、ほかのイミダゾール系成分が配合された製品も避ける**必要があります。

●アモロルフィン塩酸塩、ブテナフィン塩酸塩、テルビナフィン塩酸塩

白癬菌の**細胞膜**を構成する成分の**産生**を妨げることで、増殖を抑えます。

●シクロピロクスオラミン

白癬菌の**細胞膜**に作用し、増殖・生存に必要な物質の**輸送**機能を妨げることで増殖を抑えます。

●ウンデシレン酸、ウンデシレン酸亜鉛

患部を**酸性**にすることで、白癬菌の増殖を抑えます。

●ピロールニトリン

白癬菌の**呼吸**や代謝を妨げることで、増殖を抑えます。単独での抗真菌作用は弱いので、通常、ほかの抗真菌成分と組み合わせて配合されます。

●その他の抗真菌成分

トルナフタート、エキサラミドなどが配合されている場合もあります。また、アオイ科のムクゲの樹皮のエキスを用いた生薬、**モクキンピ**（アオイ科のムクゲの幹皮）が配合されることがあります。

C　主な注意点と受診勧奨

<受診勧奨>　一般用医薬品による対処を勧めるより、医療機関を受診したほうが良い場合。

●ぜにたむしやいんきんたむしで患部が広範囲に及ぶ場合

⇒自己治療の範囲を超えている可能性があり、内服抗真菌薬の処方による全身的な治療が必要な場合もあるため。

●症状が爪や頭皮に現れている場合

⇒爪白癬（爪水虫）や頭部白癬（**しらくも**）は、基本的に医療機関の受診が必要なため。

●水虫やたむしに対する基礎的なケアとあわせて、水虫・たむし用薬を2週間位使用して

も症状が良くならない場合
⇒抗真菌成分に耐性を生じている可能性や、皮膚糸状菌による皮膚感染でない可能性がある。または配合成分によっては、かゆみ、落屑（らくせつ）、ただれ、水疱（ほう）など、水虫・たむしの症状と判別しにくい副作用が現れるものもあり、こうした副作用である可能性もあるため、別の水虫・たむし用薬に切り替えることはせずに医療機関を受診するように勧める。

check!! 次の（　）内にあてはまる字句はなにか。

●足の水虫は、指の間が白くふやけて皮がむけ、ただれたりする（ a ）型、足の裏に小さな水泡ができる（ b ）型、かかとから足の裏全体の皮膚が厚くかたくなる（ c ）型の３つがある。

●足以外に（ d ）が感染したものでは、おなかや背中などに感染した（ e ）、内股付近に感染した（ f ）のほか、爪白癬や（ g ）など、医療機関での治療が必要なものもある。

●水虫薬の剤形の選択は、患部がジュクジュクしていれば（ h ）が適している。液剤は成分の（ i ）性が高く、角化している患部に適しているが（ j ）が強い。

●ネチコナゾール塩酸塩などの（ k ）系抗真菌成分は、白癬菌の細胞膜を構成する成分の（ l ）を妨げたり、細胞膜の（ m ）を変化させたりすることで増殖を抑える。

●シクロピロクスオラミンは、白癬菌の細胞膜に作用し、増殖・生存に必要な物質の（ n ）機能を妨げる。

●ピロールニトリンは、白癬菌の（ o ）や代謝を妨げる。

a：趾間　b：小水疱　c：角質増殖　d：白癬菌　e：ぜにたむし
f：いんきんたむし　g：頭部白癬（しらくも）　h：軟膏剤　i：浸透　j：刺激
k：イミダゾール　l：産生　m：性質　n：輸送　o：呼吸

25 その他の皮膚用薬

A うおのめ、たこ、いぼの薬

うおのめ、たこは、皮膚の一部に**機械的**な刺激や圧迫が繰り返し加わったことにより、**角質層**が部分的に厚くなったものです。

＜うおのめ＞　正式には**鶏眼**（けいがん）と言い、角質の芯がくさび型に**真皮**に食い込んでいるので、**圧迫されると痛みを感じます。**

＜たこ＞　正式には**胼胝**（べんち）と言い、角質層の一部が単純に厚くなったものなので、芯がなく、**圧迫されても痛みはありません。**

＜いぼ＞　正式には**疣贅**（ゆうぜい）と言い、表皮が隆起した（盛り上がった）小型の良性の腫瘍（しゅよう）で、**ウイルス性**のいぼと**老人性**のいぼに大別されます。**ウイルス性**のいぼは、１～２年で自然に治っていくことも多いようです。

＜角質軟化薬＞　**うおのめ**や**たこ**の治療に用いる薬のうち、配合成分やその濃度等が予め定められた範囲内である製品については、**医薬部外品**として製造販売されているものもありますが、**いぼ**に用いる製品については、医薬品だけが認められています。

また、**一般用医薬品にはいぼの原因となるウイルスを抑える作用をもつものはありません**。このため、自然治癒がむずかしい広範囲のいぼや、外陰部や肛門周囲にできた場合には、医師の診療が必要です。

■角質軟化成分

・サリチル酸	
角質成分を溶解することにより角質軟化作用を示す	・抗菌、抗真菌、抗炎症作用も期待され、にきび用薬等に配合されている場合もある ・頭皮の落屑（ふけ）を抑える効果を期待して、毛髪用薬に配合されている場合もある
・イオウ	
皮膚の角質層を構成するケラチンを変質させることにより、角質軟化作用を示す	・抗菌、抗真菌作用も期待され、にきび用薬等に配合されている場合もある

■保湿成分

角質層の細胞間脂質や角質層中にもともと存在する**アミノ酸**、**尿素**、乳酸などの保湿因子が減ったり、**皮脂**の分泌が低下したりすると、角質層の水分保持量が減り、皮膚が乾燥します。こうした皮膚の乾燥を改善するのが保湿成分で、**グリセリン**、**尿素**、白色ワセリンのほか、オリブ油(モクセイ科のオリーブの果実を圧搾して得た脂肪油)、**ヘパリン**類似物質が使われます。

B にきび用薬

にきび、吹き出物は、最も一般的に起こる化膿性皮膚疾患で、ストレス、食生活の乱れ、**睡眠**不足など、さまざまな要因によって肌の**新陳代謝**機能が低下し、毛穴に**皮脂**や老廃物がつまり、そこで**にきび桿菌**(**アクネ菌**)が増殖することによって起こります。

また、化膿性皮膚疾患にはこのほか、毛嚢炎や**とびひ**などもあります。

<にきび>　**にきび桿菌**は皮脂を分解するのですが、このときに作られる**遊離脂肪酸**によって、毛包周囲に炎症が起こり、さらにほかの細菌の感染が起こって膿をもち、膿疱や膿腫ができるのです。ひどくなると色素沈着を起こして赤くしみが残ったり、**クレーター**状の瘢痕が残ったりすることもあります。

にきびの治療には、洗顔などで常に皮膚を**清潔に保つ**ことが基本で、にきびをつぶしたり、無理に膿を出そうとすると、炎症を悪化させて皮膚の傷を深くし、跡が残りやすくなるため注意が必要です。さらに、ストレスを取り除き、バランスのとれた食事をとり、十分に睡眠をとるなど、規則正しい生活を送ることも大切です。また、化粧品も**油分**の多いものはにきびを悪化させることがあるため、**水性**成分主体のものが良いと言われています。

<毛嚢炎>　にきび桿菌(アクネ菌)でなく、**黄色ブドウ球菌**などの化膿菌が**毛穴**から侵入し、**皮脂腺**や汗腺で増殖してできる吹き出物です。疔とも呼ばれ、にきびに比べて痛みや腫れが**強く**なります。また、この毛嚢炎が**顔面**にできたものを、面疔と呼びます。

<とびひ>　正式には**伝染性膿痂疹**と言い、毛穴からではなく、虫さされやあせも、掻き傷などから**化膿菌**が侵入したものです。水疱や痂皮(かさぶた)、ただれ(びらん)ができ、水疱が破れて分泌液が付着すると、皮膚の他の部分や他人の皮膚に拡がることがあるため、注意が必要です。

＜代表的な抗菌成分＞

●**サルファ剤**：スルファジアジン、**ホモスルファミン、スルフィソキサゾール**　など
細菌の**DNA**合成を阻害することで細胞分裂を抑え、抗菌作用を示します。

●**バシトラシン**
細菌の**細胞壁**合成を阻害することにより抗菌作用を示します。

●**フラジオマイシン硫酸塩、クロラムフェニコール**
いずれも細菌の**たんぱく質**合成を阻害することにより抗菌作用を示します。

＜代表的な抗炎症成分＞

●**イブプロフェンピコノール**
非ステロイド性抗炎症成分である**イブプロフェン**の誘導体です。外用薬としての鎮痛作用はほとんど期待できませんが、吹き出物に伴う皮膚の発赤や腫れを抑えるほか、吹き出物の拡張を抑える作用があるとされ、もっぱら**にきび**治療薬として用いられます。

C　主な注意点と受診勧奨

＜受診勧奨＞　一般用医薬品による対処を勧めるより、医療機関を受診したほうが良い場合。

- 患部が広範囲の場合
- 湿潤（しつじゅん）やただれなど、患部の症状がひどい場合
- 化膿性皮膚疾患用薬を**5〜6**日間使用しても症状の改善がみられない場合

⇒化膿性皮膚疾患用薬を漫然と使用していれば、皮膚常在菌の活動や増殖は抑えられますが、その一方で、**連鎖球菌**、黄色ブドウ球菌などの化膿菌が**耐性**を獲得するおそれがあります。また、**免疫機能**が低下しているなどの重大な病気の可能性もあるため、医薬品の使用を中止して医師の診察を受ける必要があります。

- **ウイルス**性のいぼの場合

check!! 次の( )内にあてはまる字句はなにか。

●うおのめとたこは、皮膚の一部に機械的な(a)や圧迫が繰り返し加わったことによって起こる症状で、(b)は圧迫すると痛みを感じ、(c)は圧迫しても痛みを感じない。

●うおのめとたこの治療薬には医薬部外品もあるが、(d)に用いる製品は医薬品だけが認められている。

●(e)は、角質を溶解することで角質軟化作用を示し、頭皮のふけを抑える効果を期待して、(f)薬にも配合される。イオウは、角質層の(g)を変質させることで角質軟化作用を示し、(h)作用などもあることから、にきび用薬にも配合される。

●にきびは、肌の新陳代謝機能が低下した時などに、毛穴に皮脂や老廃物がつまり、そこに(i)が増殖することで起こる。

●抗菌成分であるサルファ剤は、細菌の(j)合成を阻害することで細胞分裂を抑え、抗菌作用を示す。

●フラジオマイシン硫酸塩や(k)は、細菌の(l)合成を阻害することで抗菌作用を示す。

●(m)は、非ステロイド性抗炎症成分であるイブプロフェンの誘導体で、吹き出物に伴う皮膚の発赤や腫れを抑える。

a：刺激　b：うおのめ　c：たこ　d：いぼ　e：サリチル酸　f：毛髪用
g：ケラチン　h：抗菌　i：にきび桿菌(アクネ菌)　j：DNA
k：クロラムフェニコール　l：たんぱく質　m：イブプロフェンピコノール

26 肩こり・腰痛・筋肉痛の治療薬

A さまざまな剤形

肩こり・腰痛・筋肉痛の治療薬は、肩や腰の筋肉や**関節**に起こった痛みや炎症などを鎮めるはたらきのある医薬品で、外用薬と内服薬があります。内服薬については「13　頭痛・発熱と解熱鎮痛薬」で解説していますので、ここでは外用薬について解説します。

＜剤形による取扱上の注意＞

■塗り薬(軟膏剤、クリーム剤)

塗り薬は、**いったん手の甲などに必要量を取ってから患部に塗布**します。これは、薬剤を容器から直接指に取り患部に塗布したあと、また指に取ることを繰り返すと、容器内に**雑菌**が混入するおそれがあるためです。

薬を塗り終わったら、手に付いた薬を十分に洗い流します。これは、塗布したあと手に薬剤が付いたままにしておくと、薬剤が目や口の**粘膜**などに触れて**刺激感**を生じるおそれがあるためです。

■貼付(ちょうふ)剤(テープ剤、パップ剤)

不織布(ふしょくふ)などにあらかじめ薬剤が付いている剤形で、薬剤をカバーしているシートを取り除いて患部に貼ります。このとき、患部やその周囲に**汗や汚れ**が付いた状態で貼ると、有効成分の**浸透性**が低下したり、**はがれやすく**なったりするなど、十分な効果が得られない場合がありますので、患部を清潔にしてから貼る必要があります。

なお、同じ場所に連続して貼付剤を貼ると、**かぶれ**などを起こしやすいため注意が必要です。

■スプレー剤、エアゾール剤

薬液を患部に吹き付けるタイプの剤形で、冷却効果をもったものなどもあります。使用するときには、あまり患部に**近づけ**たり、一定時間を超えてスプレーしたりすると**凍傷**を起こすことがあるため、使用上の注意に従って患部から十分離して噴霧し、**連続して噴霧するのは3秒以内**にしましょう。

なお、目の周辺や粘膜(口唇など)に使うと、強い**刺激感**を感じることがあるために避け、さらに吸入しないように注意する必要があります。

■その他

外皮用薬は皮膚に用いる医薬品ですので、皮膚に汚れや**皮脂**が多く付いていると、**浸透**

性が下がり、十分な効果を得られない可能性があります。このため、患部を清潔にしてから使うようにします。

とくに、表皮の表面が清潔で、**角質層**が柔らかくなる入浴後に使用するのが効果的です。ただし、刺激のある貼付剤などは、入浴1時間前にははがし、入浴後は皮膚のほてりが鎮まってから貼付するようにします。

■してはいけないこと（外用消炎鎮痛薬全般）

・すべての外用消炎鎮痛薬	
次の部位には使用しないこと：目や目の周囲、粘膜(たとえば口腔、鼻腔、膣など)	理由：皮膚刺激成分により、強い刺激や痛みを生じるおそれがあるため
次の部位には使用しないこと：湿疹、かぶれ、傷口など	
・外用消炎鎮痒剤のエアゾール剤に限る	
次の部位には使用しないこと：目や目の周囲、粘膜(たとえば口腔、鼻腔、膣など)	理由：エアゾール剤は特定の局所に使用することが一般に困難であり、目などに薬剤が入るおそれがあるため

＜外用薬に共通する主な副作用＞　局所性の副作用として、適用部位に発疹・発赤、**かゆみ**などが現れることがあります。また、こうした副作用は外皮用薬の適応症と区別することが難しい場合もあり、一定期間使用しても症状が改善しない場合には、副作用の可能性も考慮して、専門家に相談するようにします。

B 肩こり・腰痛・筋肉痛の薬

肩こり・腰痛・筋肉痛に用いる外用薬には、**抗炎症**成分を中心にさまざまな成分が配合されます。また抗炎症成分の中には副作用が現れやすいものもあるため、しっかり覚えておきましょう。

＜非ステロイド性抗炎症成分＞

■主な成分：インドメタシン、ケトプロフェン、**フェルビナク**、ピロキシカム、ジクロフェナクナトリウム

皮膚の下層にある骨格筋や関節部まで浸透して、**プロスタグランジン**の産生を抑える作用によって筋肉痛、関節痛、肩こりに伴う肩の痛み、腰痛、**腱鞘炎**(けんしょうえん)、肘(ひじ)の痛み(テニス肘など)、打撲、**捻挫**(ねんざ)などに効果を現します。

■注意点

こうした外用消炎鎮痛薬は、多く使用したからといって鎮痛効果が高まることはなく、逆に**副作用**が現れる可能性が高くなります。こうしたことから、多くの製品では塗り薬やエアゾール剤は1週間あたり**50g**（または**50mL**）を超える使用、貼付剤については連続して**2**週間以上の使用を避けることとしています。また、いずれも**長期連用**を避ける必要があるので、まとめ買いや頻繁に購入する購入者に対しては、注意を促していくことも大切です。

外用消炎鎮痛薬には殺菌作用はないため、皮膚感染症に対しては効果がなく、逆に痛みや腫れを鎮めてしまうことで、かえって**皮膚感染**がわかりにくくなるおそれがあります。

なお、吸収された成分の一部が循環血液中に入る可能性があり、インドメタシン、**ケトプロフェン**、ピロキシカムなどは、妊婦または妊娠していると思われる女性では、胎児への影響を考慮し、使用を避けるようにします。このほか、外用消炎鎮痛薬に配合される非ステロイド性抗炎症成分は、小児への使用については有効性・安全性が確認されていません。このため、インドメタシンを主薬とする外皮用薬では、**11**歳未満の小児（インドメタシン含量1%の貼付剤では**15**歳未満の小児）向けの製品はなく、インドメタシン以外の成分を配合したものは、**15**歳未満の小児向けの製品はありません。

●インドメタシンの注意点

使用した部位の皮膚に、**腫れ**、ヒリヒリ感、**熱感**、乾燥感が現れることがあるため、皮膚が弱い人がインドメタシン含有の貼付剤を使用するときには、あらかじめ1～2cm角の小片を腕の内側など、皮膚の薄い部位に半日以上貼ってみて、皮膚に異常を生じないことを確認したほうが良いとされています。

●ケトプロフェンの注意点

ケトプロフェンは、いくつかの医療用医薬品と化学構造が似ているため、以下のような医薬品で、発疹・発赤、かゆみ、かぶれなどのアレルギー症状が現れた人は、使用してはいけないとされています。

・チアプロフェン酸：内服薬として用いられる非ステロイド性抗炎症成分
・スプロフェン：**外用薬**として用いられる非ステロイド系抗炎症成分
・フェノフィブラート：**脂質異常症**用薬（内服）の成分
・**オキシベンゾン**、オクトクリレン：化粧品や医薬部外品に**紫外線吸収剤**として配合される添加物

また、まれに重篤な副作用として、**アナフィラキシー**、**接触皮膚炎**、光線過敏症を起こすことがあります。光線過敏症は、紫外線により、使用中または使用後しばらくしてから**湿疹**や赤みが現れる症状で、ケトプロフェンが配合された外皮用薬を使用している間だけでなく、**使用後も当分の間は天候にかかわらず戸外活動を避ける**必要があります。日常の

外出時も塗布部を衣服、サポーターなどで覆い、紫外線に当たるのを避けなければなりませんが、ラップフィルムなどの通気性の悪いもので覆うと、成分の吸収率が高まるので注意が必要です。

なお、2014年3月より、ケトプロフェン製剤は妊娠後期の女性は使用してはいけないことになっています。

このほか、腫れ、刺激感、水疱(ほう)・ただれ、**色素沈着**、皮膚乾燥などの副作用が現れることがあります。

●ピロキシカムの注意点

とくに重篤なものは知られていませんが、**光線過敏症**の副作用を生じることがあるため、野外活動が多い人では、ほかの抗炎症成分が配合された製品を選択するほうが良いでしょう。また、副作用として腫れ、かぶれ、水疱、落屑(らくせつ)（皮膚片の細かい脱落）などが現れることがあります。

■してはいけないこと（非ステロイド性抗炎症成分）

・インドメタシン、フェルビナク、ケトプロフェン、ピロキシカム、ジクロフェナクナトリウムを配合した外用消炎鎮痛薬	
本剤または本剤の成分によるアレルギー症状を起こしたことがある人	理由：アレルギー症状の既往歴のある人が再度使用した場合、ショック（アナフィラキシー）、皮膚粘膜眼症候群（スティーブンス・ジョンソン症候群）、中毒性表皮壊死融解症（ライエル症候群）等の重篤なアレルギー性の副作用を生じる危険性が高まるため
喘息を起こしたことがある人	理由：発作を誘発するおそれがあるため
患部が化膿している人 次の部位には使用しないこと：水痘（水ぼうそう）、みずむし・たむし等または化膿している患部	理由：感染に対する効果はなく、逆に感染の悪化が自覚されにくくなるおそれがあるため
長期連用しないこと	理由：一定期間又は一定回数使用しても症状の改善がみられない場合は、ほかに原因がある可能性があるため
・ケトプロフェン配合の外用消炎鎮痛薬	
次の医薬品によるアレルギー症状（発疹・発赤、かゆみ、かぶれ等）を起こしたことがある人：チアプロフェン酸、スプロフェン、フェノフィブラート	理由：接触皮膚炎、光線過敏症を誘発するおそれがあるため

次の添加物によるアレルギー症状(発疹・発赤、かゆみ、かぶれ等)を起こしたことがある人 ：オキシベンゾン、オクトクリレン	理由：接触皮膚炎を誘発するおそれがあるため
本剤の使用中は、天候にかかわらず、戸外活動を避けるとともに、日常の外出時も本剤の塗布部を衣服、サポーター等で覆い、紫外線に当てないこと。なお、塗布後も当分の間、同様の注意をすること	理由：使用中又は使用後しばらくしてから重篤な光線過敏症が現れることがあるため

<サリチル酸メチル、サリチル酸グリコール>　主に、患部を刺激することで血行を促すと同時に、**知覚神経**に軽いまひを起こすことで鎮痛作用を現します。また、皮膚から吸収されて**サリチル酸**に分解され、患部局所で**プロスタグランジン**の産生を抑える作用も期待されます。

<局所刺激成分>　患部局所に冷感または温感の刺激を与えて、**血管を拡張**することで血行を改善します。

●冷感刺激成分

■主な成分：メントール、**カンフル**、ハッカ油、ユーカリ油

皮膚表面に冷感刺激を与えることで軽い炎症を起こして反射的な**血管拡張**を引き起こし、患部の血行を促します。また同時に、**知覚神経**を麻痺させることによる鎮痛・鎮痒の効果を期待して配合されます。

とくに打撲や捻挫(ねんざ)などの急性の腫れや**熱感**を伴う症状に対しては、**冷感刺激成分**が配合された外用鎮痛薬が適しています。

ただし、いずれも目や目の周りといった**粘膜面**には刺激が強すぎるため、使用を避ける必要があります。

●温感刺激成分

■主な成分：**カプサイシン**(唐辛子の成分)、ノニル酸ワニリルアミド、ニコチン酸ベンジルエステル　など

皮膚に**温感刺激**を与え、末梢血管を**拡張**させて患部の血行を促します。ただし、人によっては刺激が強すぎて、**痛み**が現れることがあるため、注意が必要です。また、温感刺激成分を主薬とする貼付剤では、貼付部位をコタツや電気毛布などの保温器具で**温めると強い痛みを生じやすくなるほか、低温やけどを引き起こすおそれ**があります。

このほか、刺激が強まるため、入浴1時間前にははがし、入浴後は皮膚のほてりが鎮まってから貼付するようにします。

<鎮痒成分>

■**主な成分**：**クロタミトン**

皮膚に軽い**灼熱感**を与えることで、かゆみを感じにくくさせます。

<血行促進成分>

■**主な成分**：**ヘパリン類似物質**、ポリエチレンスルホン酸ナトリウム、ニコチン酸ベンジルエステル、**ビタミンE**（トコフェロール酢酸エステル、トコフェロールなど）

患部局所の血行を促すことを目的として配合されます。また、ヘパリン類似物質については、**抗炎症**作用や**保湿**作用も期待して配合されます。

なお、ヘパリン類似物質、**ポリエチレンスルホン酸ナトリウム**には、**血液凝固**を抑えるはたらきがあるため、出血しやすい人、出血が止まりにくい人、出血性血液疾患（血友病、血小板減少症、紫斑病など）の診断を受けた人では、使用を避ける必要があります。

<生薬>　抗炎症、血行促進等の作用を期待して配合されます。

・アルニカ：キク科のアルニカ

・**サンシシ**：アカネ科のクチナシの果実で、ときには湯通し又は蒸したもの

・オウバク：**ミカン**科キハダなどの周皮を除いた樹皮

日本薬局方収載のオウバク末は、健胃または**止瀉**を目的として内服で用いられるほか、水で練って患部に貼り、打ち身、捻挫に用いられます。

・セイヨウトチノミ：トチノキ科のセイヨウトチノキ（別名：**マロニエ**）の種子を用いた生薬

C　主な注意点と受診勧奨

<一般的な打撲、捻挫への対応>　打撲や捻挫の症状に対しては、まずは患部を安静に保つことが重要です。とくに足を痛めた場合は、なるべく歩いたり走ったりすることを避けるようにします。

患部はできるだけ**冷やし**、**内出血**を最小限にすると同時に、痛みの緩和を図ります。

<受診勧奨>　一般用医薬品による対処を勧めるより、医療機関を受診したほうが良い場合。

■**5～6日間使用して症状が治まらない場合**

一般用医薬品で症状が抑えられた場合でも、インドメタシン、**ケトプロフェン**、フェルビナク、**ピロキシカム**、ジクロフェナクナトリウムなどの非ステロイド性抗炎症成分が配合された医薬品では、長期間に渡って使用することは適切ではないため。

■痛みが著しい、または長引く、脱臼（だっきゅう）や骨折が疑われる場合

一般用医薬品を継続的に使用するのではなく、医療機関（整形外科または外科）を受診するようにします。

check!! 次の（　）内にあてはまる字句はなにか。

●刺激のある貼付剤などは、入浴（ a ）時間前にははがし、入浴後は皮膚のほてりが鎮まってから貼付するようにする。

●すべての外用消炎鎮痛薬は、（ b ）、かぶれ、傷口のある患部には使用してはいけない。

●非ステロイド性抗炎症成分は、皮膚の下層にある骨格筋や関節部まで浸透して、（ c ）の産生を抑えることで、筋肉痛や関節痛に効果を現す。

●外用消炎鎮痛薬の多くの製品では、塗り薬やエアゾール剤は1週間あたり（ d ）g（または50mL）を超えての使用、貼付剤については（ e ）週間以上の使用を避けることとされている。

●インドメタシンを主薬とする外皮用薬では、（ f ）歳未満の小児（インドメタシン含量1%の貼付剤では15歳未満の小児）向けの製品はなく、インドメタシン以外の非ステロイド性抗炎症成分を配合したものは、（ g ）歳未満の小児向けの製品はない。

●ケトプロフェンは、チアプロフェン酸などの医療用医薬品のほか、（ h ）などの添加物でアレルギー症状を起こしたことがある人は、使用してはならない。

●ケトプロフェンと（ i ）については、光線過敏症の副作用を起こすことがある。

●非ステロイド性抗炎症成分を配合した外用消炎鎮痛薬では、アレルギー症状のほか、（ j ）を起こしたことがある人は使用できない。また、（ k ）しないこととされている。

●温感刺激成分では、唐辛子の成分である（ l ）などが代表的で、皮膚に温感刺激を与えて（ m ）を拡張させ、患部の血行を促す。

●血行促進成分である（ n ）類似物質は、血液凝固を抑えるはたらきがあるため、（ o ）しやすい人の使用には注意が必要。

a：1　b：化膿　c：プロスタグランジン　d：50　e：2　f：11　g：15
h：オキシベンゾン　i：ピロキシカム　j：喘息　k：長期連用
l：カプサイシン　m：末梢血管　n：ヘパリン　o：出血

27 疲れと滋養強壮保健薬

A 滋養強壮保健薬

＜医薬品として扱われる保健薬＞　滋養強壮保健薬は、体調の不調を生じやすい状態や**体質**の改善と特定の**栄養素**の不足による症状の改善または**予防**などを目的とした医薬品で、ビタミン、**カルシウム**、アミノ酸のほか、**生薬**などが配合されます。

＜医薬部外品の保健薬＞　滋養強壮の目的で用いられる保健薬の中には、医薬部外品の製品もあります。医薬部外品の保健薬は、配合成分や**分量**が、人体に対して作用が**緩和**なものに限られます。

ただし、特定の**生薬**を配合しているものや、ビタミン類であっても**１日最大量が既定値を超えるものは、医薬品**としてのみ認められています。

■医薬品と医薬部外品の違い

	医薬品にのみ認められる	医薬部外品
配合成分	カシュウ、ゴオウ、ゴミシ、ジオウ、ロクジョウなど	ビタミン類、カルシウムなど
効能・効果の範囲	神経痛、筋肉痛、関節痛、しみ・そばかす等のような特定部位の症状に対する効能・効果	・ビタミン等の補給 ・滋養強壮、虚弱体質の改善、病中・病後の栄養補給等

＜ビタミン主薬製剤＞　滋養強壮保健薬のうち、１種類以上のビタミンを主薬とし、そのビタミンの有効性が期待される**症状**及びその**補給**に用いられることを目的とする**内服**薬を言います。

ビタミン…微量（それ自体エネルギー源や生体構成成分とならない）で体内の**代謝**に重要なはたらきを担うにもかかわらず、生体が自ら**産生**することができない、または産生されても**不十分**であるため**外部から摂取する必要がある化合物**。

ビタミン様物質…ビタミンに対し、不足した場合に欠乏症を生じるかどうか明らかにされていないが、微量でビタミンと**同様にはたらく**またはビタミンのはたらきを**助ける**化合物。

なお、ビタミンやビタミン様物質は、多く摂取したからといって適用となっている症状の改善が早まるものではありません。**脂溶**性ビタミンでは、むしろ過剰摂取により**過剰症**を生じるおそれがあるため、注意が必要です。

＜配合される主な成分＞

■ビタミンA

夜間視力を維持したり、皮膚や粘膜の機能を正常に保つために重要な栄養素	
主な成分	レチノール酢酸エステル、レチノールパルミチン酸エステル、ビタミンA油、肝油など
効能・効果	目の乾燥感、夜盲症(とり目)の症状の緩和、また妊娠・授乳期、病中病後の体力低下時、発育期等のビタミンAの補給
注意点	・一般用医薬品におけるビタミンAの1日分量は4000国際単位が上限 ・妊娠前後3カ月以内、妊娠していると思われる女性及び妊娠を希望する女性では、医薬品以外からのビタミンAの摂取を含め、過剰摂取に注意が必要 ※野菜類に含まれるβ-カロテンは体内に入ると、必要な分だけがビタミンAに転換されるため、ビタミンAの過剰摂取につながる心配はないとされる

※妊娠3カ月前から妊娠3カ月までの間に、ビタミンAを1日10000国際単位以上摂取した妊婦から生まれた新生児において**先天性異常**の割合が上昇したとの報告がある。

■ビタミンD

腸管でのカルシウム吸収及び尿細管でのカルシウム再吸収を促して、骨の形成を助ける	
主な成分	エルゴカルシフェロールまたはコレカルシフェロール
効能・効果	骨歯の発育不良、くる病の予防、また妊娠・授乳期、発育期、老年期のビタミンDの補給
注意点	ビタミンDの過剰症として、高カルシウム血症、異常石灰化が知られる

※くる病：ビタミンDの代謝障害によって、カルシウムやリンの吸収が進まなくなるために起こる乳幼児の骨格異常

※高カルシウム血症：血液中のカルシウム濃度が非常に高くなった状態で、自覚症状がないこともあるが、初期症状としては、**便秘**、吐き気、嘔吐、腹痛、食欲減退、**多尿**等が現れる

■ビタミンE

体内の脂質を酸化から守り、細胞の活動を助ける。血流を改善させる作用もある	
主な成分	トコフェロール、トコフェロールコハク酸エステル、トコフェロール酢酸エステル
効能・効果	末梢血管障害による肩・首すじのこり、手足のしびれ・冷え、しもやけの症状の緩和、更年期における肩・首すじのこり、冷え、手足のしびれ、のぼせ、月経不順の症状の緩和、または老年期におけるビタミンEの補給
注意点	ビタミンEは下垂体や副腎系に作用してホルモン分泌の調節に関与するとされ、ときに生理が早く来たり、経血量が多くなったりすることがある ※この現象は内分泌のバランス調整による一時的なものであるが、出血が長く続く場合には他の原因による不正出血も考えられるため、医療機関を受診する

■ビタミン B_1

炭水化物からのエネルギー産生に不可欠な栄養素で、神経の正常なはたらきを維持する。腸管運動を促進するはたらきもある	
主な成分	チアミン塩化物塩酸塩、チアミン硝化物、ビスチアミン硝酸塩、チアミンジスルフィド、フルスルチアミン塩酸塩、ビスイブチアミン
効能・効果	神経痛、筋肉痛・関節痛（腰痛、肩こり、五十肩など）、手足のしびれ、便秘、眼精疲労、脚気の症状の緩和、また、肉体疲労時、妊娠・授乳期、病中病後の体力低下時におけるビタミン B_1 の補給

■ビタミン B_2

脂質の代謝に関与し、皮膚や粘膜の機能を正常に保つために重要な栄養素	
主な成分	リボフラビン酪酸エステル、フラビンアデニンジヌクレオチドナトリウム（FADNa）、リボフラビンリン酸エステルナトリウム
効能・効果	口角炎、口唇炎、口内炎、舌炎、湿疹、皮膚炎、かぶれ、ただれ、にきび、肌荒れ、赤鼻、目の充血、目のかゆみの症状の緩和、また、肉体疲労時、妊娠・授乳期、病中病後の体力低下時におけるビタミン B_2 の補給
注意点	ビタミン B_2 の摂取により、尿が黄色くなることがある

■ビタミン B_6

たんぱく質の代謝に関与し、皮膚や粘膜の健康維持、神経機能の維持に重要な栄養素	
主な成分	ピリドキシン塩酸塩またはピリドキサールリン酸エステル水和物
効能・効果	口角炎、口唇炎、口内炎、舌炎、湿疹、皮膚炎、かぶれ、ただれ、にきび、肌荒れ、手足のしびれの症状の緩和、また、妊娠・授乳期、病中病後の体力低下時におけるビタミン B_6 の補給
注意点	とくになし

■ビタミン B_{12}

赤血球の形成を助け、また、神経機能を正常に保つために重要な栄養素	
主な成分	シアノコバラミン、ヒドロキソコバラミン酢酸塩
効能・効果	・同じビタミンB群の葉酸と協力して赤血球のヘモグロビン合成を促し、貧血を防ぐ。神経細胞の修復にかかわり、神経のはたらきを正常に保つ ・貧血用薬にも配合される
注意点	とくになし

■ビタミンC

体内の脂質を酸化から守る作用(抗酸化作用)を示し、皮膚や粘膜の機能を正常に保つために重要な栄養素。メラニンの産生を抑えるはたらきもある	
主な成分	アスコルビン酸、アスコルビン酸ナトリウムまたはアスコルビン酸カルシウム
効能・効果	しみ、そばかす、日焼け・かぶれによる色素沈着の症状の緩和、歯ぐきからの出血・鼻出血の予防、また、肉体疲労時、妊娠・授乳期、病中病後の体力低下時、老年期におけるビタミンCの補給
注意点	とくになし

■その他の成分：ナイアシン（ニコチン酸アミド、ニコチン酸）、パントテン酸カルシウム、ビオチン　など

皮膚や粘膜などの機能を維持することを助けます。

■相談すること(ビタミン類)

・ビタミンA主薬製剤、ビタミンA・D主薬製剤	
妊娠前後3カ月以内、妊娠していると思われる人または妊娠を希望する人	理由：ビタミンAを妊娠3カ月前から妊娠3カ月までの間に1日10000国際単位以上を継続的に摂取した婦人から生まれた児に、先天性異常（口裂、耳・鼻の異常等）の発生率の増加が認められたとの研究報告があるため

<カルシウム>

骨や歯の形成に必要な栄養素であり、筋肉の収縮、血液凝固、神経機能にも関与する	
主な成分	クエン酸カルシウム、グルコン酸カルシウム水和物、乳酸カルシウム水和物、沈降炭酸カルシウム
効能・効果	虚弱体質、腺病質における骨歯の発育促進、妊娠・授乳期の骨歯の脆弱予防
注意点	カルシウムの過剰症として、高カルシウム血症が知られている ※カルシウムを含む成分は、胃腸薬等、カルシウムの補給を目的としない医薬品においても配合されており、併用により過剰摂取を生じることがないように注意する必要がある

※ 腺病質：貧血等になりやすい虚弱・無力体質

＜アミノ酸＞

システイン	
主なはたらき	髪や爪、肌などに存在するアミノ酸の一種で、皮膚におけるメラニンの生成を抑えるとともに、皮膚の新陳代謝を活発にしてメラニンの排出を促すはたらき、また、肝臓においてアルコールを分解する酵素のはたらきを助け、アルコールの代謝物であるアセトアルデヒドの代謝を促す
効能・効果	システインまたはシステイン塩酸塩が主薬として配合された製剤：しみ・そばかす・日焼けなどの色素沈着症、全身倦怠、二日酔い、にきび、湿疹、蕁麻疹、かぶれ等の症状の緩和
アミノエチルスルホン酸（別名：タウリン）	
主なはたらき	筋肉や脳、心臓、目、神経等、体のあらゆる部分に存在し、細胞が正常に機能するために重要な物質
配合目的	肝臓機能を改善するはたらきがあるとされ、滋養強壮保健薬等に配合される
アスパラギン酸ナトリウム	
主なはたらき	アスパラギン酸が生体におけるエネルギーの産生効率を高める
配合目的	骨格筋に溜まった乳酸の分解を促す等のはたらきを期待して用いられる

＜その他の成分＞

ヘスペリジン（ビタミンP）	
主なはたらき	ビタミン様物質の一つで、毛細血管の強化や、ビタミンCの吸収を助ける
配合目的	滋養強壮保健薬のほか、かぜ薬等にも配合されている場合がある
コンドロイチン硫酸	
主なはたらき	軟骨組織の主成分で、軟骨組織を形成及び修復する
配合目的	コンドロイチン硫酸ナトリウムとして関節痛、筋肉痛等の改善を促す作用を期待してビタミンB_1等と組み合わせて配合されている場合がある
グルクロノラクトン	
主なはたらき	肝臓のはたらきを助け、肝血流を促進する
配合目的	全身倦怠感や疲労時の栄養補給を目的として配合されている場合がある
ガンマ-オリザノール	
主なはたらき	米油及び米胚芽油から見出された。抗酸化作用を示す
配合目的	血行促進のために、ビタミンEと組み合わせて配合されることが多い

<代表的な配合生薬>　滋養強壮保健薬には生薬が配合されることが多いのですが、**ニンジン**、ジオウ、トウキ、**センキュウ**が既定値以上配合されている生薬主薬保健薬については、虚弱体質、肉体疲労、病中病後(または、病後の体力低下)のほか、**胃腸虚弱**、食欲不振、血色不良、**冷え症**における滋養強壮の効能が認められています。

また、数種類の生薬を**アルコール**で抽出した薬用酒も、滋養強壮を目的として用いられますが、**血行**を促進させる作用があることから、手術や出産の直後などで**出血**しやすい人では使用を避けるほか、アルコールを含有するため、服用後は乗物または**機械類**の運転操作を避ける必要があります。

■主な成分

基原生薬	はたらき
ニンジン(高麗ニンジン、朝鮮ニンジン) ウコギ科のオタネニンジンの細根を除いた根又はこれを軽く湯通ししたもので、オタネニンジンの根を蒸したものを基原とする生薬をコウジンと呼ぶ	神経系の興奮や副腎皮質の機能亢進等の作用により、ストレス刺激に対する抵抗力や新陳代謝を高めるとされる
ジオウ ゴマノハグサ科のアカヤジオウ等の根又はそれを蒸したもの	血行を改善し、血色不良や冷えの症状を緩和するほか、強壮、鎮静、鎮痛等の作用を期待して用いられる
トウキ セリ科のトウキ又はホッカイトウキの根を、通例、湯通ししたもの	
センキュウ セリ科のセンキュウの根茎を、通例、湯通ししたもの	
ゴオウ(牛黄) ウシ科のウシの胆嚢(たんのう)中に生じた結石	強心作用のほか、末梢血管の拡張による血圧降下、興奮を静める等の作用
ロクジョウ(鹿茸) シカ科のCervus nippon Temminck、Cervus elaphus Linné、Cervus canadensis Erxleben又はその他同属動物の雄鹿の角化していない幼角	強心作用の他、強壮、血行促進等の作用

インヨウカク メギ科のホザキイカリソウ、キバナイカリソウ、イカリソウ、トキワイカリソウ等の地上部	強壮、血行促進、強精(性機能の亢進)等の作用を期待して用いられる
ハンピ ニホンマムシ等の皮及び内臓を取り除いたもの	
ヨクイニン イネ科のハトムギの種皮を除いた種子	肌荒れやいぼに用いられる ビタミンB_2主薬製剤やビタミンB_6主薬製剤、瀉下薬等の補助成分として配合されている場合もある

■その他の生薬（主に強壮作用を期待）

- **タイソウ**：クロウメモドキ科のナツメの果実
- **ゴミシ**：マツブサ科のチョウセンゴミシの果実
- **サンシュユ**：ミズキ科のサンシュユの偽果の果肉
- **サンヤク**：ヤマノイモ科のヤマノイモまたはナガイモの周皮を除いた根茎(担根体)
- **オウギ**：マメ科のキバナオウギなどの根

B 主な注意点と受診勧奨

滋養強壮保健薬は、ある程度継続して使用する必要がある医薬品で、基本的に栄養素の不足を解消するためのものです。このため、**1カ月**ぐらい服用しても症状の改善がみられない場合には、医療機関の受診をお勧めします。

<受診勧奨>　一般用医薬品による対処を勧めるより、医療機関を受診したほうが良い場合。

■肩・首筋のこり、関節痛、筋肉痛、神経痛、手足のしびれなどの症状

こうした症状は、ナトリウムやカリウムなどの電解質バランスの乱れによっても現れます。また、**腎臓**、膀胱、**子宮**、前立腺等の痛みが、腰痛として感じられるなど、痛みを感じる場所が必ずしも障害のある患部と一致しないこともあるため、症状が**慢性化**している場合には、医師の受診をお勧めします。

■目の乾燥感、眼精疲労、目の充血などの症状

涙腺の異常や、**シェーグレン症候群**のような涙腺に障害を及ぼす全身疾患によるものである可能性もあります。

※シェーグレン症候群：**唾液腺**や涙腺等の体液の分泌腺に**白血球**が浸潤して腺組織に障害を引き起こす病気

■口内炎、口角炎、口唇炎、舌炎などの症状

水痘(すいとう)・帯状疱疹(たいじょうほうしん)の感染が再燃・沈静を繰り返している場合がありますので、重症化したときには医師の受診をお勧めします。

■肌荒れ、にきび、湿疹、皮膚炎、かぶれなどの症状

皮膚の症状では、慢性の湿疹やアトピー性皮膚炎などのほか、原因がはっきりしない皮膚症状では、医師の受診をお勧めします。

■しみ、そばかす、日焼け・かぶれによる色素沈着などの症状

皮膚にある色素の点(とくに黒または濃い色のもの)が次第に大きくなったり、形や色が**変化**してきたような場合には、**悪性黒色腫**(こくしょくしゅ)のような重大な病気の可能性も考えられます。

※悪性黒色腫:皮膚癌の一種で、メラニン産生細胞(**メラノサイト**)由来の悪性腫瘍

check!! 次の( )内にあてはまる字句はなにか。

- 滋養強壮保健薬は、体調の不調を生じやすい状態や(a)の改善と特定の(b)の不足による症状の改善または(c) などを目的とした医薬品である。
- 一般用医薬品におけるビタミンAの1日分量は(d)国際単位が上限で、ビタミンA主薬製剤は、妊娠(e)カ月以内の妊婦や妊娠していると思われる女性及び妊娠を希望する女性は「(f)」とされている。ただし、(g)は過剰摂取の心配はないとされる。
- ビタミンDは、(h)の腸管での吸収及び(i)での再吸収を促して、骨の形成を助ける。
- ビタミンB1、B2、B6はそれぞれ、(j)、脂質、(k)の代謝に関わるビタミンである。
- (l)は髪や爪、肌などに存在するアミノ酸の一種で、皮膚におけるメラニンの(m)を抑えるとともに、排出を促す。また、肝臓でアルコールや(n)の代謝を促すはたらきがある。
- (o)は軟骨組織の主成分で、その修復を助ける。
- 滋養強壮保健薬に配合される主な生薬には、ストレスに対する抵抗力を高めるとされる(p)や、強壮や性機能の亢進を目的に配合されるイカリソウを用いた生薬、(q)などがある。
- 強心作用のある代表的な動物性生薬には、ゴオウと(r)がある。

a:体質　b:栄養素　c:予防　d:4000　e:3　f:相談すること
g:β-カロテン　h:カルシウム　i:尿細管(腎臓)　j:炭水化物
k:たんぱく質　l:システイン　m:生成　n:アセトアルデヒド
o:コンドロイチン硫酸　p:ニンジン　q:インヨウカク　r:ロクジョウ

28 女性特有の症状と婦人薬

A 女性特有の症状とは？

女性の月経は、子宮の内壁を覆っている膜（**子宮内膜**）がはがれ落ち、血液（経血）とともに排出される生理現象で、一生のうち**妊娠可能**な期間に、**妊娠期間中**などを除き、ほぼ毎月周期的に起こります。

月経周期は個人差があり、約**21～40**日と幅がありますが、これは主に脳の**視床下部**や下垂体で産生されるホルモンと、**卵巣**で産生される女性ホルモンによって調節されています。

＜閉経と更年期＞　加齢とともに**卵巣**からの女性ホルモンの分泌が**減少**していき、やがて月経が停止して、妊娠可能な期間が終了することを**閉経**と言います。この**閉経**の前後には**更年期**（閉経周辺期）と呼ばれる時期があり、女性ホルモンの量が大きく変動することから、さまざまな障害が現れることがあります。ちなみに、日本人の閉経の平均はおよそ**50**歳で、この前後約**5**年間（45～55歳）が更年期にあたると言われています。

■更年期障害

更年期障害は、更年期に起こるさまざまな症候群で、**月経周期**が不規則になるほか、不定愁訴として**血の道症**（臓器・組織の形態的異常がなく、抑鬱や寝つきが悪くなる、神経質、集中力の低下等の**精神神経症状**が現れる病態）の症状に加え、冷え症、腰痛、頭痛、頭重、ほてり、のぼせ、立ちくらみなどが現れることがあります。

不定愁訴…体のどの部位が悪いのかはっきりしない訴えで、全身の**倦怠感**や**疲労感**、微熱感などを感じるのが特徴です。

■血の道症

月経、妊娠、分娩、産褥（分娩後、母体が通常の身体状態に回復するまでの期間）、更年期等の生理現象や、流産、人工妊娠中絶、避妊手術などを原因とする異常生理によって起こる症状を言います。とくに月経の約10～3日前に現れ、**月経開始**とともに消える腹部膨満感、頭痛、乳房痛などの身体症状や感情の不安定、興奮、抑鬱などの精神症状を主体とするものを、**月経前症候群**（PMS）と言います。

また、血の道症は更年期障害よりも**広い範囲**の症状を指し、**起こる年齢は必ずしも更年期に限りません。**

B 婦人薬

婦人薬は、月経及び月経周期に伴って起こる症状を中心として、女性に現れる特有な諸症状(月経不順、自律神経系のはたらきの乱れ、生理機能障害等の全身的な不快症状)の**緩和**と、**保健**を主な目的とする医薬品です。主な配合成分には、**女性ホルモン剤**や生薬などがあります。

■効能・効果

血の道症、**更年期障害**、月経異常及びそれらに随伴する**冷え症**、月経痛、腰痛、頭痛、のぼせ、肩こり、めまい、**動悸**、息切れ、手足のしびれ、こしけ(おりもの)、血色不良、**便秘**、むくみ等

<女性ホルモン剤>

■主な成分:**エチニルエストラジオール**、エストラジオール

人工的に合成された女性ホルモンの一種で、こうしたホルモンを補充することで、症状を緩和します。一般用医薬品では、**膣**(ちつ)粘膜または**外陰部**に適用されるものだけが認められていますが、これらの成分は粘膜から吸収されて循環血中に移行しますので、**全身的な副作用**が起こることがあります。

■してはいけないこと

・エチニルエストラジオール、エストラジオール	
妊婦または妊娠していると思われる人は使用してはいけない	理由:妊娠中の女性ホルモン成分の摂取によって、胎児の先天性異常の発生が報告されているため

■相談すること

・エチニルエストラジオール、エストラジオールを配合した婦人用薬	
授乳中の人	理由:乳汁中に移行する可能性があるため

このほか、長期連用すると**血栓症**を生じるおそれがあり、また、**乳癌**(がん)や**脳卒中**などの発生確率が高まる可能性もあるため、継続して使用する場合には、医療機関の受診を促すようにします。

<生薬>

■主な生薬

基原生薬	はたらき
サフラン アヤメ科のサフランの柱頭	鎮静、鎮痛のほか、女性の滞っている月経を促す ※日本薬局方収載のサフランを煎じて服用する製品は、冷え症及び血色不良に用いられる
コウブシ カヤツリグサ科のハマスゲの根茎	

基原生薬	はたらき
センキュウ セリ科のセンキュウの根茎を、通例、湯通ししたもの	・血行を改善し、血色不良や冷えの症状を緩和する ・強壮、鎮静、鎮痛等の作用を期待して用いられる
トウキ セリ科のトウキ又はホッカイトウキの根を、通例、湯通ししたもの	
ジオウ ゴマノハグサ科のアカヤジオウ等の根又はそれを蒸したもの	

■その他の生薬

基原生薬	はたらき
シャクヤク、ボタンピ	鎮痛・鎮痙の作用
サンソウニン、カノコソウ	鎮静作用
カンゾウ	抗炎症作用
オウレン、ソウジュツ、ビャクジュツ、ダイオウ	胃腸症状に対する効果 ※とくに、ダイオウを含有する医薬品については、妊婦または妊娠していると思われる女性、授乳婦における使用に関して注意する必要がある
モクツウ、ブクリョウ	利尿作用

<ビタミンその他>　ビタミン類は、疲労時に消耗しがちなビタミンの補給を目的として配合されます。

ビタミンB1	チアミン硝化物、チアミン塩化物塩酸塩
ビタミンB2	リボフラビン、リボフラビンリン酸エステルナトリウム
ビタミンB6	ピリドキシン塩酸塩
ビタミンB12	シアノコバラミン
ビタミンC	アスコルビン酸など
ビタミンE	トコフェロールコハク酸エステル
アミノエチルスルホン酸(タウリン)、グルクロノラクトン、ニンジンなど	滋養強壮作用

※詳しくは、「27　疲れと滋養強壮保健薬」参照

C 主な注意点と受診勧奨

＜相互作用＞　婦人薬では、複数の生薬が配合されている場合が多いので、他の婦人薬のほか、生薬を含有する医薬品（鎮静薬、**胃腸薬**、**内用痔疾用薬**、滋養強壮保健薬、漢方処方製剤など）との併用に注意する必要があります。とくに**痔の薬**などの外用薬は内服薬の作用に影響しないと考えている生活者も多いため、医薬品の販売時には適切な助言をする必要があります。

さらに、何らかの病気で医師の治療を受けている人では、婦人薬の使用が治療に影響することもあります。動悸や息切れ、めまい、のぼせなどの症状が、治療中の病気が原因になっている可能性や、処方された薬剤の**副作用**である可能性も考えて、医師の治療を受けている人では、婦人薬を使用する前に、治療を行っている医師または処方薬の調剤を行った薬剤師に相談する必要があります。

＜受診勧奨＞　一般用医薬品による対処を勧めるより、医療機関を受診したほうが良い場合。

■1カ月位使用して症状の改善がみられず、日常生活に支障を来す場合

婦人薬は、比較的作用が穏やかで、ある程度長期間使用することによって効果が得られる医薬品です。効果の現れ方は、**症状**や使用する人の**体質**、体の状態など、使用者によって異なりますが、効果がみられないのに漫然と使用を継続することは適当ではありません。

■月経痛が年月の経過に伴って次第に増悪していくような場合または大量の出血を伴う場合

子宮内膜症などの病気の可能性が考えられます。

なお、月経不順については、**卵巣機能**の不全による場合だけでなく、過度の**ストレス**や、不適切なダイエット（極端な**食事制限**など）による栄養摂取の偏りが原因になっていることもあり、**月経前症候群**（PMS）を悪化させる要因ともなるため、注意が必要です。

とくに月経以外の不規則な出血（不正出血）がある場合には、すみやかに医療機関を受診して専門医の診療を受ける必要があります。

■おりものの量が急に増えたり、膿（うみ）のようなおりもの、血液が混じったおりものが生じたような場合

おりものは女性の生殖器からの分泌物で、**卵巣がはたらいている間は、程度の差はあるものの、ほとんどの女性にみられる**ものです。しかし、おりものに異常がある場合には膣や子宮に炎症や**感染症**を起こしている可能性があるため、医療機関の受診をお勧めします。

■更年期の症状に隠れた病気

頭痛や鬱（うつ）状態、動悸・息切れなどの更年期障害の不定愁訴とされる症状の背景に、実は原因となる病気が存在する可能性もあります。
- 鬱状態：鬱病等が背景に隠れている可能性がある
- 動悸・息切れ：実際に心疾患が起こっている可能性がある
- のぼせやほてり：**高血圧**のほか、心臓や**甲状腺**の病気が隠れている可能性がある

気になる場合には、医療機関の受診を勧めるようにしましょう。

check!! 次の( )内にあてはまる字句はなにか。

- ●月経周期は個人差があり、約(a)～40日と幅があるが、これは主に視床下部で産生されるホルモンと、(b)で産生される女性ホルモンによって調節されている。
- ●加齢とともに(c)の分泌が減少していき、やがて月経が停止して、妊娠可能な期間が終了することを(d)と言う。この前後には(e)と呼ばれる時期があり、女性ホルモンの量が大きく変動することから、さまざまな障害が現れることがある。
- ●月経の約10～3日前に現れ、(f)とともに消える腹部膨満感、頭痛、乳房痛などの身体症状や感情の不安定、興奮、抑鬱などの精神症状を主体とするものを、(g)症候群と言う。
- ●婦人薬に配合される女性ホルモン剤には、エチニル(h)などがある。
- ●エストラジオールを配合した医薬品は、(i)人は使用してはいけないこととされている。
- ●婦人薬に配合される生薬には、鎮痛・鎮痙作用のあるボタンピや(j)のほか、女性の滞っている月経を促すとされる、アヤメ科の(k)などがある。
- ●婦人薬を(l)カ月ぐらい使用しても改善がみられない場合や、日常生活に支障をきたす場合は、医療機関を受診することが望ましい。
- ●月経痛が年月の経過にともなって(m)していく場合、または(n)を伴う場合には、医療機関を受診する。

a：21　b：卵巣　c：女性ホルモン　d：閉経　e：更年期(閉経周辺期)
f：月経開始　g：月経前　h：エストラジオール
i：妊婦または妊娠していると思われる　j：シャクヤク　k：サフラン
l：1　m：増悪(悪化)　n：大量の出血

29 小児の疳の薬

A 小児の症状とは？

小児では、とくに身体的な問題がなく、基本的な欲求が満たされていても、夜泣き、ひきつけ、疳(かん)の虫などの症状が現れることがあります。

<主な症状> 小児の疳は、短気、イライラ、怒りっぽいといった**精神神経症状**や、**消化器症状**を現す症状で、小児神経症とも呼ばれます。

■症状と原因

小児の神経症は、「他者との関わりなどへの**不安**や**興奮**から起こる情緒不安定・神経過敏」「**睡眠**のリズムが形成されるまでの**発達**の一過程」として起こると言われています。また、授乳後に**げっぷ**が出ない、泣く際に**空気**を飲み込んだといったことから、消化管に**過剰な空気**が入ることが原因になることもあります。とくに乳児は、**食道**と胃を隔てている括約筋が未発達なため、胃の内容物をしっかり保っておくことができず、**胃食道逆流**が起こって、むずがり、夜泣き、**乳吐き**などを起こすことがあります。

B 小児鎮静薬

小児鎮静薬は、**夜泣き**、ひきつけ、**疳の虫**といった小児特有の症状を鎮めるほか、小児の**虚弱体質**、**消化不良**などを改善するために用いられます。症状の原因となる**体質**の改善を目的としているものが多く、比較的長期間(1カ月位)継続して服用されます。

<主な配合成分> 小児の疳は、乾(かん)という意味もあるとされ、痩(や)せて**血**が少ないことが原因で起こると考えられているため、小児鎮静薬には鎮静作用のほか、**血液の循環**を促す作用があるとされる生薬を中心に配合されています。なかには、鎮静と**中枢刺激**のように相反する作用を期待する生薬が配合されている場合もありますが、こうした成分に対する反応は身体の**状態**によって異なるため、総じて効果がもたらされると考えられています。

■主な生薬

生薬	作用
ゴオウ(牛黄) ウシ科のウシの胆嚢(たんのう)中に生じた結石	緊張や興奮を鎮め、また、血液の循環を促す
ジャコウ シカ科のジャコウジカの雄の麝香腺(じゃこうせん)分泌物	

レイヨウカク ウシ科のサイカレイヨウ(高鼻レイヨウ)等の角	緊張や興奮を鎮める作用等を期待して用いられる
ジンコウ ジンチョウゲ科のジンコウ、その他同属植物の材、特にその辺材の材質中に黒色の樹脂が沈着した部分を採取したもの	鎮静、健胃、強壮などの作用を期待して用いられる

■その他の生薬

リュウノウ	ボルネオールを含み、中枢神経系の刺激作用による気つけの効果を期待して用いられる
ユウタン(熊胆) クマ科のヒグマまたはその他近縁動物の胆汁	苦味による健胃作用を期待して用いられるほか、消化成分として配合される場合もある
チョウジ フトモモ科のチョウジの蕾(つぼみ)	香りによる健胃作用を期待して用いられる
サフラン アヤメ科のサフランの柱頭	鎮静、鎮痛のなどの作用を期待 ※日本薬局方収載のサフランを煎じて服用する製品は、冷え症及び血色不良に用いられる
ニンジン(高麗ニンジン、朝鮮ニンジン) ウコギ科のオタネニンジンの細根を除いた根又はこれを軽く湯通ししたもの	神経系の興奮や副腎皮質の機能亢進等の作用により、外界からのストレス刺激に対する抵抗力や新陳代謝を高めるとされる

このほか、小児の疳を適応症とする生薬製剤では、主に**健胃**作用を目的として**カンゾウ**が配合されている場合がありますが、体重に対して服用量が多くならないように注意する必要があります。

C 主な注意点と受診勧奨

小児鎮静薬は、古くから用いられていますが、作用が穏やかで小さな子供に使っても副作用がないなどといった安易な考えで使用することは避ける必要があります。また、体にとくに異常がなく起こる夜泣きやひきつけ、疳の虫といった症状は、**通常であれば成長に伴って自然に治る**ものです。保護者はこうした症状が発達段階の一時的なものとして様子を見ることも重要で、**保護者の安眠などを目的として小児鎮静薬を使用するのは適切とは言えません。**

＜乳幼児への配慮＞　乳幼児は状態が**急変**しやすく、容態が変化した場合に、自分の体調を**適切に伝える**ことが難しいため、保護者が状態をよく観察し、医薬品を使用すべきかどうかについて見極めることが重要です。

■小児鎮静薬を一定期間または一定回数服用させても症状の改善がみられない場合

食物アレルギーや**ウイルス性胃腸炎**など、その他の原因も考えられるため、漫然と使用せず医療機関を受診させるようにします。

■激しい下痢や高熱がある場合

乳幼児ではしばしば一過性の下痢や**発熱**を起こすことがあり、激しい下痢で**高熱**を伴う場合には**脱水症状**を起こす可能性がありますので、早めに医療機関を受診するようにします。

■吐きだしたものが緑色(胆汁が混じった場合)をしていたり、血が混じっているような場合、または吐き出すときに咳込んだり、息を詰まらせたりするような場合

早めに医師の診療を受けさせる必要があります。

check!!　次の(　)内にあてはまる字句はなにか。

●小児の神経症は、「他者との関わりなどへの(a)から起こる情緒不安定・神経過敏」「睡眠の(b)が形成されるまでの発達の一過程」として起こる。

●小児鎮静薬は、夜泣き、ひきつけといった小児特有の症状を鎮めるほか、小児の(c)体質、(d)などを改善するために用いられる。

●小児の疳は、痩せて(e)が少ないことが原因で起こると考えられているため、小児鎮静薬には鎮静作用のほか、(f)を促す作用があるとされる生薬を中心に配合される。なかには、鎮静と(g)刺激のように相反する作用を期待する生薬が配合されている場合もある。

●(h)はウシ科のウシの胆嚢中に生じた結石を用いた生薬で、緊張や興奮を鎮め、また、(i)を促すはたらきがある。

●レイヨウカクは、サイカレイヨウの(j)を用いた生薬で、(k)を鎮める作用等を期待して配合される。

●リュウノウは、精油成分である(l)を含み、中枢神経系の刺激作用による気つけの効果を期待して配合される。

●乳幼児ではしばしば一過性の下痢や(m)を起こすことがあり、激しい下痢で(n)を伴う場合には、(o)を起こす可能性があるため、早めに医療機関を受診する必要がある。

a：不安や興奮　b：リズム　c：虚弱　d：消化不良　e：血　f：血液循環
g：中枢　h：ゴオウ　i：血液循環　j：角　k：緊張や興奮
l：ボルネオール　m：発熱　n：高熱　o：脱水症状

30 意外と簡単！　漢方薬

A　漢方薬の特徴は？

漢方医学は中国の医学と考える方も多いのですが、古来の中国から伝わったものの、その後は日本で**独自に発展**してきた日本伝統の医学なのです。のちほど日本に入ってきた**蘭方**(西洋医学)と区別するために、漢方という名前が付けられました。そして、この漢方医学に用いる薬が漢方薬です。

■漢方薬

漢方医学で用いる薬で、漢方の考え方に沿うように、基本的に**生薬**を組み合わせて構成された漢方処方に基づく漢方処方製剤(漢方方剤)です。処方自体が一つの有効成分として独立したものなので、**漢方薬の効果は、個々の構成生薬の薬効とは直接関連性がない**とされています。

漢方薬は、使用する人の**体質**や症状その他の状態に適した処方を、すでに出来上がっている処方の中から選択して用いられます。

現代では、漢方処方製剤の多くは、処方に基づく生薬混合物の浸出液を濃縮して調製された**乾燥エキス**製剤を散剤などに加工して市販されていますが、軟エキス剤、伝統的な煎剤用の刻み生薬の混合物、処方に基づいて調製された丸剤もあります。漢方医学の考え方に基づかない、生薬を使用した日本の伝統薬も存在し、**漢方処方製剤と合わせて、「生薬製剤」と呼ばれます**。

■中医学

日本で発展してきた漢方医学と基は同じですが、**中国**で発展してきたのが中医学で、漢方医学とは考え方が異なります。たとえば、漢方医学で用いる漢方薬は決まった処方を患者の症状に合わせて**選択**するのに対し、中医学で用いる**中薬**は個々の使用する人に応じて、生薬を組み合わせたものが用いられます。また、中医学の考え方に基づいて、工業的に製剤化されたものを「**中成薬**」と呼びます。ちなみに、中薬は漢方薬とは明らかに別物であり、そのほとんどは、**日本では医薬品として認められていません**。

■韓医学

韓国の伝統医学で、用いられる薬剤は「韓方薬」と呼ばれます。

＜漢方薬を選択する目安＞

■患者の証

「**証**」は、患者の体質や症状などを表すもの(病態認識)で、**虚実**、**陰陽**、気血水、五臓などがあります。現在、一般用に用いることができる漢方処方には約270処方がありますが、平成20年には審査管理課長通知で、この「証」を一般の生活者にもわかりやすい「しばり」として、効能・効果に追加しています。

●虚実の表現

虚実は使用者の体質を表すもので、病気に対する抵抗力や体力がある状態を「**実**」、抵抗力や体力がない状態を「**虚**」と言います。

1）**実**の病態が適応となるもの：「**体力が充実して**」
2）虚実の尺度で**中間**の病態が適応となるもの：「**体力中等度で**」
3）**虚**の病態が適応となるもの：「**体力虚弱で**」
4）虚実に関わらず幅広く用いられるもの：「**体力に関わらず**」

このほか、その漢方薬の適応が、体力は中等度でもどちらかというと「実」（体力がある）に向いている場合は「**体力中等度以上で**」、逆にどちらかというと「虚」（体力がない）に向いている場合には「**体力中等度以下で**」と記載されています。

5）効能・効果に「疲れ」という言葉がある場合は、その処方は「体力虚弱」か「中等度以下」です。

●陰陽の表現

陰陽は、病気の進行状態や熱の状態などを表します。

1）「陽」の病態を適応とするもの：「のぼせぎみで顔色が赤く」などの**熱**症状として表現
2）「陰」の病態を適応とするもの：「疲れやすく冷えやすいものの」などの**寒性**の症状を示す表現

●五臓の表現

五臓は、内臓の状態を表すものです。

1）漢方で言う「脾胃虚弱（ひいきょじゃく）」の病態が適応となるもの：「**胃腸虚弱**で」
2）「肝陽上亢（かんようじょうこう）」のような肝の失調状態が適応となるもの：「いらいらして落ち着きのないもの」

●気血水

気血水は、エネルギーである「**気**（き）」、栄養媒体である「**血**（けつ）」、水分などを表す「**水**（すい）」が体内をバランス良く巡って正常な状態を維持しているという考えに基づいた病態の考え方です。

1）水の異常（水毒）：「口渇があり、尿量が減少するもの」
2）血の異常（血虚）：「皮膚の色つやが悪く」

などがあります。

■処方の選択

漢方薬は、患者の**証**に合った漢方処方が選択されれば効果が期待できますが、合わないものが選択された場合には、効果が得られないばかりでなく、**副作用**を招きやすくなります。このため、使用者の**体質**と症状を十分に踏まえ、処方を選択する必要があるのです。

＜漢方薬の注意点＞　一般の生活者には、「全ての漢方薬は作用が穏やかで、副作用がない」という誤った認識をもっている方もいます。しかし、漢方処方製剤による**間質性肺炎**や**肝機能障害**のような重篤な副作用も起こりますし、**証**に合わない漢方処方を使用することで、症状の**悪化**や副作用を引き起こす場合もあります。このため、漢方薬の販売を行うときには、**漢方薬にも副作用があることを考慮**して、積極的な情報提供をする必要があるのです。

なお、漢方処方製剤は、**適用年齢の下限が設けられていない場合であっても、生後3カ月未満の乳児には使用しないこと**とされています。

また、東洋医学では、治療効果が現れる過程で一時的に病状が悪化するなどの身体の不調(**瞑眩**(めいげん))を生じ、その後病気が完全に治るという考え方もありますが、一般の生活者がこれを判断することは難しく、重篤な副作用の**初期症状**を見過ごす可能性もあるため、気になる場合は医師などに相談するようにお勧めします。

■漢方処方製剤(漢方薬)

西洋薬が病気によって現れる**症状**を緩和することを目的としているのに対し、漢方薬は病気の原因となっている**体質**の改善を主な目的としています。このため、比較的長期間(1カ月程度)使用することがあるのですが、漢方薬の服用によってまれに症状が悪化することもあるので、一定期間使用した後も専門家に相談するなど、症状の経過や副作用の発現に注意する必要があります。

B　注意したい構成生薬

漢方薬の一般的な副作用は、主に**カンゾウ**、**マオウ**、**ダイオウ**の3つの構成生薬によって引き起こされますので、まずはこれらの生薬について解説し、そのあとに、用いられる症状ごとに処方を紹介します。

■カンゾウ

マメ科植物の根及びストロンで、ときには**周皮**を除いたもの(皮去りカンゾウ)を基原とする生薬で、抗炎症成分の**グリチルリチン酸**を含み、生薬単体でも、**抗炎症作用**、気道粘膜からの分泌を促す作用などが期待されます。ただ、大量服用や長期連用によって**偽アルドステロン症**を起こすことがあり、高齢者、**むくみ**のある人、**心臓病**、腎臓病または**高血圧**の診断を受けた人は「相談すること」とされています。また、それ以外の人でも長期連用は避ける必要があります。

■マオウ

マオウ科のマオウなどの**地上茎**を基原とする生薬で、**アドレナリン作動成分**である**エフェドリン**を含み、気管支を**拡張**して咳を鎮める作用があります。体に対するはたらきが少し強いため、高齢者など体の弱い人には使いにくく、**甲状腺機能障害**、心臓病、高血圧、**糖尿病**などの診断を受けた人のほか、**排尿困難**の症状のある人は「相談すること」となっています。メチルエフェドリンなどと同様、**依存性**があるため長期連用には注意が必要です。

■ダイオウ

タデ科の植物又はそれらの種間雑種の、通例、**根茎**を基原とする生薬で、有効成分として**センノシド**を含み、**大腸**を刺激して排便を促します。ただ、胃腸の弱い人や下痢気味の人が服用すると強い**腹痛**を起こすことがあるため、注意が必要です。

・授乳中の人は本剤を服用しないか、本剤を服用する場合は授乳を避けること

⇒　乳児に**下痢**を起こすおそれがあるため

・妊婦または妊娠していると思われる人は使用前に相談すること

⇒　腸の急激な動きに刺激されて**流産**・**早産**を誘発するおそれがあるため

C　どんな処方がある？

ここでは、主な漢方薬について説明していますが、「第7章　付録」に漢方処方一覧がありますので、より詳しい効能・効果については、そちらをご覧ください。

＜かぜに用いる漢方薬＞　かぜ薬に配合される漢方処方成分、または単独でかぜの症状の緩和に用いられる漢方処方製剤には、葛根湯（かっこんとう）、麻黄湯（まおうとう）、小柴胡湯（しょうさいことう）、柴胡桂枝湯（さいこけいしとう）、小青竜湯（しょうせいりゅうとう）、桂枝湯（けいしとう）、香蘇散（こうそさん）、半夏厚朴湯（はんげこうぼくとう）、麦門冬湯（ばくもんどうとう）などがあり、**半夏厚朴湯を除く**いずれも、構成生薬として**カンゾウ**を含むほか、麻黄湯と葛根湯、小青竜湯には、構成生薬として**マオウ**を含みます。

かぜ症状の緩和以外にも用いられる小柴胡湯、柴胡桂枝湯、**小青竜湯**、**麦門冬湯**は、比較的長期間(1カ月程度)服用されることがあります。

●カンゾウ、マオウ配合

葛根湯…**体力中等度以上**のものの**感冒の初期**(汗をかいていないもの)、鼻かぜ、鼻炎、頭痛、肩こり、筋肉痛、手や肩の痛みに用います。体の虚弱な人、胃腸の弱い人、**発汗傾向**の著しい人には不向き。

麻黄湯…**体力充実**して、かぜのひきはじめで、寒気がして発熱、頭痛があり、咳が出て身体の**ふしぶしが痛く**汗が出ていないものの感冒、鼻かぜ、気管支炎、鼻づまりに用います。胃腸の弱い人、発汗傾向の著しい人には不向き。麻黄湯はとくにマオウの含有量が多いため、体の弱い人は使用しないようにします。

小青竜湯…**体力中等度又はやや虚弱**で、うすい**水様の痰**を伴う咳や鼻水が出るものの気管

支炎、気管支喘息、鼻炎、アレルギー性鼻炎、むくみ、感冒、花粉症に用います。体の虚弱な人、胃腸の弱い人、**発汗傾向**の著しい人には不向き。重篤な副作用に肝機能障害、**間質性肺炎**、偽アルドステロン症があります。

●カンゾウ配合

小柴胡湯…**体力中等度**で、ときに**脇腹（腹）からみぞおちあたりにかけて苦しく**、食欲不振や口の苦味があり、舌に白苔がつくものの食欲不振、吐き気、胃炎、胃痛、胃腸虚弱、疲労感、かぜの後期の諸症状に用いられます。胃腸虚弱、胃炎のような消化器症状にも用います。体の虚弱な人には不向き。**インターフェロン**製剤で治療を受けている人では、**間質性肺炎**の副作用が現れるおそれが高まるため、使用を避けます。肝臓病の診断を受けた人は「相談すること」。

柴胡桂枝湯…**体力中等度又はやや虚弱**で、多くは腹痛を伴い、ときに微熱・寒気・頭痛・吐き気などのあるものの胃腸炎、**かぜの中期から後期**の症状に用います。

　小柴胡湯、柴胡桂枝湯とも、重篤な副作用として間質性肺炎、肝機能障害のほか、膀胱炎様症状が現れることもあります。

桂枝湯…**体力虚弱**で、**汗が出る**もののかぜの初期に用います。

香蘇散…**体力虚弱**で、神経過敏で気分がすぐれず胃腸の弱いもののかぜの初期、血の道症に用います。

※血の道症：月経、妊娠、出産、産後、更年期など女性のホルモン変動に伴って現れる精神不安やいらだちなどの精神神経症状及び身体症状

麦門冬湯…**体力中等度以下**で、痰が切れにくく、ときに強く咳こみ、又は**咽頭の乾燥感**があるもののから咳、気管支炎、気管支喘息、咽頭炎、しわがれ声に用います。水様痰の多い人には不向きとされ、重篤な副作用として間質性肺炎、肝機能障害があります。

●カンゾウやマオウを含まない

半夏厚朴湯…**体力中等度**をめやすとして、幅広く応用できる。気分がふさいで、**咽喉・食道部に異物感**があり、ときに動悸、めまい、嘔気などを伴う不安神経症、神経性胃炎、つわり、咳、しわがれ声、**喉のつかえ感**に用います。

<鎮痛に用いる漢方薬>　鎮痛の目的で用いられる漢方処方製剤としては、芍薬甘草湯（しゃくやくかんぞうとう）、桂枝加朮附湯（けいしかじゅつぶとう）、桂枝加苓朮附湯（けいしかりょうじゅつぶとう）、薏苡仁湯（よくいにんとう）、麻杏薏甘湯（まきょうよくかんとう）、疎経活血湯（そけいかっけつとう）、当帰四逆加呉茱萸生姜湯（とうきしぎゃくかごしゅゆしょうきょうとう）、呉茱萸湯（ごしゅゆとう）、釣藤散（ちょうとうさん）などがあります。

　これらのうち**芍薬甘草湯以外**は、比較的長期間（1カ月位）服用されることがあり、構成生薬としてカンゾウを含むものは、**偽アルドステロン症**に注意が必要です。

●カンゾウ、マオウ配合

薏苡仁湯…**体力中等度**で、関節や**筋肉の腫れ**や痛みがあるものの**関節痛**、筋肉痛、神経痛

に用います。

麻杏薏甘湯…**体力中等度**なものの関節痛、神経痛、筋肉痛、**いぼ**、手足のあれ（**手足の湿疹・皮膚炎**）に用います。

薏苡仁湯と麻杏薏甘湯はどちらも、構成生薬として**マオウ**を含むため、体の虚弱な人、胃腸の弱い人、発汗傾向の著しい人には不向き。

●カンゾウ配合

芍薬甘草湯…**体力に関わらず**、筋肉の急激な痙攣を伴う痛みのあるものの**こむらがえり**、筋肉の痙攣、腹痛、腰痛に用います。服用は症状があるときだけにとどめ、**連用は避けます**。まれに起こる重篤な副作用として、**肝機能障害**、**間質性肺炎**、**鬱血性心不全**、心室頻拍があります。

桂枝加朮附湯…**体力虚弱**で、汗が出、手足が冷えてこわばり、ときに尿量が少ないものの関節痛、神経痛に用います。

桂枝加苓朮附湯…**体力虚弱**で、手足が冷えてこわばり、尿量が少なく、ときに動悸、めまい、筋肉のぴくつきがあるものの関節痛、神経痛に適すとされます。

桂枝加朮附湯と桂枝加苓朮附湯はどちらも、のぼせが強く赤ら顔で体力が充実している人では、動悸、のぼせ、ほてりの副作用が出やすいため不向き。

疎経活血湯…**体力中等度**で痛みがあり、ときにしびれがあるものの関節痛、神経痛、**腰痛**、筋肉痛に用います。胃腸が弱く下痢しやすい人には不向き。

当帰四逆加呉茱萸生姜湯…**体力中等度以下**で、手足の冷えを感じ、**下肢の冷え**が強く、下肢又は下腹部が痛くなりやすいものの冷え症、腰痛、**下腹部痛**、頭痛、しもやけ、下痢、月経痛に用います。胃腸の弱い人には不向き。

釣藤散…**体力中等度**で、慢性に経過する頭痛、めまい、肩こりなどがあるものの**慢性頭痛**、神経症、**高血圧**の傾向のあるものに用います。胃腸虚弱で冷え症の人は、消化器系の副作用(食欲不振、胃部不快感等)が現れやすいため不向き。

●カンゾウやマオウを含まない

呉茱萸湯…**体力中等度以下**で手足が冷えて肩がこり、ときにみぞおちが膨満するものの頭痛、頭痛に伴う吐き気・嘔吐、**しゃっくり**に用います。

＜鎮咳去痰に用いる漢方薬＞　鎮咳去痰に用いられる主な漢方処方には、甘草湯、半夏厚朴湯、柴朴湯、麦門冬湯、五虎湯、麻杏甘石湯、神秘湯などがあります。

半夏厚朴湯を除くいずれも、構成生薬として**カンゾウ**を含むため、偽アルドステロン症に注意が必要です。また、**甘草湯を除く**いずれも、比較的長期間(1カ月程度)服用されることがあります。

●**カンゾウ、マオウ配合**

五虎湯…**体力中等度以上**で、**咳が強く出る**ものの咳、気管支喘息、気管支炎、小児喘息、感冒、痔の痛みに用います。

麻杏甘石湯…**体力中等度以上**で、咳が出て、ときに**喉が渇く**ものの咳、小児喘息、気管支喘息、気管支炎、感冒、痔の痛みに用います。

神秘湯…**体力中等度**で、咳、喘鳴、息苦しさがあり、**痰が少ない**ものの小児喘息、気管支喘息、気管支炎に用います。

いずれも胃腸の弱い人、発汗傾向の著しい人等には不向き。

●**カンゾウ配合**

甘草湯…激しい咳、**咽喉痛**、口内炎、しわがれ声に用います。短期間の服用にとどめ、連用しないこととされています。**構成生薬がカンゾウ**だけの、特殊な処方です。

麦門冬湯…**体力中等度以下**で、痰が切れにくく、ときに強く咳こみ、又は**咽頭の乾燥感**があるもののから咳、気管支炎、気管支喘息、咽頭炎、しわがれ声に用います。水様痰の多い人には不向きとされ、重篤な副作用として間質性肺炎、肝機能障害があります。

柴朴湯…別名を小柴胡合半夏厚朴湯ともいう。**体力中等度**で、気分がふさいで、咽喉、食道部に異物感があり、かぜをひきやすく、ときに動悸、めまい、嘔気などを伴うものの小児喘息、気管支喘息、気管支炎、咳、不安神経症のほか、虚弱体質の改善などに用います。むくみのある人には不向きで、重篤な副作用として、間質性肺炎、肝機能障害を生じるほか、頻尿、排尿痛、血尿、残尿感等の**膀胱炎様**症状が現れることもあります。

●**カンゾウやマオウを含まない**

半夏厚朴湯…**体力中等度**をめやすとして、幅広く応用できる。気分がふさいで、**咽喉・食道部に異物感**があり、ときに動悸、めまい、嘔気などを伴う不安神経症、神経性胃炎、つわり、咳、しわがれ声、**喉のつかえ感**に用います。

＜喉の痛みなどに用いる漢方薬＞　主に喉の痛みなどを鎮めることを目的とした漢方薬で、咳や痰に対する効果をうたわないものには、桔梗湯、駆風解毒散、駆風解毒湯、白虎加人参湯、響声破笛丸などがあり、いずれもカンゾウを含みます。

●**カンゾウ配合**

桔梗湯…**体力に関わらず**広く応用できる。**喉が腫れて痛み、ときに咳が出る**ものの扁桃炎、扁桃周囲炎に用います。胃腸が弱く下痢しやすい人には不向き。

駆風解毒散、駆風解毒湯…**体力に関わらず**、喉が腫れて痛む扁桃炎、扁桃周囲炎に用います。体の虚弱な人、胃腸が弱く下痢しやすい人には不向き。**水又はぬるま湯に溶かしてうがいしながら少しずつゆっくり服用**するのを特徴とし、駆風解毒湯の**トローチ剤**もあります。

白虎加人参湯…**体力中等度以上**で、**熱感と口渇が強い**ものの喉の渇き、ほてり、湿疹・皮膚炎、皮膚のかゆみに用います。体の虚弱な人、胃腸虚弱で冷え症の人には不向き。比較的長期間（1カ月程度）服用されることがあります。

響声破笛丸…**体力に関わらず**広く応用できる。**しわがれ声**、咽喉不快に用います。胃腸が弱く下痢しやすい人には不向き。**ダイオウ**を含む処方もあり、**瀉下薬（下剤）**を服用している人は、腹痛、激しい腹痛を伴う下痢が現れやすくなるため、「相談すること」とされています。

桔梗湯、駆風解毒散、駆風解毒湯、響声破笛丸は、**5～6**日服用しても効果の改善がみられなければ専門家に相談する必要があります。

＜胃の不調に用いる漢方薬＞　胃の不調を改善する目的で用いられる漢方処方製剤で、主な処方に安中散、人参湯、理中丸、平胃散、六君子湯などがあります。いずれも構成生薬として**カンゾウ**を含みます。

●カンゾウ配合

安中散…**体力中等度以下**で腹部は力がなくて、胃痛又は腹痛があって、ときに胸やけや、げっぷ、胃もたれ、食欲不振、吐きけ、嘔吐などを伴うものの**神経性胃炎**、慢性胃炎、胃腸虚弱に用います。

人参湯（理中丸）…**体力虚弱**で、疲れやすくて**手足などが冷えやすいものの胃腸虚弱**、下痢、嘔吐、胃痛、腹痛、急・慢性胃炎に用います。下痢又は嘔吐に用いる場合には長期の使用は避け、**1週間**位使用しても症状の改善がみられないときには専門家に相談します。

平胃散…**体力中等度以上**で、胃がもたれて消化が悪く、ときに吐き気、**食後に腹が鳴って**下痢の傾向のある人における食べすぎによる胃のもたれ、急・慢性胃炎、消化不良、食欲不振に用います。急性胃炎に用いる場合には長期の使用は避け、**5～6回**使用しても症状の改善がみられないときは専門家に相談します。

六君子湯…**体力中等度以下**で、胃腸が弱く、食欲がなく、みぞおちがつかえて疲れやすく、**貧血性**で手足が冷えやすいものの胃炎、胃腸虚弱、胃下垂、消化不良、食欲不振、胃痛、嘔吐に用います。重篤な副作用として、肝機能障害があります。

＜腸の不調に用いる漢方薬＞　腸の不調を改善する目的で用いられる漢方処方製剤には、桂枝加芍薬湯、大黄甘草湯、大黄牡丹皮湯、麻子仁丸などがあります。

桂枝加芍薬湯及び大黄甘草湯は、構成生薬としてカンゾウを含み、大黄甘草湯、大黄牡丹皮湯及び**麻子仁丸**は、構成生薬として**ダイオウ**を含みます。

●カンゾウ、ダイオウ配合

大黄甘草湯…**体力に関わらず**広く応用され、**便秘**、便秘に伴う頭重、のぼせ、湿疹・皮膚炎、ふきでもの（にきび）、食欲不振（食欲減退）、腹部膨満、腸内異常発酵、**痔**などの症状の緩和に用います。体の虚弱な人や胃腸が弱く下痢しやすい人には不向き。

●カンゾウ配合

桂枝加芍薬湯…**体力中等度以下**で腹部膨満感のある人のしぶり腹、腹痛、下痢、便秘に用います。１週間位服用して症状の改善がみられない場合には、専門家に相談します。

●ダイオウ配合

大黄牡丹皮湯…**体力中等度以上**で、下腹部痛があって、便秘しがちなものの**月経不順**、月経困難、月経痛、便秘、**痔疾**に用います。体の虚弱な人、胃腸が弱く下痢しやすい人には不向き。

・**便秘、痔疾**に用いる場合：１週間位服用しても症状が改善しないときは、専門家に相談

・**月経不順、月経困難**に用いる場合：比較的長期間（1カ月程度）服用することがある

麻子仁丸…**体力中等度以下**で、ときに**便が硬く塊状**なものの便秘、便秘に伴う頭重、のぼせ、湿疹・皮膚炎、吹き出物（にきび）、食欲不振（食欲減退）、腹部膨満、腸内異常醗酵、痔の緩和に用います。胃腸が弱く下痢しやすい人では、激しい腹痛を伴う下痢等の副作用が現れやすいため不向き。**5～6日**使用しても症状の改善がみられないときは専門家に相談します。

＜痔に用いる漢方薬＞　痔に用いる漢方薬には、**乙字湯**（おつじとう）、芎帰膠艾湯（きゅうききょうがいとう）があります。いずれも構成生薬として、カンゾウを含みます。

●カンゾウ、ダイオウ配合

乙字湯…**体力中等度**以上で大便が硬く、便秘傾向のあるものの痔核（いぼ痔）、**切れ痔**、便秘、軽度の脱肛に用います。重篤な副作用として、肝機能障害、間質性肺炎があります。切れ痔、便秘に用いる場合には、５～６日間服用して症状の改善がみられないときは、専門家に相談します。

●カンゾウ配合

芎帰膠艾湯…**体力中等度以下**で冷え症で、**出血傾向**があり胃腸障害のないものの痔出血、貧血、月経異常・月経過多・不正出血、**皮下出血**に用います。１週間位服用して症状の改善がみられないときは、専門家に相談します。

乙字湯と芎帰膠艾湯はいずれも、胃腸が弱く下痢しやすい人などには不向き。

＜婦人薬として用いられる漢方薬＞　女性の月経や更年期障害に伴う諸症状の緩和を目的として用いられる漢方処方製剤には、温経湯（うんけいとう）、温清飲（うんせいいん）、**加味逍遙散**（かみしょうようさん）、桂枝茯苓丸（けいしぶくりょうがん）、五積散（ごしゃくさん）、柴胡桂枝乾姜湯（さいこけいしかんきょうとう）、四物湯（しもつとう）、桃核承気湯（とうかくじょうきとう）、**当帰芍薬散**（とうきしゃくやくさん）などがあります。

温経湯、加味逍遙散、五積散、柴胡桂枝乾姜湯、桃核承気湯は構成生薬としてカンゾウを含み、感冒に用いられる場合の五積散、便秘に用いられる場合の**桃核承気湯以外**は、いずれも比較的長期間（1カ月位）服用されることもあるため、**偽アルドステロン症**などに注意が必要です。

●カンゾウ、ダイオウ配合

桃核承気湯…**体力中等度以上**で、のぼせて**便秘**しがちなものの月経不順、月経困難症、月経痛、月経時や産後の精神不安、腰痛、便秘、**高血圧**の随伴症状（頭痛、めまい、肩こり）、痔疾、打撲症に用います。体の虚弱な人、胃腸が弱く下痢しやすい人には不向き。他の瀉下薬と併用しないこと、授乳中は服用しないこと。また、妊婦は「相談すること」とされています。

●カンゾウ、マオウ配合

五積散…**体力中等度又はやや虚弱**で冷えがあるものの胃腸炎、**腰痛**、神経痛、関節痛、月経痛、頭痛、**更年期障害**、感冒に用います。マオウを含むため、体の虚弱な人、胃腸の弱い人、発汗傾向の著しい人には不向き。

●カンゾウ配合

加味逍遙散…**体力中等度以下**でのぼせ感があり、肩がこり、疲れやすく、精神不安等やいらだちなどの精神神経症状、ときに便秘の傾向のあるものの冷え症、虚弱体質、月経不順、月経困難、更年期障害、血の道症、**不眠症**に用います。胃腸の弱い人には不向き。重篤な副作用として、肝機能障害、**腸間膜静脈硬化症**があります。

温経湯…**体力中等度以下**で、手足がほてり、**唇が乾く**ものの月経不順、月経困難、こしけ（おりもの）、更年期障害、不眠、神経症、湿疹・皮膚炎、足腰の冷え、しもやけ、手あれ（手の湿疹、皮膚炎）に用います。胃腸の弱い人には不向き。

柴胡桂枝乾姜湯…**体力中等度以下**で、冷え症、貧血気味、神経過敏で、動悸、息切れ、ときに寝汗、頭部の発汗、口の渇きがあるものの更年期障害、血の道症、不眠症、神経症、動悸、息切れ、**かぜの後期**の症状、気管支炎に用います。重篤な副作用として、**間質性肺炎**、肝機能障害があります。

●カンゾウやダイオウを含まない

温清飲…**体力中等度**で皮膚はかさかさして色つやが悪く、のぼせるものの月経不順、月経困難、血の道症、更年期障害、神経症、湿疹・皮膚炎に用います。胃腸が弱く下痢しやすい人には不向き。重篤な副作用として、肝機能障害があります。

桂枝茯苓丸…**比較的体力があり**、ときに下腹部痛、肩こり、頭重、めまい、**のぼせ**て足冷えなどを訴えるものの、月経不順、月経異常、月経痛、更年期障害、血の道症、肩こり、めまい、頭重、打ち身（打撲症）、しもやけ、しみ、湿疹・皮膚炎、**にきび**に用います。体の虚弱な人には不向きで、重篤な副作用として肝機能障害があります。

四物湯…**体力虚弱**で、**冷え症**で皮膚が乾燥、**色つやの悪い**体質で胃腸障害のないものの月経不順、月経異常、更年期障害、血の道症、冷え症、しもやけ、しみ、貧血、産後あるいは流産後の疲労回復に用います。体の虚弱な人、胃腸の弱い人、下痢しやすい人には不向き。

当帰芍薬散…**体力虚弱**で、冷え症で貧血の傾向があり疲労しやすく、ときに下腹部痛、頭重、**めまい**、肩こり、耳鳴り、動悸などを訴えるものの月経不順、月経異常、月経痛、更年期障害、産前産後あるいは流産による障害(貧血、疲労倦怠、めまい、むくみ)、めまい・立ちくらみ、頭重、肩こり、腰痛、足腰の冷え症、しもやけ、**むくみ**、しみ、耳鳴り、**低血圧**に用います。胃腸の弱い人には不向き。

<アレルギーや皮膚症状に用いられる漢方薬>　漢方では、アレルギーのように生体が本来もっている自然治癒のはたらきに不調を生じるのは、体内におけるさまざまな循環がバランスよく行われないことによると考えます。漢方薬は、アレルギーそのものを治癒するのではなく、このバランスを改善しようとするため、**使用する人の体質と症状にあわせて漢方処方を選択することが重要**になります。

■皮膚の症状を主に改善したい人に適した処方

茵蔯蒿湯、十味敗毒湯、消風散、当帰飲子などがあります。

●ダイオウ配合

茵蔯蒿湯…**体力中等度以上**で口渇があり、尿量少なく、便秘するものの**蕁麻疹**、**口内炎**、湿疹・皮膚炎、皮膚の痒みに用います。体の虚弱な人、胃腸が弱く下痢しやすい人には不向き。

●カンゾウ配合

十味敗毒湯…**体力中等度**なものの皮膚疾患で、**発赤**があり、ときに化膿するものの**化膿性皮膚疾患**・急性皮膚疾患の初期、蕁麻疹、湿疹・皮膚炎、水虫に用います。体の虚弱な人、胃腸が弱い人には不向き。化膿性皮膚疾患・急性皮膚疾患の初期、急性湿疹に用いる場合は、１週間位使用して症状の改善がみられないときは、専門家に相談します。

消風散…**体力中等度以上**の人の皮膚疾患で、痒みが強くて**分泌物が多く**、ときに局所の熱感があるものの湿疹・皮膚炎、蕁麻疹、水虫、あせもに用います。胃腸が弱く下痢をしやすい人には不向き。

当帰飲子…**体力中等度**で冷え症で、**皮膚が乾燥**するものの湿疹・皮膚炎(分泌物の少ないもの)、痒みに用います。胃腸が弱く下痢をしやすい人には不向き。

■鼻の症状を主に改善したい人に適した処方

葛根湯加川芎辛夷、荊芥連翹湯、辛夷清肺湯などがあります。

辛夷清肺湯を除くいずれも構成生薬としてカンゾウを含み、比較的長期間(1カ月程度)服用することがあるため、**偽アルドステロン症**に注意が必要です。

●カンゾウとマオウを配合

葛根湯加川芎辛夷…**比較的体力のある**ものの鼻づまり、**蓄膿症**、慢性鼻炎に用います。体の虚弱な人、胃腸が弱い人、発汗傾向の著しい人には不向き。

●カンゾウ配合

荊芥連翹湯…**体力中等度以上**で皮膚の色が浅黒く、ときに手足の裏に脂汗をかきやすく腹壁が緊張しているものの**蓄膿症**、慢性鼻炎、慢性扁桃炎、**にきび**に用います。胃腸の弱い人には不向き。重篤な副作用として肝機能障害、**間質性肺炎**があります。

●カンゾウ、マオウなどを含まない

辛夷清肺湯…**体力中等度以上**で、**濃い鼻汁**が出て、ときに熱感を伴うものの鼻づまり、慢性鼻炎、蓄膿症に用います。体の虚弱な人、胃腸虚弱で冷え症の人には不向き。重篤な副作用として肝機能障害、間質性肺炎、**腸間膜静脈硬化症**があります。

＜睡眠改善に用いられる漢方薬＞　神経質、精神不安、不眠等の症状の改善を目的として用いられる漢方処方製剤には、**酸棗仁湯**（さんそうにんとう）、加味帰脾湯（かみきひとう）、抑肝散（よくかんさん）、抑肝散加陳皮半夏（よくかんさんかちんぴはんげ）、柴胡加竜骨牡蛎湯（さいこかりゅうこつぼれいとう）、桂枝加竜骨牡蛎湯（けいしかりゅうこつぼれいとう）などがあります。

症状の原因となる体質の改善を目的としているため、いずれも比較的長期間（1カ月位）服用されることがあり、いずれも構成生薬としてカンゾウを含むため、**偽アルドステロン症**には注意が必要です。

また、抑肝散、抑肝散加陳皮半夏、柴胡加竜骨牡蛎湯、桂枝加竜骨牡蛎湯については、小児の疳（かん）や夜泣きにも用いられます。

●カンゾウとダイオウを配合

柴胡加竜骨牡蛎湯…**体力中等度以上**で、精神不安があって、動悸、**不眠**、便秘などを伴う**高血圧**の随伴症状（動悸、不安、不眠）、神経症、更年期神経症、小児夜なき、便秘に用います。体の虚弱な人、胃腸が弱く下痢しやすい人、**瀉下薬**（**下剤**）を服用している人には不向き。

●カンゾウ配合

酸棗仁湯…**体力中等度以下**で、**心身が疲れ**、精神不安、不眠などがあるものの不眠症、神経症に用います。胃腸が弱い人、下痢又は下痢傾向のある人には不向き。１週間位服用して症状の改善がみられない場合には医療機関を受診します。

加味帰脾湯…**体力中等度以下**で、心身が疲れ、**血色が悪く**、ときに熱感を伴うものの貧血、不眠症、精神不安、神経症に用います。

抑肝散…**体力中等度**をめやすとして、神経がたかぶり、怒りやすい、**イライラ**などがあるものの次の諸症：神経症、不眠症、小児夜泣き、小児疳症（神経過敏）、歯ぎしり、更年期障害、血の道症に用います。心不全を引き起こす可能性があるため、動くと息が苦しい、疲れやすい、足がむくむ、急に体重が増えた場合は直ちに医師の診療を受ける必要があります。

抑肝散加陳皮半夏…**体力中等度**をめやすとして、やや消化器が弱く、神経がたかぶり、怒りやすい、**イライラ**などがあるものの次の諸症：神経症、不眠症、小児夜泣き、小児疳症（神経過敏）、更年期障害、血の道症、歯ぎしりに用います。

桂枝加竜骨牡蛎湯…**体力中等度以下**で疲れやすく、興奮しやすいものの神経質、不眠症、小児夜なき、**夜尿症**、眼精疲労、神経症に用います。

＜小児の疳に用いられる漢方薬＞　小児の疳を適応症とする主な漢方処方製剤には、柴胡加竜骨牡蛎湯、桂枝加竜骨牡蛎湯、抑肝散、抑肝散加陳皮半夏、小建中湯（しょうけんちゅうとう）などがあります。

いずれも、構成生薬としてカンゾウを含み、とくに乳幼児に使用する場合、体格の個人差から体重当たりの**グリチルリチン酸**の摂取量が多くなることがあるので注意が必要です。

また、柴胡加竜骨牡蛎湯、桂枝加竜骨牡蛎湯、抑肝散、抑肝散加陳皮半夏を小児の夜泣きに用いる場合、**1週間**位服用しても症状の改善がみられないときには、いったん服用を中止して、専門家に相談する必要があります。

なお、漢方処方製剤は、用法用量において**適用年齢の下限が設けられていない場合**であっても、生後**3カ月**未満の乳児には使用しないこととなっています。

●カンゾウを配合

小建中湯…**体力虚弱**で疲労しやすく**腹痛**があり、血色がすぐれず、ときに動悸、手足のほてり、冷え、寝汗、**鼻血**、頻尿及び多尿などを伴うものの小児虚弱体質、疲労倦怠、慢性胃腸炎、腹痛、神経質、**小児夜尿症**、夜泣きに用います。乳幼児に使用される場合は体格の個人差から体重当たりのグリチルリチン酸の摂取量が多くなることがあるため、**偽アルドステロン症**に注意が必要です。

＜循環器系に作用する漢方薬＞　循環器系のはたらきを改善することで、めまいやふらつき、高血圧などの症状を改善する漢方処方製剤には、苓桂朮甘湯（りょうけいじゅつかんとう）、三黄瀉心湯（さんおうしゃしんとう）、七物降下湯（しちもつこうかとう）、**黄連解毒湯**（おうれんげどくとう）などがあります。

苓桂朮甘湯は構成生薬としてカンゾウを含み、**三黄瀉心湯**はダイオウを含みます。

●カンゾウを配合

苓桂朮甘湯…**体力中等度以下**で、**めまい**、ふらつきがあり、ときにのぼせや動悸があるものの立ちくらみ、めまい、頭痛、耳鳴り、動悸、息切れ、神経症、神経過敏に用います。**強心作用が期待される生薬は含まれず**、主に尿量増加（利尿）作用により、**水毒（すいどく）の排出を促す**ことを主眼とした処方です。

※水毒：漢方の考え方で、体の水分が停滞したり偏在して、その循環が悪いこと

●ダイオウ配合

三黄瀉心湯…**体力中等度以上**で、のぼせ気味で顔面紅潮し、精神不安、みぞおちのつかえ、便秘傾向などのあるものの高血圧の随伴症状（のぼせ、肩こり、耳なり、頭重、不眠、不安）、**鼻血**、痔出血、便秘、更年期障害、血の道症に用います。**ダイオウ**、**オウゴン**、オウレンの三黄からなる処方で、体の虚弱な人、胃腸が弱く下痢しやすい人、だらだら出血が長引いている人には不向き。

・**鼻血**に用いる場合：**5～6回**使用しても症状の改善がみられないときは、専門家に相談。

・**痔出血、便秘**に用いる場合：**1週間**位使用しても症状の改善がみられないときは、専門家に相談。

●カンゾウ、ダイオウなどを含まない

七物降下湯…**体力中等度以下**で、顔色が悪くて疲れやすく、**胃腸障害のないものの高血圧**に伴う随伴症状（のぼせ、肩こり、耳鳴り、頭重）に用います。胃腸が弱く下痢しやすい人には不向き。なお、小児向けの漢方処方ではなく、**15歳未満の小児への使用は避ける**必要があります。

黄連解毒湯…**体力中等度以上**で、のぼせぎみで**顔色赤く**、いらいらして落ち着かない傾向のあるものの**鼻出血**、不眠症、神経症、胃炎、二日酔い、血の道症、めまい、動悸、更年期障害、湿疹・皮膚炎、皮膚のかゆみ、口内炎に用いられます。体の虚弱な人には不向き。重篤な副作用として肝機能障害、間質性肺炎、**腸間膜静脈硬化症**があります。鼻出血、二日酔いに用いる場合は、**5〜6回**使用しても症状の改善がみられないときは、専門家に相談します。

<排尿トラブルに用いる漢方薬>　排尿困難や頻尿、膀胱炎などの排尿トラブルに用いる漢方処方製剤には、牛車腎気丸（ごしゃじんきがん）、八味地黄丸（はちみじおうがん）、六味丸（ろくみがん）、猪苓湯（ちょれいとう）、竜胆瀉肝湯（りゅうたんしゃかんとう）などがあります。

●カンゾウを配合

竜胆瀉肝湯…**体力中等度以上**で、**下腹部に熱感**や痛みがあるものの排尿痛、残尿感、尿の濁り、こしけ（おりもの）、頻尿に用います。胃腸が弱く下痢しやすい人には不向き。

●カンゾウを含まない

牛車腎気丸…**体力中等度以下**で、疲れやすくて、四肢が冷えやすく尿量減少し、むくみがあり、ときに口渇があるものの下肢痛、腰痛、しびれ、高齢者のかすみ目、痒み、排尿困難、頻尿、むくみ、**高血圧**に伴う随伴症状の改善（肩こり、頭重、耳鳴り）に用います。胃腸が弱く下痢しやすい人、のぼせが強く赤ら顔で体力の充実している人には不向き。

八味地黄丸…**体力中等度以下**で、疲れやすくて、四肢が冷えやすく、**尿量減少又は多尿**でときに口渇があるものの下肢痛、腰痛、しびれ、高齢者の**かすみ目**、痒み、排尿困難、残尿感、夜間尿、頻尿、むくみ、高血圧に伴う随伴症状の改善（肩こり、頭重、耳鳴り）、軽い尿漏れに用います。胃腸が弱く下痢しやすい人、のぼせが強く赤ら顔で体力の充実している人には不向き。

六味丸…**体力中等度以下**で、疲れやすくて尿量減少又は多尿で、ときに手足のほてり、口渇があるものの排尿困難、残尿感、頻尿、むくみ、痒み、**夜尿症**、しびれに用います。胃腸が弱く下痢しやすい人には不向き。

猪苓湯…**体力に関わらず**使用でき、排尿異常があり、ときに**口が渇く**ものの排尿困難、**排尿痛**、残尿感、頻尿、むくみに用います。

＜滋養強壮に用いる漢方薬＞　滋養強壮に用いられる主な漢方処方製剤には、**十全大補湯**（じゅうぜんたいほとう）と**補中益気湯**（ほちゅうえっきとう）があります。

いずれも構成生薬として**カンゾウ**を含み、症状の原因となる体質の改善を主眼としているために比較的長期間（1カ月位）服用されることがあるため、**偽アルドステロン症**には注意が必要です。

●カンゾウを配合

十全大補湯…**体力虚弱**なものの**病後・術後の体力低下**、疲労倦怠、食欲不振、寝汗、手足の冷え、貧血に用います。胃腸の弱い人には不向き。重篤な副作用として、**肝機能障害**があります。

補中益気湯…**体力虚弱**で元気がなく、胃腸の働きが衰えて、疲れやすいものの虚弱体質、疲労倦怠、**病後・術後の衰弱**、食欲不振、寝汗、感冒に用います。重篤な副作用として、**間質性肺炎**、肝機能障害があります。

＜肥満などに用いる漢方薬＞　肥満症または肥胖（はん）症に用いられる漢方処方製剤には、**防風通聖散**（ぼうふうつうしょうさん）、大柴胡湯（だいさいことう）、防已黄耆湯（ぼういおうぎとう）などがあります。

ただ、どのような肥満症にも適するものではなく、基本的に肥満症には、糖質や脂質を多く含む食品の過度の摂取を控える、日常生活に適度な運動を取り入れるなど、**生活習慣**の改善を図ることが重要です。

●カンゾウ、マオウ、ダイオウを配合

防風通聖散…**体力充実**して、**腹部に皮下脂肪が多く、便秘がちなもの**の高血圧や肥満に伴う動悸・肩こり・のぼせ・むくみ・便秘、蓄膿症（副鼻腔炎）、湿疹・皮膚炎、ふきでもの（にきび）、肥満症に用います。体の虚弱な人、胃腸が弱く下痢しやすい人、発汗傾向の著しい人には不向き。また、小児に対する適用はなく、瀉下剤との併用はしないようにします。重篤な副作用として肝機能障害、間質性肺炎、**偽アルドステロン症**、腸間膜静脈硬化症があります。便秘に用いる場合には、**1週間**位使用しても症状の改善がみられないときは、専門家に相談します。

●ダイオウ配合

大柴胡湯…**体力が充実**して脇腹からみぞおちあたりにかけて苦しく、便秘の傾向があるものの胃炎、**常習便秘**、高血圧や肥満に伴う肩こり・頭痛・便秘、神経症、肥満症に用います。体の虚弱な人、胃腸が弱く下痢しやすい人には不向き。常習便秘、高血圧に伴う便秘に用いる場合には、**1週間**位使用しても症状の改善がみられないときは、専門家に相談します。

●カンゾウ配合

防已黄耆湯…**体力中等度以下**で、疲れやすく、汗のかきやすい傾向があるものの肥満に伴う関節の腫れや痛み、むくみ、多汗症、肥満症(筋肉にしまりのない、いわゆる**水ぶとり**)に用います。重篤な副作用として肝機能障害、間質性肺炎、**偽アルドステロン症**があります。

<その他の漢方薬>　これまで紹介してきた漢方薬以外に、皮膚症状に外用薬として用いられる紫雲膏(しうんこう)や中黄膏(ちゅうおうこう)、内服で用いられる清上防風湯(せいじょうぼうふうとう)があります。

■皮膚トラブルに用いる外用薬

紫雲膏…ひび、**あかぎれ**、しもやけ、**うおのめ**、あせも、ただれ、外傷、火傷、痔核による疼痛、肛門裂傷、湿疹・皮膚炎に用います。湿潤、ただれ、火傷又は外傷のひどい場合、傷口が化膿している場合、**患部が広範囲の場合には不向き**。

■化膿性疾患、打ち身などに用いる外用薬

中黄膏…急性化膿性皮膚疾患(腫れ物)の初期、打ち身、**捻挫**に用います。湿潤、ただれ、火傷又は外傷のひどい場合、傷口が化膿している場合、患部が広範囲の場合には不向き。捻挫、打撲、関節痛、腰痛、筋肉痛、肩こりに用いる貼り薬(パップ剤)とした製品もあります。

■化膿性疾患などに用いる内服薬

●カンゾウ配合

清上防風湯…**体力中等度以上**で、赤ら顔でときにのぼせがあるものの**にきび**、顔面・頭部の湿疹・皮膚炎、**赤鼻**(酒さ)に用います。重篤な副作用として肝機能障害、**偽アルドステロン症**、腸間膜静脈硬化症があります。

D　主な注意点と受診勧奨

<漢方薬の主な注意点>

■相互作用

漢方処方を構成する生薬には、複数の処方で共通しているものもあるため、同じ生薬を含む漢方処方製剤が併用されると、作用が強く現れたり、副作用を生じやすくなったりするおそれがあります。

また、**漢方処方はそれ自体が一つの有効成分として独立したもの**なので、自己判断によって生薬が追加摂取された場合、生薬の構成が乱れて処方が成立しなくなるおそれもあります。こうしたことから、他の漢方処方製剤、生薬製剤または医薬部外品の併用には注意が必要なのです。

●医薬品との相互作用

有名なのは、**小柴胡湯**とインターフェロン製剤による**間質性肺炎**です。とくに医師の治療を受けている人では、使用について治療を行っている医師などに相談するよう説明することも重要です。

●食品との相互作用

生薬は、**医薬品**的な効能・効果が標榜または暗示されていなければ、**食品(ハーブ)**として流通することが可能なものもあります。このため場合によっては、食品として該当する生薬を摂取していると思われる人に対して、積極的な情報提供を行う必要があります。

■受診勧奨

一定期間または一定回数使用しても症状の改善が認められないときには、**証(体質など)**が合っていない場合のほか、一般用医薬品によって対処することが適当でない疾患による症状であることも考えられますので、必要に応じて、医療機関を受診するように促すようにします。

E 生薬製剤

生薬製剤は、生薬を組み合わせて配合された医薬品で、漢方薬のように組み合わされた処方全体での効果を考えるのではなく、**個々の有効成分(生薬)の薬理作用を主に考えて配合**されています。西洋医学的な考えで処方されたもので、「○○丸」など伝統的な呼び名がつけられているものもありますが、定まった処方というものはありません。

また、漢方薬のように、使用する人の**体質**や症状その他の状態に適した配合を選択するという考え方に基づくものではなく、西洋生薬を組み合わせて配合されたものもあります。

<生薬とは？>　生薬は、動植物の薬用とする部分、細胞内容物、**分泌物**、**抽出物**または鉱物などを指します。なお、ブシとトリカブト、インヨウカクとイカリソウなど、生薬名と**基原植物名**が混同されることもありますが、これらは明確に区別される必要があります。

■使用される生薬

生薬は、加工や混合のしやすさから、抽出された**エキス剤**として配合、製剤化された製品が多いのですが、そのほかにも全形生薬、**切断生薬**、粉末生薬として用いられます。

全形生薬…その薬用とする部分などを乾燥し、または簡単な加工をしたもの

切断生薬…全形生薬を小片もしくは小塊に切断もしくは破砕したもの、または粗切、中切もしくは細切したもの

粉末生薬…全形または切断生薬を粗末、中末、細末または微末としたもの

■取扱上の注意

生薬は自然のものなので、**カビ**、昆虫または他の動物による汚損物または混在物およびその他の異物を避けて、清潔かつ**衛生的**に取り扱う必要があります。また、基本的に**湿気**や虫害を避けて保存する必要があります。

とくに薬用部位とその他の部位、または類似した基原植物を取り違えると、期待する効果が得られないばかりでなく、人体に有害な作用を引き起こすことがあります。さらに、諸外国と日本では生薬の**名称**が違うことがあるため、日本薬局方に準拠して製造された生薬であればよいのですが、個人輸入等によって入手された生薬または生薬製剤では、健康被害が発生した事例があります。

●主な生薬の注意点

サイシン（使用部位に注意） ウマノスズクサ科のウスバサイシンまたはケイリンサイシンの根及び根茎	注意点： 地上部には腎障害を引き起こすことが知られているアリストロキア酸が含まれている
モクツウ（基原植物に注意） アケビ科のアケビまたはミツバアケビの蔓性の茎、通例、横切りしたもの	注意点： 中国等では、アリストロキア酸を含有するキダチウマノスズクサを用いたものがモクツウとして流通している

＜代表的な生薬＞　生薬製剤に用いられる生薬には、ブシやカッコン、サイコなど、漢方薬でもよく用いられるものが使われています。

ブシ キンポウゲ科のハナトリカブト又はオクトリカブトの塊根を減毒加工して製したもの	・心筋の収縮力を高めて血液循環を改善する作用を持つ ・血液循環が高まることによる利尿作用を示すほか、鎮痛作用を示すが、アスピリン等と異なり、プロスタグランジンを抑えないことから、胃腸障害等の副作用は示さない ・生のままでは毒性が高いことから、その毒性を減らし有用な作用を保持する処理を施して使用
カッコン マメ科のクズの周皮を除いた根	解熱、鎮痙等の作用を期待して用いられる
サイコ セリ科のミシマサイコの根	抗炎症、鎮痛等の作用を期待人して用いられる
ボウフウ セリ科植物の根及び根茎	発汗、解熱、鎮痛、鎮痙等の作用を期待して用いられる

ショウマ キンポウゲ科のサラシナショウマなどの根茎	発汗、解熱、解毒、消炎等の作用を期待して用いられる
ブクリョウ サルノコシカケ科のマツホドの菌核で、通例、外層をほとんど除いたもの	利尿、健胃、鎮静等の作用を期待して用いられる
レンギョウ モクセイ科のレンギョウの果実	鎮痛、抗菌等の作用を期待して用いられる
サンザシ バラ科のサンザシまたはオオミサンザシの偽果をそのまま、又は縦切もしくは横切したもの	・健胃、消化促進等の作用を期待して用いられる ・セイヨウサンザシの葉は、血行促進、強心等の作用を期待して用いられる

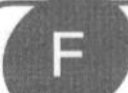

F 生薬製剤の主な注意点

生薬には、複数の製品で共通するものも存在します。同じ生薬または同種の作用を示す生薬を含有する医薬品、**医薬部外品**などが併用された場合、作用が強く現れたり、副作用を生じやすくなるおそれがありますので、注意が必要です。

■相互作用

●食品との相互作用

生薬は、**医薬品**的な**効能・効果**が標榜または暗示されていなければ、食品(ハーブ)として流通することが可能なものもあり、そうした食品を合わせて摂取された場合、医薬品の効果や副作用を増強させることがあります。

■受診勧奨

生薬製剤は、症状の原因となる体質の改善を主な目的としているものが多いため、比較的長期間(**1カ月**位)継続して服用されることがあります。生薬製剤はいずれも作用が緩やかで、副作用が少ないという誤った認識をもつ人も多いのですが、**センソ**(強心薬)などのように少量で強い作用を示す生薬もあります。

一定期間または一定回数使用しても症状の改善が見られない場合は、一般用医薬品によって対処することが適当でない疾患による症状である可能性も考慮して、必要に応じて医療機関を受診するよう促すことが大切です。また、使用期間中の症状の経過や副作用の兆候などについても、積極的な情報提供を行うことが重要です。

check!! 次の(　)内にあてはまる字句はなにか。

●漢方医学は(a)から伝わり、日本で独自に発展してきた日本の伝統医学で、西洋医学の(b)と区別するために漢方と名付けられた。

●漢方では、患者の体質などを表す(c)によって処方を選択する。このうち、病気に対する抵抗力や体力を表すのが(d)である。

●カンゾウは、抗炎症成分の(e)を含むため大量摂取によって(f)を起こすことがあり、高齢者、むくみのある人、心臓病、腎臓病または(g)の診断を受けた人は「相談すること」とされている。

●ダイオウは有効成分として(h)を含み、大腸を刺激して排便を促す。しかし、(i)中の人は「使用してはいけない」、妊婦は「(j)」とされている。

●かぜに用いる漢方薬には葛根湯や麻黄湯、小青竜湯、柴胡桂枝湯などがあるが、このうち、かぜのひきはじめで寒気がし、節々が痛い場合には(k)、鼻炎症状には(l)、胃炎などの症状がある場合には(m)などが適している。また、(n)は肩こりや筋肉痛にも用いられる。

●鎮痛に用いられる漢方薬には芍薬甘草湯や桂枝加朮附湯、疎経活血湯や釣藤散などがあるが、中年以降の血圧が高い人の慢性頭痛には(o)が適し、関節痛や神経痛のほか、腰痛などにも効果があるのが(p)、痙攣性の症状(こむらがえりなど)にも効果があるのは(q)である。

●鎮咳去痰に用いられる漢方薬には五虎湯、甘草湯、麦門冬湯などがあり、このうち、(r)はマオウを含む。痰の切れにくい咳には(s)が適し、激しい咳や咽喉痛には(t)が適す。

●喉の痛みに用いる漢方薬の中には、(u)のように水などに溶かしてうがいしながらゆっくり飲むものもある。

●便秘に用いられる漢方薬には大黄甘草湯や大黄牡丹皮湯があるが、このうち(v)は月経痛にも用いられる。

●睡眠改善に用いる漢方薬の中で、イライラして眠れない人には(w)が、体力中等度以下で血色の悪い人における不眠症には(x)が適している。

●肥満に用いる漢方薬のうち、腹部に皮下脂肪が多く便秘がちな人には(y)が適し、水ぶとりの人には(z)が適している。

a：中国　b：蘭方　c：証　d：虚実　e：グリチルリチン酸
f：偽アルドステロン症　g：高血圧　h：センノシド　i：授乳　j：相談すること
k：麻黄湯　l：小青竜湯　m：柴胡桂枝湯　n：葛根湯　o：釣藤散　p：疎経活血湯
q：芍薬甘草湯　r：五虎湯　s：麦門冬湯　t：甘草湯　u：駆風解毒湯
v：大黄牡丹皮湯　w：抑肝散　x：加味帰脾湯　y：防風通聖散　z：防已黄耆湯

31 泌尿器用薬

A 主な配合成分

泌尿器用薬は、頻尿や**排尿困難**のほか、**排尿痛**や残尿感などの症状に用いられる内服薬で、**尿路消毒**成分や**利尿**成分が配合されます。

＜尿路消毒成分＞　尿路の消毒を目的として、生薬の**ウワウルシ**が用いられます。
ウワウルシ…ツツジ科のクマコケモモの葉で、利尿作用のほか、内服したのち、**尿中に排出される分解代謝物が抗菌作用を示す**ことから、尿路の**殺菌消毒**効果を期待して用いられます。日本薬局方収載のウワウルシは、煎(せん)薬として**残尿感**、排尿に際して不快感のあるものに用いられます。

＜利尿成分＞　尿量を**増加**することによって、頻尿や**残尿感**を改善したり、**雑菌**を排出することで尿道を**洗浄**したりする目的で配合されます。
カゴソウ…**シソ**科のウツボグサの花穂で、日本薬局方収載のカゴソウは、煎(せん)薬として残尿感、排尿に際して不快感のあるものに用いられます。
キササゲ…ノウゼンカズラ科のキササゲなどの果実
サンキライ…ユリ科植物の塊茎
ソウハクヒ…クワ科のマグワの根皮
日本薬局方収載のキササゲ、サンキライ、ソウハクヒは、煎薬として**尿量減少**に用いられます。
モクツウ…アケビ科のアケビまたはミツバアケビの蔓性の茎
ブクリョウ…**サルノコシカケ**科のマツホドの**菌核**で、通例、外層をほとんど除いたもの

B 主な注意点と受診勧奨

生薬製剤では、同じ生薬または**同種**の作用を示す生薬を含有する医薬品、**医薬部外品**などが併用された場合、作用が**強く**現れたり、副作用を生じやすくなるおそれがありますので、注意が必要です。

＜受診勧奨＞　残尿感や尿量減少は一時的な体調不良などによるもののほか、泌尿器系の疾患における自覚症状としても現れます。たとえば、**膀胱炎**や**前立腺肥大**が原因になることもあり、この場合は一般用医薬品によって対処するのではなく、医療機関の受診を勧めます。

また、一般用医薬品の使用による対処は**一時的**なものにとどめ、症状が継続するようであれば医療機関を受診するよう促すことが大切です。

check!!　次の（　）内にあてはまる字句はなにか。

- 泌尿器用薬は、頻尿や（ a ）のほか、（ b ）や残尿感などの症状に用いられる内服薬で、尿路消毒成分や利尿成分が配合される。
- （ c ）は尿路殺菌成分として用いられる生薬で、内服したのち、尿中に排出される分解代謝物が（ d ）作用を示すため、尿路の殺菌消毒効果を期待して用いられる。日本薬局方収載の（ c ）は、煎薬として（ e ）、排尿に際して不快感のあるものに用いる。
- 利尿成分は、（ f ）することによって、頻尿や残尿感を改善したり、（ g ）を排出することで（ h ）を洗浄したりする目的で配合される。
- 日本薬局方収載のキササゲ、サンキライ、ソウハクヒは、煎薬として（ i ）に用いられる。
- 利尿成分として用いられるブクリョウは、サルノコシカケ科のマツホドの（ j ）を用いた生薬である。
- 残尿感や尿量減少は一時的な体調不良などによるもののほか、膀胱炎や（ k ）といった泌尿器系の疾患における自覚症状としても現れることがある。

a：排尿困難　b：排尿痛　c：ウワウルシ　d：抗菌　e：残尿感
f：尿量を増加　g：雑菌　h：尿道　i：尿量減少　j：菌核　k：前立腺肥大

32 歯痛・歯槽膿漏と治療薬

A 歯痛・歯槽膿漏とは？

＜歯痛＞　むし歯は、正式には**齲蝕**と言い、ミュータンス菌などのいわゆる虫歯菌が歯の表面に残った**糖分**などを分解し、**酸**を作るために起こります。エナメル質が少しぐらい溶けても異常はありませんが、その下の**象牙質**に達すると知覚過敏が起こります。症状がさらに進み、むし歯が知覚神経が通っている歯髄に達すると**歯髄炎**が起こり、強い痛みを感じます。

＜歯槽膿漏＞　歯と歯肉の境目にある溝（歯肉溝）では細菌が繁殖しやすく、歯肉に炎症を起こすことがあります。これが**歯肉炎**で、**歯肉炎**が重症化したものが歯周炎、いわゆる**歯槽膿漏**です。

B 歯痛薬

歯痛薬は、歯の齲蝕による**歯痛**を応急的に鎮めることを目的とする一般用医薬品で、**局所麻酔**成分や殺菌消毒成分を配合した外用薬です。ただ、**歯痛薬で歯の齲蝕が修復されることはない**ため、基本的には、早めに医療機関（歯科）を受診して治療を受ける必要があります。

＜痛みを鎮める成分＞

■局所麻酔成分：アミノ安息香酸エチル、**ジブカイン**塩酸塩、テーカイン　など

齲蝕により露出した**歯髄**を通っている知覚神経の伝達を遮断して痛みを鎮めます。

■冷感刺激成分：メントール、カンフル、ハッカ油、ユーカリ油　など

知覚神経を麻痺させることによる鎮痛・**鎮痒**の効果を期待して配合されます。

＜殺菌消毒成分＞

■主な成分：フェノール、歯科用フェノールカンフル、オイゲノール、**セチルピリジニウム塩化物水和物**　など

齲蝕を生じた部分における細菌の繁殖を抑える目的で配合されます。ただ、これらの成分は**粘膜**に付くと**刺激**を感じることがあるため、歯以外の口腔粘膜や唇に付かないように

注意する必要があります。

<生薬>

■主な成分：サンシシ

アカネ科の**クチナシ**の果実で、ときには湯通し又は蒸したものを基原とする生薬で、**抗炎症**作用を期待して用いられます。

C 歯槽膿漏薬

歯肉炎、歯槽膿漏の諸症状（歯肉からの出血や膿（うみ）、歯肉の**腫れ**、むずがゆさ、**口臭**、口腔内の粘り等）の緩和を目的とする医薬品で、歯茎に直接使う外用薬のほか、内服で用いる歯槽膿漏薬もあります。内服薬は、**抗炎症**成分、ビタミンなどが配合されたもので、外用薬とあわせて用いると効果的とされています。

<外用薬>

●殺菌消毒成分

■主な成分：セチルピリジニウム塩化物水和物、クロルヘキシジングルコン酸塩、イソプロピルメチルフェノール、チモール　など

これらの成分は、歯肉溝での細菌の繁殖を抑えることを目的として配合されます。なお、精油成分である**ヒノキチオール**やチョウジ油は、殺菌消毒作用のほか、**抗炎症**作用なども期待して配合されることがあります。

■注意点

クロルヘキシジングルコン酸塩を口腔内に使用した場合、まれに重篤な副作用としてショック（アナフィラキシー）が起こることがあります。

●抗炎症成分

■主な成分：グリチルリチン酸二カリウム、グリチルレチン酸　など

これらの成分は、歯周組織の炎症を和らげることを目的として配合されます。なお、ステロイド性抗炎症成分が配合されることもありますが、この場合は含有量にかかわらず、**長期連用**を避ける必要があります。

●止血成分

■主な成分：**カルバゾクロム**

炎症を起こした歯周組織からの出血を抑える目的で、外用薬にも内服薬にも配合されます。

●組織修復成分

■主な成分：アラントイン

炎症を起こした歯周組織の修復を促す作用を期待して、配合されている場合があります。

●生薬

カミツレ キク科のカミツレの頭花	抗炎症、抗菌などの作用を期待して用いられる
ラタニア クラメリア科のクラメリア・トリアンドラ及びその同属植物の根	粘膜をひきしめる（収斂）作用により炎症を和らげる効果を期待して用いられる
ミルラ カンラン科のミルラノキ等の植物の皮部の傷口から流出して凝固した樹脂	粘膜をひきしめる（収斂）作用のほか、抗菌作用も期待して用いられる

<内服薬>

●抗炎症成分

■主な成分：グリチルリチン酸ジカリウム

歯周組織の炎症を鎮める作用を期待して配合されます。

●止血成分

■主な成分：フィトナジオン（ビタミンK_1）、カルバゾクロム

血液の凝固機能を正常に保ち、炎症を起こした歯周組織からの出血を抑える目的で配合されます。

●組織修復成分

■主な成分：銅クロロフィリンナトリウム

炎症を起こした歯周組織の**修復**を促し、歯肉炎に伴う**口臭**を抑える目的で配合されます。

●ビタミン

■主な成分：ビタミンC（アスコルビン酸、アスコルビン酸カルシウムなど）、ビタミンE（トコフェロールコハク酸エステルカルシウム、トコフェロール酢酸エステルなど）

ビタミンC…**コラーゲン**代謝を改善して炎症を起こした歯周組織の修復を助け、また**毛細血管**を強化して炎症による腫れや出血を抑えます。

ビタミンE…歯周組織の**血行**を促し、組織の修復を助けます。

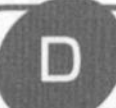

主な注意点と受診勧奨

＜主な注意点＞

■外用薬使用上の注意

外用薬は口腔内を**清浄**にしてから使用することが重要で、歯痛薬、歯槽膿漏薬のいずれについても、口腔内に食べ物のかすなどが残っている状態のままでは十分な効果が期待できません。また口腔咽喉薬、**含嗽（うがい）**薬などを使用したあとは、**十分な間隔**をおいてから使用するようにします。

■内服で用いる歯槽膿漏薬

抗炎症成分など、同じまたは同種の成分が配合された医薬品（かぜ薬、**鎮咳去痰薬**、胃腸薬など）が併用された場合、作用が強過ぎたり、副作用が現れやすくなるおそれがあります。

＜受診勧奨＞　一般用医薬品による対処を勧めるより、医療機関を受診したほうが良い場合。

■歯痛の場合

歯痛は、歯痛薬の使用によって一時的に和らげることができますが、基本的には**歯科医を受診**する必要があるため、歯痛薬による対処は、旅行中や夜間など歯科診療を受けることが困難な場合だけにします。

また、**親知らず（第三大臼歯）**による痛みは歯痛薬では抑えることはできません。

■歯周病（歯肉炎・歯槽膿漏）の場合

状態が軽いうちは自己治療が可能ですので、日頃の十分な**歯磨き**などによって歯肉溝での**細菌の繁殖**を抑えることが重要となります。ただ、**歯石**の沈着などによって歯周病が慢性化しやすくなっている場合もあり、薬で症状を抑えられても症状が繰り返す場合には、歯科医を受診する必要があります。

check!! 次の( )内にあてはまる字句はなにか。

●むし歯は、正式には(a)と言い、虫歯菌が歯の表面に残った(b)などを分解し、(c)を作るために起こる。むし歯がエナメル質の下の象牙質に達すると(d)が起こり(e)に達すると、強い痛みが起こる。

●歯と歯肉の境目にある溝(歯肉溝)で細菌が繁殖し、歯肉に炎症を起こしたものが(f)で、これが重症化したものが(g)、いわゆる歯槽膿漏である。

●アミノ安息香酸エチルやジブカイン塩酸塩は、(h)を通っている知覚神経を(i)させることで歯痛を鎮める。

●歯痛薬に配合される殺菌消毒成分としては、(j)やセチルピリジニウム塩化物等がある。また、生薬成分としては、アカネ科の(k)が抗炎症作用を期待して配合されることがある。

●セチルピリジニウム塩化物水和物、クロルヘキシジングルコン酸塩は、殺菌消毒成分として歯槽膿漏薬に配合されるが、このうち(l)は、まれにショック(アナフィラキシー)を起こすことがある。

●止血成分として配合される(m)は、外用薬にも内服薬にも配合される。

●外用の歯槽膿漏薬に配合される生薬には、抗炎症、抗菌の作用を期待して配合される(n)のほか、収斂作用によって炎症を和らげるクラメリア科の(o)などがある。

●内服の歯槽膿漏薬に配合される成分としては、止血成分である(p)(ビタミンK_1)、組織修復成分の(q)がある。なお、(q)は(r)の防止も期待して用いられる。

●歯痛薬は、(s)による痛みには効果がない。

a:齲蝕(うしょく)　b:糖分　c:酸　d:知覚過敏　e:歯髄　f:歯肉炎　g:歯周炎
h:歯髄　i:麻痺　j:オイゲノール　k:サンシシ
l:クロルヘキシジングルコン酸塩　m:カルバゾクロム　n:カミツレ
o:ラタニア　p:フィトナジオン　q:銅クロロフィリンナトリウム　r:口臭
s:親知らず(第三大臼歯)

33 口内炎と治療薬

A 口内炎とは？

口内炎や舌炎は、代表的な口腔疾患です。**口腔粘膜**に生じる炎症で、口腔の粘膜上皮に水疱（すいほう）や潰瘍（かいよう）ができて痛み、ときに口臭を伴うこともあります。

発生の仕組みは必ずしも解明されていませんが、**栄養摂取**の偏り、**ストレス**や睡眠不足、**唾液**分泌の低下、口腔内の**不衛生**などが要因となってできることが多いとされています。また、**疱疹**（ほうしん）ウイルスの口腔内感染による場合や、医薬品の副作用として口内炎ができる場合もあります。

B 口内炎用薬

口内炎や舌炎の緩和を目的として口腔内局所に適用される**外用薬**です。**抗炎症**成分のほか、殺菌消毒成分や生薬などが配合されています。

＜炎症を和らげる成分＞

●抗炎症成分

■主な成分：グリチルリチン酸二カリウム、グリチルレチン酸　など

口腔粘膜の炎症を和らげる目的で配合されます。

●組織修復成分

■主な成分：**アズレンスルホン酸ナトリウム**（水溶性アズレン）

傷ついた口腔粘膜の組織修復を促す目的で配合されます。

■注意点

ステロイド性抗炎症成分が配合されている場合には、その配合量にかかわらず**長期連用**してはいけません。

＜殺菌消毒成分＞

■主な成分：セチルピリジニウム塩化物水和物、クロルヘキシジン塩酸塩、**アクリノール**、ポビドンヨード　など

患部からの細菌感染を防止する目的で配合されます。ただ、**ポビドンヨード**を配合した医薬品は、過去にアレルギーを起こしたことがある人は使用できません。

＜生薬＞

■主な成分：シコン

ムラサキ科の**ムラサキ**の**根**を用いた生薬で、組織修復促進、**抗菌**などの作用を期待して配合されます。

C 主な注意点と受診勧奨

＜使用上の注意＞ 口腔内に使用する薬なので、口腔内を**清浄**にしてから使用することが重要です。また、口腔咽喉薬や含嗽薬（うがい薬）などを使用する場合は、**十分な間隔をおいて**から使うようにします。

＜受診勧奨＞ 一般用医薬品による対処を勧めるより、医療機関を受診したほうが良い場合。

■口内炎や舌炎が一度に複数箇所に発生して食事に著しい支障を来すほどの状態

口の中に1～2個できる普通の口内炎であれば、**1～2**週間で自然に治りますが、多くの口内炎ができた場合や、口内炎や舌炎の症状が長引いている場合には、口腔粘膜に生じた**腫瘍**である可能性もあります。また、再発を繰り返す場合には、**ベーチェット病**などの可能性も考えられるため、医療機関の受診をお勧めします。

※**ベーチェット病**：口腔粘膜の潰瘍を初期症状とする全身性の疾患で、外陰部潰瘍、皮膚症状（全身の皮膚に湿疹や小膿疱ができる）、**眼**症状（炎症を起こし、最悪の場合失明に至る）等を引き起こす。

■何らかの病気で医療機関での治療を受けている人

今ある症状が処方された医薬品の副作用である可能性があるため、医師や薬剤師に相談する必要があります。

■一般用医薬品による副作用

一般の生活者にとって、口内炎が副作用によって起こっていると考えることは難しいため、こうした副作用についてしっかり情報提供をし、さらにお客様の状況をきちんと把握することが大切です。

check!! 次の(　)内にあてはまる字句はなにか。

●口内炎や舌炎では、口腔の粘膜上皮に水疱や(a)ができて痛み、ときに(b)を伴うこともある。

●発生の仕組みは必ずしも解明されていないが、栄養摂取の偏り、(c)や(d)不足、(e)分泌の低下、口腔内の不衛生などが要因となってできることが多く、(f)ウイルスの口腔内感染の場合もある。

●口内炎用薬は(g)成分や殺菌消毒成分が配合された外用薬で、(h)などの組織修復成分や、痔疾用薬にも配合される(i)などの生薬が配合されることもある。

●殺菌消毒成分では、(j)が配合されている場合は、過去にアレルギーを起こしたことのある人は使用できない。

●通常の口内炎は(k)～(l)週間で治るが、再発を繰り返す場合は、(m)病などの可能性があるため、病院を受診する必要がある。

a：潰瘍（かいよう）　b：口臭　c：ストレス　d：睡眠　e：唾液　f：疱疹（ほうしん）　g：抗炎症
h：アズレンスルホン酸ナトリウム　i：シコン　j：ポビドンヨード　k：1
l：2　m：ベーチェット

34 口腔咽喉薬、うがい薬(含嗽薬)

A どんな薬？

＜口腔咽喉(こうくういんこう)薬＞　口腔内または咽頭(いんとう)部の粘膜に**局所**的に作用して、それらの部位の**炎症**による痛み、**腫れ**などの症状の緩和を目的とする医薬品で、**トローチ剤**や**ドロップ剤**のほか、口腔内に噴霧または**塗布**して使用する外用液剤などの剤形があります。

また、**殺菌消毒**成分が配合され、口腔及び咽頭の殺菌・消毒等を目的とする製品もありますが、鎮咳成分や**気管支拡張**成分、**去痰**成分は配合されていません。なお、これらの成分が配合されたものは、**鎮咳去痰薬**に分類されます。

＜うがい薬(含嗽(がんそう)薬)＞　口腔および咽頭の殺菌・消毒・洗浄、**口臭**の除去などを目的とする外用薬で、用時(使うとき)水で希釈または溶解して**うがい**に用いたり、または患部に**塗布**したあと、水でうがいするといった方法で使用します。

＜医薬部外品の製品＞　有効成分が生薬、グリチルリチン酸二カリウム、**セチルピリジニウム塩化物水和物**のみからなる製品で、効能・効果が「**痰**、喉の炎症による**声がれ**、喉の荒れ、喉の不快感、喉の痛み、喉の腫れ、口腔内や喉の殺菌・消毒・洗浄または**口臭**の除去」の範囲に限られるものは、医薬部外品として扱われます。

＜使用法＞

■トローチ剤やドロップ剤

有効成分が口腔内や咽頭部(喉頭部には届かない)に行き渡るよう、口中に含み、**噛(か)まず**にゆっくり溶かすようにして使用します。このとき、**噛み砕いて飲み込んでしまうと効果は期待できません**ので、注意が必要です。

■噴射式の液剤

息を吸いながら噴射すると気管支や肺に入ってしまうおそれがあるため、軽く息を**吐き**ながら噴射します。

■含嗽薬(うがい薬)

使用時に水で希釈または**溶解**して使用するものが多いのですが、調製した濃度が**濃すぎても薄すぎても十分な効果が得られない**ため、用法・用量に従って調整します。

うがいは一般的に、薬液を10〜20mL程度口に含み、顔を上向きにして咽頭の奥まで薬液が行き渡るようにガラガラを繰り返してから吐き出し、それを数回繰り返すのが効果的とされています。なお、使用後すぐに**食事をとる**と、殺菌消毒効果が薄れやすいため、注意しましょう。

■共通の注意点

口腔咽喉薬・含嗽薬は、**局所的**な作用を目的とする医薬品ですが、成分の一部が口腔や咽頭の粘膜から吸収されて循環血流中に入りやすく、**全身的**な影響を生じることがあります。とくに口内炎などで口腔内に**ひどいただれ**がある人では、刺激感などが現れやすいほか、循環血流中への移行による全身的な影響も出やすくなるため、注意が必要です。

＜主な配合成分＞ 口腔咽喉薬や含嗽薬には、咽頭部の炎症を和らげる成分、**殺菌消毒**成分などを組み合わせて配合されています。

●抗炎症成分

■主な成分：**グリチルリチン酸二カリウム**、**トラネキサム酸**、アズレンスルホン酸ナトリウム（水溶性アズレン：組織修復成分）

声がれ、喉の荒れ、喉の不快感、喉の痛みまたは喉の腫れの症状を鎮める目的で配合されます。

●殺菌消毒成分

■主な成分：セチルピリジニウム塩化物水和物、デカリニウム塩化物、ベンゼトニウム塩化物、ポビドンヨード、ヨウ化カリウム、ヨウ素、**クロルヘキシジングルコン酸塩**、クロルヘキシジン塩酸塩、チモール

口腔内や喉に付着した細菌等の微生物を死滅させたり、その増殖を抑えたりする目的で配合されます。

ヨウ素系殺菌消毒成分…**ポビドンヨード**、**ヨウ化カリウム**、ヨウ素などは、真菌や**ウイルス**に対しても効果がありますが、まれにショック（アナフィラキシー）のような全身性の重篤な副作用を生じることがあります。

■してはいけないこと

・ポビドンヨードを配合した含嗽薬、口腔咽喉薬、殺菌消毒薬	
本剤または本剤の成分によるアレルギー症状を起こしたことがある人	理由：アレルギー症状の既往歴のある人が再度使用した場合、ショック(アナフィラキシー)、皮膚粘膜眼症候群(スティーブンス・ジョンソン症候群)、中毒性表皮壊死融解症(ライエル症候群)等の重篤なアレルギー性の副作用を生じる危険性が高まるため
・クロルヘキシジングルコン酸塩を配合した口腔内治療薬	
口の中に傷やひどいただれのある人	理由：傷やただれの状態を悪化させるおそれがあるため

■相談すること

・ポビドンヨード、ヨウ化カリウム、ヨウ素等のヨウ素系殺菌消毒成分が配合された口腔咽喉薬、含嗽薬	
甲状腺機能障害の診断を受けた人	理由：ヨウ素の摂取につながる可能性があり、甲状腺疾患の治療に影響を及ぼすおそれがあるため

※ヨウ素は**甲状腺**に蓄積するため、**バセドウ病**や橋本病などの甲状腺疾患の診断を受けた人では、その治療効果の減弱など悪影響を生じる恐れがあるため、使用する前に治療を行っている医師または薬剤師に相談する必要がある

※バセドウ病：甲状腺ホルモンの**分泌亢進**により、**眼球突出**、頻脈などの症状が現れる

※橋本病：甲状腺ホルモンの**分泌低下**により、倦怠感、**むくみ**、筋力低下などの症状が現れる

■その他の注意点

ヨウ素系殺菌消毒成分は、妊婦が使用すると摂取されたヨウ素の一部は**血液-胎盤関門**を通過して胎児に移行し、長期間に渡って大量に使用された場合には、胎児にヨウ素の過剰摂取による**甲状腺機能障害**を生じるおそれがあります。また、乳汁中にも移行するため、妊婦や授乳婦は使用を避けたほうが良いでしょう。このほか、口腔粘膜の荒れ、しみる、**灼熱感**(しゃくねつ)、悪心(吐き気)、不快感などが現れたり、**銀**を含有する歯科材料(義歯等)を変色させたりすることがあります。

●局所保護成分

■主な成分：グリセリン

喉の粘膜を刺激から保護する目的で配合されます。

複方ヨード・グリセリン…グリセリンに**ヨウ化カリウム**、ヨウ素、ハッカ水、液状フェノール等を加えたもので、喉の患部に塗布して殺菌・消毒に用いられます。

●抗ヒスタミン成分

■主な成分：クロルフェニラミンマレイン酸塩

咽頭粘膜に付着したアレルゲンによる喉の不快感などの症状を鎮める目的で配合されます。ただし、この場合は鎮咳去痰薬のように、咳(せき)に対する薬効をうたうことはできません。また、局所的な作用を目的としていますが、結果的に抗ヒスタミン成分を摂取することになるため、眠気など内服薬と同様の副作用が現れることがあります。

●生薬

ラタニア クラメリア科のクラメリア・トリアンドラ及びその同属植物の根	粘膜をひきしめる(収斂)作用により炎症を和らげる効果を期待
ミルラ カンラン科のミルラノキ等の植物の皮部の傷口から流出して凝固した樹脂	粘膜をひきしめる(収斂)作用のほか、抗菌作用も期待
その他 ハッカ、ウイキョウ、チョウジ、ユーカリなどから得られた精油成分	芳香による清涼感等を目的として配合される

B 主な注意点と受診勧奨

<相互作用>

■ヨウ素とビタミンC

ヨウ素は、レモン汁やお茶などに含まれる**ビタミンC**などの成分と反応すると、**脱色して殺菌効果が失われます**。このため、ヨウ素を配合した含嗽薬を使用する直前や使用後には、そうした食品の摂取を控えたほうが良いでしょう。

<受診勧奨>　一般用医薬品による対処を勧めるより、医療機関を受診したほうが良い場合。

■飲食物を飲み込むときに激しい痛みを感じるような場合

扁桃蜂巣炎(ほうそう)や扁桃膿瘍(のうよう)の可能性があります。

※扁桃蜂巣炎：扁桃の回りの組織が細菌の感染で炎症を起こした状態

※扁桃膿瘍：扁桃の部分に膿が溜まった状態

■症状が数週間以上続く場合

声がれ、喉の荒れ、喉の不快感、喉の痛みなどの症状はかぜの症状として起こることが多いのですが、かぜをひいたり、喉を酷使したりしていないにもかかわらず症状が数週間以上続く場合には、喉頭癌(こうとうがん)などが原因となっている可能性もあります。

check!! 次の( )内にあてはまる字句はなにか。

●口腔咽喉薬は、口腔内または(a)の粘膜に作用して、それらの部位の炎症による(b)、腫れなどの症状の緩和を目的とする医薬品で、(c)剤やドロップ剤のほか、口腔内に噴霧または(d) して使用する外用液剤などの剤形がある。

●有効成分が生薬、グリチルリチン酸二カリウム、(e)のみからなる製品で、効能・効果が「痰、喉の炎症による声がれ、喉の荒れ、喉の不快感、喉の痛み、喉の腫れ、口腔内や喉の(f)・洗浄または(g)の除去」の範囲に限られるものは、医薬部外品として扱われる。

●(h)剤や(i)剤は、噛み砕いて飲み込んでしまうと効果は期待できない。

●(j)を配合した含嗽薬は、アレルギーを起こした事がある人は使用してはいけない。また、ヨウ素系殺菌消毒成分が配合されている場合は、(k)の診断を受けた人は、相談することとなっている。

●(l)を配合している場合は、口腔内にひどいただれのある人は使用できない。

●ヨウ素は、(m)と反応すると脱色して殺菌効果がなくなる。

a:咽喉　b:痛み　c:トローチ　d:塗布　e:セチルピリジニウム塩化物水和物
f:殺菌・消毒　g:口臭　h:トローチ　i:ドロップ　j:ポビドンヨード
k:甲状腺機能障害　l:クロルヘキシジングルコン酸塩　m:ビタミンC

35 眠気を促す薬

A 眠気を促す薬

はっきりした原因がなくても、日常生活における人間関係の**ストレス**や**生活環境**の変化など、さまざまな要因によって**自律神経**系のバランスが乱れ、寝つきが悪い、**眠りが浅い**、いらいら感、緊張感、精神興奮、精神不安といった症状を生じることがあります。また、こうした症状があることによって十分な休息が取れず、疲労倦怠感、寝不足感、**頭重**といった症状を伴う場合もあります。これらの症状を緩和するために、不眠や気分の昂ぶりを生じたとき、精神を鎮めたり、眠気を促すため使用されるのが**催眠鎮静薬**や**睡眠改善薬**です。

<抗ヒスタミン成分>　ヒスタミンは生体内の**刺激伝達物質**で、脳の下部にある睡眠・覚醒(かくせい)に大きく関与する部位において、**神経細胞**を刺激して**覚醒**の維持・調節を行うはたらきがあります。このため、ヒスタミンのはたらきを抑えると**眠気**を催すのです。抗ヒスタミン成分の中でも中枢作用の強いのが、**ジフェンヒドラミン**です。

抗ヒスタミン成分を主薬とした催眠鎮静薬は、一時的な睡眠障害(**寝つきが悪い、眠りが浅い**)の緩和に用いられるもので、医療機関で処方される睡眠薬と区別するため、**睡眠改善薬**または睡眠補助薬と呼ばれます。

なお、小児や若年者では、抗ヒスタミン成分により眠気とは反対の**神経過敏や中枢興奮**などの症状が現れることがあります。とくに小児ではそうした症状が起こりやすいため、抗ヒスタミン成分を配合した睡眠改善薬の使用は避けることとされています。

知っておきたいマメ知識

不眠症とは？

・入眠障害：なかなか眠れず、寝付くのに普段より2時間以上かかる
・中途覚醒：夜中に2回以上目が覚める
・熟眠障害：ぐっすり眠った感じがしない
・早朝覚醒：普段より早く目が覚めてしまって寝つけない

このうちいずれかの症状が1つ以上あり、持続する場合に不眠症とされます。該当する場合には、医療機関の受診が必要です。

■してはいけないこと

・鎮静薬すべて	
長期連用しないこと	理由：一定期間又は一定回数使用しても症状の改善がみられない場合は、ほかに原因がある可能性があるため
・抗ヒスタミン成分(ジフェンヒドラミン塩酸塩)を主薬とする睡眠改善薬	
日常的に不眠の人、不眠症の診断を受けた人	理由：睡眠改善薬は、慢性的な不眠症状に用いる医薬品でないため。また、医療機関において不眠症の治療を受けている場合には、その治療を妨げるおそれがあるため
15歳未満の小児	理由：小児では、神経過敏、中枢興奮を起こすおそれが大きいため
妊婦または妊娠していると思われる人	理由：妊娠に伴う不眠は、睡眠改善薬の適用症状でないため
・ジフェンヒドラミン塩酸塩、ジフェンヒドラミンサリチル酸塩等のジフェンヒドラミンを配合した睡眠改善薬	
授乳中の人は本剤を服用しないか、本剤を服用する場合は授乳を避けること	理由：乳児に昏睡を起こすおそれがあるため
・抗ヒスタミン成分を配合した内服薬	
服用後、乗物または機械類の運転操作をしないこと	理由：眠気が起こるおそれがあるため

※抗ヒスタミン成分を配合した睡眠改善薬では、目が覚めたあとも、注意力の低下や寝ぼけ様症状、判断力の低下等の一時的な意識障害、めまい、倦怠感を起こすことがあり、**翌日まで眠気やだるさを感じるときには、それらの症状が消失するまで乗物または機械類の運転操作を避ける**必要がある

<鎮静成分>

■**主な成分**：ブロモバレリル尿素、**アリルイソプロピルアセチル尿素**

いずれも脳の**興奮**を抑え、痛み等を感じる感覚を鈍くする作用を示します。

■してはいけないこと

・ブロモバレリル尿素、アリルイソプロピルアセチル尿素を配合した催眠鎮静薬	
服用後、乗物または機械類の運転操作をしないこと	理由：眠気が起こるおそれがあるため
服用時は飲酒しないこと	理由：鎮静作用の増強

■相談すること

・ブロモバレリル尿素が配合されたかぜ薬、解熱鎮痛薬、催眠鎮静薬、乗物酔い防止薬	
妊婦または妊娠していると思われる人	理由：胎児障害の可能性があり、使用を避けることが望ましいため

■その他の注意点

これらの成分には**依存性**があるため、**連用を避ける**必要があります。また、**依存性**があるために**乱用**されることもあり、注意が必要です。

<生薬>

■主な成分

チョウトウコウ	アカネ科のカギカズラなどのとげ
サンソウニン	クロウメモドキ科のサネブトナツメの種子
カノコソウ （別名：キッソウコン）	オミナエシ科のカノコソウの根茎及び根
チャボトケイソウ （別名：パッシフローラ）	南米原産のトケイソウ科の植物で、その開花期における茎及び葉が薬用部位となる
ホップ	ヨーロッパ南部から西アジアを原産とするアサ科のホップの成熟した球果状の果穂

これらの生薬は、**神経の興奮・緊張**を和らげる作用を期待して用いられます。なお、作用の穏やかな生薬成分のみからなる鎮静薬であっても、複数の鎮静薬の併用や、**長期連用**は避ける必要があります。

また、生薬の中には医薬品的な効能・効果が標榜されていなければ食品として流通できるものもあり、とくに鎮静作用があるとされるハーブ（**セントジョーンズワート**など）を含む食品をあわせて摂取すると、医薬品の効果が増強・減弱したり、**副作用**のリスクが高まったりすることがあるため、注意が必要です。

B 主な注意点と受診勧奨

<相互作用>

■他の医薬品の併用

ジフェンヒドラミン塩酸塩、**ブロモバレリル尿素**、アリルイソプロピルアセチル尿素は催眠鎮静薬以外の一般用医薬品、医療用医薬品にも配合されていることがあり、これらの成分を含有する医薬品や、ほかの催眠鎮静薬が併用されると、効き目や副作用が増強されるおそれがあります。

■アルコールの摂取

アルコール摂取の後にジフェンヒドラミン塩酸塩、**ブロモバレリル尿素**またはアリルイソプロピルアセチル尿素を含有する催眠鎮静薬を服用すると、その効き目や副作用が増強されるおそれがあるため、薬を服用する場合は飲酒を避ける必要があります。さらに、アルコールは睡眠の質を低下させるため、控えたほうが良いでしょう。

<受診勧奨>　一般用医薬品による対処を勧めるより、医療機関を受診したほうが良い場合。

■一般用医薬品では改善できない不眠

一般用医薬品の睡眠改善薬の適応は、特段の基礎疾患がない人で、ストレスや**疲労**、または時差ぼけなどの睡眠リズムの乱れによる**一時的**な不眠、寝つきが悪い場合などで、これ以外の症状については対応できません。たとえば、**入眠障害**、中途覚醒、**熟眠障害**、早朝覚醒といった症状の場合、鬱(うつ)病などの精神神経疾患や、身体疾患に起因する不眠、または催眠鎮静薬の使い過ぎによる不眠などの可能性もあるため、医療機関の受診が必要です。

■鎮静成分を乱用している場合

ブロモバレリル尿素などの鎮静成分には**依存性**があるため、乱用されることがあり、多量に摂取された場合には、**中毒**症状を起こすことがあります。この場合の応急処置などについては関係機関の専門家に相談する必要があり、昏睡や**呼吸抑制**が起きているようであれば、直ちに救命救急が可能な医療機関に連れて行くなどの対応をする必要があります。

なお、反復摂取によって依存(薬物依存)を生じている場合は、医療機関での診療が必要です。

check!! 次の(　)内にあてはまる字句はなにか。

●不眠や気分の昂ぶりを生じたとき、眠気を促したり、精神を鎮めるため使用されるのが催眠鎮静薬や睡眠(a)薬で、主に(b)成分や(c)成分、生薬などを配合している。

●ヒスタミンは生体内の(d)物質で、脳の下部にある睡眠・覚醒に大きく関与する部位で、神経細胞を(e)して(f)の維持・調節を行うはたらきがある。このため、このヒスタミンのはたらきを抑えると(g)を催す。

●抗ヒスタミン成分の中でも中枢作用の強いのが、(h)である。

●睡眠改善薬はいずれも(i)してはならず、抗ヒスタミン成分を主薬とした睡眠改善薬は(j)の診断を受けた人は使用してはいけない。また、(k)歳未満の小児は、神経(l)を起こすことがあるため、使用してはならない。

●ジフェンヒドラミン塩酸塩を配合した睡眠改善薬を授乳中に服用してはいけないのは、乳児に(m)を起こすおそれがあるためである。

●鎮静成分を配合した睡眠改善薬は、(n)中の服用や、服用後の乗り物や機械類の運転操作をしてはいけない。また、鎮静成分のうち(o)は胎児障害のおそれがあるため、妊婦は相談することとなっている。

●一般用医薬品の睡眠改善薬の適応は、特段の基礎疾患がない人で、ストレスや(p)、または時差ぼけなどの(q)の乱れによる一時的な不眠、寝つきが悪い場合などだけである。

a：改善　b：抗ヒスタミン　c：鎮静　d：刺激伝達　e：刺激　f：覚醒
g：眠気　h：ジフェンヒドラミン塩酸塩　i：長期連用　j：不眠症　k：15
l：過敏(興奮)　m：昏睡　n：飲酒　o：ブロモバレリル尿素　p：疲労
q：睡眠リズム

36 眠気を防ぐ薬

A 眠気を防ぐ薬

眠気防止薬は、眠気や**倦怠感**を除去することを目的とした内服薬で、**無水カフェイン**や**安息香酸ナトリウムカフェイン**などのカフェイン類を主薬としています。

<カフェインのはたらき>　カフェインは、脳に軽い**興奮**状態を引き起こして、眠気や倦怠感を一時的に抑えます。また、カフェインは、**腎臓**で**ナトリウム**イオンと水分の再吸収を**抑制**するはたらきがあり、尿量の増加(利尿)をもたらす作用もあります。

■してはいけないこと

・カフェイン、無水カフェイン、クエン酸カフェイン等のカフェインを主薬とした眠気防止薬	
胃酸過多の人	理由：カフェインが胃液の分泌を亢進し、胃腸障害などの症状を悪化させるおそれがあるため
心臓病の診断を受けた人	理由：心筋を興奮させて徐脈又は頻脈を引き起こし、心臓病の症状を悪化させるおそれがあるため
胃潰瘍の診断を受けた人	理由：胃液の分泌が亢進し、胃潰瘍の症状を悪化させるおそれがあるため
短期間の服用にとどめ、連用しないこと	理由：眠気防止薬は、一時的に緊張を要する場合に居眠りを防止する目的で使用されるものであり、連用によって睡眠が不要になるというものではなく、短期間の使用にとどめ、適切な睡眠を摂る必要があるため
コーヒーやお茶等のカフェインを含有する飲料と同時に服用しないこと	理由：カフェインが過量摂取となり、中枢神経系、循環器系等に作用が強く現れるおそれがある

■相談すること

・カフェイン、無水カフェイン、クエン酸カフェイン等のカフェインを配合したかぜ薬、解熱鎮痛薬、眠気防止薬、乗物酔い防止薬、鎮咳去痰薬（カフェインとして１回分量100mg以上を含有する場合）	
妊婦または妊娠していると思われる人	理由：吸収されて循環血液中に移行したカフェインの一部が、胎盤関門を通過して胎児に到達するため
授乳中の人	理由：乳汁中に移行し、乳児に頻脈、不眠等を引き起こす可能性があるため

■その他の注意点

カフェインの摂取によって脳が過剰に興奮すると、副作用として振戦(震え)、**めまい**、不安、不眠、**頭痛**を生じることがあります。

また、カフェインには**依存性**があり、作用は弱いものの、反復して摂取すると習慣になりやすい性質があるため、「短期間の服用にとどめ、**連用**しないこと」とされています。

胎児に対する影響については分かっていませんが、血液-胎盤関門を通過することが知られており、胎児の心拍数を**増加**させるなどの可能性があるため、「相談すること」となっています。

なお、カフェインは乳汁中にも移行します。乳児では**肝臓の機能**が未発達で、カフェインの代謝に時間がかかる(半減期は成人3.5時間、乳児80時間と言われる)ため、母乳を与える女性が大量のカフェインを摂取したり、連用したりした場合には、乳児の体内にカフェインの蓄積を生じ、頻脈、**不眠**などを引き起こす可能性があります。

<補助成分>

■**主な成分**：**ビタミンB**$_1$(チアミン硝化物、チアミン塩化物塩酸塩など)、**ビタミンB**$_2$(リボフラビンリン酸エステルナトリウムなど)、**パントテン酸カルシウム**、**ビタミンB**$_6$(ピリドキシン塩酸塩など)、**ビタミンB**$_{12}$(シアノコバラミンなど)、ニコチン酸アミド、**アミノエチルスルホン酸**(タウリン)

眠気による**倦怠感**を和らげる目的で配合される補助成分です。

B 主な注意点と受診勧奨

■眠気防止薬におけるカフェインの上限

・1回摂取量：　カフェインとして200mg

・1日摂取量：　500mgが上限

カフェインは、かぜ薬、解熱鎮痛薬、乗物酔い防止薬などの医薬品や、ビタミン含有保健剤などの医薬部外品、お茶やコーヒーといった食品にも含まれ、眠気防止薬と併用すると、**中枢神経**系や**循環器**系などへの作用が強く現れるおそれがあるため、過剰摂取に注意する必要があります。

また、かぜ薬やアレルギー用薬などによる眠気を抑えるために眠気防止薬を使用するのは適切ではなく、眠気が起こりにくい成分を配合した医薬品を選択するようにします。

知っておきたいマメ知識

飲料中のカフェイン量　五訂増補日本食品標準成分表(100g中)
①玉露：160mg　②煎茶：20mg　③ウーロン茶：20mg　④紅茶：30mg　⑤コーヒー：60mg

＜睡眠に関するアドバイスなど＞　細菌やウイルスなどに感染したときに眠くなることがありますが、これは発熱と同様、生体防御の重要な病態生理的反応と考えられています。つまり、**睡眠によって免疫機能が高まる**とされているため、眠気防止薬などで睡眠を妨げると、病気の治癒を**遅らせる**おそれがあります。

睡眠は、**成長ホルモン**の分泌に重要な役割を果たしています。**成長ホルモン**は生体を構築したり修復するのに重要なホルモンで、この**成長ホルモン**の分泌を促す脳ホルモンは、ある種の睡眠物質と同時に分泌され、睡眠を促すことが知られています。このため、とくに成長期の**小児**の発育には睡眠が重要であり、眠気防止薬に**小児**向けの製品はありません。また、小・中学生の試験勉強に使用される誤用事故を起こした事例もあるため、注意が必要です。

■十分な睡眠をとっていても、眠気防止薬の使用では抑えられない眠気や倦怠感(だるさ)が続くような場合

神経、心臓、肺、肝臓等の重大な病気の可能性があります。このほか、**睡眠時無呼吸症候群**や、重度の不安症や鬱病、突然に耐え難い眠気の発作が起こる**ナルコレプシー**などの症状も考えられるため、医療機関の受診をお勧めします。

check!!　次の(　)内にあてはまる字句はなにか。

●眠気防止薬は、眠気や倦怠感を(a)することを目的とした内服薬で、(b)類を主薬としている。

●カフェインは、脳に軽い(c)状態を引き起こして、眠気や倦怠感を一時的に抑えるとともに、腎臓で(d)イオンや水分の(e)を抑制することで尿量の(f)をもたらす。

●カフェイン類を主薬とした眠気防止薬は、(g)の症状がある人、(h)病の診断を受けた人、(i)の診断を受けた人は服用してはいけない。また、(j)しないこととされている。

●カフェインは、妊婦または妊娠していると思われる人は(k)とされており、また、授乳中の人は、乳児に(l)や不眠を起こすおそれがあるため、「相談すること」とされている。

●カフェインには、弱いながらも(m)性があるため、反復して摂取すると習慣になりやすい。

●眠気防止薬におけるカフェインの上限は、１回摂取量がカフェインとして(n)mg、１日摂取量が(o)mgである。

●睡眠は、(p)ホルモンの分泌に重要な役割を果たしている。このため、とくに成長期の(q)の発育には睡眠が重要であり、眠気防止薬に(q)向けの製品はない。

●十分な睡眠をとっていても、突然に耐え難い眠気の発作が起こる症状を(r)という。

a：除去　b：カフェイン　c：興奮　d：ナトリウム　e：再吸収　f：増加
g：胃酸過多　h：心臓　i：胃潰瘍　j：連用　k：「相談すること」　l：頻脈
m：依存　n：200　o：500　p：成長　q：小児　r：ナルコレプシー

37 乗物酔い防止薬

A 乗物酔いとは？

めまいは、正式には**眩暈**と言い、体の平衡を感知して、保持する機能（**平衡機能**）に異常が生じて起こる症状で、**内耳**にある平衡器官の障害や、**中枢神経系**の障害など、さまざまな要因により引き起こされます。

乗物酔いは、乗物に乗っているとき反復される**加速度**刺激や**動揺**によって、平衡感覚が**混乱**して生じる身体の変調で、正式には**動揺病**と言い、**めまい**、吐き気、頭痛といった症状が起こります。

B 乗物酔い防止薬

乗物酔い防止薬は、乗物酔い（動揺病）によるめまい、吐き気、頭痛を**防止**し、緩和することを目的とする内服薬で、正式には**鎮暈薬**と言います。配合される代表的な成分には、**抗めまい**成分、**抗ヒスタミン**成分、抗コリン成分および**鎮静**成分がありますが、いずれも**眠気**を催すことがあるため、服用後は乗物または機械類の運転操作をしてはいけません。

また、抗コリン成分では、眠気を促すほかに、**散瞳**による目のかすみや異常な**まぶしさ**を引き起こすことがあります。なお、乗物酔い防止薬には、主に吐き気を抑えることを目的とした成分も配合されますが、妊婦の**つわり**による吐き気には使用しないようにします。

＜抗めまい成分＞

■主な成分：ジフェニドール塩酸塩

内耳にある**前庭**と脳を結ぶ**前庭神経**の調節作用と、内耳への**血流**を改善する作用があり、これによって、内耳の平衡感覚の混乱を鎮めます。

抗ヒスタミン成分と共通する類似の薬理作用があり、海外では吐き気を抑える薬（制吐薬）やめまいの治療薬として使われてきました。日本においては、もっぱら**抗めまい**成分として使用されます。

■相談すること

・ジフェニドール塩酸塩	
排尿困難の症状がある人	理由：排尿筋の弛緩と括約筋の収縮が起こり、尿の貯留を来すおそれがあるため。とくに前立腺肥大症を伴っている場合には、尿閉を引き起こすおそれがあるため注意が必要
緑内障の診断を受けた人	理由：抗コリン作用によって房水流出路（房水通路）が狭くなり、眼圧が上昇し、緑内障を悪化させるおそれがある

※抗ヒスタミン成分や抗コリン成分と同様に、頭痛、排尿困難、眠気、散瞳による異常なまぶしさ、口渇のほか、**浮動感**や不安定感を感じることがあります。

<抗ヒスタミン成分>

■**主な成分**：ジメンヒドリナート、**メクリジン塩酸塩**、プロメタジン塩酸塩等のプロメタジンを含む成分、クロルフェニラミンマレイン酸塩、ジフェンヒドラミンサリチル酸塩など

延髄にある嘔吐中枢への刺激や内耳の**前庭**における**自律神経反射**を抑えることで、乗物酔いによるめまいや吐き気を抑えます。

抗ヒスタミン成分の多くは**抗コリン**作用をもちますが、このことも乗物酔いによるめまい、吐き気などの防止・緩和に役立っていると考えられています。

ジメンヒドリナート…**ジフェンヒドラミンテオクル酸塩**の一般名で、もっぱら乗物酔い防止薬に配合されます。

メクリジン塩酸塩…ほかの抗ヒスタミン成分と比べて作用が現れるのが**遅く**持続時間が**長い**という特徴をもち、もっぱら乗物酔い防止薬に配合されます。

■してはいけないこと

・プロメタジン塩酸塩等のプロメタジンを含む成分	
15歳未満の小児は服用してはいけない	理由：外国において、乳児突然死症候群、乳児睡眠時無呼吸発作のような致命的な呼吸抑制が現れたとの報告があるため
・抗ヒスタミン成分を配合した鎮暈薬（乗物酔い防止薬）	
服用後、乗物または機械類の運転操作をしないこと	理由：眠気を起こすおそれがあるため
・ジフェンヒドラミン塩酸塩、ジフェンヒドラミンサリチル酸塩等のジフェンヒドラミンを含む成分	
授乳中の人は本剤を服用しないか、本剤を服用する場合は授乳を避けること	理由：乳児に昏睡を起こすおそれがあるため

■相談すること

・ジフェンヒドラミン塩酸塩、クロルフェニラミンマレイン酸塩等の抗ヒスタミン成分	
排尿困難の症状がある人	理由：排尿筋の弛緩と括約筋の収縮が起こり、尿の貯留を来すおそれがあるため。とくに前立腺肥大症を伴っている場合には、尿閉を引き起こすおそれがあるため
緑内障の診断を受けた人	理由：抗コリン作用によって房水流出路（房水通路）が狭くなり、眼圧が上昇し、緑内障を悪化させるおそれがあるため

<抗コリン成分>

■**主な成分**：**スコポラミン臭化水素酸塩水和物**、ロートコンの軟エキス（スコポラミンを含む）

中枢に作用して**自律神経**系の混乱を軽減させるとともに、**消化管**の緊張を和らげて、乗物酔いの症状を改善します。

スコポラミン臭化水素酸塩水和物…乗物酔い防止に古くから用いられている抗コリン成分で、**消化管からよく吸収されますが、肝臓で速やかに代謝されてしまうため、作用の持続時間が短い**という特徴があります。他の抗コリン成分と比べて**脳内に移行**しやすいとされています。

■してはいけないこと

・スコポラミン臭化水素酸塩水和物、メチルオクタトロピン臭化物を配合した胃腸鎮痛鎮痙薬、鎮暈薬（乗物酔い防止薬）	
服用後、乗物または機械類の運転操作をしないこと	理由：眠気、目のかすみ、異常なまぶしさ
・ロートエキスを配合した鎮暈薬（乗物酔い防止薬）	
授乳中の人は本剤を服用しないか、本剤を服用する場合は授乳を避けること	理由：乳児に頻脈を起こすおそれがあるため（なお、授乳婦の乳汁分泌が抑制されることがある）

■相談すること

・スコポラミン臭化水素酸塩水和物等の抗コリン成分又はロートエキスが配合された内服薬など	
高齢者	理由：緑内障の悪化、口渇、排尿困難又は便秘の副作用が現れやすいため
・スコポラミン臭化水素酸塩水和物等の抗コリン成分	
排尿困難の症状がある人	理由：排尿筋の弛緩と括約筋の収縮が起こり、尿の貯留を来すおそれがあるため。とくに前立腺肥大症を伴っている場合には、尿閉を引き起こすおそれがあるため
心臓病の診断を受けた人	理由：心臓に負担をかけ、心臓病を悪化させるおそれがあるため

緑内障の診断を受けた人	理由：抗コリン作用によって房水流出路（房水通路）が狭くなり、眼圧が上昇し、緑内障を悪化させるおそれがあるため

＜鎮静成分＞

■**主な成分**：**ブロモバレリル尿素**、アリルイソプロピルアセチル尿素

乗物酔いに影響の大きな不安や**緊張**などの心理的な要因を和らげる目的で配合されます。

■**してはいけないこと**

・ブロモバレリル尿素、アリルイソプロピルアセチル尿素を配合した乗物酔い防止薬	
服用時は飲酒しないこと	理由：鎮静作用の増強

※ブロモバレリル尿素とアリルイソプロピルアセチル尿素には眠気の副作用があり、これらの成分を配合した解熱鎮痛薬、催眠鎮静薬については、「服用後、乗物または機械類の運転操作をしないこと」とされている。

■**相談すること**

・ブロモバレリル尿素、アリルイソプロピルアセチル尿素を配合した乗物酔い防止薬	
妊婦または妊娠していると思われる人	理由：胎児障害の可能性があり、使用を避けることが望ましいため

＜中枢神経を興奮させる成分＞

■**主な成分**：カフェイン（無水カフェイン、クエン酸カフェイン等を含む）や**ジプロフィリン**などのキサンチン系成分

脳に軽い興奮を起こさせて、平衡感覚の混乱による**めまい**を軽減させる目的で配合されます。また、カフェインには、乗物酔いに伴う**頭痛**を和らげる作用も期待されます。

なお、**カフェインが配合されているからといって、抗めまい成分、抗ヒスタミン成分、抗コリン成分または鎮静成分による眠気が解消されるわけではありません。**

■**相談すること**

・かぜ薬、解熱鎮痛薬、眠気防止薬、乗物酔い防止薬、鎮咳去痰薬（カフェインとして1回分量100mg以上を含有する場合）	
妊婦または妊娠していると思われる人	理由：胎児の心拍数を増加させる可能性があるため
授乳中の人	理由：乳児の体内にカフェインの蓄積を生じ、頻脈、不眠等を引き起こす可能性があるため

<局所麻酔成分>

■**主な成分**：**アミノ安息香酸エチル** など

胃粘膜への麻酔作用によって**嘔吐**刺激を和らげ、乗物酔いに伴う吐き気を抑える目的で配合されます。

■**してはいけないこと**

・アミノ安息香酸エチルを配合した内服薬	
6歳未満の小児	理由：メトヘモグロビン血症を起こすおそれがあるため

<補助成分>

■**主な成分**：ピリドキシン塩酸塩、ニコチン酸アミド、リボフラビンなどのビタミン類

吐き気の防止にはたらくことを期待して配合されます。

C 主な注意点と受診勧奨

<相互作用>

■**他の医薬品との相互作用**

乗物酔い防止薬には、抗ヒスタミン成分、抗コリン成分、鎮静成分、カフェイン類などが配合されているため、同様の成分が配合されるかぜ薬、**解熱鎮痛薬**、催眠鎮静薬、鎮咳去痰薬、**胃腸鎮痛鎮痙薬**、内服アレルギー用薬(鼻炎用内服薬を含む)などとの併用に注意が必要です。

■**食品との相互作用**

乗物酔い防止薬にはカフェインが配合されていることが多く、お茶やコーヒーなどカフェインを含む食品との相互作用にも注意が必要です。

<受診勧奨>　一般用医薬品による対処を勧めるより、医療機関を受診したほうが良い場合。

■**3歳未満の乳幼児**

3歳未満では、乗物酔いが起こることはほとんどないとされています。このため、乗物酔い防止薬に3歳未満の乳幼児向けの製品はなく、そうした乳幼児が乗物で移動中に機嫌が悪くなるような場合には、気圧の変化による耳の痛みなど、他の原因が考えられ、乗物酔い防止薬を安易に使用することのないよう注意する必要があります。

■**日常のめまい**

乗物酔いに伴う一時的な症状でなく、日常にめまいが度々起こる場合には、基本的に医療機関を受診したほうが良いでしょう。

なお、動悸や立ちくらみ、低血圧などによるふらつきは、平衡機能の障害によるめまいとは異なる症状です。

check!! 次の( )内にあてはまる字句はなにか。

- めまいは、正式には(a)と言い、体の平衡を感知して、保持する機能に異常が生じて起こる症状で、(b)にある(c)器官の障害や、中枢神経系の障害など、さまざまな要因により引き起こされる。
- 乗物酔いは、正式には(d)と言い、(e)、吐き気、頭痛といった症状が起こる。
- 乗物酔い防止薬は、正式には(f)と言い、配合される代表的な成分には、(g)成分、抗ヒスタミン成分、抗コリン成分および(h)成分がある。いずれも(i)を起こすことがあるため、服用後は乗物または機械類の運転操作をしてはいけない。
- 抗コリン成分では、眠気を促すほかに、(j)による目の(k)や異常なまぶしさを引き起こすことがある。
- 抗めまい成分の(l)には、内耳にある(m)と脳を結ぶ(m)神経の調節作用と、内耳への(n)を改善する作用があり、これによって、内耳の平衡感覚の混乱を鎮める。
- メクリジン塩酸塩は、ほかの抗ヒスタミン成分と比べて作用が現れるのが(o)く持続時間が(p)いという特徴をもち、もっぱら乗物酔い防止薬に配合される。
- 抗コリン成分では、スコポラミン臭化水素酸塩水和物、ロートエキスなどが配合されるが、このうち(q)は消化管からの吸収が早いが代謝も早く、さらに他の抗コリン成分と比べて(r)に移行しやすいという特徴がある。なお、(s)は乳児に(t)を起こすおそれがあるため、授乳中は服用してはいけない。
- 局所麻酔成分である(u)は、胃粘膜への麻酔作用によって、(v)を抑える目的で配合される。
- (w)歳未満の乳幼児では、乗物酔いが起こることはほとんどないとされ、乗物酔い防止薬には(w)歳未満の乳幼児向けの商品はない。

a：眩暈(げんうん)　b：内耳　c：平衡　d：動揺病　e：めまい　f：鎮暈薬
g：抗めまい　h：鎮静　i：眠気　j：散瞳(さんどう)　k：かすみ
l：ジフェニドール塩酸塩　m：前庭　n：血流　o：遅　p：長
q：スコポラミン臭化水素酸塩水和物　r：脳内　s：ロートエキス　t：頻脈
u：アミノ安息香酸エチル　v：吐き気　w：3

38 心臓や血液の薬

A 心臓の仕組みと血液

心臓は、血液を全身に廻らせるポンプで、右心房、右心室、左心房、左心室の４つの部屋からできています。全身を廻った血液は**大静脈**から**右心房**に戻り、**右心室**から肺へ送り出されます。そして、肺でガス交換を終えて酸素をたっぷり含んだ血液が**左心房**に戻り、**左心室**から**大動脈**を介して全身へと送られます。この一連の流れは心臓にある神経によって自動的に行われているため、心臓は自動性をもっているのです。

また、心臓の動きは**自律神経**によって調節されていて、交感神経が優位になると心臓の鼓動は**速く**なり、副交感神経が優位になると鼓動は**遅く**なります。さらに、運動などで全身に多くの酸素や栄養分を運ぶ必要があるときには心臓の動きも活発になりますし、リラックスした気持ちで体を休めているときにはその動きもゆっくりになっています。

<動悸、息切れ、気つけ>　激しい運動や興奮によって心臓の拍動が速くなったり、息が切れたりすることは、正常な健康状態でも現れる反応ですが、日常生活で平静にしているときでも拍動が速くなってしまうのが**動悸**で、心臓のはたらきが**低下**して十分な血液を送り出せなくなるために、**心拍数**を増やすことでその不足を補おうとして起こります。また、心臓から十分な血液が送り出されないと全身への**酸素**の供給量が低下するため、**呼吸運動**を増やすことで取り込む**酸素**の量を増やし、それを補おうとするのが**息切れ**の症状です。

動悸や息切れは、**睡眠不足**や疲労による心臓のはたらきの低下、不安や**ストレス**などの精神的な要因のほか、女性では**貧血**や、更年期に生じる**ホルモンバランス**の乱れなどの要因によって起こります。

気つけとは、心臓のはたらきの**低下**による一時的な**めまい**、立ちくらみなどの症状に対して、意識をはっきりさせたり、活力を回復させたりする効果を言います。

B 循環器系の薬

強心薬は、疲労やストレスなどによる**軽度**の心臓のはたらきの乱れを整えて、**動悸**や**息切れ**といった症状を改善する医薬品で、主に**心筋**に作用して、その**収縮力**を高めるとされる成分（強心成分）を主体として配合されます。

＜強心成分＞

■**主な成分**：センソ、ゴオウ、ジャコウ、ロクジョウ　などの生薬

これらの成分は**心筋**に直接刺激を与え、その収縮力を高める作用があります。

センソ ヒキガエル科のアジアヒキガエルの耳腺の分泌物を集めたもの	・微量で強い強心作用を示す ・皮膚や粘膜に触れると局所麻酔作用を示し、センソが配合された丸薬、錠剤等の内服固形製剤は、口中で噛み砕くと舌等が麻痺することがあるため、噛まずに服用する
ジャコウ シカ科のジャコウジカの雄の麝香腺（じゃこうせん）分泌物	強心作用のほか、呼吸中枢を刺激して呼吸機能を高めたり、意識をはっきりさせる等の作用がある
ゴオウ（牛黄） ウシ科のウシの胆嚢（たんのう）中に生じた結石	強心作用のほか、末梢血管の拡張による血圧降下、興奮を静める等の作用がある
ロクジョウ（鹿茸） シカ科のCervus nippon Temminck、Cervus elaphus Linné、Cervus canadensis Erxleben又はその他同属動物の雄鹿の角化していない幼角	強心作用の他、強壮、血行促進等の作用がある

※センソは**有効域**が比較的狭い成分で、1日用量中センソ**5**mgを超えて含有する医薬品は**劇薬**に指定される。このため、一般用医薬品では1日用量が**5**mg以下となるよう用法・用量が定められている。また、通常用量においても、悪心（おしん）（吐き気）、嘔吐の副作用が現れることがあり、**長期連用**によってかえって心臓に負担を生じるおそれがある。

※これらの生薬は、強心薬のほか、小児五疳薬、滋養強壮保健薬等にも配合される。

＜その他の配合成分＞　強心成分のはたらきを助ける効果を期待して配合されます。また、強心薬では、小児五疳（かん）薬や胃腸薬、滋養強壮保健薬などの効能・効果をあわせもつものもあり、鎮静、強壮などの作用を目的とする生薬成分を組み合わせて配合されている場合もあります。

リュウノウ	ボルネオールを含み、中枢神経系の刺激作用による気つけの効果を期待して用いられる
シンジュ（真珠） ウグイスガイ科のアコヤガイ、シンジュガイ又はクロチョウガイ等の外套膜（がいとうまく）組成中に病的に形成された顆粒状物質	鎮静作用等を期待して用いられる
レイヨウカク ウシ科のサイカレイヨウ（高鼻レイヨウ）等の角	緊張や興奮を鎮める作用等を期待して用いられる

ジンコウ ジンチョウゲ科のジンコウ、その他同属植物の材、とくにその辺材の材質中に黒色の樹脂が沈着した部分を採取したもの	鎮静、健胃、強壮などの作用を期待して用いられる
ユウタン(熊胆：動物胆の一種)など クマ科のヒグマその他近縁動物の胆汁を乾燥したもの	苦味による健胃作用を期待して用いられるほか、消化成分として配合される場合もある
サフラン アヤメ科のサフランの柱頭	冷え症及び血色不良に用いられる
ニンジン ウコギ科のオタネニンジンの細根を除いた根又はこれを軽く湯通ししたもの	別名を高麗人参、朝鮮人参とも呼ばれ、神経系の興奮や副腎皮質の機能亢進等の作用により、外界からのストレス刺激に対する抵抗力や新陳代謝を高める
インヨウカク メギ科のホザキイカリソウ、キバナイカリソウ、イカリソウ、トキワイカリソウ等の地上部	強壮、血行促進、強精(性機能の亢進)等の作用を期待

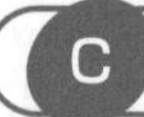

C 主な注意点と受診勧奨

＜相互作用＞

■医薬品との相互作用

生薬には、複数の製品で共通するものもあり、同じ生薬または同種の作用がある生薬を含む医薬品、医薬部外品などが併用された場合、作用が強く現れたり、副作用を生じやすくなったりするおそれがあります。

■持病のある人

心臓病に限らず、何らかの疾患のため医師の治療を受けている場合には、強心薬の使用が治療中の疾患に悪影響を及ぼすこと、また、動悸や息切れの症状が、治療中の疾患に起因する可能性や、処方された薬剤の副作用である可能性も考えられるため、強心薬を使用する前に、治療を行っている医師や薬剤師に相談する必要があります。

＜受診勧奨＞ 一般用医薬品による対処を勧めるより、医療機関を受診したほうが良い場合。

■5〜6日間使用して症状の改善がみられない場合

心臓以外の要因、例えば呼吸器疾患、**貧血**、高血圧症、**甲状腺機能**の異常のほか、精神神経系の疾患も考えられます。

■激しい運動をしていないにもかかわらず突発的に動悸や息切れが起こり、意識が薄れてきたり、脈が十分触れなくなったり、胸部の痛みまたは冷や汗を伴うような場合

<アドバイス>　心臓のはたらきの低下が比較的軽ければ、心臓に負担をかけない程度の軽い運動と休息の繰り返しを日常生活に積極的に取り入れることで心筋が鍛えられ、また、手足の筋肉の動きによって血行が促進されて心臓のはたらきを助けることにつながります。心臓のはたらきを高めるためには、強心薬の使用だけでなく、こうした生活習慣の改善によって、動悸や息切れを起こしにくい体質づくりが図られることも重要です。

なお、一般用医薬品の副作用で動悸が現れることもあるため、強心薬を使用する人の状況をしっかり把握することも大切です。

check!!　次の(　)内にあてはまる字句はなにか。

●動悸は、心臓のはたらきが（ a ）して十分な血液を送り出せなくなるために、（ b ）を増やすことでその不足を補おうとして起こる。また、心臓から十分な血液が送り出されないと全身への酸素の供給量が低下するため、（ c ）を増やすことで取り込む酸素の量を増やし、それを補おうとするのが（ d ）である。

●強心薬は、疲労や（ e ）などによる（ f ）度の心臓のはたらきの乱れを整えて、動悸や息切れといった症状を改善する医薬品で、主に心筋に作用して、その（ g ）を高めるとされる成分(強心成分)を主体として配合されている。

●強心成分のうち、（ h ）は有効域が比較的狭い成分で、1日用量中5mgを超えて含有する医薬品は（ i ）に指定される。

●リュウノウは、精油成分の（ j ）を含み、中枢神経系の刺激作用による（ k ）の効果を期待して配合される。

●レイヨウカクは、サイカレイヨウの（ l ）を用いた動物性生薬で、緊張や興奮を鎮める作用を期待して配合される。

●インヨウカクは、（ m ）科植物(イカリソウなど)の地上部で、強壮、血行促進、強精などの作用を期待して配合される。

●強心薬は、（ n ）日使用しても症状の改善が見られない場合、心臓以外の要因も考えられるため、医療機関の受診を勧める。

a：低下　b：心拍数　c：呼吸運動　d：息切れ　e：ストレス　f：軽
g：収縮力　h：センソ　i：劇薬　j：ボルネオール　k：気つけ　l：角
m：メギ　n：5〜6

39 その他の循環器用薬

A 主な配合成分

<生薬>

■主な成分：コウカ

キク科の**ベニバナ**の管状花をそのまままたは**黄色**色素の大部分を除いたもので、ときに圧搾して板状にしたものを基原とした生薬。末梢の**血行**を促して**鬱血**（うっけつ）を除く作用があります。また、日本薬局方収載のコウカを煎じて服用する製品は、冷え症および血色不良に用いられます。

<生薬以外の成分>

■ユビデカレノン

肝臓や心臓などの臓器に多く存在する成分で、**エネルギー代謝**に関与する酵素のはたらきを助けます。**コエンザイム**Q_{10}とも呼ばれ、**心筋**の酸素利用効率を高めて**収縮力**を強めることで、血液循環の改善効果を示します。

軽度な心疾患により日常生活の身体活動を少し越えたときに起こる**動悸**、息切れ、むくみの症状に用いられますが、2週間位使用して症状の改善がみられない場合には、心臓以外の病気が原因である可能性も考えられるため、漫然と使用を継続せずに医療機関をお勧めします。

副作用として、**胃部不快感**、食欲減退、吐き気、下痢といった胃腸症状のほか、発疹や**かゆみ**が現れることがあり、15歳未満の小児向けの商品はありません。15歳未満で動悸 、息切れ、むくみの症状があるような場合には、医師の診療を受けることが優先されます。また、心臓の病気で医師の治療または指示を受けている人では、服用について治療を行っている医師などに相談する必要があります。

動悸、息切れ、むくみの症状は、**高血圧症**、呼吸器疾患、**腎臓病**、甲状腺機能の異常、貧血などが原因となって起こることもあるため、これらの基礎疾患がある人では、使用前に、治療を行っている医師などに相談する必要があります。

■ヘプロニカート、イノシトールヘキサニコチネート

いずれも代謝されて**ニコチン酸**が遊離し、その**ニコチン酸**のはたらきによって末梢の血液循環を改善する作用を示すとされます。これらは、**ビタミンE**と組み合わせて用いられる場合が多い成分です。

■ルチン

ビタミン様物質の一種で、高血圧などにおける**毛細血管**の補強・強化の効果を期待して用いられます。

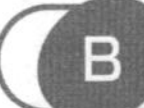

主な注意点と受診勧奨

＜相互作用＞

■コエンザイムQ10

医薬品的な効能・効果が標榜または暗示されていなければ、食品(いわゆる健康食品)の素材として流通することが可能ですので、そうした食品が合わせて摂取された場合には、胃部不快感や吐き気、**下痢**といった副作用が現れやすくなります。

また、作用が増強されて**心臓**に負担を生じたり、副作用が現れやすくなったりするおそれがあるため、**強心薬**などとの併用は避ける必要があります。

＜受診勧奨＞　高血圧や心疾患に伴う諸症状を改善する医薬品は、**体質**の改善または症状の**緩和**を主眼としているもので、高血圧や心疾患そのものの治療を目的とするものではありません。これらの医薬品の使用は補助的なものですので、高血圧や心疾患そのものへの対処については、医療機関の受診をお勧めします。

check!! 次の(　)内にあてはまる字句はなにか。

●コウカは(a)科の植物ベニバナの管状花をそのまま、または(b)色素の大部分を除いたもので、末梢の血行を促して(c)を除く作用がある。

●ユビデカレノンは肝臓や心臓などの臓器に多く存在する成分で、(d)代謝に関与する酵素のはたらきを助ける。(e)とも呼ばれ、(f)の酸素利用効率を高めて(g)を強めることで、血液循環の改善効果を示す。

●ユビデカレノンの副作用としては、(h)症状のほか、発疹・かゆみが現れることがあり、(i)歳未満の小児向けの商品はない。

●(j)とイノシトールヘキサニコチネートは、いずれも代謝されて(k)が遊離し、その(k)のはたらきによって末梢の血液循環を改善する作用を示すとされる。これらは、(l)と組み合わせて用いられることが多い。

●(m)はビタミン様物質の一種で、高血圧などにおける(n)の補強、強化の効果を期待して用いられる。

●コエンザイムQ10は、(o)薬との併用を避ける必要がある。

a：キク　b：黄色　c：鬱血(うっけつ)　d：エネルギー　e：コエンザイムQ10
f：心筋　g：収縮力　h：消化器　i：15　j：ヘプロニカート　k：ニコチン酸
l：ビタミンE　m：ルチン　n：毛細血管　o：強心

40 貧血用薬

A 貧血とは？

貧血は、全身に酸素を運搬する**赤血球**が少なかったり、**赤血球**の中で酸素と結合する**ヘモグロビン**の量が少なかったりすることで起こる症状で、疲労、**動悸**、息切れ、血色不良、頭痛、耳鳴り、**めまい**、微熱、皮膚や粘膜の蒼白(青白くなること)、下半身の**むくみ**などが現れます。また貧血は、その原因によって大きく**ビタミン欠乏性貧血**と**鉄欠乏性貧血**に分類されます。

<ビタミン欠乏性貧血>　赤血球を産生するために必要なビタミンが不足することで起こる貧血で、とくにヘモグロビンの合成に必要な**ビタミンB_{12}**が不足して生じる**巨赤芽球性貧血**は、悪性貧血と呼ばれます。**ビタミンB_{12}**は、肉類や魚、**卵**などに多く含まれ、通常はあまり欠乏することはありません。しかし、**胃腺**から分泌される粘液に含まれる、内因子と呼ばれるたんぱく質と結合することで小腸から吸収されやすくなるため、**胃粘膜**に異常があると不足することがあります。

<鉄欠乏性貧血>　赤血球に含まれる色素、**ヘモグロビン**の生合成に必要な鉄分が不足して生じる貧血です。鉄分は、赤血球が**酸素**を運搬する上で重要な**ヘモグロビンの産生に不可欠なミネラル**なのですが、鉄分の摂取が不足しても、直ちに貧血症状が現れるわけではありません。これは、初期には**肝臓**や脾臓(ひぞう)に蓄えられている貯蔵鉄(「**フェリチン**」と呼ばれる鉄を含有するタンパク質）や、ヘモグロビン産生のために血液中を運ばれている**血清鉄**が減少するだけで、ヘモグロビン量自体は変化しないためです。しかし、この状態が続くと、ヘモグロビンが減少して貧血症状が現れます。

鉄欠乏状態を生じる要因としては、日常の食事からの鉄分の摂取不足や鉄の消化管からの吸収障害による鉄の供給量の不足のほか、**消化管出血**などが考えられ、とくに体の成長が著しい年長乳児や幼児、**月経血**損失のある女性、鉄要求量の増加する**妊婦**や母乳を与える女性では、鉄欠乏状態を生じやすくなります。

B 貧血用薬(鉄製剤)

鉄欠乏性貧血に対して不足している鉄分を補充し、造血機能の回復を図る医薬品で、配合成分としては鉄分やそれ以外の金属成分、ビタミン類などがあります。

なお、一般用医薬品では**ビタミン欠乏性貧血**を改善する医薬品はなく、貧血用薬(鉄製剤)で改善できるのは**鉄欠乏性貧血**だけです。

<鉄分>

■**主な成分**：**フマル酸第一鉄**、**溶性ピロリン酸第二鉄**、可溶性含糖酸化鉄、クエン酸鉄アンモニウム　など

これらの成分は、不足した鉄分を補充することを目的として配合されます。

■**注意点**

鉄製剤を服用すると便が**黒く**なることがありますが、これは鉄分が**胃酸**で酸化されたりすることで色が付いたもので、使用を中止すべき副作用ではありません。ただ、鉄製剤の服用前から便が黒い場合は、貧血の原因として**消化管**内で出血している場合も考えられるため、服用前の便の状態と対比して判断し、必要に応じて医師の受診をお勧めします。

<鉄以外の金属>

■**主な成分**：銅、コバルト、マンガン　など

銅…**ヘモグロビン**の産生過程で、鉄の代謝や**輸送**に重要な役割をもつ金属で、補充した鉄分を利用して**ヘモグロビン**が産生されるのを助ける目的で、**硫酸銅**が配合される場合があります。

コバルト…赤血球ができる過程で必要不可欠なビタミンB_{12}の構成成分で、**骨髄**での造血機能を高める目的で、**硫酸コバルト**が配合される場合があります。

マンガン…糖質・脂質・たんぱく質の代謝をする際にはたらく**酵素**の構成物質で、**エネルギー**合成を促進する目的で、**硫酸マンガン**が配合される場合があります。

<ビタミン類>

■**主な成分**：ビタミンB_6(ピリドキシン塩酸塩)、ビタミンB_{12}、葉酸、ビタミンC

ヘモグロビン産生や赤血球の形成にはたらくビタミンです。

ビタミンB_6(ピリドキシン)…**たんぱく質**の代謝に関わるビタミンで、**赤血球**の産生を促進します。

ビタミンB_{12}(シアノコバラミン)…**葉酸**とともに、正常な赤血球の形成にはたらきます。

ビタミンC(アスコルビン酸)…鉄分を、消化管内で吸収されやすい**ヘム鉄**の状態に保つことを目的として配合されます。

C 主な注意点と受診勧奨

貧血用薬の主な副作用には、**悪心(吐き気)**、嘔吐、食欲不振、胃部不快感、腹痛、**便秘**、下痢等の胃腸障害があります。これは、**鉄分**が胃にとって**刺激**となるためで、本来**鉄分の吸収率は空腹時のほうが高い**のですが、消化器系へのこうした副作用を軽減するために、**食後に服用するほうが良い**とされています。胃への負担を軽減するために、胃と腸の**pH**の違いを利用して、胃ではなく腸で溶けるようにコーティングされた**腸溶性**の錠剤とした製品もあります。

また、**一般用医薬品の貧血用薬(鉄製剤)によって改善を図ることができるのは鉄欠乏性貧血のみ**で、貧血用薬の使用とあわせて鉄分の摂取不足を改善するなど、食生活の改善が図られることが重要です。なお、貧血の症状がみられる前から**予防的に貧血用薬を使用するのは適当な使用法とは言えません。**

＜相互作用＞

■医薬品との相互作用

複数の貧血用薬を併用すると**鉄分**の過剰摂取となり、胃腸障害や**便秘**などの副作用が起こりやすくなるため、併用してはいけません。

また、医師の治療を受けている人では、鉄分の吸収に影響を及ぼす薬剤が処方されている場合があるので、使用前に治療を行っている医師や調剤を行った薬剤師に相談するようにします。

■食品との相互作用

緑茶、紅茶、コーヒー、ワイン、柿などに含まれる**タンニン酸**は、鉄と結合して鉄の**吸収**を悪くすると言われています。このため、服用の前後30分には**タンニン酸**を含むこうした飲食物の摂取を避けたほうが良いでしょう。

※ただし、最近では食品中に含まれるタンニン酸が鉄の吸収に影響することは少ないと考えられています。

＜受診勧奨＞ 一般用医薬品による対処を勧めるより、医療機関を受診したほうが良い場合。

■食生活を改善し、かつ貧血用薬(鉄製剤)の使用を2週間程度続けても症状の改善がみられない場合

月経過多、消化管出血、**痔**および子宮筋腫など、出血性の疾患による慢性的な血液の損失が原因で貧血症状が起こっている可能性があります。

また、鉄欠乏性貧血以外の貧血による症状や、造血器系には異常が認められなくても、腎不全などの腎障害により、赤血球が生成される上で必要なたんぱく質の産生が低下する腎性貧血の場合など、鉄製剤によって対処すること自体が適当でない可能性もあります。これらの場合、基礎疾患の治療が優先されなければならず、一般用医薬品による対処を漫然と継続するのは適当ではありません。

check!! 次の(　)内にあてはまる字句はなにか。

●貧血は、全身に酸素を運搬する(a)が少なかったり、(a)の中で酸素と結合する(b)の量が少なかったりすることで起こる。

●貧血は、その原因によって大きくビタミン欠乏性貧血と鉄欠乏性貧血に分類されるが、一般用医薬品で改善できるのは(c)貧血だけである。

●ビタミン欠乏性貧血で、とくに(d)の合成に必要なビタミン(e)が不足して生じる巨赤芽球貧血は、(f)貧血と呼ばれる。ビタミン(e)は、通常はあまり欠乏することはないが、(g)から分泌される粘液に含まれる、内因子と呼ばれる(h)と結合することで小腸から吸収されやすくなるため、(i)に異常があると欠乏する場合がある。

●鉄分の摂取が不足しても直ちに貧血症状が現れるわけではない。これは、初期には(j)などに蓄えられている(k)や、(k)がヘモグロビン産生のために血液中を運ばれている(l)が減少するだけで、ヘモグロビン量自体は変化しないためである。

●貧血用薬に配合される主な成分には、(m)第一鉄、溶性ピロリン酸(n)などの鉄分がある。内服された鉄分は(o)と反応して酸化され、便を(p)くすることがある。

●(q)は鉄の代謝や輸送に重要な役割をもつ金属で、補充した鉄分を利用してヘモグロビンが産生されるのを助ける目的で、(r)が配合される場合がある。

●(s)は、赤血球ができる過程で必要不可欠なビタミンB_{12}の構成成分で、(t)での造血機能を高める目的で、(u)が配合される場合がある。

●ビタミンB_{12}は、同じくビタミンの一種である(v)とともに正常な赤血球の形成にはたらく。

●ビタミンCは、鉄分を腸管から吸収されやすい(w)の状態に保つ目的で配合される。

●本来鉄分の吸収率は(x)時のほうが高いが、消化器系への副作用を軽減するために、(y)に服用するほうが良いとされている。また、胃への負担を軽減するために、胃と腸の(z)の違いを利用して、腸溶性の錠剤とした製品もある。

a：赤血球　b：ヘモグロビン　c：鉄欠乏性　d：ヘモグロビン　e：B_{12}
f：悪性　g：胃腺　h：たんぱく質　i：胃粘膜　j：肝臓　k：貯蔵鉄
l：血清鉄　m：フマル酸　n：第二鉄　o：胃酸　p：黒　q：銅　r：硫酸銅
s：コバルト　t：骨髄　u：硫酸コバルト　v：葉酸　w：ヘム鉄　x：空腹
y：食後　z：pH

41 高コレステロール改善薬

A 脂質異常症とは？

コレステロールは細胞の構成成分で、**胆汁酸**や**副腎皮質ホルモン**（ステロイドホルモン）の原料としても重要な物質です。生体に不可欠な物質で、主に**肝臓**で合成されています。

脂質の一種なので水に溶けにくく、血液中では**血漿たんぱく質**と結合した**リポたんぱく質**となって存在しています。

LDL（低密度リポたんぱく質）…コレステロールを**肝臓**から**末梢組織**へと運ぶリポたんぱく質で、末梢組織に運ばれたコレステロールが血管に付くと**動脈硬化**の原因となることから、LDLコレステロールは「**悪玉**コレステロール」とも呼ばれます。

HDL（高密度リポたんぱく質）…**末梢組織**のコレステロールを取り込んで**肝臓**へと戻すリポたんぱく質で、悪玉コレステロールと逆のはたらきをすることから、HDLコレステロールは「**善玉**コレステロール」とも呼ばれます。

＜脂質異常症（高脂血症）＞　血液中の**LDL**が多く、**HDL**が少ないと、コレステロールが末梢組織側に偏って蓄積し、心臓病や肥満、動脈硬化症などの**生活習慣病**につながる危険性が高くなります。

脂質異常症は、血液中のLDLや中性脂肪が増えたり、HDLが少なくなったりした状態で、医療機関での診断基準は、LDLが**140**mg/dL以上、HDLが**40**mg/dL未満、中性脂肪が**150**mg/dL以上のいずれかに該当するものとされています。

ちなみに、脂質異常症は、以前は**高脂血症**と呼ばれていました。**高脂血症**と聞くと、血液中のコレステロール値が高い症状との印象を受けますが、実際にはそれだけでなく、HDLコレステロール値が低い場合にも治療対象となることから、内容と名称の整合性をとるために、**脂質異常症**に変更されたのです。

脂質異常症の診断基準

- LDL：140mg/dL以上
- HDL：40mg/dL未満
- 中性脂肪：150mg/dL以上

B 高コレステロール改善薬

血中コレステロール異常の改善や、血中コレステロール異常に伴う**末梢血行障害**(手足の冷え、痺れ)の緩和などを目的として使用される医薬品で、コレステロールの**吸収**を抑えたり、肝臓におけるコレステロールの**代謝**を促したりすることで、血中コレステロール異常の改善を促す成分を配合しています。

<高コレステロール改善成分>

■主な成分：**ソイステロール**、リノール酸を含む植物油、**ポリエンホスファチジルコリン**、**パンテチン**

悪心(吐き気)、胃部不快感、胸やけ、**下痢**などの消化器系の副作用が現れることがあります。

ソイステロール…**大豆油不けん化物**で、コレステロールの腸管での**吸収**を抑えるはたらきがあります。

リノール酸…コレステロールと結合して、**代謝**されやすい**コレステロールエステル**を形成することで、**肝臓**におけるコレステロールの**代謝**を促す効果を期待して用いられます。

ポリエンホスファチジルコリン…**大豆**から抽出・精製した**レシチン**の一種で、リノール酸と同じはたらきを期待して用いられます。

パンテチン…**LDL**等の分解（異化・排泄）を促し、リポたんぱくリパーゼ活性を高めて**HDL**産生を高める作用があります。

<ビタミン類>

■主な成分：**ビタミンB2**(リボフラビン酪酸エステル　など)、**ビタミンE**(トコフェロール酢酸エステル)

ビタミンB2(リボフラビン)…**脂質**の代謝にかかわる**水溶性のビタミン**で、血漿中の過剰なコレステロールが酸化されてできる**過酸化脂質**の代謝を促す目的で配合されます。

リボフラビンは酵素により、フラビンモノヌクレオチド(ＦＭＮ)さらに**フラビンアデニンジヌクレオチド**(ＦＡＤ)へと活性化され、糖質、脂質の生体内代謝に広く関与するビタミンです。リボフラビンを補酵素とするフラビン酵素は、細胞内の**酸化還元系**や、ミトコンドリアでエネルギーをつくり出す**電子伝達系**にはたらき、コレステロールの生合成の抑制と**排泄・異化**促進作用、**中性脂肪**抑制作用、**過酸化脂質**分解作用をもつと言われています。

なお、リボフラビンを服用すると尿が黄色くなることがありますが、これは使用の中止を要する副作用などの異常ではありません。

ビタミンE（トコフェロール）…抗酸化作用や**血行促進**作用のある**脂溶性のビタミン**で、コレステロールが**活性酸素**などに酸化されて過酸化脂質になるのを防ぐほか、末梢血管での**血行**を促進します。血中コレステロール異常に伴う**末梢血行障害**（手足の冷え、痺れ）の緩和などを目的として配合されます。ビタミンEは、同じく血行促進作用をもつ**ガンマ-オリザノール**といっしょに配合されることもあります

C 生活改善のアドバイス

<アドバイス>　コレステロールは、主に食事から摂取された**糖質**や**脂質**から産生されるため、高コレステロールを改善するには糖質や脂質を多く含む食品の過度の摂取を控えたり、日常生活に適度な運動を取り入れたりするなど、**生活習慣**の改善を図ることが大切です。高コレステロール改善薬の使用による対処は、**食事療法**や運動療法の**補助的**な位置づけですので、薬だけに頼ることのないように注意しましょう。

脂肪の蓄積の中でも、近年注目されているのは**内臓脂肪**の蓄積で、目安として、ウエスト周囲径（腹囲）が、男性なら**85**cm、女性なら**90**cm以上である場合には生活習慣病を生じるリスクが高まるとされています。

いわゆるメタボリックシンドロームの予防では、血中コレステロール値に留意することが重要とされています。

なお、高コレステロール改善薬は結果的に生活習慣病の予防につながることもありますが、ウエスト周囲径（腹囲）を減少させるなどの痩身効果を目的とする医薬品ではありません。

知っておきたいマメ知識

ビタミンでおしっこが黄色に？

ビタミンを飲むとおしっこが黄色くなるのは、過剰に摂取された黄色いビタミンB_2が尿中に排泄されるためです。ですから、B_2が配合されていなければ黄色くはなりません。

ちなみに、ビタミンCは真っ白い結晶なのですが、多くの場合、錠剤や顆粒剤にB_2のコーティングをしています。これは、ビタミンCを酸化から守るためなのですが、レモンをイメージさせる意味もあるのかもしれませんね。

D 主な注意点と受診勧奨

＜受診勧奨＞　一般用医薬品による対処を勧めるより、医療機関を受診したほうが良い場合。

■改善が見られない場合

生活習慣の改善を図りつつ、しばらくの間（1～3カ月）高コレステロール改善薬の使用を続けても改善しない場合は、代謝酵素、受容体やアポたんぱく質の遺伝子異常による家族性の原因や**糖尿病**、腎疾患、甲状腺疾患など、遺伝的または内分泌的要因も疑われるため、いったん使用を中止して医師の診療を受けることをお勧めします。

check!!　次の（　）内にあてはまる字句はなにか。

- コレステロールは細胞の構成成分で、主に（ a ）で合成され、胆汁酸や（ b ）ホルモンなどの原料として使われる。
- （ c ）はコレステロールを（ d ）から（ e ）へと運ぶリポたんぱく質で、悪玉コレステロールと呼ばれる。
- 脂質異常症は、血液中のLDLや中性脂肪が増えたり、HDLが少なくなったりした状態で、医療機関での診断基準は、LDLが（ f ）mg/dL以上、HDLが40mg/dL（ g ）、中性脂肪が（ h ）mg/dL以上のいずれかに該当するものとされる。
- 代表的な高コレステロール改善成分には、LDLの異化・排泄を促してHDLの産生を高める（ i ）や、コレステロールの（ j ）を抑える大豆油不けん化物である（ k ） などがある。
- リノール酸とポリエンホスファチジルコリンは、コレステロールと結合して、代謝されやすい（ l ）を形成することで、肝臓におけるコレステロールの代謝を促す効果がある。なお、（ m ）は大豆から抽出・精製したレシチンの一種である。
- ビタミンB_2である（ n ）は、脂質の代謝にかかわる（ o ）性のビタミンで、血漿中の過剰なコレステロールが酸化されてできる（ p ）分解作用などを目的として配合される。
- 脂肪の蓄積の中でも、近年注目されているのは（ q ）の蓄積で、目安として、ウエスト周囲径（腹囲）が、男性なら（ r ）cm、女性なら（ s ）cm以上である場合には生活習慣病を生じるリスクが高まるとされている。

a：肝臓　b：副腎皮質　c：LDL　d：肝臓　e：末梢組織　f：140
g：未満　h：150　i：パンテチン　j：吸収　k：ソイステロール
l：コレステロールエステル　m：ポリエンホスファチジルコリン
n：リボフラビン　o：水溶　p：過酸化脂質　q：内臓脂肪　r：85　s：90

42 毛髪用薬

A 毛髪用薬

脱毛の防止、育毛、ふけやかゆみを抑えることなどを目的として、**頭皮**に適用する医薬品で、配合成分やその分量などが人体に対して作用が**緩和**であると考えられるものは、医薬部外品の製品もあります。

毛髪用薬のうち、**壮年性脱毛症**、**円形脱毛症**、**粃糠(ひこう)性脱毛症**、**瀰漫(びまん)性脱毛症**などの**疾患名**を掲げた効能・効果は、医薬品においてのみ認められています。

<主な配合成分>

■カルプロニウム塩化物

末梢組織(適用局所の頭皮)において**アセチルコリン**に類似した作用(**コリン作用**)を示し、頭皮の血管を**拡張**して**毛根**への血行を促すことで**発毛**効果があるとされています。副交感神経の伝達物質であるアセチルコリンは、受容体に作用するとすぐに**コリンエステラーゼ**によって分解されますが、カルプロニウム塩化物は**分解されにくい**ため、作用が持続します。

ただ副作用として、コリン作用による局所または全身性の**発汗**や、それに伴う**寒気**、震え、**吐き気**が現れることがあります。

■エストラジオール安息香酸エステル

脱毛の原因の一つに、**男性ホルモン**のはたらきが過剰であることがあります。**女性ホルモン**であるエストラジオールは、**男性ホルモン**のはたらきを**抑える**ことによる**脱毛抑制**効果を期待して配合されます。

ただ、女性ホルモンが頭皮から吸収されて循環血流中に入る可能性があるため、妊婦または妊娠していると思われる女性では、使用を避けるようにします。

ちなみに、婦人薬(外用薬のみ)に配合される**エチニルエストラジオール**、エストラジオールについては、妊婦または妊娠していると思われる女性は**使用してはいけない**とされています。これは、妊娠中の女性ホルモンの摂取によって、胎児の**先天性異常**の発生が報告されているためです。

<生薬>

カシュウ タデ科ツルドクダミの塊根	頭皮における脂質代謝を高めて、余分な皮脂を取り除く作用を期待して用いられる
チクセツニンジン ウコギ科のトチバニンジンの根茎を、通例、湯通ししたもの	血行促進、抗炎症などの作用を期待して用いられる
ヒノキチオール ヒノキ科のタイワンヒノキ、ヒバ等から得られた精油成分	抗菌、抗炎症などの作用を期待して用いられる

check!! 次の( )内にあてはまる字句はなにか。

●毛髪用薬は、(a)の防止、(b)、ふけやかゆみを抑えることなどを目的として、(c)に適用する医薬品で、配合成分やその分量などが人体に対して作用が(d)であると考えられるものは、医薬部外品の製品もある。

●毛髪用薬のうち、(e)脱毛症や円形脱毛症などの(f)を掲げた効能・効果は、医薬品においてのみ認められている。

●カルプロニウム塩化物は末梢組織(適用局所の頭皮)において(g)に類似した作用を示し、頭皮の血管を(h)して毛根への血行を促すことで(i)効果があるとされている。副交感神経の伝達物質である(g)は、受容体に作用するとすぐに(j)によって分解されるが、カルプロニウム塩化物は分解されにくいため、作用が持続する。

●男性ホルモンのはたらきが過剰になると(k)の原因となるが、女性ホルモンである(l)は、男性ホルモンのはたらきを抑えることで(m)効果がある。しかし、頭皮から吸収されて循環血流中に入る可能性があるため、妊婦または妊娠していると思われる女性では、使用を避ける必要がある。ちなみに、同様の女性ホルモンを配合した婦人薬(外用薬)では、妊婦や授乳婦は「使用(n)」とされている。これは、妊娠中の女性ホルモンの摂取によって、胎児の(o)のおそれがあるためである。

●毛髪用薬に配合される生薬には、カシュウ、チクセツニンジン、ヒノキチオールなどがあり、このうち(p)は頭皮の脂質代謝を高めて余分な皮脂を取り除く作用を、精油成分である(q)は抗菌、抗炎症などの作用を期待して配合される。

a：脱毛　b：育毛　c：頭皮　d：緩和　e：壮年性　f：疾患名
g：アセチルコリン　h：拡張　i：発毛　j：コリンエステラーゼ　k：脱毛
l：エストラジオール　m：脱毛抑制　n：してはいけない　o：先天性異常
p：カシュウ　q：ヒノキチオール

43 禁煙補助剤

A 喫煙習慣とは？

タバコの煙に含まれる**ニコチン**は、**肺胞**の毛細血管から血液中に取り込まれると、すみやかに**脳内**に到達し、脳の情動を司る部位にはたらいて**覚醒**、**リラックス**効果などをもたらします。これはニコチン特有の作用で、少量では脳を**興奮**状態にし、大量では**リラックス**状態にするのです。また、習慣的な喫煙により、喫煙していないと次第に体の調子が悪く感じられるようになったり、血中ニコチン濃度の低下によって、**イライラ感**、集中困難、落ち着かないなどのニコチン**離脱症状**（禁断症状）が現れたりするため、喫煙習慣からの**離脱**（禁煙）が困難になります。

このようにニコチンには**依存性**があるため、いったん**ニコチン依存**が形成されるとやめることはむずかしく、禁煙を達成するには、本人の禁煙の意思に加えて、ニコチン離脱症状を軽減する**ニコチン置換療法**が有効とされているのです。

B 禁煙補助剤

＜ニコチン置換療法＞　ニコチン置換療法は、ニコチンの摂取方法を喫煙以外に換えて離脱症状の**軽減**を図りながら徐々に摂取量を**減らし**、最終的にニコチン摂取をゼロにする方法です。このための医薬品を禁煙補助剤と言い、ニコチンを有効成分とする**咀嚼剤**（そしゃく）と、1日1回皮膚に貼ることでニコチンが皮膚を通して吸収される**パッチ製剤**があります。

＜禁煙補助剤（咀嚼剤）＞　ニコチン置換療法に使用される医薬品で、**噛む**ことによって口腔内で**ニコチン**が放出され、**口腔粘膜**から吸収されて循環血液中に移行するようになっています。

■使用上の注意

咀嚼剤は、**ゆっくり**噛んでニコチンを徐々に放出させるものですが、菓子のガムのように噛むと**唾液が多く分泌**され、ニコチンが唾液とともに飲み込まれてしまい、口腔粘膜からの吸収が十分できなかったり、吐き気や**腹痛**などの副作用が現れやすくなったりするため、ゆっくりと断続的に噛むようにします。また、**唾液が出過ぎたときは、飲み込まずにティッシュなどに吐き出す**ようにします。

■使用してはいけない人

非喫煙者	理由：禁煙補助剤であり、タバコを吸わない人には必要のない医薬品であるため。ニコチンに対する耐性がないため、吐き気、めまい、腹痛などの症状が現れやすいため
すでに他のニコチン製剤を使用している人	理由：他の製剤と併せて使用すると、ニコチンの摂取量が過剰になるため
脳梗塞・脳出血等の急性期脳血管障害、重い心臓病等の基礎疾患がある人（3カ月以内の心筋梗塞発作がある人、重い狭心症や不整脈と診断された人）	理由：ニコチンによる血管収縮作用、心悸亢進作用などによって病気に影響することが考えられるため
あごの関節に障害がある人	理由：咀嚼剤であるため、あごに負担をかけ、症状を悪化させるおそれがあるため
妊婦または妊娠していると思われる人	理由：ニコチンの摂取によって、胎児に悪影響を及ぼすことが考えられるため
授乳期間中の人	理由：ニコチンは乳汁中に移行し、乳児の脈が速くなるなどの影響が考えられるため
うつ病の診断を受けたことがある人	禁煙時の離脱症状により、うつ症状を悪化させることがあるため

このほか、**口内炎**や喉の痛み・腫れの症状がある場合には、口内・喉の**刺激**感などの症状が現れやすくなるため、使用を避ける必要があります。なお、大量に使用しても禁煙達成が早まるものでなく、かえってニコチン過剰摂取による副作用のおそれがあるため、1度に**2個**以上の使用は避けるようにします。

C 注意点とアドバイス

<主な副作用>　禁煙補助剤の主な副作用には、**口内炎**、喉の痛み、**消化器**症状（悪心・嘔吐、食欲不振、下痢）、皮膚症状（発疹・発赤、掻痒(そうよう)感）、精神神経症状（頭痛、めまい、思考減退、眠気）、循環器症状（動悸）、その他胸部不快感、胸部刺激感、顔面潮紅、顔面浮腫(ふしゅ)、気分不良など、さまざまなものがあります。

＜相互作用＞

■食品との併用

コーヒーや炭酸飲料など、口腔内を**酸性**にする食品を摂取するとニコチンの吸収が**低下**するため、これらの食品を摂取した後しばらくは使用を避ける必要があります。

■アドレナリン作動成分との相互作用

ニコチンには**交感神経興奮**作用があるため、鎮咳去痰薬、鼻炎用薬、**痔疾用薬**などのアドレナリン作動成分が配合された医薬品と併用すると、交感神経の興奮が強くなり過ぎるおそれがあります。

■タバコとの併用（ニコチンの過剰摂取）

禁煙補助剤は、**喫煙を完全に止めたうえで使用する医薬品**です。とくに使用中または使用直後の喫煙は、血中の**ニコチン**濃度が急激に**高まる**おそれがあるため、避けることとされています。

■治療薬との相互作用

心臓疾患（心筋梗塞、狭心症、不整脈）、**脳血管障害**（脳梗塞、脳出血時）、バージャー病（末梢血管障害）、**高血圧**、甲状腺機能障害、褐色細胞腫、糖尿病（**インスリン**製剤を使用している人）、咽頭炎、食道炎、胃・十二指腸潰瘍、肝臓病または腎臓病の診断を受けた人は、使用している治療薬の効果に影響を生じたり、症状を悪化させる可能性があるため、使用する前に医師または薬剤師に相談することとなっています。

※バージャー病：末梢動脈に炎症が生じて、末梢部に潰瘍や壊疽を引き起こす病気

※インスリン製剤を使用している人：ニコチンがインスリンの**血糖降下**作用に**拮抗**して、効果を妨げるおそれがある

＜アドバイス等＞　禁煙に伴うイライラ感、集中困難、落ち着かないなどのニコチン離脱症状は、通常、禁煙開始から1～2週間の間に起こることが多いとされています。とくに日々感じるストレスに対して、喫煙以外のリラックス法を実践することは重要で、スポーツ、散歩、趣味などでタバコを忘れる努力をするようにアドバイスすると良いでしょう。

禁煙をするときには、禁煙補助剤でニコチン**離脱症状**を軽減しながら、徐々に使用量を減らすようにします。はじめから無理に減らそうとせず、結果的に禁煙達成につながるように心がけることが大切で、**禁煙補助剤は、添付文書で定められた期限を超える使用は避ける**ようにします。

なお、禁煙補助剤の使用で禁煙達成が困難なほどの重度の依存を生じている場合には、ニコチン依存症の治療を行う**禁煙外来**の受診を勧めるようにします。

check!!　次の(　)内にあてはまる字句はなにか。

●タバコの煙に含まれるニコチンは、(a)の毛細血管から血液中に取り込まれると、すみやかに(b)に到達し、覚醒、リラックス効果などをもたらす。ニコチンは、少量では脳を(c)状態にし、大量では(d)状態にする。

●咀嚼剤は、ゆっくり噛んでニコチンを徐々に放出させるが、菓子のガムのように噛むと(e)が多く分泌され、ニコチンの(f)からの吸収が十分できなかったり、吐き気や腹痛などの副作用が現れやすくなる。

●(g)のほか、(h)の関節に障害がある人、妊婦や授乳婦などは使用してはいけない。

●コーヒーや炭酸飲料など、口腔内を(i)性にする食品を摂取するとニコチンの吸収が(j)するため、これらの食品を摂取した後しばらくは使用しない。

●インスリン製剤を使用している人では、ニコチンがインスリンの(k)作用に(l)して、効果を妨げるおそれがある。

●禁煙補助の使用期間は(m)で定められた期限を超える使用は避ける。

a：肺胞　b：脳内　c：興奮　d：リラックス　e：唾液　f：口腔粘膜
g：非喫煙者　h：あご　i：酸　j：低下　k：血糖降下　l：拮抗
m：添付文書

44 消毒薬

A 感染症と殺菌・消毒

感染症は、**病原性**のある細菌や**寄生虫**、ウイルスなどが体に取りつくことによって起こります。日常生活で問題となるのは、**飛沫感染**するものや**経口感染**するものが多く、腹痛や下痢をはじめ、さまざまな症状を起こします。

＜食中毒＞　手指や食品、調理器具などに付着した細菌や**寄生虫**、ウイルスが、**経口**的に体内に入って増殖することで発症する症状で、一般に夏は**細菌**による食中毒が、冬は**ウイルス**による食中毒が発生することが多いと言われています。

食中毒の予防には、健康な人であれば、石鹸（けん）で十分に手洗いを行い、器具等については**煮沸消毒**などを行うといった対応で防止できます。ただ、**煮沸消毒**が困難な器具などもあり、また、食中毒の流行時期や、明らかに感染者が身近に存在するような場合には、集団感染を防止するため念入りに、化学薬剤(消毒薬)を用いた処置を行うようにします。

＜殺菌・消毒＞　「殺菌・消毒」は、生存する微生物の数を減らすために行われる処置で、物質中のすべての微生物を殺滅または除去することを「**滅菌**」といいます。なお、消毒薬が微生物を死滅させる仕組みや効果は、殺菌消毒成分の種類、**濃度**、温度、**時間**、消毒対象の汚染度、微生物の種類や状態などによって異なります。

また、消毒薬によっては、殺菌消毒効果が十分得られない微生物や、全く殺菌消毒できない微生物も存在します。さらに、**生息条件が整えば消毒薬の溶液中で生存、増殖する微生物もいる**ため、殺菌・消毒の対象となる微生物を考慮した上で、適切な医薬品を選択し、定められた用法に従って適正な使用をすることが重要です。

B 消毒薬

＜手指・皮膚の消毒、器具の殺菌・消毒に用いられる成分＞　手指または皮膚の殺菌・消毒を目的とする消毒薬のうち、配合成分やその**濃度**などがあらかじめ定められた範囲内である製品については、**医薬部外品**の製品もあります。ただ、**器具**等の殺菌・消毒を併せて目的とする製品については、医薬品としてのみ認められています。

●クレゾール石鹸

結核菌を含む一般細菌類、**真菌**類に対して比較的広い殺菌消毒作用を示しますが、**大部分のウイルス**に対する殺菌消毒作用はありません。

また、日本薬局方に収載されているクレゾール石鹸液は、原液を水で希釈して用いるものですが、**刺激性**が強いため、**原液**が直接皮膚に付着しないように注意が必要です。もしも付着した場合には直ちに**石鹸水**と水で洗い流し、炎症などを生じたときには医師の診療を受けるようにします。

クレゾール石鹸液と同様の殺菌消毒作用を有する成分には、ポリアルキルポリアミノエチルグリシン塩酸塩、ポリオキシエチレンアルキルフェニルエーテルなどがあります。

●エタノール、イソプロパノール

いずれもアルコールで、微生物の**たんぱく質**を変性させ、結核菌を含む一般細菌類、真菌類、**ウイルスに対する殺菌消毒作用**を示しますが、**イソプロパノール**では、ウイルスに対する不活性効果は**エタノール**よりも低いとされています。

なお、これらの成分を手指などに使用した場合には、**脱脂**（**脂分の減少**）による肌荒れを起こしやすいため、皮膚に**繰り返し**使用する場合には適しません。また、**粘膜刺激性**があるため、粘膜面や目の回り、傷がある部分への使用は避ける必要があります。さらに、揮発性で引火しやすいため、広範囲に長時間使用する場合には、蒸気の**吸引**にも留意する必要があります。

●クロルヘキシジングルコン酸塩

一般細菌類、真菌類に対して比較的広い殺菌消毒作用を示しますが、**結核菌**や**ウイルス**に対する殺菌消毒作用はありません。

<もっぱら器具や設備の殺菌・消毒に用いられる成分>

●塩素系殺菌消毒成分

■主な成分：**次亜塩素酸ナトリウム**やサラシ粉など

強い酸化力があり、一般細菌類、真菌類、**ウイルス**全般に対する殺菌消毒作用を示します。

主な注意点としては、

・**皮膚刺激性**が強いため、**人体**の消毒には用いない
・**金属腐食性**があり、プラスチックやゴム製品を**劣化**させる
・**漂白**作用があり、毛、絹、ナイロン、アセテート、ポリウレタン、色・柄物などを**漂白**してしまうため、使用を避ける
・**酸性**の洗剤・洗浄剤と反応して有毒な**塩素ガス**が発生するため、決して混ざらないように注意する必要がある

などがあり、さらに吐瀉（としゃ）物や血液などが床等にこぼれたときの殺菌消毒にも適していますが、**有機物**の影響を受けやすいので、殺菌消毒の対象物を**洗浄**した後に使用したほうが効果的です。

●有機塩素系殺菌消毒成分

■主な成分：**ジクロルイソシアヌル酸ナトリウム**、トリクロルイソシアヌル酸

塩素臭や刺激性、金属腐食性が比較的抑えられていますので、**プールなどの大型設備の殺菌・消毒に用いられる**ことが多い成分です。

C 主な注意点と応急処置

ここでは、消毒薬の誤用や事故に対する応急処置を解説しますが、基本的に応急処置の後は、すみやかに医療機関の受診を勧めるようにします。

<誤って飲み込んでしまった場合>　通常は多量の**牛乳**や、卵白を水に溶いた卵白水、**小麦粉**を水で溶いたものなどを飲ませますが、手元に何もないときはまず**水**を飲ませるようにします。これは、中毒物質の**消化管**からの**吸収**を遅らせ、**粘膜**を保護するために誤飲してから数分以内に行う必要があります。また、**原末**や**濃厚液**を誤って飲み込んだ場合には、自己判断で安易に吐き出させることは避けます。

<誤って目に入った場合>

顔を横に向けて上から水を流すか、水道水の場合には**弱い流れ**の水で洗うといった方法で、流水で**15**分間以上、十分に洗眼します。このとき、水流が強いと目に障害を起こすことがあるため、弱い流れの水で洗うようにします。また、目が痛くて開けられないときには、水を満たした容器に顔をつけて、水の中で目を開けるといった方法で洗眼します。

なお、酸やアルカリが目に入った場合には早めに洗眼する必要があり、とくに**アルカリ性**物質の場合には**角膜**などへのダメージが強くなるため、念入りに水洗するようにします。酸をアルカリで**中和**したり、アルカリを酸で**中和**するといった処置は、化学反応によって**熱**を発生し、刺激を強めて状態を悪化させるおそれがあるため、絶対にしてはいけません。

<誤って皮膚に付着した場合>　まず、流水をかけながら**着衣**を取り、**石鹸**を用いて流水で**15**分以上、皮膚を十分に水洗します。酸やアルカリは早期に十分な水洗をすることが重要で、とくに**アルカリ性**物質の場合には念入りに水洗します。また、酸やアルカリに対して**中和**剤は用いないようにします。

<誤って吸引した場合>　とくに**塩素系**殺菌消毒成分と**酸**が混ざって発生する**塩素ガス**などでは、命に関わることもあるため、意識がない場合は空気が新鮮な場所へ運び出し、人工呼吸などをします。

check!! 次の(　)内にあてはまる字句はなにか。

●食中毒は、手指や食品、調理器具などに付着した細菌や寄生虫、ウイルスが、(a)的に体内に入って増殖することで発症する症状で、一般に、夏は(b)による食中毒が、冬は(c)による食中毒が発生することが多いと言われる。

●殺菌・消毒は、生存する微生物の数を減らすために行われる処置で、物質中のすべての微生物を殺滅または除去することを(d)という。殺菌の仕組みや効果は、殺菌消毒成分の種類、(e)、温度、(f)、微生物の種類や状態などによって異なる。

●手指または皮膚の殺菌・消毒を目的とする消毒薬のうち、配合成分やその(g)などがあらかじめ定められた範囲内である製品については、医薬部外品の製品もある。ただ、(h)等の殺菌・消毒を併せて目的とする製品は、医薬品のみに認められる。

●クレゾール石鹸液は、(i)性が強いため、原液が直接皮膚に付着しないように注意し、付着した場合には直ちに(j)水と水で洗い流す。

●エタノールと(k)は微生物の(l)を変性させ、結核菌を含む一般細菌類、ウイルスなどに対する殺菌消毒作用を示すが、ウイルスに対する不活性効果は(m)のほうが高い。

●クロルヘキシジングルコン酸塩は、一般細菌などには有効だが、(n)菌やウイルスに対する殺菌消毒作用はない。

●(o)ナトリウムのような塩素系殺菌消毒成分は、刺激性が強いため、(p)の消毒には用いない。また、(q)性、漂白作用などがあるほか、酸と反応して有毒な(r)を発生するため注意。

●(s)系殺菌消毒成分は、塩素臭や刺激性、(t)性が比較的抑えられており、プールなどの大型設備の殺菌・消毒に用いられる。

●消毒薬を誤って飲み込んでしまった場合には、数分以内に多量の(u)や(v)水、(w)を水で溶いたものなどを飲ませるなどして、中毒物質の消化管からの吸収を遅らせる。

●誤って目に入った場合には、弱い流れの水道水で(x)分以上十分に洗眼する。とくに(y)性物質の場合には角膜などへのダメージが強くなるため、念入りに水洗する。中和剤は用いない。

●誤って皮膚に付着した場合には、(z)をかけながら着衣を取り、石鹸を用いて流水で15分以上、皮膚を十分に水洗する。

a：経口　b：細菌　c：ウイルス　d：滅菌　e：濃度　f：時間　g：濃度
h：器具　i：刺激　j：石鹸　k：イソプロパノール　l：タンパク質
m：エタノール　n：結核　o：次亜塩素酸　p：人体　q：金属腐食
r：塩素ガス　s：有機塩素　t：金属腐食　u：牛乳　v：卵白　w：小麦粉
x：15　y：アルカリ　z：流水

45 殺虫剤、忌避剤など

A 衛生害虫とは？

害虫は、生活害虫や衣料害虫など、いくつかの種類に分けられます。このうち、生活害虫は衛生害虫と不快害虫に分類されます。

衛生害虫は、ハエや蚊、ゴキブリ、シラミ、ノミ、ダニなど、**病気を媒介したり、物を汚染したりするなどして、保健衛生上の害を及ぼす昆虫など**を指し、ハチ、ドクガ、ドクグモ、サソリといった**外敵から身を守るために人体に危害を与えることがあるものは衛生害虫に含まれません。**

生活害虫
住まいの清潔を脅かす
人の健康にも直接影響を及ぼす

衛生害虫 ゴキブリ、ハエ、蚊、ダニ、ノミなど
伝染性の病原体を運んで私たちの健康を脅かす害虫

不快害虫 ムカデ、アリ、ハチなど
見かけると不快感をもつだけでなく、人を咬んだり刺したりして害を与えることがある害虫

衣料害虫
衣類につく

貯穀害虫
貯蔵してある穀物を食べる

園芸害虫
木や花などに害を与える

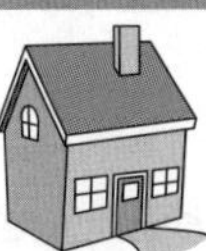

住環境の快適化に伴い
一年中家の中に生息している
生活害虫もいる

さまざまな病気を媒介する
ゴキブリ

アレルギーを引き起こす原因になる
ダニ

<ハエ>

■種類：イエバエ、センチニクバエ　など

■保健衛生上の害

ハエによる害には、**赤痢菌**、チフス菌、コレラ菌、**O－157大腸菌**などの病原菌や皮膚疾患、赤痢アメーバ、寄生虫卵、**ポリオウイルス**の伝播などがあります。

また、人の体内や皮膚などに幼虫である**ウジ**が潜り込み、組織や体液、消化器官内の消化物を食べて直接的な健康被害を与える**ハエ蛆症**（うじしょう）と呼ばれる症状もあります。

■ハエの防除

ハエの防除の基本は、幼虫である**ウジ**の防除です。

●ウジの防除

有機リン系殺虫成分が配合された殺虫剤が用いられます。殺虫剤を用いる場合には、薬液がウジの**生息場所**に十分行き渡るよう散布されることが重要です。ただ、厨芥(生ごみ)がビニール袋に入っているなど薬液が浸透しない場合や、薬液をかけた後に**乾燥**させるのが困難な場合には、主に成虫の防除を行います。

●成虫の防除

希釈して噴霧する医薬品の殺虫剤が用いられることもありますが、一般家庭では多くの場合、調製をする必要がなく、そのまま使用できる医薬部外品の**エアゾール**などの殺虫剤や、ハエ取り紙などが用いられます。

＜蚊＞

■種類:アカイエカ、シナハマダラカ、ヒトスジシマカ　など

■保健衛生上の害

蚊による害としては、**吸血**によって皮膚に発疹やかゆみを引き起こすほか、**日本脳炎**、**マラリア**、黄熱、**デング熱**などの重篤な病気を媒介することがあります。

●同様に吸血する虫

ブユ…ニホンヤマブユ、アオキツメトビブユ　など

アブ…アカウシアブ、シロフアブ　など

ヌカカ…ホシヌカカ、イソヌカカ　など

これらも吸血によって皮膚に発疹や**かゆみ**を引き起こします。病気を媒介することは我が国ではほとんどありませんが、刺された部位の皮膚症状は、蚊よりも**ひどく**なることがあります。

■蚊の防除

蚊は、**水**のある場所に産卵し、幼虫(**ボウフラ**)となって繁殖します。人が蚊に刺される場所と蚊が繁殖する場所は**違う**ため、蚊の**種類**ごとの生息、発生場所に合わせた防除が必要です。**ボウフラが成虫にならなければ保健衛生上の有害性はない**ため、**羽化**するまでに防除を行います。

●ボウフラの防除

ボウフラが繁殖する水の中に殺虫剤を投入することになるため、**生態系**に与える影響を考えて、適切な使用を行う必要があります。

●成虫の防除

希釈して噴霧する医薬品の殺虫剤が用いられることもありますが、一般家庭では多くの

場合、調製をする必要がなく、そのまま使用できる医薬部外品の**蚊取り線香**やエアゾールなどの殺虫剤が用いられます。また野外など、殺虫剤の効果が十分期待できない場所では、**忌避剤**を用いて蚊による吸血の防止を図ります。

＜ゴキブリ＞

■種類：チャバネゴキブリ、クロゴキブリ　など

■保健衛生上の害

ゴキブリは、食品に**サルモネラ菌**、ブドウ球菌、**腸炎ビブリオ菌**、ボツリヌス菌、O-157大腸菌などを媒介することが知られています。また、**アメーバ赤痢**などの中間宿主にもなっています。

■ゴキブリの防除

ゴキブリは、**暗い**場所や風のない場所、**水分**のある場所、暖かい場所などを好みます。このため、こうしたゴキブリが好む場所を中心に防除を行うと効果的です。

また、燻蒸処理を行う場合には、ゴキブリの卵には有効成分が**浸透しない**ため、3週間位後に、もう一度燻蒸処理を行い、孵化した**幼虫**を駆除する必要があります。

＜シラミ＞

■種類：コロモジラミ、アタマジラミ、ケジラミ　など（ヒトに寄生するシラミ）

シラミは、**種類ごとに寄生する動物が決まっている**ため、ヒト以外の動物に寄生するシラミがヒトに寄生して直接的な害を及ぼすことはありません。また、シラミは生涯宿主に寄生して生息します。

■保健衛生上の害

シラミの害には、吸血箇所の激しい**かゆみ**のほか、日本紅斑熱や**発疹チフス**などの病原細菌である**リケッチア**の媒介があげられます。**リケッチア**は、人も獣も共通して感染します。また、吸血された部位をかくことで化膿することもあります。

■シラミの防除

シラミの防除は、物理的な方法と医薬品による方法があります。

●物理的方法

散髪や洗髪、入浴による除去と、衣服の熱湯処理などがあります。

●医薬品による方法

殺虫成分として**フェノトリン**が配合されたシャンプーやてんか粉を用います。ただ、こうした医薬品には**シラミの刺咬によるかゆみや腫れなどの症状を和らげる作用はありません**。また、シラミの成虫が落ちて他の人に寄生しやすい場所では、殺虫剤を散布して、寄生の拡散防止を図ることも重要です。

<トコジラミ>

■種類：トコジラミ(ナンキンムシ)

トコジラミはナンキンムシとも呼ばれ、シラミの一種ではなく、**カメムシ目**に属する昆虫です。

■保健衛生上の害

トコジラミに刺されると激しい痒痛（痛がゆい症状）が起こり、アレルギー反応による全身の発熱、睡眠不足、神経性の**消化不良**を起こすこともあります。また、ときに**ペスト**、再帰熱、発疹チフスを媒介します。

■トコジラミの防除

トコジラミは床や壁の隙間、壁紙の裏、畳の敷き合わせ目、ベッドなどに潜伏するので、こうした場所を中心に防除を行います。防除は一般に、ハエ、蚊、ゴキブリと同様の殺虫剤が使用されますが、成虫で約**8mm**と体長が比較的大きいので、電気掃除機で隅々まで丁寧に吸引することによる駆除も可能です。

<ノミ>

■ 種類：ノミ

■ 保健衛生上の害

ノミの害は主に吸血されたときの**かゆみ**ですが、元来は**ペスト**などの病原細菌を媒介する衛生害虫です。近年、ヒトノミの生息数は激減しているのですが、**ノミはシラミと異なり宿主を厳密に選択しない**ため、**ペット**などに寄生しているノミによる被害がしばしば発生しています。

■ノミの防除

イヌやネコなどに寄生しているノミに対しては、ノミ取りシャンプーや**忌避剤**などを使います。また、ノミはペットの寝床やよくいる場所に生息していることが多いほか、部屋の隅の埃の中などで**幼虫**が育つため、**幼虫**やほこりを電気掃除機で吸引したり、**殺虫剤**を散布したりすることで駆除することも重要です。

なお、幼虫は**吸血**することはなく、成虫の**糞**や宿主動物の**体表**から脱落した有機物などを食べて育ちます。

<イエダニ>

■種類：イエダニ

■保健衛生上の害

吸血による刺咬のため、激しい**かゆみ**を生じるほか、発疹熱などの**リケッチア**、ペストなどを媒介します。

■**イエダニの防除**

ネズミを宿主として移動し生息場所を広げていくため、まず宿主である**ネズミ**の駆除を行います。このとき、宿主を失ったイエダニが吸血源を求めて散乱するため、あわせて殺虫剤による**燻蒸**（くんじょう）処理などによるイエダニの防除も行います。

<ツツガムシ>

■**種類**：ツツガムシ

■**保健衛生上の害**

ツツガムシは**ダニ**の一種で、吸血はせず、**幼虫**期の一時期だけ動物に寄生して皮膚の**老廃物**などを食べます。ツツガムシ病**リケッチア**を媒介します。

■**ツツガムシの防除**

ヒトの生活環境でなく野外に生息するため、ツツガムシが生息する可能性がある場所に立ち入る際には、**忌避剤**による対応を図るのが一般的です。このときに**忌避剤**の使用だけに頼らず、なるべく肌の**露出**を避け、野外活動後は入浴や衣服の洗濯を行うといった防御方法を心がけることも重要です。

<屋内塵（じん）性ダニ>

■**種類**：ツメダニ類、ヒョウヒダニ類、ケナガコナダニ

■**保健衛生上の害**

ツメダニ類は、通常は他のダニや昆虫の**体液**を吸って生きていますが、**大量発生**するとヒトが刺されることがあります。刺されると、その部位が赤く腫れてかゆみを生じます。

ヒョウヒダニ類や**ケナガコナダニ**はヒトを刺すことはありませんが、ダニの糞や死骸が**アレルゲン**となって、気管支喘息や**アトピー性皮膚炎**などを引き起こすことがあります。

■**屋内塵性ダニの防除**

屋内塵性ダニが生息する環境は、どんな住居にも存在し、完全に駆除することは困難です。ただ、**ある程度まで生息数を抑えれば保健衛生上の害は生じない**ので、増殖させないことが重要です。

大量発生を防止するためには、まずは畳、カーペット等を**直射日光**下に干すなど、生活環境の**掃除**を十分行うことが基本で、室内の**換気**を改善し**湿度**を下げることも、ダニの大量発生の防止につながります。

殺虫剤の使用は、ダニが**大量発生**した場合のみとします。殺虫剤は、水で希釈するものは**湿気**がダニの増殖の原因となるために避け、エアゾール、**粉剤**を使います。また、医薬品の散布が困難な場合には、**燻蒸**（くんじょう）処理などを行います。

B　殺虫剤・忌避剤

殺虫剤や忌避剤は、ハエ、ダニ、蚊などの**衛生害虫**の防除を目的として用いられます。医薬品と医薬部外品がありますが、医薬部外品は人体に対する作用が**緩和**なものに限られ、「**原液を希釈**して用いるもの」「**長期間**に渡って**持続的**に殺虫成分を放出させる、または一度に大量の殺虫成分を放出させるもの」「**劇薬**に該当するものなど、取扱い上、人体に対する作用が緩和とはいえない製品」については医薬品として扱われます。

■忌避剤

忌避剤は、人体に**直接使用**され、蚊、ツツガムシ、トコジラミ（**ナンキンムシ**）、ノミなどが人体に取り付いて吸血したり、**病原細菌**などを媒介したりするのを防止するもので、虫さされによる**かゆみ**や**腫れ**などの症状を和らげる効果はありません。

■殺虫剤選択の注意

同じ殺虫剤を使用し続けると、その殺虫作用に対する**抵抗性**が生じる場合があります。このため、同じ殺虫成分を長期間連用せず、いくつかの殺虫成分を順番に使用していくほうが良いとされています。

＜有機リン系殺虫成分＞

■主な成分：**ジクロルボス**、ダイアジノン、**フェニトロチオン**、フェンチオン、トリクロルホン、クロルピリホスメチル、プロペタンホス　など

哺乳類や鳥類では速やかに**分解**されて排泄されるため毒性は**比較的低い**とされていますが、高濃度または多量に曝露(ばくろ)した場合（とくに誤って飲み込んでしまった場合）には、**神経**の異常な興奮が起こり、**縮瞳**(しゅくどう)、呼吸困難、**筋肉麻痺**などの症状が現れる恐れがあります。こうした症状があるときには、直ちに医師の診察を受ける必要があります。

■殺虫作用

アセチルコリンを分解する酵素（**アセチルコリンエステラーゼ**）と**不可逆的**に結合して、そのはたらきを阻害します。アセチルコリンは副交感神経の伝達物質なのですが、実は**運動神経**の伝達物質でもあるため、分解酵素が阻害されると全身でアセチルコリンのはたらきが強まり、筋肉などの硬直・麻痺が起こります。

＜ピレスロイド系殺虫成分＞

■主な成分：**ペルメトリン**、フェノトリン、フタルスリン　など

除虫菊の成分から開発された成分で、比較的速やかに**自然分解**して残効性が低いため、家庭用殺虫剤に広く用いられています。また、**フェノトリン**は**シラミ**の駆除を目的とする医薬品に配合され、殺虫成分で唯一**人体に直接**使われる成分です。

高濃度または多量に曝露して体に異常が現れた場合には、医師の診察を受ける必要があります。

■殺虫作用

ピレスロイド系殺虫成分は、**神経細胞**に直接作用して**神経伝達**を阻害することで、殺虫作用を現します。

<カーバメイト系殺虫成分、オキサジアゾール系殺虫成分>

■主な成分

・主なカーバメイト系殺虫成分：プロポクスル

・主なオキサジアゾール系殺虫成分：メトキサジアゾン

ピレスロイド系殺虫成分に抵抗性を示す害虫の駆除に用いられます。有機リン系殺虫成分に比べて**毒性**は低いのですが、高濃度または多量に曝露(ばくろ)して**呼吸困難**などの症状が出た場合には、医師の診療を受けるようにします。

■殺虫作用

有機リン系殺虫成分と同様に、**アセチルコリンエステラーゼ**のはたらきを阻害することで殺虫作用を現します。しかし、有機リン系殺虫成分と異なり、**アセチルコリンエステラーゼ**との結合は**可逆的**なものです。

<有機塩素系殺虫成分(DDT)>

■主な成分：オルトジクロロベンゼン

かつては広く使用され、感染症の撲滅に大きな効果を上げた成分なのですが、現在では残留性や体内蓄積性の問題から、**オルトジクロロベンゼン**がウジ、**ボウフラ**の防除の目的で使用されることがある程度で、ほとんど使われません。

■殺虫作用

ピレスロイド系殺虫成分と同じく、**神経細胞**に対する作用によるものと考えられています。

知っておきたいマメ知識

アセチルコリンのはたらき

副交感神経の伝達物質であるアセチルコリン(Ach)は、運動神経の伝達物質でもあります。しかし、副交感神経が支配する器官と、運動神経が支配する器官(主に骨格筋)では受容体が違います。鼻炎用内服薬やかぜ薬に配合される抗コリン成分は、副交感神経支配の器官にある受容体にだけ作用するため、服用しても体の動きには影響しないのです。

<昆虫成長阻害成分>

■主な成分：メトプレン、ピリプロキシフェン、ジフルベンズロン

殺虫作用でなく、昆虫の**脱皮**や**変態**を阻害する作用を有する成分です。**有機リン系**殺虫成分や**ピレスロイド系**殺虫成分に対して抵抗性を示す場合にも、効果があります。

■作用

・メトプレン、ピリプロキシフェン

幼虫が十分成長するまで**さなぎ**になるのを抑えているホルモン(幼若ホルモン)に似たはたらきがあり、幼虫が**さなぎ**になるのを妨ぎます。ただし、さなぎにならずに成虫になる**不完全変態**の昆虫やダニには無効です。

・ジフルベンズロン

脱皮のときに新しい外殻の形成を阻害して、幼虫の正常な**脱皮**をできなくします。

<その他の成分>

■殺菌補助成分：ピペニルブトキシド(PBO)、チオシアノ酢酸イソボルニル(IBTA)

それ自体の殺虫作用は弱いまたはほとんどないが、殺虫成分とともに配合されることにより殺虫効果を高める成分。

■忌避成分

ディートは医薬品や医薬部外品の忌避剤の有効成分として用いられるが、年齢による使用制限がある。これに対して**イカリジン**は年齢による使用制限がなく、蚊やマダニに対して効果を発揮する。

<主な剤形と用法>

■スプレー剤

医薬品を空気中に散布するもので、原液を希釈して用いる製品もあります。

スプレー剤の種類には、衛生害虫に直接噴射するもののほか、害虫が潜んでいる場所や通り道に吹き付けるもの(**残留噴射**)、部屋を閉め切って部屋の広さに応じて一定時間噴射し、室内にいる虫を殺滅させるもの(**空間噴射**)などがあります。

■燻蒸剤(くんじょう)

空間噴射の殺虫剤のうち、容器中の医薬品を煙状または霧状にして一度に**全量**放出させるものをいいます。

●使用上の注意

燻蒸処理をするときには、処理が完了するまでの間、部屋を締め切って退出する必要があります。このとき、犬、猫等のペットや観葉植物は部屋の外に出す、小鳥や魚については燻蒸処理後**2〜3**日間部屋に戻さない、カブトムシなどの昆虫類は１週間は部屋に持ち

込まないといったことに注意します。
また、処理後は換気を十分に行い、ダニやゴキブリの死骸を取り除くために掃除機をかけるようにします。

■**毒餌剤（誘因殺虫剤）**
殺虫成分とともに、ゴキブリなど、対象とする衛生害虫を**誘引**する成分を配合し、マット状、ペレット状、ペースト状等にしたものです。害虫が潜んでいる場所や通り道に置いて、害虫が**摂食**したときに殺虫効果を発揮します。

●**使用上の注意**
乳幼児などが、誤って口に入れたりしないように注意する必要があります。

■**蒸散剤**
殺虫成分を基剤に混ぜて整形し、加熱したときまたは常温で徐々に揮散するようにしたものです。医薬部外品となっている製品を除き、一般の家庭で使用されることは少ない剤形です。

■**粉剤、粒剤**
殺虫成分を粉体に吸着させたり、基剤に混ぜて粒状にしたものを言います。
粉剤…主に**ダニ**や**シラミ**、**ノミ**の防除を目的として散布される
粒剤…**ボウフラ**の防除のために、**ボウフラ**が生息する水系に投入して使用される

■**乳剤・水和剤**
原液を水で希釈して使用するもので、包装単位が大きく、個人で用いるよりも地域ぐるみの害虫駆除で使用されます。

■**油剤**
湿気を避ける必要がある場所でも使用できるのが特徴ですが、噴霧器具が必要で、一般に家庭で使われることはほとんどありません。

C 主な注意点

<殺虫剤使用時の注意>

■**殺虫剤を噴霧・散布する際**
なるべく防護ゴーグル、マスク、手袋、肌の露出度の低い衣服を着用し、定められた用法・用量を厳守して使用すること。

■**殺虫剤が皮膚に付着した場合**
直ちに**石鹸水**で洗い流し、目や口に入らないようにすること。

■**その他の注意**
食品や食器のほか、子供が口に入れるおそれのあるおもちゃなどは、医薬品がかからな

いように、あらかじめ他の場所へ移動させるか収納しておく必要があります。また、食器棚の扉を開けて殺虫する場合は、食品と食器はビニール袋に入れて密閉しておきます。

殺虫剤を使用したあとに身体に異常が現れた場合、または誤って殺虫剤を飲み込んだ場合には、その製品が何系の殺虫成分を含むものであるかを医師に伝えて診療を受けるようにします。

<忌避剤使用時の注意>

■使用量など

忌避剤は漫然と使用することを避け、蚊、ブユ(ブヨ)が多い戸外での使用など、**必要な場合**にのみ使用するようにします。また、スプレー剤などを使用した場合であっても、塗りむらがあると忌避効果が落ちるので、手で塗り拡げるようにして、**必要以上に使用しない**ように注意します。

■使用する場所

粘膜刺激性があるため、創傷面、目の周囲、粘膜などに薬剤が触れないようにする必要があります。また、皮膚にひどい**湿疹**や**ただれ**を起こしている人では、使用を避けるようにします。

薬剤によっては、合成繊維や**プラスチック製品**の腐食を生じることがあります。

■使用法

スプレー剤となっている忌避剤を顔面に使用する場合は、直接顔面に噴霧しないで、いったん手のひらに噴霧してから塗るようにします。このとき、塗布した手で目を触らないように注意します。万一、目に入ったときは直ちに大量の水でよく洗い流し、症状が重い場合には、使用した医薬品の含有成分を眼科医に伝えて診療を受けるようにします。

■ディートに関する注意

ディートは、外国において動物実験(ラット皮膚塗布試験)で**神経毒性**が示唆されています。このため、ディートを含有する忌避剤は、医薬品、医薬部外品にかかわらず、小児に対する使用限度が以下の様に決まっています。

●1日の使用限度

・生後6カ月未満：使用を避ける
・6カ月から2歳未満：1日1回
・2歳以上12歳未満：1日1～3回
（生後6カ月から12歳未満は**顔面**への使用を避ける）

check!! 次の( )内にあてはまる字句はなにか。

●衛生害虫は、病気を媒介したり、物を(a)したりするなどして、(b)上の害を及ぼす昆虫などを指す。

●ハエによる害には、赤痢菌、チフス菌、O−157大腸菌などの病原菌や皮膚疾患、(c)アメーバ、(d)の伝播などがある。

●ハエの防除の基本である(e)の防除には、(f)系殺虫成分が配合された殺虫剤が用いられる。

●蚊による害としては、吸血によって皮膚に発疹やかゆみを引き起こすほか、日本(g)、(h)、黄熱、デング熱などの重篤な病気を媒介することがあげられる。

●ゴキブリは、食品に(i)菌、ブドウ球菌、腸炎(j)菌、O-157大腸菌などを媒介することが知られています。また、(k)赤痢などの(l)にもなっている。

●シラミの害には、激しいかゆみのほか、日本紅斑熱や発疹チフスなどの病原細菌である(m)の媒介がある。

●トコジラミは(n)とも呼ばれ、シラミの一種ではなく、(o)目に属する昆虫で、アレルギー反応による全身の発熱、睡眠不足、神経性の消化不良を起こすことがある。

●ノミはシラミと異なり(p)を厳密に選択しないため、ペットなどに寄生しているノミによる被害がしばしば発生している。

●イエダニは(q)を宿主として移動し生息場所を広げていくため、その駆除にはまず宿主である(q)の駆除を行う。あわせて、殺虫剤による(r)処理などでイエダニの防除も行う。

●有機リン系殺虫成分は、(s)と不可逆的に結合して、アセチルコリンのはたらきを強める。

●除虫菊の成分から開発された(t)系殺虫成分のなかでも、(u)はシラミの駆除を目的とする医薬品に配合され、殺虫成分で唯一人体に直接使われる成分である。

●(v)成分は、殺虫作用でなく、昆虫の脱皮や変態を阻害する作用を有する成分で、(w)系殺虫成分や(x)系殺虫成分に対して抵抗性を示す場合にも、効果がある。

●忌避成分では(y)が最も効果的で、効果の持続性も高いとされるが、生後(z)未満の乳児への使用を避けることとされている。

a：汚染　b：保健衛生　c：赤痢　d：ポリオウイルス　e：ウジ　f：有機リン
g：脳炎　h：マラリア　i：サルモネラ　j：ビブリオ　k：アメーバ
l：中間宿主　m：リケッチア　n：ナンキンムシ　o：カメムシ　p：宿主
q：ネズミ　r：燻蒸（くんじょう）　s：アセチルコリンエステラーゼ　t：ピレスロイド
u：フェノトリン　v：昆虫成長阻害　w：有機リン　x：ピレスロイド
y：ディート　z：6カ月

46 一般用検査薬

A 体外診断用医薬品

体外診断用医薬品とは、もっぱら疾病の**診断**に使用されることが目的とされる医薬品のうち、人体に**直接**使用されないものをいいます。

体外診断用医薬品の多くは**医療用検査薬**ですが、**一般用検査薬**については薬局又は医薬品の販売業（店舗販売業、配置販売業）で取り扱うことが認められています。

＜一般用検査薬＞　一般の生活者が正しく用いて**健康状態を把握**し、**速やかな受診につなげることで病気を早期発見するためのもの**です。検査に用いる検体は、**尿**、**糞便**、**鼻汁**、**唾液**、**涙液**などで、採取するときに体を傷つけること（いわゆる侵襲性（しんしゅうせい））がないものとされています。

検査項目は、**学術的な評価が確立**していて、情報の提供をすることで**結果に対する適切な対応**ができるもの、**健康状態を把握し、受診につなげていけるもの**とされています。なお、**悪性腫瘍（がん）、心筋梗塞や遺伝性疾患などといった重大な病気の診断に関係するものは一般用検査薬の対象外**になっています。

【販売時の留意点】

各検査薬は、一般用医薬品での分類ごとに、適切な販売方法を行います。説明は、購入者があとから確認できるように、製品や添付文書などを用いてわかり易く行う必要があります。また、相談に応じる体制を整えたり、購入者の**問い合わせ先を周知**したりするほか、検査項目によってはプライバシーに配慮するといった注意も必要です。

知っておきたいマメ知識

尿糖排泄閾値

おしっこに糖分が出てきてしまうときの血糖値を尿糖排泄閾値（いきち）と言います。個人差はありますが、大体160～180mg/dLと言われ、正常な人であれば血糖値が最も高くなる食後1～2時間の値でも、ここまで高くなりません。

このため、食後2時間ぐらいを目安に尿糖を検査し、結果が陽性なら高血糖かまたは腎臓の病気が疑われるのです。

● **説明項目等**
- **専門的診断におきかわるものでない**ことについてわかり易く説明する
- **検査薬の使い方や保管上の注意**についてわかり易く説明する
- **検体の採取時間とその意義**をわかり易く説明する
- **妨害物質及び検査結果に与える影響**をわかり易く説明する
- **検査薬の性能**についてわかり易く説明する
- **検査結果の判定**についてわかり易く説明する
- **適切な受診勧奨を行う**。特に、医療機関を受診中の場合は、通院治療を続けるよう説明する
- その他、購入者等からの**検査薬に関する相談には積極的に応じる**こと

＜検出感度＞　検査薬が対象とする生体物質の濃度が極めて低い場合には、検査結果は**陰性**となりますが、**検出反応**が起こるための**最低限**の濃度を検出感度(**検出限界**)と言います。
偽陰性…対象となる物質が検体中に**存在している**にもかかわらず、その濃度が**検出感度**に達していなかったり、検出反応を**妨害**する他の物質の影響などによって、検査結果が**陰性**となった場合。
偽陽性…検査対象とする物質が検体中に**存在していない**にもかかわらず、検査対象外の物質と**非特異的**な反応が起こって検査結果が**陽性**となった場合。

■偽陰性・偽陽性の排除について

生体から採取された検体には予期しない妨害物質や化学構造がよく似た物質が混在することがあるため、**いかなる検査薬であっても、偽陰性・偽陽性を完全に排除することは困難とされています。**

たとえば、検出感度を**敏感**に(反応しやすく)しようとすると、検査薬が検査対象である物質以外とも反応(非特異的な反応)を起こしやすくなり、**偽陽性**となる可能性が高くなります。また、**偽陽性**を生じることを避けるために特異性を高めると、検査薬と対象物質が反応しにくくなって検出感度が**鈍く**なります。

このほか、検査薬は温度の影響を受けるため、高温の場所に放置されたり冷蔵庫内に保管されたりすると、設計通りの検出感度を発揮できなくなるおそれがあります。

B　尿を検査する薬

尿は**腎臓**で**血液**から作られるのですが、このとき、体に必要な**ブドウ糖**やたんぱく質(アミノ酸)はほとんどが尿細管で再吸収されます。このため、正常な人の尿中にブドウ糖

やたんぱく質（アミノ酸）が出ることはほとんどなく、尿中の糖分（尿糖値）は5～20mg/dL程度、尿たんぱく値は**15**mg/dL以下とされています。

<尿糖値または尿たんぱく値の異常>

■尿糖値に異常を生じる要因

尿糖値が高くなる要因としては、**高血糖**が考えられます。ただ、血糖値が高くないのに腎臓の病気によって尿糖値が高くなる**腎性糖尿**などがありますので、尿糖値が高いからといって高血糖と断定することはできません。

■尿たんぱく値に異常を生じる要因

尿たんぱく値が高くなる要因としては、**腎炎**やネフローゼといった腎機能障害のほか、**尿路感染症**や**尿路結石**、膀胱炎などの尿路のトラブルが挙げられます。

<検査結果に影響を与える要因>

尿糖や尿たんぱく質の検査結果に影響を与える要因には、以下のようなものがあります。

採尿に用いた容器の汚れ	尿を採取する容器に糖分やたんぱく質が付着している場合
採尿のタイミング	・尿糖検査の場合：食後1～2時間等、製品の使用方法に従う ・尿たんぱく検査の場合：原則として早朝尿（起床直後の尿）を検体とし、激しい運動の直後は避ける ・尿糖、尿たんぱく同時検査の場合：早朝尿を検体とするが、尿糖が検出された場合には、食後の尿を改めて検査
採尿の仕方	・中間尿を採取する：出始めの尿では、尿道や外陰部などに付着した細菌や分泌物が混入することがある
検体の取扱い	・なるべく採尿後速やかに検査する：採取した尿を放置すると、雑菌の繁殖等によって尿中の成分の分解が進み、検査結果に影響を与えるおそれがある
検査薬の取扱い	・尿糖または尿たんぱくを検出する部分を直接手で触れてしまうと、正確な検査結果が得られないことがある ・長い間尿に浸した場合：検出成分が溶け出してしまうことがある
食事などの影響	・通常、尿は弱酸性であるが、食事その他の影響で中性～弱アルカリ性に傾くと、正確な検査結果が得られなくなることがある ・医薬品の中にも、検査結果に影響を与える成分を含むものがある：医師(または歯科医師)から処方された医療用医薬品だけでなく、一般用医薬品を使用している場合も、医師または薬剤師に相談

＜検査結果の判断＞　尿糖・尿たんぱく検査薬は、尿中の糖やたんぱく質の有無を調べるもので、**その結果からただちに病気の有無や種類を判断することはできません。**尿糖または尿たんぱく質が陽性であった場合には、疾患の確定診断や適切な治療につなげるため、早期に医師の診断を受ける必要があります。また、検査結果では尿糖または尿たんぱくが陰性でも、何らかの症状がある場合には、再検査するかまたは医療機関を受診して医師に相談するようにします。

C 妊娠検査薬

妊娠の初期（12週まで）は、胎児の**脳**や内臓などの各種器官が形づくられる重要な時期で、母子の健康のためにもとくに重要な時期といえます。また、母体が摂取した物質が**胎児**に影響を与えやすい時期でもあることから、妊娠しているかどうかを早い段階で知り、食事の内容や医薬品の使用に適切な配慮をする必要があります。

このほか、妊婦は飲酒や喫煙のほか、風疹（ふうしん）や水痘（すいとう）（水ぼうそう）など、妊娠期間中にかかると胎児に**先天性異常**を生じるおそれのある感染症や**放射線照射**を避ける必要があります。

＜検査対象と検出感度＞　妊娠検査薬は、尿中のヒト**絨毛（じゅうもう）性性腺刺激ホルモン**（hCG）を検出する検査薬です。hCGは**ヒト絨毛性ゴナドトロピン**とも呼ばれ、妊娠が成立すると、胎児（受精卵）を取り巻く**絨毛細胞**から分泌され始め、やがて尿中にhCGが検出されるようになります。妊娠検査薬の検出感度は、実際に**妊娠が成立**してから**4**週目前後の尿中hCG濃度となっています。

なお、妊娠が成立した日を厳密に特定することは困難ですので、○○週といった妊娠週数の計算は、通常、**最後の月経**が始まった日から数えます。

＜検査結果に影響を与える要因＞　妊娠検査の検査結果に影響を与える要因には、以下のようなものがあります。

検査の時期	一般的な妊娠検査薬の検査時期は、月経予定日が過ぎてから、おおむね1週目以降の検査が推奨されている
採尿のタイミング	尿中hCGが検出されやすい早朝尿（起床直後の尿）を検体とするが、尿が濃過ぎると、かえって正確な結果が得られないことがある
検査薬の取扱い、検出反応が行われる環境	・尿中hCGの検出反応は、hCGと特異的に反応する抗体や酵素を用いた反応であるため、温度の影響を受ける ・検査操作を行う場所の室温が極端に高いまたは低い場合にも、正確な検査結果が得られないことがある

検体の取扱い、検体中の混在物質	・採取した尿の放置：雑菌の繁殖等によって尿中の成分の分解が進み、検査結果に影響を与えるおそれがある ・高濃度のたんぱく尿や糖尿の場合：非特異的な反応が生じて偽陽性を示すことがある
ホルモン分泌の変動	・絨毛細胞が腫瘍化している場合：妊娠していなくてもhCGが分泌されたり、本来hCGを分泌しない細胞が分泌することがある（胃がん、膵がん、卵巣がんなど） ・経口避妊薬や更年期障害治療薬などのホルモン剤を使用している人：妊娠していなくても尿中hCGが検出されることがあり、閉経期に入っている人も、検査結果が陽性となることがある

＜検査結果の判断＞　妊娠検査薬は、妊娠の早期判定の補助として尿中の**hCG**の有無を調べるもので、この検査結果から直ちに妊娠しているかどうかを**断定**することはできません。妊娠の確定診断には、尿中のホルモン検査だけでなく、専門医による問診や超音波検査などの結果から総合的に妊娠の成立を見極める必要があります。また、実際に妊娠が成立していた場合であっても、**正常な妊娠**かどうかについては妊娠検査薬による検査結果では判別できないので、やはり早期に医師の診断を受ける必要があります。

なお、検査結果が陰性であって月経の遅れが著しい場合には、実際は妊娠しているのに偽陰性であった可能性のほか、無理なダイエットや過度のスポーツなどが原因で月経が**3**カ月以上見られない**続発性無月経**などの病気であるおそれもあるため、医療機関を受診する必要があります。

check!! 次の(　)内にあてはまる字句はなにか。

●体外診断用医薬品は、もっぱら疾病の(a)に使用されることが目的とされる医薬品のうち、人体に(b)使用されないものをいう。

●体外診断用医薬品のうち、(c)検査薬および(d)検査薬については、一般用医薬品として販売業(店舗販売業など)で取り扱うことが認められている。

●検査薬が対象とする生体物質の濃度が極めて(e)い場合には、検査結果は陰性となる。検出反応が起こるための最低限の濃度を検出(f)と言う。

●対象となる物質が検体中に存在しているにもかかわらず、検査結果が陰性となることを(g)と言い、逆に検査対象とする物質が検体中に存在していないにもかかわらず、検査結果が陽性となった場合を(h)という。

●尿は、(i)で血液から作られるが、このとき、体に必要なブドウ糖や(j)はほとんどが尿細管で再吸収される。このため、正常な人では、尿たんぱく値は(k)mg/dL以下とされている。

●尿糖値が高くなる主な要因としては(l)があり、尿たんぱく値が高くなる要因としては、(m)やネフローゼといった腎機能障害のほか、(n)や(o)、膀胱炎などの尿路のトラブルがある。

●採尿のタイミングは、尿糖値を検査する場合には食後(p) 時間など、製品の使用方法に従うようにする。尿たんぱくを検査する場合には(q)を検体とし、尿糖と尿たんぱくを同時に検査する場合には、(r)を検体とする。

●尿は通常(s)性だが、食事内容によってはこのpHが変化することがあり、(t)性では正確な検査結果が出ない。

●妊娠検査薬は、尿中のヒト(u)性性腺刺激ホルモン(hCG)を検出する検査薬である。

●妊娠週数の計算は、通常、(v)が始まった日から数える。

●妊娠検査に検体として用いる尿は、(w)が適している。

a：診断　b：直接　c：尿糖・尿たんぱく　d：妊娠　e：低　f：限界(感度)
g：偽陰性　h：偽陽性　i：腎臓　j：たんぱく質(アミノ酸)　k：15
l：高血糖　m：腎炎　n：尿路感染症　o：尿路結石　p：1〜2　q：早朝尿
r：早朝尿　s：弱酸　t：中性〜アルカリ　u：絨毛　v：最後の月経
w：早朝尿

第4章

薬事関係法規・制度

問題作成のポイント

○薬事関係法規を遵守して医薬品を販売等することができるよう、一般用医薬品の販売に関連する法令・制度の仕組みを理解していること
○問題作成に当たっては、出題する法規・制度の根拠となる法令等を正確に理解していることを確認するため、原則、各条文等を出題根拠とするとともに、設問からあいまいさを排除すること

「法律」と聞くと、「よくわからないけど難しそう」と感じてしまう方も多いのではないでしょうか？

でも、「販売業の許可」であれば、販売業にはどんな種類があって、誰がその許可を与えるのか？　「医薬品の取扱い」であれば、医薬品や健康食品にはどんな種類があって、その定義はどうなっているのか？　そして「医薬品販売に関する法律」であれば、リスク分類ごとの販売や適正な広告とはどんなものなのか？　といったポイントさえ押さえておけばそれほど難しくはありませんし、覚えることも少なくて済みます。

この章では、こうした医薬品に関連する法律のポイントと基本的な知識を解説しています。わかりやすさを優先しましたが、この章ではとくに穴埋め問題の出題傾向が高いため、項目によっては原文をできるだけ残してあります。

なお、2014年11月25日の改正薬事法の施行により、「薬事法」は「医薬品、医療機器等の品質、有効性及び安全性の確保等に関する法律（以下「薬機法」）」に名称が変更されています。

47 薬機法の目的

一般用医薬品の販売に関連する法令のうち、最も重要な法令が、「薬事法」です。

この「薬事法」は、2014年11月25日の改正薬事法の施行により、「医薬品、医療機器等の品質、有効性及び安全性の確保等に関する法律」と名称が変更されています（略称：「**医薬品医療機器等法**」あるいは「**薬機法**」）。

＜薬機法の目的＞

> **第1条**
> この法律は、医薬品、医薬部外品、化粧品、**医療機器**及び再生医療等製品（以下「医薬品等」という。）の品質、有効性及び安全性の確保並びにこれらの使用による保健衛生上の危害の発生及び拡大の防止のために必要な規制を行うとともに、**指定薬物**の規制に関する措置を講ずるほか、医療上特にその必要性が高い医薬品、医療機器及び再生医療等製品の**研究開発**の促進のために必要な措置を講ずることにより、**保健衛生**の向上を図ることを目的とする。

「薬機法」の第1条では、「**医薬品等関連事業者等**の**責務**」「**医薬関係者**の**責務**」「**国民**の**役割**」についても規定しています。

・**医薬品等関連事業者等の責務**：医薬品等の製造販売、製造、販売等を行う者、**薬局開設者**や**病院等の開設者**などの医薬品等関連事業者等は、「お互いに情報交換などをすること

知っておきたいマメ知識

再生医療等製品って？

iPS細胞のように、人の細胞を培養したり加工したりしたもので、たとえば失ってしまった体の構造や機能を再建したり、病気を治療したりするために使うものをいいます。

再生医療等製品は、損傷してしまった臓器の再生や修復、これまでは治療できなかった難病に対する新しい治療法の確立、医薬品への応用など、医療に関するさまざまな分野で大きな期待が寄せられています。

で、**医薬品等の品質、有効性及び安全性の確保並びにこれらの使用による保健衛生上の危害の発生及び拡大の防止に努めなければならない**」（法第1条の4）とされています。

・医薬関係者の責務：医師、歯科医師、薬剤師その他の医薬関係者は、「医薬品等の有効性及び安全性その他これらの適正な使用に関する知識と理解を深めるとともに、これらの**使用者等に対し、適正な使用に関する事項に関する正確かつ適切な情報の提供**に努めなければならない」（法第1条の5）とされています。このため、**登録販売者は、購入者などに対して正確で適切な情報提供が行えるよう、日々最新の情報を入手するなど、自らの研鑽（けんさん）に努める必要**があります。

・国民の役割：国民は、「医薬品等を**適正に使用**するとともに、これらの有効性及び安全性に関する**知識と理解を深めるよう努めなければならない**」（法第1条の6）とされています。

登録販売者の「研鑽」に関連して、薬局開設者や店舗販売業者、配置販売業者には、外部の研修実施機関による研修(「外部研修」)を受講させることが義務付けられています。

【登録販売者】

登録販売者は、法第4号第5項第1号において「**法第36条の8第2項の登録を受けたもの**」と規定されています。これは、都道府県知事が行う試験に合格した人で、医薬品の販売等に従事するために**都道府県知事の登録**を受けた人を指します。

販売従事登録の申請は、店舗販売業の場合はその**店舗の所在地の都道府県知事**に、配置販売業の場合は**配置しようとする区域をその区域に含む都道府県の知事**に対して行います。なお、2カ所以上の試験に合格した人でも、自分が勤務する店舗等の住所地の都道府県1カ所のみで登録申請をします。

申請には、申請書、試験に合格したことを証明する書類、本籍が記載された住民票など、精神の機能の障害によって業務を適正に行えないおそれがある人は、精神の機能の障害に関する医師の診断書、医薬品販売業者との雇用契約書といった書類が必要で、登録されると都道府県にある「**登録販売者名簿**」に以下の項目が登録されます。

- **登録番号**及び登録年月日
- 本籍地都道府県名、氏名、生年月日及び性別
- 登録販売者試験合格の**年月**及び**試験施行地都道府県名**
- 前各号に掲げるもののほか、適正に医薬品を販売するに足るものであることを確認するために都道府県知事が必要と認める事項

また、都道府県知事は、販売従事登録を受けた者に対して、**登録証**を交付しなければならないことになっています。

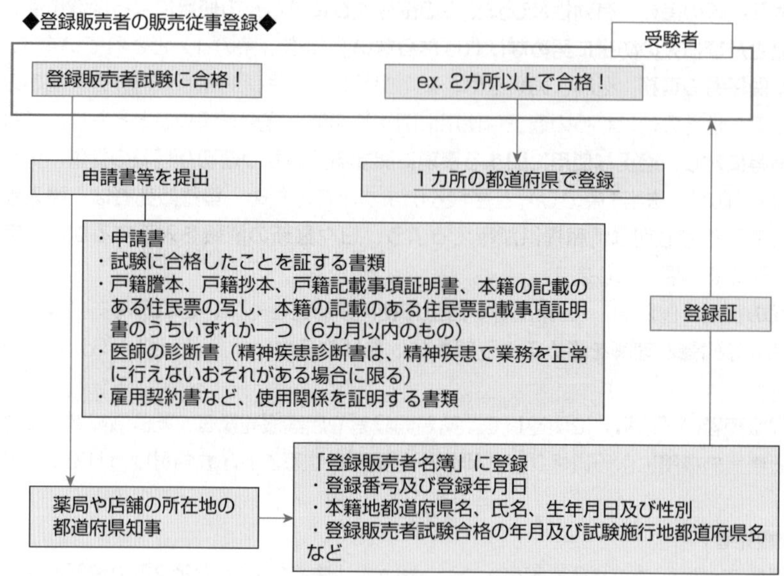
◆登録販売者の販売従事登録◆
受験者
登録販売者試験に合格！
ex. 2カ所以上で合格！
申請書等を提出
1カ所の都道府県で登録
・申請書
・試験に合格したことを証する書類
・戸籍謄本、戸籍抄本、戸籍記載事項証明書、本籍の記載のある住民票の写し、本籍の記載のある住民票記載事項証明書のうちいずれか一つ（6カ月以内のもの）
・医師の診断書（精神疾患診断書は、精神疾患で業務を正常に行えないおそれがある場合に限る）
・雇用契約書など、使用関係を証明する書類
登録証
「登録販売者名簿」に登録
・登録番号及び登録年月日
・本籍地都道府県名、氏名、生年月日及び性別
・登録販売者試験合格の年月及び試験施行地都道府県名など
薬局や店舗の所在地の都道府県知事

販売従事登録後に本籍や氏名などの登録内容が変更になった場合は、**30日**以内に変更届を出さなければなりません。また、医薬品の販売等に従事しなくなった場合も、**30日**以内に届け出るようにします。

ちなみに、登録販売者本人が死亡または失踪した場合は、戸籍法による死亡または失踪の届出義務者が、**30日**以内に登録の消除（しょうじょ）を申請することになっています。

さらに、登録販売者が精神の機能の障害を有する状態となり、登録販売者としての業務の継続が難しくなった場合には、遅滞なく都道府県知事にその旨を届け出る必要があります。

48 医薬品の分類・取扱い等

A 医薬品の定義と範囲

医薬品とは何か？　その定義は薬機法「第２条第１項」に規定されています。

＜医薬品の定義＞

第２条第１項（医薬品の定義）一部略

1. **日本薬局方**に収められている物
2. 人又は動物の疾病の**診断**、**治療**又は**予防**に使用されることが目的とされている物であつて、機械器具等（機械器具、歯科材料、医療用品、衛生用品並びにプログラム等及びこれを記録した記録媒体をいう。以下同じ。）でないもの（**医薬部外品**及び再生医療等製品を除く。）
3. 人又は動物の身体の**構造**又は**機能**に影響を及ぼすことが目的とされている物であつて、機械器具等でないもの（医薬部外品、**化粧品**及び再生医療等製品を除く。）

■第２条第１項１号　解説

日本薬局方は、「第41条の規定に基づいて、**厚生労働大臣**が医薬品の**性状**や品質の適正を図るため、**薬事・食品衛生審議会**の意見を聴いて、保健医療上重要な医薬品（**有効性**及び**安全性**に優れ、医療上の必要性が高く、国内外で広く使用されているもの）について、必要な規格・基準及び標準的**試験法**等を定めたもの」で、「日局」とも呼ばれます。医療用医薬品のほか、一般用医薬品に配合される成分も記載されています。

■第２条第１項２号　解説

薬機法に規定されている医薬品は、疾病の**診断**、**治療**または**予防**に使用されることを目的とするもので、いわゆる医薬品と認識される物の多くが該当します。また、**検査薬**や**殺虫剤**、**器具用消毒薬**のように、人の身体に直接使用されない医薬品も含まれます。

■第２条第１項３号　解説

人の身体の構造または**機能**に影響を及ぼすことが目的とされている物のうち、第１号及び第２号に規定されている物以外の医薬品がここに規定されています。たとえば、「やせ薬」を標榜したものなど、実際には承認や許可を受けていない「**無承認無許可**医薬品」はここに該当します。

＜医薬品の品質と製造販売＞　医薬品の品質や、製造販売の許可とその範囲などについても規定されています。

■製造販売業の許可

医薬品は、厚生労働大臣により「**製造業**」の許可を受けた者でなければ製造してはならない（第13条第1項）。また、**製造販売業の許可**を受けた者でなければ製造販売してはならない(第12条第１項)。

製造販売業とは、製造(他に委託して製造する場合を含み、他から委託を受けて製造する場合を含まない)または**輸入**した医薬品を、**薬局開設者**、医薬品の販売業者等に対して販売等を行うものをいいます。このため、**一般の生活者に対して製造した医薬品を直接販売することは認められていません**。

■医薬品の品質

「製造された医薬品は、品目ごとに、**品質**、有効性及び**安全性**について審査等を受け、その製造販売について**厚生労働大臣**の**承認**を受けたものでなければならない」（第14条又は第19条の2)。

新しい医薬品を製造する場合には、品目ごとに審査を受けて厚生労働大臣の承認を受けなければ製造販売できません。しかし、かぜ薬、解熱鎮痛薬、鎮咳去痰薬など現在15カテゴリーについては**医薬品製造承認基準**が決められていて、この基準に合った医薬品を製造する場合には、基準への**適合認証**があれば、承認を必要としません。なお、必要な**承認**を得ずに製造された医薬品の販売等は**禁止**されています(第55条第2項)。

これらの規定に違反して販売等を行った者については、「三年以下の懲役若しくは**三百万**円以下の罰金に処し、又はこれを併科する」（法第84条第２号、第３号、第18号)とされています。

＜製造販売の禁止＞

製造販売元の製薬企業、製造業者に限らず、薬局や医薬品の販売業においても、**不正表示医薬品**(第50から54条違反)及び次に掲げる**不良医薬品**は、販売し、授与し、又は販売若しくは授与の目的で製造し、輸入し、貯蔵し、若しくは**陳列**してはならないとされています(第55条、第56条)。なお、第14条は「医薬品、医薬部外品及び化粧品の製造販売の承認」に関する条文です。

（ａ） **日本薬局方**に収められている医薬品であって、その性状、品質が**日本薬局方**で定める基準に適合しないもの

（ｂ） **体外診断用医薬品**で、基準に適合しないもの

（ｃ） 第14条、第19条の２などの承認を受けた医薬品であって、その成分、**分量**、**性状**、品質もしくは**性能**がその承認の内容と異なるもの

(d) 第14条第1項又は第23条の2の5第1項などの規定により**厚生労働大臣**が基準を定めて指定した医薬品であって、その成分、分量、性状、品質もしくは性能がその基準に適合しないもの
(e) 第42条第1項の規定によりその基準が定められた医薬品であって、その基準に適合しないもの
(f) その全部又は一部が**不潔な物質**又は**変質**若しくは**変敗**した物質から成っている医薬品
(g) 異物が**混入**し、又は**付着**しているもの
(h) 病原微生物その他疾病の原因となるものにより**汚染**され、又は**汚染**されているおそれがあるもの
(i) **着色**のみを目的として、厚生労働省令で定める**タール**色素以外の**タール**色素が使用されている医薬品

■第57条（その他製造販売が禁止されている医薬品）

以下のような医薬品も製造販売等が禁止されます。

(a) 医薬品は、その全部若しくは一部が**有毒**若しくは**有害**な物質からなっているためにその医薬品を保健衛生上危険なものにするおそれがある物とともに収められていてはならない
(b) 医薬品は、その全部若しくは一部が有毒若しくは有害な物質からなっているためにその医薬品を保健衛生上危険なものにするおそれがある**容器**若しくは**被包**(内包を含む)に収められていてはならない
(c) 医薬品の容器又は被包は、その医薬品の**使用方法**を誤らせやすいものであってはならない

これらに該当する医薬品は、販売し、授与し、又は販売若しくは授与の目的で製造し、輸入し、若しくは陳列してはならないとされています。

■製造販売の禁止の罰則

これらの規定に触れる医薬品(**不良医薬品**)の製造、輸入、販売等を行った者については、「**三年**以下の懲役若しくは**三百万**円以下の罰金に処し、又はこれを併科する」（第84条第18号から20号)とされています。

また、不良医薬品の製造や販売に関する規定については、製造販売元の製薬企業、製造業者だけでなく、**薬局**や医薬品の**販売業**にも適用されます。このため、販売又は授与のために医薬品を陳列する際には、**適正な品質**が保たれるように十分注意する必要があるのです。

<一般用医薬品、要指導医薬品と医療用医薬品>

医薬品は、大きく一般用医薬品、要指導医薬品、医療用医薬品の3つに分類することができます。

医療用医薬品は「医師若しくは**歯科医師**によって使用され、又はこれらの者の**処方箋**若しくは**指示**によって使用されることを目的として供給されるもの」とされていて、一般用医薬品と要指導医薬品については、以下のように定義されています。

第4条第5項第4号（一般用医薬品の定義）

医薬品のうち、その効能及び効果において人体に対する作用が**著しくない**ものであつて、薬剤師その他の医薬関係者から提供された情報に基づく**需要者**の選択により使用されることが目的とされているもの（要指導医薬品を除く。）

第4条第5項第3号（要指導医薬品の定義）

次のイから二までに掲げる医薬品（専ら**動物**のために使用されることが目的とされているものを除く。）のうち、その効能及び効果において人体に対する作用が**著しくない**ものであって、薬剤師その他の医薬関係者から提供された情報に基づく**需要者**の選択により使用されることが目的とされるものであり、かつ、その適正な使用のために薬剤師の**対面**による情報の提供及び**薬学的知見**に基づく**指導**が行われることが必要なものとして、厚生労働大臣が薬事・食品衛生審議会の意見を聴いて指定するもの

イ　その製造販売の承認の申請に際して**第14条第8項**に該当するとされた医薬品であつて、当該申請に係る承認を受けてから厚生労働省令で定める期間を経過しないもの

ロ　その製造販売の承認の申請に際してイに掲げる医薬品と有効成分、分量、用法、用量、効能、効果等が同一性を有すると認められた医薬品であつて、当該申請に係る承認を受けてから厚生労働省令で定める期間を経過しないもの

ハ　第44条第1項に規定する毒薬

二　第44条第2項に規定する劇薬

※第14条第8項に該当する医薬品：いわゆるスイッチOTCやダイレクトOTCなど

つまり要指導医薬品は、「作用が**著しくない**」「**需要者**が選択する」医薬品で、

イ　医療用の成分を一般用で初めて使ったもの（いわゆる「**スイッチOTC**」）や、既存の医薬品とは明らかに異なる有効成分を配合したもの（いわゆる「**ダイレクトOTC**」）

ロ　上記イと成分や効能・効果などが同じ後発品

ハ　毒薬

二　劇薬

に当てはまるもののうち、厚生労働大臣が**薬事・食品衛生審議会**の意見を聴いて指定したものということになります。

一般用医薬品や要指導医薬品と、医療用医薬品との違いは以下の表のようになります。

区分	一般用医薬品、要指導医薬品	医療用医薬品
特性	人体に対する作用が著しくないもの	作用が強い医薬品も含む
医薬品の選択	需要者	医師（歯科医師）
侵襲性（しんしゅうせい）の高い使用方法	注射などの侵襲性の高い使用方法はなく、検体（血液など）の採取に身体への直接のリスクを伴うものは認められない	注射などもある
効能・効果	一般の生活者が判断できる症状（たとえば、胃痛、胸やけ、むかつき、もたれ等）	診断疾患名（たとえば、胃炎、胃・十二指腸潰瘍等）
販売業者	薬局、卸売販売業者（業者にのみ販売）、店舗販売業者、配置販売業者（要指導医薬品を除く） ※配置販売業者が販売できるのは、「経年変化が起こりにくい」、「剤形、用法、用量等からみて、その使用方法が簡易である」、「容器又は被包が、壊れやすく、又は破れやすいものでない」などを満たし、厚生労働大臣に指定された医薬品のみ	薬局、卸売販売業者だけ（卸売販売業者は薬局に販売） →店舗販売業者、配置販売業者による販売は認められていない

※侵襲性：体を傷つけること、その性質

効能・効果については、一般用医薬品や要指導医薬品では、医療機関を受診するほどではない体調の不調や病気の初期段階で使用されるものですから、医師等の診療によらなければ一般に治癒が期待できない疾患（たとえば、がん、心臓病等）に対する効能効果は認められていないことも覚えておきましょう。

■要指導医薬品の指定と期間

要指導医薬品の指定は、厚生労働大臣が薬事・食品衛生審議会の意見を聴いた上で行いますが、その基準は

① **需要者**が選択する医薬品である

② **医療用医薬品**において使用されていた有効成分が初めて配合されたものや、**既存の医薬品**と明らかに異なる有効成分が配合されたもの

③ 適正な使用のために薬剤師の**対面**による情報の提供及び**薬学的知見**に基づく指導が必要なもの

というものです。

また、要指導医薬品は一定期間を過ぎた上で薬事・食品衛生審議会が認めれば、一般用医薬品に分類されることになります。

●要指導医薬品の期間

新規医薬品が要指導医薬品である期間は、以下のように定められています。

（a）第4条第5項第3号イに該当する要指導医薬品

① 第14条の4第1項第1号に規定する新医薬品：第14条の4第1項第2号に規定する調査期間（同条第2項の規定による延長が行われたときは、その延長後の期間）

② 第79条第1項の規定に基づき、製造販売の承認の条件として当該承認を受けた者に対し製造販売後の安全性に関する調査を実施する義務が課せられている医薬品：製造販売の承認の条件として付された調査期間

（b）法第4条第5項第4号ロに該当する要指導医薬品（規則第7条の2第2項）

当該要指導医薬品と有効成分、分量、用法、用量、効能、効果等が同一性を有すると認められた(a)の要指導医薬品に係る①又は②の期間の満了日までの期間

（a）-①にある第14条の4第1項第1号は「**ダイレクトOTC**の再審査期間」、（a）-②にある法第79条第1項は「**スイッチOTC**の市販後調査期間」ですから、要指導医薬品の指定を受けた医薬品は、基本的にここで決められたそれぞれの期間までは要指導医薬品ということになります。また、（b）は（a）の後発品の場合で、先に発売された（a）の①または②の期間が終了するまでは要指導医薬品ということになります。

<毒薬・劇薬>　毒薬と劇薬は、単に毒性、劇性が強いものだけでなく、いずれも薬効が期待される摂取量（**薬用量**）と中毒のおそれがある摂取量（**中毒量**）が近く**安全域**が狭いため、その取扱いにとくに注意を要するものとして、他の医薬品と区別されています。

毒薬…第44条第1項の規定に基づき、**毒性**が強いものとして**厚生労働大臣**が**薬事・食品衛生審議会**の意見を聴いて指定する医薬品。

劇薬…第44条第2項の規定に基づき、**劇性**が強いものとして**厚生労働大臣**が**薬事・食品衛生審議会**の意見を聴いて指定する医薬品。

なお、一般用医薬品で毒薬または劇薬に該当するものはなく、要指導医薬品で毒薬または劇薬に該当するものは、殺虫剤など一部に限られています。

■毒薬、劇薬の貯蔵と陳列

毒薬や劇薬は、他の物と区別して貯蔵、陳列しなければならず、とくに毒薬を貯蔵、陳列する場所については、**かぎ**を施さなければなりません（第48条第1項及び第2項）。

これに違反した者については、「一年以下の懲役若しくは百万円以下の罰金に処し、又はこれを併科する」（第86条第1項第12号）とされています。

■容器への表記

毒薬や劇薬は、収める容器に指定された記載が義務付けられています。

毒薬…それを収める直接の容器又は被包(以下「容器等」という)に、**黒地**に**白枠**、**白字**をもって当該医薬品の**品名**及び「**毒**」の文字が記載されていなければならない(第44条第1項)。

劇薬…容器等に**白地**に**赤枠**、**赤字**をもって、当該医薬品の品名及び「**劇**」の文字が記載されていなければならない(第44条第2項)。

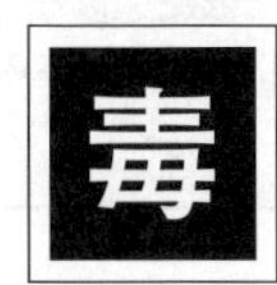

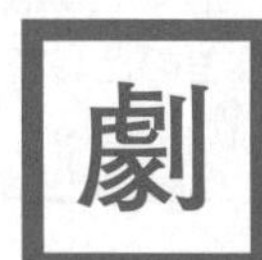

この表示に関する規定に触れる毒薬または劇薬は、販売等が禁じられています(第44条第3項)。これに違反した者については、「**三**年以下の懲役若しくは**三百万**円以下の罰金に処し、又はこれを併科する」(第84条第16号)。

■毒薬及び劇薬の販売

毒薬または劇薬は、**14**歳未満の者その他(睡眠薬の乱用や不当使用など)安全な取扱いに不安のある者に交付することは禁止されています(第47条)。これに違反した者については、「二年以下の懲役若しくは二百万円以下の罰金に処し、又はこれを併科する」(第85条第2号)。

また、毒薬または劇薬を、一般の生活者に対して販売または譲渡する際には、当該医薬品を**譲り受ける者**から、**品名**、**数量**、**使用目的**、譲渡年月日、譲受人の氏名、**住所**及び職業が記入されたうえ、**署名**または記名押印された書類の交付を受けなければなりません(第46条第1項および規則第205条)。ただし、一定の条件を満たせば、この書類の代わりに電子的ファイルに記録したものでもかまいません(第46条)。

このほか、毒薬または劇薬については、店舗管理者が**薬剤師**である店舗販売業者、または**営業所管理者**が**薬剤師**である**卸売販売業者**以外の医薬品の販売業者は、開封して販売等することはできません(第45条)。

これらの規定に違反して販売等した者については、「一年以下の懲役若しくは百万円以下の罰金に処し、又はこれを併科する」(第86条第1項第10号及び第11号)。

＜生物由来製品＞　生物由来製品は、第2条第10項によって、以下のように定義されています。

> **第2条第10項（生物由来製品の定義）**
> 　人その他の生物（**植物**を除く）に由来するものを**原料**又は材料として製造（小分けを含む）をされる医薬品、医薬部外品、**化粧品**又は医療機器のうち、保健衛生上特別の注意を要するものとして、**厚生労働大臣**が**薬事・食品衛生**審議会の意見を聴いて指定するもの

■生物由来製品の指定

生物由来製品は、製品の使用による**感染症**の発生リスクに着目して指定されます。たとえば、生物由来の原材料（有効成分に限らない）が用いられているものであっても、現在の科学的知見において、**感染症**の発生リスクの可能性が極めて低いものについては、指定の対象とはなりません。

一般用医薬品でも、生物由来の原材料が用いられているものはありますが、現在のところ、生物由来製品として指定された一般用医薬品、要指導医薬品、医薬部外品、化粧品はありません。

＜一般用医薬品のリスク区分＞　一般用医薬品は、その**保健衛生**上のリスクに応じて、次のように区分されています。

> **第36条の７第1項（一般用医薬品の区分）**
> 1．第一類医薬品
> その副作用等により**日常生活**に支障を来す程度の**健康被害**が生ずる恐れがある医薬品のうち、その使用に関し特に注意が必要なものとして**厚生労働大臣**が指定するもの、及びその製造販売の承認の申請に際して第十四条第八項に該当するとされた医薬品であつて当該申請に係る承認を受けてから厚生労働省令で定める**期間を経過**しないもの
> 2．第二類医薬品
> その副作用等により日常生活に支障を来す程度の健康被害が生ずる恐れがある医薬品（第一類医薬品を除く。）であつて**厚生労働大臣**が指定するもの
> 3．第三類医薬品
> 第一類医薬品及び第二類医薬品以外の一般用医薬品

なお、この分類は、一般用医薬品に配合されている**成分**またはその**使用目的**などに着目して区分されています。

＜リスク区分＞

■第一類医薬品

第一類医薬品には、以下の2つのものがあります。

1）保健衛生上の**リスク**がとくに高い成分が**配合**された一般用医薬品で、**厚生労働大臣**が指定したもの

2）既存の一般用医薬品と**有効成分**、分量、用法・用量、**効能・効果**などが明らかに異なるもの（**新一般用医薬品**）であり、一般用医薬品としての**市販経験**が少なく、より慎重に取り扱われる必要があるため、その承認を受けてから**規則第159条の2に定める期間**に達しないもの

新一般用医薬品…医療用医薬品において使用されていた有効成分を一般用医薬品において初めて配合したもの（**スイッチOTC**）や、既存の医薬品と明らかに異なる有効成分が配合されたもの（**ダイレクトOTC**）など。

規則第159条の2に定める期間…ダイレクトOTCについては、第14条の4第1項第1号の規定に基づく**再審査**期間に1年を加えた期間（おおむね8年）、スイッチOTCについては、第79条第1項の規定に基づく承認条件として付された**市販後調査**期間に1年を加えた期間（おおむね3年）。

ただし、要指導医薬品に指定されたものについては、要指導医薬品から第１類医薬品に移行してから原則１年間。

■第二類医薬品

その成分や**使用目的**などから、その副作用等により**日常生活**に支障を来す程度の健康被害が生じるおそれがある保健衛生上のリスクが比較的**高い**一般用医薬品です。

なお、第二類医薬品のうち、「特別の注意を要するものとして**厚生労働大臣**が指定するもの」は**指定第二類**医薬品になります。

■第三類医薬品

第一類医薬品および第二類医薬品以外の一般用医薬品ですので、保健衛生上のリスクは比較的**低い**といえます。ただ、日常生活に支障を来す程ではなくとも、**副作用**などによって身体の変調・不調が起こるおそれがあります。

■情報収集とリスク区分の見直し

「**厚生労働大臣**は、第一類医薬品又は第二類医薬品の指定に資するよう医薬品に関する情報の**収集**に努めるとともに、**必要に応じて**これらの指定を**変更**しなければならない」（第36条の７第2項）とされているように、第一類医薬品、第二類医薬品または第三類医薬品といった分類については、安全性に関する新たな知見や**副作用**の発生状況などを踏まえ、適宜見直しが図られています。

たとえば、新たに承認された一般用医薬品は、承認後の一定期間、**第一類医薬品**に分類

されますが、その間の**副作用**の発生や適正使用の状況に関する情報を収集し、それらを評価した結果に基づいて、第二類医薬品または第三類医薬品に分類されることがあります。逆に、第三類医薬品に分類されている医薬品について、日常生活に支障を来す程度の副作用を生じるおそれがあることが明らかとなった場合には、第一類医薬品または第二類医薬品に分類が変更されることもあるのです。

B 容器・外箱等への記載事項、添付文書等への記載事項

医薬品は、容器・外箱への記載事項が決められています。

＜容器・外箱等への記載事項＞ 医薬品は「その直接の**容器**又は**被包**に必要な事項が記載されていなければならない」（第50条）ほか、毒薬や劇薬などでは必要な事項（第44条第１項又は第２項）などの表示が義務づけられています。また、「医薬品の容器などが小売りのために包装されている場合、これらの各規定に基づく容器等への記載が、外部の容器又は被包（以下「外箱等」という）を透かして容易に見ることができないときには、その外箱等にも同様の事項が記載されていなければならない」（第51条）とされています。

これらの規定に基づく記載を**法定表示**といい、各記載項目を**法定表示項目**といいます。

■法定表示項目

法定表示項目は、以下のように定められています。

（ａ） **製造販売業者**等の氏名又は名称及び**住所**
（ｂ） **名称**（日局に収載されている医薬品では日局において定められた名称、また、その他の医薬品で一般的名称があるものではその一般的名称）
（ｃ） **製造番号**又は**製造記号**
（ｄ） 重量、**容量**又は**個数**等の内容量
（ｅ） 日局に収載されている医薬品については「**日本薬局方**」の文字等
（ｆ） 要指導医薬品の文字
（ｇ） 一般用医薬品の**リスク区分**を示す字句
（ｈ） 日局に収載されている医薬品以外の医薬品における**有効成分**の名称及びその分量
（ｉ） 誤って人体に散布、噴霧等された場合に健康被害を生じるおそれがあるものとして**厚生労働大臣**が指定する医薬品（殺虫剤等）における「注意－**人体に使用しないこと**」の文字
（ｊ） 適切な保存条件の下で３年を超えて性状及び品質が安定でない医薬品等、厚生労働大臣の指定する医薬品における**使用の期限**（３年を超えて品質が安定しているものは、表示の義務はありません）

(k) 配置販売品目以外の一般用医薬品にあっては、「**店舗専用**」の文字
(l) 指定第二類医薬品にあっては、枠の中に「**2**」の数字

<添付文書等への記載事項>

「医薬品は、その添付文書、容器等又は外箱等に、その医薬品に関する最新の論文などによって得られた知見に基づき、用法・用量その他使用及び取扱い上必要な注意等が記載されていなければならない」(第52条)。

なお、第50条に基づく法定表示事項および第52条の規定に基づく添付文書等への記載に関しては、「他の文字、記事、**図画**、又は図案に比較して**見やすい場所**にされていなければならず、かつ、購入者等が**読み**やすく**理解し**やすい用語による**正確**なものでなければならない」(第53条)。「とくに**明瞭**(めいりょう)に記載され」(規則第217条)、かつ、「**邦文**でされていなければならない」(規則第218条)とされています。

<記載禁止事項> 医薬品には、添付文書やその容器または外箱等に**記載してはならない事項**があります。これは主に**販売広告**に関するもので、薬機法による保健衛生上の観点からの規制のほか、**不当**な表示による**顧客の誘因**の防止などを図るため、「不当景品類及び不当表示防止法」や「特定商取引に関する法律」による規制もされています。

記載が禁止されている事項については、以下のようなものがあります(第54条)。

1) 当該医薬品に関し**虚偽**又は**誤解**を招く恐れのある事項
2) 厚生労働大臣による承認を受けていない**効能**、**効果**又は**性能**
3) 保健衛生上危険がある**用法**、**用量**又は使用期間

記載禁止事項は、製造販売業者が作成する添付文書だけでなく、薬局開設者や医薬品の販売業者が販売時に添付させる文書も含まれます。

<販売してはいけない医薬品> 第55条第1項には、販売してはいけない医薬品が規定されています。

1) **法定表示**が適切になされていない
2) 第52条の規定に基づく**添付文書**等への記載が適切になされていない
3) 第54条に掲げられた**禁止事項**に該当する内容が記載されている(不正表示医薬品)

なお、本規定に違反した者については、「二年以下の懲役若しくは二百万円以下の罰金に処し、又はこれを併科する」(第85条第3号)とされており、さらにこの規定は**薬局**および医薬品の**販売業**にも適用されるため、販売する医薬品が**不正表示医薬品**に該当することのないよう、十分留意する必要があります。

C 医薬部外品、化粧品、健康食品等

<医薬部外品>　医薬部外品は、第2条第2項によって、以下のように定義されています。

第2条第2項（医薬部外品の定義）

1．次のイからハまでに掲げる目的のために使用される物（これらの使用目的のほかに、あわせて**前項第二号又は第三号に規定する目的**のために使用される物を除く。）であつて機械器具等でないもの

イ　吐き気その他の不快感又は**口臭**若しくは**体臭**の防止

ロ　あせも、ただれ等の防止

ハ　**脱毛**の防止、育毛又は除毛

2．人又は動物の保健のためにするねずみ、はえ、蚊、のみその他これらに類する生物の防除のために使用される物（これらの使用目的のほかに、あわせて**前項第二号又は第三号に規定する目的**のために使用される物を除く。）であつて**機械器具**等でないもの

3．**前項第二号又は第三号に規定する目的**のために使用される物（前二号に掲げる物を除く）のうち、厚生労働大臣が指定するもの

■解説

「前項第二号又は第三号に規定する目的」にある「前項」は医薬品の定義で、その「第二号又は第三号に規定する目的」とは、「人の疾病の診断、**治療**若しくは**予防**に使用されること、又は人の身体の構造若しくは機能に影響を及ぼすことを目的とすること」を指します。

医薬部外品は、「その効能・効果が**あらかじめ定められた**範囲内であって、成分や用法等に照らして人体に対する作用が**緩和**であることを要件として、医薬品的な効能・効果を表示・標榜すること」が認められています。

企業が医薬部外品の製品を新たに販売するためには、医薬品と同様、医薬部外品として**品質**、**有効性**および**安全性**が備わっていることについて、厚生労働大臣の**承認**を取得する必要があります（第14条第1項、第19条の2）。

こうした必要な承認を受けていない製品の販売等は、禁止されています（第55条第2項）。

本規定に違反して販売等を行った者については、「**三**年以下の懲役若しくは**三百万**円以下の罰金に処し、又はこれを併科する」（第84条第18号）とされています。

●化粧品としての使用目的をもつ医薬部外品

化粧品としての使用目的を有する製品について、**医薬品**的な効能・効果を表示・標榜しようとする場合には、その効能・効果があらかじめ定められた範囲内であって、人体に対

する作用が**緩和**であるものに限り、医薬部外品の枠内で、**薬用化粧品類**、**薬用石鹸**、**薬用歯みがき**類などとして承認されています。

■医薬部外品を製造販売する場合

まず、原則として、**製造販売業**の許可が必要です(第12条第1項)。また、医薬品と同じく品目ごとに**承認**を得る必要があります(第14条)。

なお、医薬部外品を販売する場合には、医薬品のような**販売業**の許可は必要ありません。このため、コンビニなどの一般小売店でも販売できます。

■容器や包装に識別表示が必要なもの

医薬部外品の容器等には「医薬部外品」の文字の表示が義務づけられていますが、

(1)衛生害虫類(ねずみ、ハエ、蚊、ノミその他これらに類する生物)の防除のため使用される製品群(エアゾール剤など、「**防除用医薬部外品**」の表示)

(2)かつては医薬品であったが医薬部外品へ移行された製品群(一部の胃腸薬など、「**指定医薬部外品**」の表示)

については、**用法・用量**や使用上の注意を守って適正に使用することが他の医薬部外品と比べてより重要であるため、一般の生活者が購入時に容易に判別することができ、また、実際に製品を使用する際に必要な注意が促されるよう、各製品の容器や包装などに**識別表示**がされています。

なお、医薬部外品も医薬品と同様に、不良医薬部外品や不正表示医薬部外品の販売は禁止されています。

<化粧品> 化粧品は、第2条第3項によって、以下のように定義されています。

> **第2条第3項(化粧品の定義)**
>
> 人の身体を**清潔**にし、美化し、**魅力**を増し、**容貌**(ようぼう)を変え、又は皮膚若しくは**毛髪**を健やかに保つために、身体に塗擦、**散布**その他これらに類似する方法で使用されることが目的とされている物で、人体に対する作用が**緩和**なもの

■解説

この定義から、「人の疾病の**診断**、**治療**若しくは**予防**に使用されること、又は人の身体の構造若しくは機能に影響を及ぼすことを目的とするもの」という医薬品や医薬部外品のような目的をもつものは化粧品に含まれないことになります。つまり、化粧品は、あくまで「人の身体を**清潔**にし、**美化**し、魅力を増し、**容貌**を変え、又は皮膚若しくは**毛髪**を健やかに保つ」の範囲内でのみ効果を表示・標榜することが認められるものですので、医薬品的な効能・効果を表示・標榜することは一切認められていません。逆に、医薬品につい

て化粧品的な効果を表示・標榜することは、過度の消費や**乱用**といった**不適正**な使用を助長するおそれがあるため、承認された効能・効果に含まれる場合を除き、適当ではありません。

■化粧品の成分本質(原材料)

原則として、化粧品に**医薬品**の成分を配合することは認められていません。たとえ配合が認められる場合であっても、**添加物**として使用されているなど、**薬理作用**が期待できない量以下に制限されています。

■化粧品の製造販売

化粧品を業として製造販売する場合には、**製造販売業**の許可を受けた上で、あらかじめ品目ごとの**届け出をする**必要があり（第12条第1項、第14条の9）、厚生労働大臣が指定する成分を含有する化粧品である場合は、品目ごとの**承認を得る**必要があります（第14条第1項)。

また、販売に関しては、医薬品のような**販売業**の許可は必要なく、一般小売店において販売することができます。ただし、医薬品的な効能・効果の表示・標榜がなされた場合には、「虚偽又は誇大な広告」(第66条第1項)に該当するほか、その標榜内容等によっては、医薬品又は医薬部外品とみなされ、**無承認無許可**医薬品または**無承認無許可**医薬部外品として第55条第2項に基づく取締りの対象となります。

なお、化粧品も医薬品と同様に、不良化粧品や不正表示化粧品の販売は禁止されています。

<健康食品等の食品>　「食品」は、医薬品および医薬部外品及び再生医療等製品**以外**のすべての飲食物をいいます(**食品安全基本法**第2条、**食品衛生法**第4条第1項)。

また、医薬品と食品では求められる性質が異なります。

医薬品…**品質**、**有効性**、**安全性**の確保のために必要な**規制**が行われている
食品…専ら**安全性**の確保のために必要な**規制**その他の措置が図られている

■無承認無許可医薬品について

健康食品などで、あたかも医薬品のような**効能・効果**を表示したり、専ら医薬品に配合される**成分**を配合したものは、承認や許可を受けていない医薬品として、取締りの対象になります。

●無承認無許可医薬品の取締り

外形上、食品として販売等されている製品であっても、その**成分**本質、**効能・効果**の標榜内容等に照らして医薬品とみなされる場合は、その製品は第14条又は第19条の2の規定（医薬品の**製造販売**の承認）に基づく**承認**を受けずに製造販売された医薬品、あるいは、第13条第1項の規定（製造業の**許可**）に基づく製造業の許可等を受けずに製造された医薬品とみなされ、第55条第2項に基づく取締りの対象となります。

無承認無許可医薬品…その本質、形状、表示された効能・効果、**用法・用量**等から判断して医薬品である物が、食品として販売等されているもの

無承認無許可医薬品の弊害としては、

（1）一般の生活者に**正しい医療**を受ける機会を失わせ、疾病を悪化させるなど、保健衛生上の危害を生じさせる

（2）不良品及び**偽医薬品**が製造販売される

（3）一般の生活者における医薬品及び食品に対する概念を崩壊させ、医薬品の正しい使用が損なわれ、ひいては医薬品に対する**不信感**を生じさせる

などがあります。

■医薬品の範囲に関する基準

経口的に摂取される物が**医薬品**に該当するかどうかについては、一般の生活者が明確に判断することは難しい場合もあるため、無承認無許可医薬品の指導取締りの一環として「医薬品の**範囲**に関する基準」が示されています。

●医薬品の範囲に関する基準

食品として製造販売されているものであっても、以下のような場合には、**医薬品**（無承認無許可医薬品）とみなされます。

1）**成分**本質（原材料）が、専ら医薬品として使用される成分本質を含む場合（**食品添加物**と認められる場合を除く）

たとえその成分が製品から実際に検出されなくても、含有または配合されているといった内容が**標榜・表示**されている場合には、その成分を含むものとみなされます。

2）医薬品的な**効能・効果**が標榜または**暗示**されている場合（製品表示や添付文書によるほか、チラシ、パンフレット、刊行物、インターネットなどの広告宣伝物などによる場合も含む）

3）**アンプル剤**や舌下錠、口腔内噴霧剤等、医薬品的な形状である場合

錠剤、丸剤、カプセル剤、顆粒剤、散剤などの形状については、**食品**である旨が**明示**されている場合に限り、こうした形状だけをもって、ただちに医薬品にあたると考えられることはありません。

4）服用時期、服用間隔、服用量等の医薬品的な**用法・用量**の記載があること（調理のために使用方法、使用量等を定めている場合を除く）

■さまざまな健康食品

食品のうち、**健康増進法**（第26条：特別用途表示の許可、第29条：特別用途表示の承認）の規定に基づいた**許可及び承認**を受けた内容を表示する**特別用途食品**（特定保健用食品を含む）については、原則として、一般の生活者が医薬品としての目的を有するものであるとの誤った認識を生じるおそれがないものとされています。ただし、**特別用途食品**

以外の食品において、特定の**保健**の用途に適する旨の効果が表示・標榜されている場合には、医薬品の**効能・効果**を暗示させるものとみなされます。

●保健機能食品（制度）

特定保健用食品と**栄養機能食品**、**機能性表示食品**を総称して**保健機能食品**といいます。あくまで食生活を通じた健康の**保持増進**を目的として摂取されるもので、特別用途食品などであっても、食品として販売するものに関しては、健康の**保持増進**効果などについて、**虚偽または誇大な表示をすることは禁止**されています（**健康増進法**第31条）。

●特別用途食品（制度）

乳児、幼児、妊産婦、高齢者または**病者**の発育または健康の保持若しくは**回復**に用いることが適当であることを、医学的・栄養学的表現で記載し、かつ、**用途を限定**したものとされ、健康増進法第26条に基づく許可及び29条に基づく承認を受けた食品をいいます。特別用途食品には、**消費者庁**の許可等のマークが付けられます。

「保健機能食品」と「特別用途食品」の範囲は、このようになります。

保健機能食品	・特定保健用食品 ・栄養機能食品 ・機能性表示食品
特別用途食品	・病者用食品 ・妊産婦、授乳婦用 ・乳児用 ・えん下困難者用 ・特定保健用食品

つまり、「特定保健用食品」は**特別用途食品**制度と**保健機能食品**制度の両方に位置づけられています。

(a) 特定保健用食品

健康増進法第26条の許可又は第29条の承認を受け、食生活において特定の保健の目的で摂取をする者に対し、摂取することでその保健の目的が期待できる旨の表示をする食品です。

一般に「トクホ」と呼ばれるのがこれで、特定の**保健の用途**を表示するには、個別に消費者委員会と食品安全委員会による有効性や安全性等に関する審査を受け、**許可又は承認**を取得する必要があります。

条件付き特定保健用食品…特定保健用食品の許可に必要とされる有効性の**科学**的根拠のレベルに達しないものの、一定の**有効性**が確認されるもので、**限定的**な科学的根拠である旨の表示をすることを条件として許可されています。特定保健用食品及び条件付き特定保健用食品にも、それぞれ**消費者庁**の許可等のマークが付けられています。

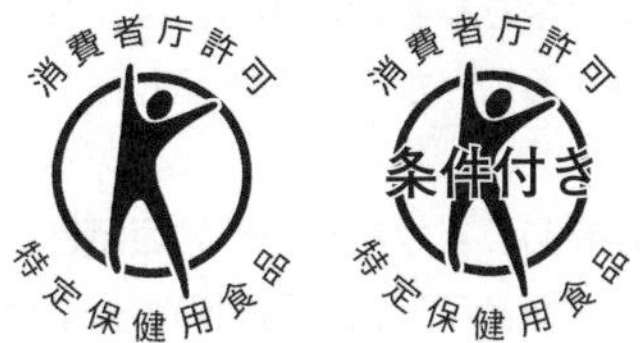

特定保健用食品の**保健用途**の表示には、大まかに3つあります。

1）容易に測定可能な体調の指標の維持及び改善（自分で測定できる指標あるいは健康診断で測定する指標）

（ア）認められる表現

「血圧（血糖値、中性脂肪、コレステロール）を正常に保つことを助ける食品です。」

「体脂肪の分解を促進する食品です。」

「体脂肪の増加を抑制する食品です。」

（イ）認められない表現（直接、症状や疾病の改善につながる体調の指標）

「高血圧症（高血圧）を改善する食品です。」

「肥満改善効果のある食品です。」

2）身体の生理機能・組織機能を良好に維持または改善

（ア）認められる表現

「便通（お通じ）を良好にする食品です。」

「カルシウムの吸収を高める（促進する）食品です。」

（イ）認められない表現（明らかに疾病の改善に関係する）

「解毒作用、脂質代謝促進の効果のある食品です。」

「老廃物排出効果がある食品です。」

3）身体の状態を本人が比較でき、一時的であって継続的・慢性的でない体調の変化の改善

（ア）認められる表現

「肉体疲労を感じる方に適した（役立つ）食品です。」

（イ）認められない表現（科学的根拠が不明瞭）

「老化防止に役立つ食品です。」

（b）栄養機能食品

食品のうち、**食品表示法の規定により定められた食品表示基準**の規定に基づき、栄養成分の**機能表示**などがなされたものをいいます。表示に関しては、医薬品的な効能・効果に該当しないものとされています。ただし、規格基準が定められている栄養成分以外の成分について、その**機能**の表示または特定の**保健の用途**の表示がなされている場合には、「医薬品の範囲に関する基準」の医薬品的な効能・効果に該当することから、医薬品とみなされることがあります。

なお、栄養成分の機能表示には消費者庁長官の許可は必要ありませんが、その表示とあわせて、該当する栄養成分を摂取する上での**注意事項**と、消費者庁長官の個別の審査を**受けていないこと**（国から何からの機能を認められたわけではない旨）を明記する必要があります。

（c）機能性表示食品

食品表示法第４条第１項の規定に基づく**食品表示基準に規定されている食品**です。**事業者の責任**において、科学的根拠に基づいた機能性を表示し、**販売前に安全性及び機能性の根拠に関する情報などが消費者庁長官へ届け出られたもの**をいいます。

なお、特定の保健の目的が期待できる（健康の維持及び増進に役立つ）という食品の機能性を表示することはできますが、特定保健用食品とは異なり、**消費者庁長官の個別の許可を受けたものではありません**。

（d）その他「いわゆる健康食品」

「健康食品」という言葉は、法令で定義された用語ではなく、一般的に用いられているものです。栄養補助食品、サプリメントなどと呼ばれることもあり、薬機法や**食品衛生法**などにおける取扱いは、**保健機能食品**以外の一般食品と変わりません。

一般の健康食品のなかには、特定の保健の用途に適する旨の効果等が表示・標榜されている場合があり、それらについては、医薬品の効能・効果を暗示させるものとみなされます。たとえば、肥満改善効果、老廃物排出効果、二日酔い改善効果などの表現は、**無承認無許可**医薬品とみなされます。また、「製品中に医薬品成分が検出された場合」も、**無承認無許可**医薬品として、法に基づく取締りの対象となります。

なお、これまでにも、そうした無承認無許可医薬品の摂取による重篤な**健康被害**が発生した事例が知られていて、厚生労働省、**消費者庁**や都道府県等では、因果関係が完全に解明されていなくても、広く一般に対して注意を促し健康被害の拡大防止を図るため、製品名などを公表しています。

check!! 次の( )内にあてはまる字句はなにか。

●医薬品は、薬機法第2条第1項において「1 (a)に収められているもの。2 人又は動物の疾病の(b)、治療又は(c)に使用されることが目的とされている物であって、機械器具等でないもの。3 人又は動物の身体の(d)又は機能に影響を及ぼすことが目的とされている物であって、機械器具等でないもの」と規定されている。

●製造販売の承認を受けた医薬品であっても、その成分、(e)、性状、品質もしくは(f)が承認内容と異なるものは、製造販売が禁止されている。

●要指導医薬品は、人体に対する作用が著しく(g)もので、(h)の選択により使用されることが目的とされ、(i)の対面による情報提供と(j)に基づく指導が必要な医薬品である。

●毒薬は、それを収める直接の容器または被包に、(k)地に(l)枠(l)字をもって、当該医薬品の品名及び「(m)」の文字が記載されていなければならない。また、貯蔵、陳列する場所については、(n)を施さなければならない。

●毒薬または劇薬は、(o)歳未満の者その他安全な取扱いに不安のある者に交付することは禁止されている。

●医薬品の、直接の容器や外箱に記載しなければならない法定表示項目には、「(p)等の氏名又は名称及び(q)」「製造番号又は製造記号」「(r)、容量又は個数等の内容量」「日局に収載されている医薬品については「(s)」の文字」などがある。

●医薬部外品は、その(t)があらかじめ定められた範囲内であって、成分や用法等に照らして人体に対する作用が(u)であることを要件として、医薬品的な効能・効果を表示・標榜することが認められている。

●化粧品は、人の身体を清潔にし、美化し、魅力を増し、(v)を変え、又は皮膚若しくは(w)を健やかに保つことを目的として用いられるものである。

●食品として製造販売されているものであっても、成分本質(原材料)が専ら医薬品として使用されるものを含む場合や、医薬品的な(x)が標榜または暗示されている場合などは、(y)医薬品として、取締りの対象になる。

a:日本薬局方 b:診断 c:予防 d:構造 e:分量 f:性能 g:ない
h:需要者 i:薬剤師 j:薬学的知見 k:黒 l:白 m:毒 n:かぎ
o:14 p:製造販売業者 q:住所 r:重量 s:日本薬局方
t:効能・効果 u:緩和 v:容貌 w:毛髪 x:効能・効果
y:無承認無許可

49 医薬品の販売業の許可

A 許可の種類と許可行為の範囲

薬機法は、医薬品、**医薬部外品**、化粧品、医療機器などを取り締まる法律で、このほかにも**薬局**、**薬店**など販売業の規定など、さまざまな取り決めが規定されています。

＜医薬品販売業に関する法律＞　医薬品販売に関しては、「**薬局開設者**又は医薬品の**販売業**の許可を受けた者でなければ、業として、医薬品を販売し、授与し、又は販売若しくは授与の目的で**貯蔵**し、若しくは**陳列**(配置することを含む。)してはならない」(第24条第1項)と決められています。簡単にいえば、「販売業の**許可**を受けなければ、医薬品を販売したり、販売目的での貯蔵、**陳列(配置)**をしてはならない」ということです。

この規定に反した場合は、「**三**年以下の懲役若しくは**三百万**円以下の罰金に処し、又はこれを併科する」(第84条第9号)とされています。

ただし、**医薬品製造業**の許可を受けている製薬企業が、自社で製造したり、**輸入**販売したりしている医薬品を、一般の生活者以外の、薬局開設者や販売業者または他の**製薬企業**に対して販売する場合には、あらためて販売業の許可を受ける必要はありません。

＜医薬品販売業の許可＞　医薬品販売業には、**店舗販売業**、**配置販売業**、**卸売販売業**の３種類があります(第25条)。これらは、それぞれ開設する場合には**都道府県知事**等の許可を得る必要があり、一般の生活者に一般用医薬品を販売することができるのは、**店舗販売業**と**配置販売業**です。ただし、薬局での医薬品の販売は薬局の業務に付随したものと見なされるため、薬局は別に販売業の**許可**を受けることなく一般の生活者に医薬品を販売できます。

なお、販売業の許可は**6**年ごとに更新する必要があり、更新されなければ医薬品の販売はできなくなります(法第24条第２項)。

また、医薬品は人の**生命**や健康に直接または間接的に影響を与える**生命関連**製品であるため、露店販売や現金行商のような、何かあったときに販売側の**責任**や**所在**の追及が困難となる形態では販売・授与が禁止(売り逃げの防止)されています。

この規定に反した場合は、「二年以下の懲役若しくは二百万円以下の罰金に処し、又はこれを併科する」(第85条第１号)とされています。

■薬局

よく、薬局と薬店(ドラッグストアなど)を混同している人がいますが、薬機法上、薬局は「**薬剤師**が販売又は授与の目的で**調剤**の業務並びに薬剤及び医薬品の適正な使用に必要な情報の提供及び薬学的知見に基づく指導の業務を行う場所(その開設者が併せ行う医薬品の販売業に必要な場所を含む。)」(第2条第12項)と決められています。つまり、基本的には薬剤師が**調剤**を行う場所と薬の**情報提供**や**指導**を行う場所が薬局で、医薬品の販売も行っている場合は、その販売に必要な場所(店舗)も薬局となります。これに対して薬店(ドラッグストアなど)は、調剤施設がなく、医薬品の**販売**を許可された店舗ということになります。医療法では、薬局は**医療施設**として位置付けられています。

また、施行規則第1条第2項の6において、「患者が**継続して**利用するために必要な機能及び**個人**の主体的な**健康増進**への取組を積極的に支援する機能を有する薬局」を、「**健康サポート薬局**」と規定しています。

●薬局開設の許可

薬局開設の許可は、所在地の**都道府県知事**など※が与えます。**都道府県知事**が薬局開設の許可を与えないことができる場合としては、「**調剤**や医薬品の**販売等**を行うために必要な**構造設備**を備えていないとき」「医薬品の調剤及び販売又は授与の業務を行う**体制**が整っていないとき」「申請者が**薬事**に関する**法令等**に違反し一定期間を経過していないとき」などがあります。

※その所在地が保健所を設置する市又は特別区の区域にある場合においては、市長又は区長。

●薬局での医薬品の取扱い

薬局では、**医療用医薬品**、**要指導医薬品**および一般用医薬品を取り扱うことができます。また、一般用医薬品のうち、**第二類医薬品**または**第三類医薬品**に分類されたものの販売に関しては、**登録販売者**が購入者に対して情報提供や相談対応を行うこともできます。

●「薬局」の名称

第6条では、「医薬品を取り扱う場所であって、薬局として開設の**許可**を受けていないものについては、薬局の**名称**を付してはならない」と規定しています。つまり、**調剤を行う場所(薬局)がない店舗には「○○薬局」という店舗名を付けることができず**、これに違反した場合は「三十万円以下の罰金に処する」(第88条第1号)と決められています。

ただし、**病院**や**診療所**の**調剤所だけは、例外として「薬局」の名前を使っても良い**ことになっています。

●薬局の運営管理

調剤された薬剤や医薬品などが、**保健衛生**上問題なく販売または授与されるように、薬局業務を適正に**運営**するための仕組みも、薬機法によって定められています。

1)管理者の指定

「薬局開設者が薬剤師であるときは、その薬局を**実地**に管理しなければならず、自ら管理しない場合には、その薬局で薬事に関する**実務に従事**する薬剤師のうちから管理者を指定して**実地**に管理させなければならない」(第7条第1項)

「薬局開設者が薬剤師でないときは、その薬局で薬事に関する**実務に従事**する薬剤師の

うちから管理者を指定して**実地**に管理させなければならない」（第７条第２項）

このように、登録販売者が管理者になることはできず、**薬局**の管理者は「**管理薬剤師**」と呼ばれます。

２）管理者の業務

「薬局の管理者は、保健衛生上支障を生ずるおそれがないよう、その薬局に勤務するその他の従業者を**監督**するなど、薬局の業務につき、必要な**注意**をしなければならず、薬局開設者に対して必要な**意見を「書面により」述べ**なければならない」（第８条）

３）管理者と開設者の関係

「薬局開設者は、その管理者の意見を尊重し、講じた措置の内容（措置を講じない場合はその理由等）を記録して適切に保存しなければならない」（第９条第２項）

なお、薬局開設者には「**薬局医薬品**」の販売等に関する規制、並びに「調剤された薬剤」の販売等に関する規制が課せられています。

●地域連携薬局

他の医療提供施設と連携して、地域における医薬品の適正な使用の推進や効率的な提供などを実施するために一定の必要な機能を有する薬局のことで、**都道府県知事の認定**を受けることで**地域連携薬局**と称することができます。

●専門医療機関連携薬局

他の医療提供施設と連携して専門的な薬学的知見に基づく指導を実施するために必要な機能を有する薬局のことで、**都道府県知事の認定**を受けることで**専門医療機関連携薬局**と称することができます。

●健康サポート薬局

患者が継続して利用するために必要な機能や、個人の主体的な健康の保持増進への取組を積極的に支援する機能をもった薬局のことで、**厚生労働大臣が定める基準**に適合するものでなければならないとされています。

●薬剤師不在時間

薬局の開店時間のうち、その薬局で調剤に従事する薬剤師が他の場所で業務を行うため、**「やむを得ず、かつ、一時的に当該薬局において薬剤師が不在となる時間」**を**薬剤師不在時間**といいます（規則第１条第２項第３号）。

急に日程の決まった退院時カンファレンスへの参加などで一時的に薬剤師が不在となる時間などが該当しますが、学校薬剤師の業務のようにあらかじめ予定されている定期的な業務で、恒常的に薬剤師が不在となる時間は認められません。

薬剤師不在時間は、その薬局で勤務している他の従業員と薬剤師が連絡を取れる体制を整えておき、店舗では**調剤室**を閉鎖し、さらに**要指導医薬品**陳列区画、**第１類医薬品**陳列区画などを閉鎖（**鍵をかけた**陳列設備の場合を除く）する必要があります。

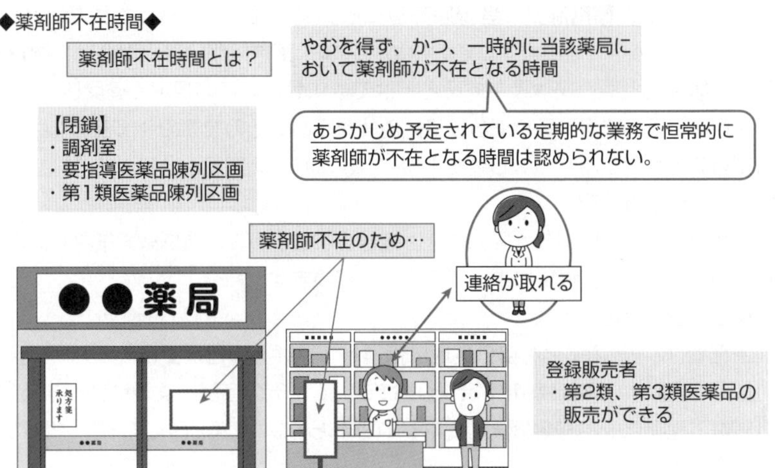
◆薬剤師不在時間◆
薬剤師不在時間とは？
やむを得ず、かつ、一時的に当該薬局において薬剤師が不在となる時間
あらかじめ予定されている定期的な業務で恒常的に薬剤師が不在となる時間は認められない。
【閉鎖】
・調剤室
・要指導医薬品陳列区画
・第1類医薬品陳列区画
薬剤師不在のため…
連絡が取れる
●●薬局
処方箋承ります
登録販売者
・第2類、第3類医薬品の販売ができる

なお、薬剤師不在時間であっても登録販売者は**第2類**医薬品及び**第3類**医薬品を販売することができます。

■店舗販売業

店舗販売業は、**要指導医薬品**または**一般用医薬品**を**店舗**において販売・授与する業務をいいます。

●店舗販売業の許可

店舗販売業の許可は、その店舗ごとに**所在地**の**都道府県知事**が与えますが、店舗の所在地が**保健所**を設置する市または**特別区**の区域にある場合には、**市長**または**区長**が与えます。都道府県知事が店舗販売業開設の許可を与えないことができる場合には、「許可を受けようとする店舗が必要な**構造設備**を備えていないとき」「**適切**に医薬品を販売し、又は授与するために必要な**体制**が整っていないとき」「申請者が薬事に関する**法令**等に違反し一定期間を経過していないとき」などがあります。

●店舗での医薬品の取扱い

薬局と異なり、薬剤師が従事していても**調剤**を行うことはできないため、**医療用医薬品**を販売することはできません。つまり、扱えるのは**要指導医薬品**または**一般用医薬品**のみで、これに反した場合には「**三**年以下の懲役若しくは**三百万**円以下の罰金に処し、又はこれを併科する」(第84条第10号)とされています。

店舗販売業者は、「要指導医薬品については**薬剤師**に販売又は授与させなければならない」(第36条の5第1項)ほか、「一般用医薬品のうち、**第一類医薬品**については、**薬剤師**により販売又は授与させなければならないこととされており、**第二類医薬品**又は**第三類**

医薬品については、**薬剤師**又は**登録販売者**に販売又は授与させなければならない」（第36条の9）と決められています。このため、店舗に薬剤師がいない場合は、**要指導医薬品**や**第一類医薬品**を販売又は授与することはできません。この規定に違反した場合、「都道府県知事は、その許可を取り消し、又は期間を定めてその業務の全部若しくは一部の停止を命ずることができる」（第75条第１項）と、厳しい処置がとられます。

●店舗販売業の運営管理

医薬品が保健衛生上問題なく販売または授与されるように、店舗販売業務を適正に運営するための仕組みも、薬機法によって定められています。

１）店舗管理者の指定

店舗管理者は、「その薬局を**自ら**実地に管理し、又はその指定する者に実地に管理させなければならない」（第28条第１項）とされていて、その店舗を実地に管理する者（店舗管理者）は、「薬剤師又は登録販売者でなければならない」（第28条第２項）と決められています。

店舗管理者はその店舗の所在地の**都道府県知事の許可を受けた場合を除き**、その店舗以外の場所で薬事に関する実務に従事することはできません。つまり、基本的にはその店舗専任になります。

なお、店舗管理者になれる資格は、店舗の種類ごとに定められています。

店舗の種類	店舗管理者
要指導医薬品又は第一類医薬品を販売し、授与する店舗	薬剤師
第二類医薬品又は第三類医薬品を販売し、授与する店舗	薬剤師又は登録販売者

※店舗管理者になれる登録販売者は、**過去５年間のうち、一般従事者または登録販売者として、通算２年以上の実務経験が必要**です。
この「2年」は「月単位で計算し、１か月に80時間以上従事した月が24か月以上」又は、「従事期間が通算して２年以上あり、かつ、過去５年間において合計1,920時間以上」を指します。
このほか、過去に管理者として働いたことがあれば、「従事期間が通算して2年以上（80時間×24か月または1,920時間）」だけで管理者になることができます。

ただし、**第一類医薬品**を販売又は授与する店舗で薬剤師を店舗管理者にすることができない場合には、**要指導医薬品**または第一類医薬品を販売・授与する薬局、薬剤師が店舗管理者である**要指導医薬品**または第一類医薬品を販売・授与する店舗販売業又は薬剤師が区域管理者である**第一類医薬品**を配置販売する配置販売業において、過去**５年間**のうち登録販売者として**３年**（「80時間×36か月」または「2,880時間」）以上業務に従事した者であって、その店舗において医薬品の販売又は授与に関する業務に従事するものを店舗管理者にすることができる（規則第140条第２項）ことになっています。この場合には、店舗管理者を補佐する**薬剤師**を置く必要があります（規則第141条）。

このように、**第一類医薬品**を販売・授与する店舗であっても、一定の条件を満たせば登録販売者が店舗管理者になることができます。

2）店舗管理者の業務

「店舗管理者は、**保健衛生**上支障を生ずるおそれがないよう、その店舗に勤務する他の従事者を**監督**するなど、その店舗の業務につき、必要な注意をしなければならず、また、店舗販売業者に対して必要な**意見を「書面により」述べ**なければならない」（第29条）

3）店舗管理者と開設者の関係

「店舗販売業者は、その店舗管理者の意見を尊重し、講じた措置の内容等を記録して適切に保存しなければならない」（第29条の2第2項）

■配置販売業

配置販売業は、一般用医薬品を**配置**により販売または授与する業務（第25条第2号）で、購入者の住居に医薬品をあらかじめ預けておき、購入者がこれを使用した後でなければ代金請求権を生じない**先用後利**（せんようこうり）という販売形態をとっています。

●配置販売業の許可

配置販売業の許可は、**配置しようとする区域を含む都道府県ごと**に、その**都道府県知事**が与えることとなっています（第30条第1項）。**都道府県知事**が配置販売業開設の許可を与えないことができる場合には、「許可を受けようとする区域において適切に医薬品の配置販売するために必要な**体制**が整っていないとき」「**申請者**が薬事に関する法令等に違反し一定期間を経過していないとき」などがあります。

●配置販売での医薬品の取扱い

配置販売業の場合、**先用後利**という特殊な販売形態であるため、扱える医薬品は**一般用医薬品**の中でも**経年変化**が起こりにくいほか、**厚生労働大臣の定める基準（配置販売品目基準）に適合するものに限られます**（第31条）。また、配置販売では常備薬として用いられる製品をひと揃いおさめた**配置箱**を預けますが、これは薬機法上の**陳列**に該当します。

先用後利の販売形態や扱える医薬品など（第31条）の規定に反した場合は、「三年以下の懲役若しくは**三百万**円以下の罰金に処し、又はこれを併科する」（第84条第11号）とされています。

また、一般用医薬品のうち、第一類医薬品については、「配置販売業者は、**薬剤師**により販売又は授与させなければならない」「第二類医薬品又は第三類医薬品の配置販売については、**薬剤師**又は**登録販売者**に販売又は授与させなければならない」（第36条の9）とされています。このように、配置販売業であっても、**薬剤師**が配置販売している場合には、**資格的には第一類医薬品を販売できる**ことになります。ただし、取り扱える医薬品に制限があるため、配置薬として第一類医薬品を販売することはないと考えられます。

この規制に違反した場合は、「**都道府県知事**は、その**許可**を取り消し、又は期間を定めてその業務の全部若しくは一部の**停止**を命ずることができる」（第75条第１項）という厳しい処置がとられます。

ちなみに、**要指導医薬品**は、配置販売できません。

●配置販売業の運営管理

配置販売業においても、医薬品が保健衛生上問題なく販売等されるように、業務を適正に運営するための仕組みが、薬機法によって定められています。

１）区域管理者の指定

配置販売業者は、「その業務に係る都道府県の区域を、自ら管理し、又は当該都道府県の区域において配置販売に従事する配置員のうちから指定したものに管理させなければならない」（第31条の２第１項）とされていて、その区域を管理する者（**区域管理者**）は、「第一類医薬品を授与する区域では薬剤師、第二類医薬品又は第三類医薬品を販売・授与する区域では薬剤師又は登録販売者でなければならない」（第31条の２第２項、規則第149条の２）と決められています。

なお、区域管理者になれる登録販売者は、**過去５年間のうち、一般従事者または登録販売者として、通算２年（80時間×24か月または1,920時間）以上の実務経験が必要**です。

２）区域管理者の業務

「店舗管理者は、**保健衛生**上支障を生ずるおそれがないように、その業務に関し配置員を**監督**するなど、その区域の業務につき、**必要な注意**をしなければならず、また、**配置販売業者**に対して必要な意見を**書面により**述べなければならない」（第31条の３）

３）区域管理者と開設者の関係

「**配置販売業者**は、その区域管理者の意見を**尊重**し、講じた措置の内容等を記録して適切に保存しなければならない」（第31条の４第２項）

●薬事監視を行いやすくする措置

配置販売業は、いわゆる行商（ぎょうしょう）という業態による販売であることから、**薬事監視**を行いやすくする必要性があり、配置販売業者と配置販売に従事する者の**氏名**や**住所**などを**届け出**たり、**身分証明書**を携帯しなければならないといった決まりがあります。

１）届け出の義務

配置販売業者とその**配置員**は、医薬品の配置販売に従事しようとするときは、その**氏名**、配置販売に従事しようとする**区域**その他**厚生労働省令**で定める事項を、あらかじめ配置販売に従事しようとする区域の**都道府県知事**に届け出なければならない（第32条）。

届出事項：配置販売業者の氏名及び**住所**、配置販売に従事する者の氏名及び**住所**、配置販売に従事する区域及びその**期間**　（規則第150条）。

本規定に違反した者については、「三十万円以下の罰金に処する」（第88条第４号）。

2）身分証明書の携帯

配置販売業者又はその配置員は、その**住所地**の**都道府県知事**が発行する**身分証明書**の交付を受け、かつ、これを**携帯**しなければ、医薬品の配置販売に従事してはならない（第33条第１項）。

本規定に違反した者については、「五十万円以下の罰金に処する」（第87条第11号）。

なお、この身分証明書の有効期間は、発行日を含む翌年の12月31日までとなっています。

＜医薬品の販売など＞　医薬品の販売方法についても、薬機法で規定されています。

■薬局開設者または店舗販売業者

薬局や店舗販売業では、「**店舗**による販売または授与以外の方法により医薬品を販売等してはならない」（第37条第１項）とされています。このため、薬局開設者や店舗販売業者が配置による医薬品販売を行う場合には別に配置販売業の許可を取る必要があります。

■配置販売業者

配置販売業者の場合は、**配置**以外の方法で医薬品の販売を行うことはできませんので、店舗での販売を行いたい場合は、別途、薬局の開設または店舗販売業の**許可**を受ける必要があります。

■分割販売（量り売り）

薬局と**店舗販売業**では、特定の購入者の求めに応じて分割販売すること（いわゆる「量り売り」または「零売」）が認められていますが、**配置販売業**では、医薬品を開封して分割販売することは禁止されています（第37条第２項）。

分割販売…**特定**の購入者の求めに応じて医薬品を**開封**して販売すること。**配置販売業**では認められないが、薬局と店舗販売業では認められている。

小分け製造…**不特定**の購入者への販売のために、あらかじめ**分包**等をしておくこと。**製造販売業**の許可が必要で、**薬局**または医薬品の**販売業**の許可範囲では認められない。

ただし、ほとんどの一般用医薬品は、あらかじめ製造販売業者である製薬企業によって、購入者が１回に購入する分量として適当な包装単位ごとに供給されていますので、品質確保の観点からも、医薬品を開封して分割販売を行うことは通常望ましくないとされています。

また、分割販売する場合には、「第50条：**容器**等への記載事項」、「第52条：**添付文書**等への記載事項」について、「分割販売する**薬局開設者**または医薬品の**販売業者**の責任において、それぞれ必要な表示または記載がされていなければならない」とされています。

分割販売される医薬品の記載事項には、「**分割販売を行う者の氏名又は名称並びに分割販売を行う薬局、店舗又は営業所の名称及び所在地**」も含まれます。

B リスク区分に応じた販売従事者、情報提供及び陳列等

ここでは、リスク区分に応じた販売従事者や情報提供内容、陳列について見ていきます。

<リスク区分に応じた販売従事者等>

■要指導医薬品の販売

要指導医薬品の販売ができるのは**薬剤師**のみで、さらに「使用しようとする者以外の者に対しては、薬剤師、薬局開設者、医薬品の製造販売業者、製造業者若しくは販売業者、医師、歯科医師若しくは獣医師又は病院、診療所若しくは飼育動物診療施設の開設者に販売し、又は授与する場合を除き、**正当な理由**なく要指導医薬品を販売し、又は授与してはならない」（第36条の5第2項）と定められているように、基本的にその要指導医薬品を**使用する人**に対してのみ販売することができます。

●要指導医薬品の販売方法

（a）正当な理由がない限り、使用者本人以外には販売しない

当該要指導医薬品を購入し、又は譲り受けようとする者が、当該要指導医薬品を**使用しようとする者**であることを確認させること。この場合において、当該要指導医薬品を購入し、又は譲り受けようとする者が、当該要指導医薬品を使用しようとする者でない場合は、当該者が第36条の5第2項の薬剤師等である場合を除き、同項の**正当な理由**の有無を確認させること。

（b）他の店舗で購入していないかどうかを確認する

当該要指導医薬品を購入し、又は譲り受けようとする者及び当該要指導医薬品を使用しようとする者の他の薬局開設者又は店舗販売業者からの当該要指導医薬品の購入又は譲り受けの状況を確認させること。

（c）適正な使用のため、基本的に最小包装（1個または1包装）しか販売しない

（b）の規定により確認した事項を勘案し、適正な使用のために**必要と認められる数量に限り**、販売し、又は授与させること。

（d）情報提供内容を理解したか？　もう質問はないか？　を確認する

情報の提供及び指導を受けた者が当該情報の提供及び指導の内容を**理解**したこと並びに質問がないことを確認した後に、販売し、又は授与させること。

（e）購入者から相談があった場合は、その内容について情報を提供した後に販売する

当該要指導医薬品を購入し、又は譲り受けようとする者から**相談**があった場合には、情報の提供又は指導を行った後に、当該要指導医薬品を販売し、又は授与させること。

（f）購入者に、情報提供者の氏名や連絡先を教える

当該要指導医薬品を販売し、又は授与した薬剤師の**氏名**、当該薬局又は**店舗**の名称及び

当該薬局又は店舗の**電話番号**その他連絡先を、当該要指導医薬品を購入し、又は譲り受けようとする者に伝えさせること。

●要指導医薬品販売時の情報提供と指導

（a）要指導医薬品を販売又は授与する場合に行われる情報提供及び指導

薬局開設者又は店舗販売業者が要指導医薬品を販売又は授与する場合には、「その薬局又は店舗において医薬品の販売又は授与に従事する薬剤師に、**対面**により、所定の事項（規則第158条の12第2項）を記載した書面※を用いて、必要な情報を提供させ、必要な**薬学的知見**に基づく**指導**を行わせなければならない」（第36条の6第1項）と規定されています。このため、こうした情報提供又は指導ができないとき、その他要指導医薬品の適正な使用を確保することができないと認められるときは、要指導医薬品を販売又は授与できません（第36条の6第3項）。

※当該事項が電磁的記録に記録されているときは、その電磁的記録に記載された事項を**紙面**又は出力装置の**映像面**に表示する方法により表示したものを含む

要指導医薬品販売時には、必要に応じて**お薬手帳**（薬剤服用歴その他の情報を一元的かつ経時的に管理できる手帳）を活用した情報提供や指導を行わせることとされていて、お薬手帳には要指導医薬品についても記録することが重要です。

要指導医薬品販売時の確認事項（第36条の6第2項、規則第158条の12第4項）

ⅰ）**年齢**
ⅱ）他の薬剤又は医薬品の使用の状況
ⅲ）性別
ⅳ）**症状**
ⅴ）ⅳ）の症状に関して医師又は歯科医師の**診断を受けたか否か**の別及び診断を受けたことがある場合にはその診断の内容
ⅵ）現にかかっている疾病がある場合は、その**病名**
ⅶ）妊娠しているか否か及び妊娠中である場合は**妊娠週数**
ⅷ）**授乳**しているか否か
ⅸ）当該要指導医薬品に係る購入、譲り受け又は**使用の経験**の有無
ⅹ）調剤された薬剤又は医薬品の副作用その他の事由によると疑われる疾病にかかったことがあるか否か、かかったことがある場合はその症状、その**時期**、当該薬剤又は医薬品の**名称**、**有効成分**、服用した量及び服用の状況
ⅺ）その他情報の提供を行うために確認することが必要な事項

情報提供及び指導の方法 （規則第158条の12第1項）	情報提供の事項 （規則第158条の12第2項）
① 当該薬局又は店舗内の情報提供及び指導を行う場所（構造設備規則第1条第1項第13号若しくは第2条第12号に規定する情報を提供するための設備がある場所、又は同規則第1条第1項第5号若しくは第2条第5号に規定する医薬品を通常陳列し、若しくは交付する場所）で行わせること ② 当該要指導医薬品の特性、用法、用量、使用上の注意、当該要指導医薬品との併用を避けるべき医薬品その他の当該要指導医薬品の適正な使用のため必要な情報を、当該要指導医薬品を購入し、又は譲り受けようとする者又は当該要指導医薬品を使用しようとする者の状況に応じて個別に提供させ、必要な指導を行わせること ③ 当該要指導医薬品を使用しようとする者がお薬手帳を所持しない場合はその所持を勧奨し、当該者がお薬手帳を所持する場合は、必要に応じ、当該お薬手帳を活用した情報の提供及び指導を行わせること ④ 当該要指導医薬品の副作用その他の事由によるものと疑われる症状が発生した場合の対応について説明させること ⑤ 情報の提供及び指導を受けた者が当該情報の提供及び指導の内容を理解したこと及び更なる質問の有無について確認させること ⑥ 必要に応じて、当該要指導医薬品に代えて他の医薬品の使用を勧めさせること ⑦ 必要に応じて、医師又は歯科医師の診断を受けることを勧めさせること ⑧ 情報の提供及び指導を行った薬剤師の氏名を伝えさせること	① 当該要指導医薬品の名称 ② 当該要指導医薬品の有効成分の名称及びその分量 ③ 当該要指導医薬品の用法及び用量 ④ 当該要指導医薬品の効能又は効果 ⑤ 当該要指導医薬品に係る使用上の注意のうち、保健衛生上の危害の発生を防止するために必要な事項 ⑥ その他当該要指導医薬品を販売し、又は授与する薬剤師がその適正な使用のために必要と判断する事項

（b）相談があった場合の対応

要指導医薬品を使用する者から相談があった場合には、薬局開設者又は店舗販売業者は、その薬局若しくは店舗において、医薬品の販売又は授与に従事する**薬剤師**に、必要な**情報を提供**させ、又は必要な薬学的知見に基づく**指導**を行わせなければならないとされています。

■一般用医薬品の販売

薬局開設者、店舗販売業者又は配置販売業者は、「一般用医薬品を販売し、授与する場合には、次に掲げるリスク区分に応じて、当該各号に定める者に、販売させ、授与させなければならない」（第36条の9）とされています。また、一般用医薬品はリスク区分に応じて医薬品を販売・授与する資格者が違います。

リスク区分	販売または授与する者
第一類医薬品	薬剤師
第二類医薬品及び第三類医薬品	薬剤師または登録販売者

また、一般用医薬品はリスク区分ごとに販売方法等が決められています。

●第一類医薬品の販売方法

第一類医薬品の販売は**薬剤師**が行います。

（a）情報提供に関する理解の確認

情報の提供を受けた者が当該情報の提供の内容を理解したこと及び質問がないことを確認した後に、販売し、又は授与させること。

（b）相談に対する対応

当該第一類医薬品を購入し、又は譲り受けようとする者から相談があった場合には、情報の提供を行った後に、当該第一類医薬品を販売し、又は授与させること。

（c）情報提供者の氏名や連絡先を伝える

当該第一類医薬品を販売し、又は授与した薬剤師の氏名、当該薬局又は店舗の名称及び当該薬局、店舗又は配置販売業者の電話番号その他連絡先を、当該第一類医薬品を購入し、又は譲り受けようとする者に伝えさせること。

第一類医薬品販売時の確認事項（第36条の10第１項、規則第159条の15第２項）

ｉ）**年齢**

ⅱ）他の薬剤又は医薬品の使用の状況

ⅲ）性別

ⅳ）**症状**

ｖ）ⅳ）の症状に関して医師又は歯科医師の**診断を受けたか否か**の別及び診断を受けたことがある場合にはその診断の内容

ⅵ）現にかかっている疾病がある場合は、その**病名**

ⅶ）妊娠しているか否か及び妊娠中である場合は**妊娠週数**

ⅷ）**授乳**しているか否か

ⅸ）当該第一類医薬品に係る購入、譲受け又は**使用の経験**の有無

ｘ）調剤された薬剤又は医薬品の副作用その他の事由によると疑われる疾病にかかったことがあるか否か、かかったことがある場合はその症状、その**時期**、当該薬剤又は医薬品の**名称**、**有効成分**、服用した量及び服用の状況

ⅹⅰ）その他情報の提供を行うために確認することが必要な事項

情報提供の方法 (規則第159条の15第1項)	**情報提供の事項** (規則第159条の15第2項)
① 当該薬局又は店舗内の**情報提供を行う場所**(構造設備規則第１条第１項第13号若しくは第２条第12号に規定する情報を提供するための設備がある場所、又は同規則第１条第１項第５号若しくは第２条第５号に規定する医薬品を通常陳列し、若しくは交付する場所)で行わせること ② 当該第一類医薬品の用法、用量、使用上の注意、当該第一類医薬品との併用を避けるべき医薬品その他の当該第一類医薬品の適正な使用のため必要な情報を、当該第一類医薬品を購入し、又は譲り受けようとする者又は当該第一類医薬品を使用しようとする者の状況に応じて個別に提供させること ③ 当該一般用医薬品を使用しようとする者がお薬手帳を所持する場合は、必要に応じ、当該お薬手帳を活用した情報の提供を行わせること ④ 当該第一類医薬品の**副作用その他の事由によるものと疑われる症状が発生した場合の**対応について説明させること ⑤ 情報の提供を受けた者が当該**情報の提供の内容を理解したこと及び更なる質問の有無**について確認させること ⑥ 必要に応じて、医師又は歯科医師の診断を受けることを勧めさせること ⑦ 情報の提供を行った**薬剤師の氏名**を伝えさせること	① 当該第一類医薬品の**名称** ② 当該第一類医薬品の**有効成分**の名称及びその**分量** ③ 当該第一類医薬品の用法及び用量 ④ 当該第一類医薬品の効能又は効果 ⑤ 当該第一類医薬品に係る使用上の注意のうち、保健衛生上の危害の発生を防止するために必要な事項 ⑥ その他当該第一類医薬品を販売し、又は授与する薬剤師がその適正な使用のために必要と判断する事項

第一類医薬品販売時の情報提供については、

・**配置販売の場合**：配置販売に従事する**薬剤師**が、書面を用いて必要な情報を提供する
・**第一類医薬品の説明を要しない旨の意思表示があったとき**：使用者がその第一類医薬品を適正に使用できると**薬剤師**が判断した場合に限り、情報提供なしで販売できる

についても覚えておきましょう。

●第二類医薬品、第三類医薬品の販売方法

第二類医薬品、第三類医薬品の販売は、**薬剤師**又は**登録販売者**が行います。

(ａ)相談に対する対応

当該第二類医薬品又は第三類医薬品を購入し、又は譲り受けようとする者から相談が

あった場合には、情報の提供を行った後に、当該第二類医薬品又は第三類医薬品を販売し、又は授与させること。

（b）情報提供者の氏名や連絡先を伝える

当該第二類医薬品又は第三類医薬品を販売し、又は授与した薬剤師又は登録販売者の氏名、当該薬局又は店舗の名称及び当該薬局、店舗又は配置販売業者の電話番号その他連絡先を、当該第二類医薬品又は第三類医薬品を購入し、又は譲り受けようとする者に伝えさせること。

また、第二類医薬品を販売するときの確認事項は第一類医薬品と同じですが、その情報提供は「努力義務」となっています。これは、配置販売についても同様です。なお、特定の使用者（小児や妊婦）が注意が必要な成分、依存性のある成分などを配合した「指定第二類医薬品」については、積極的な情報提供ができるように、陳列方法を工夫するなどの対応が求められます。

このほか、第三類医薬品に関する情報提供は、「行われることが望ましい」というもので、購入者などから**相談**があった場合を除き、法的な義務はありません。

リスク区分	対応する専門家	購入者側から質問等がなくても行う積極的な情報提供	情報提供を行う場所	購入者側から相談があった場合の応答
要指導医薬品	薬剤師	対面により、書面を用いた情報提供及び薬学的知見に基づく**指導**を義務づけ	情報提供を行う場所（配置販売の場合は医薬品を配置する場所）	**義務**
第一類医薬品		書面を用いた情報提供を義務づけ		
第二類医薬品	薬剤師又は登録販売者	**努力義務**		
第三類医薬品		（法上の規定は特になし）		

＜販売記録の保存＞

医薬品を販売した際には、販売記録を付けて保存しておく**義務**があります。

・薬局開設者：**薬局医薬品**、要指導医薬品又は第一類医薬品を販売又は授与したとき

・店舗販売業者：**要指導医薬品**又は第一類医薬品を販売又は授与したとき

・配置販売業者：**第一類医薬品**を配置したとき

次に掲げる事項を書面に記載し、2年間保存しなければなりません。

（a）品名

（b）**数量**
（c）販売、授与、配置した**日時**
（d）販売、授与、配置した薬剤師の**氏名**、情報提供を行った薬剤師の氏名
（e）医薬品の購入者等が情報提供の内容を**理解**したことの確認の結果

なお、第二類医薬品又は第三類医薬品を販売した場合は、販売記録の作成（eは第二類医薬品のみ）は「**努力義務**」であり、義務ではありません。

<リスク区分に応じた陳列>

■薬局及び店舗販売業

●要指導医薬品と第一類医薬品

要指導医薬品または第一類医薬品は、特定の陳列区画（その**1.2**メートル以内に購入者が立ち入ることができない場所：図の②）に陳列しなければならないとされています。

ただし、以下の場合を除きます。

（a）**かぎをかけた**陳列設備に陳列する場合（図の③）
（b）購入者が直接手の触れられない陳列設備に陳列する場合

なお、要指導医薬品は**一般用医薬品**とは区別して陳列する必要があります。

●指定第二類医薬品

指定第二類医薬品は、「情報提供を行うための設備」から**7**メートル以内の範囲に陳列（図の④）しなければならないとされています。

ただし、以下の場合を除きます。

（a）かぎをかけた陳列設備に陳列する場合（図の③）
（b）指定第二類医薬品を陳列する陳列設備から**1.2**メートルの範囲に、医薬品を購入しようとする者等が侵入することができない場合

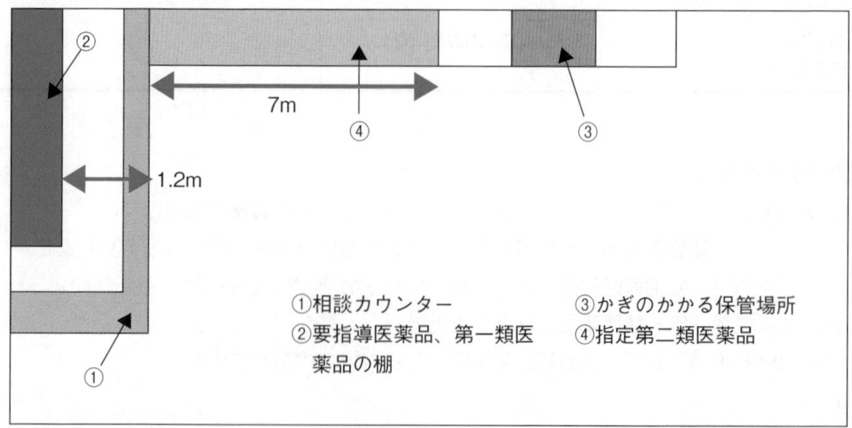

●その他

一般用医薬品は、第一類医薬品、第二類医薬品、第三類医薬品を**混在**しないように陳列する必要があります。

また、薬局開設者又は店舗販売業者は、薬剤師が不在の場合など、要指導医薬品や第一類医薬品を販売・授与しない時間帯は、それらの**陳列区画を閉鎖**しなければなりません(**かぎをかけた陳列場所に陳列**している場合はこの限りではない)。

なお、医薬品とともに健康食品や医薬部外品、化粧品などを販売している場合は、**医薬品と他のものを区別して陳列**する必要があります。

■配置販売業

医薬品を他のものと区別して貯蔵・陳列するのはもちろん、一般用医薬品は**リスク区分ごとに混在させないように陳列**する必要があります。

<購入者に対する情報の掲示>

■薬局又は店舗における掲示内容

リスク区分に応じた情報提供又は相談対応の実効性を高めるため、薬局開設者又は店舗販売業者は、当該薬局又は店舗を利用するために必要な次の情報を、当該薬局又は店舗の見やすい位置に掲示板で掲示しなければならないと定められています。

薬局又は店舗の管理及び運営に関する事項	要指導医薬品及び一般用医薬品の販売制度に関する事項
① 許可の区分の別 ② 開設者の氏名又は名称、許可証の記載事項 ③ 管理者の氏名 ④ 勤務する薬剤師又は規則第十五条第二項本文に規定する登録販売者以外の登録販売者若しくは同項本文に規定する登録販売者の別、その氏名及び担当業務 ⑤ 取り扱う要指導医薬品及び一般用医薬品の区分 ⑥ 薬局、店舗に勤務する者の名札等による区別に関する説明 ⑦ 営業時間、営業時間外で相談できる時間及び営業時間外で医薬品の購入、譲受けの申し込みを受理する時間 ⑧ 相談時及び緊急時の電話番号その他連絡先	① 要指導医薬品、第一類医薬品、第二類医薬品及び第三類医薬品の定義並びにこれらに関する解説 ② 要指導医薬品、第一類医薬品、第二類医薬品及び第三類医薬品の表示に関する解説 ③ 要指導医薬品、第一類医薬品、第二類医薬品及び第三類医薬品の情報の提供に関する解説 ④ 薬局製造販売医薬品を調剤室以外の場所に陳列する場合にあっては、薬局製造販売医薬品の定義及びこれに関する解説並びに表示、情報の提供及び陳列に関する解説 ⑤ 要指導医薬品の陳列に関する解説 ⑥ 指定第二類医薬品の陳列等に関する解説

	⑦ 指定第二類医薬品を購入し、又は譲り受けようとする場合は、当該指定第二類医薬品の禁忌を確認すること及び当該指定第二類医薬品の使用について薬剤師又は登録販売者に相談することを勧める旨 ⑧ 一般用医薬品の陳列に関する解説 ⑨ 医薬品による健康被害の救済制度に関する解説 ⑩ 個人情報の適正な取扱いを確保するための措置 ⑪ その他必要な事項

※**規則第十五条第二項の登録販売者**：過去５年間で、一般従事者または登録販売者として通算２年以上**勤務していない**登録販売者

■配置販売業における掲示内容

配置販売業者の場合は、「掲示」ができないことから、「次の情報を記載した書面を添えて配置しなければならない」とされています。

区域の管理及び運営に関する事項	一般用医薬品の販売制度に関する事項
① 許可の区分の別 ② 配置販売業者の氏名又は名称、営業の区域その他の許可証の記載事項 ③ 区域管理者の氏名 ④ 当該区域に勤務する薬剤師又は規則第十五条第二項本文に規定する登録販売者以外の登録販売者若しくは同項本文に規定する登録販売者の別、その氏名及び担当業務 ⑤ 取り扱う一般用医薬品の区分 ⑥ 当該区域に勤務する者の名札等による区別に関する説明 ⑦ 営業時間、営業時間外で相談できる時間及び営業時間外で医薬品の購入、譲受けの申し込みを受理する時間 ⑧ 相談時及び緊急時の電話番号その他連絡先	① 第一類医薬品、第二類医薬品及び第三類医薬品の定義並びにこれらに関する解説 ② 第一類医薬品、第二類医薬品及び第三類医薬品の表示に関する解説 ③ 第一類医薬品、第二類医薬品及び第三類医薬品の情報の提供に関する解説 ④ 指定第二類医薬品の定義に関する解説 ⑤ 指定第二類医薬品を購入し、又は譲り受けようとする場合は、当該指定第二類医薬品の禁忌を確認すること及び当該指定第二類医薬品の使用について薬剤師又は登録販売者に相談することを勧める旨 ⑥ 一般用医薬品の陳列に関する解説 ⑦ 医薬品による健康被害の救済制度に関する解説 ⑧ 個人情報の適切な取扱いを確保するための措置 ⑨ その他必要な事項

<特定販売>

■特定販売とは

特定販売は、「その薬局又は店舗におけるその薬局又は店舗以外の場所にいる者に対する一般用医薬品又は**薬局製造販売医薬品**※（毒薬及び劇薬であるものを除く）の販売又は授与」をいい、いわゆる「インターネット販売」などがこれにあたります。

※**薬局製造販売医薬品**：薬局開設者が当該薬局における設備及び器具をもって製造し、当該薬局において直接消費者に販売し、又は授与する医薬品であって、厚生労働大臣の指定する有効成分以外の有効成分を含有しないもの

特定販売は、以下の方法で行うように定められています。

（1）当該薬局又は店舗に貯蔵し、又は陳列している一般用医薬品又は薬局製造販売医薬品を販売し、又は授与すること
→登録している店舗以外の場所（倉庫など）に貯蔵してある医薬品を販売することは禁止

（2）特定販売を行うことについて広告をするときは、インターネットを利用する場合はホームページに、その他の広告方法を用いる場合は当該広告に、次に掲げる情報を、見やすく表示すること

薬局又は店舗の管理及び運営に関する事項	要指導医薬品及び一般用医薬品の販売制度に関する事項	特定販売に伴う事項
① 許可の区分の別 ② 開設者の氏名又は名称、許可証の記載事項 ③ 管理者の氏名 ④ 勤務する薬剤師又は規則第十五条第二項本文に規定する登録販売者以外の登録販売者若しくは同項本文に規定する登録販売者の別、その氏名及び担当業務 ⑤ 取り扱う要指導医薬品及び一般用医薬品の区分 ⑥ 薬局、店舗に勤務する者の名札等による区別に関する説明 ⑦ 営業時間、営業時間外で相談できる時間及び営業時間外で医薬品の購入、譲受けの申し込みを受理する時間	① 要指導医薬品、第一類医薬品、第二類医薬品及び第三類医薬品の定義及びこれらに関する解説 ② 要指導医薬品、第一類医薬品、第二類医薬品及び第三類医薬品の表示に関する解説 ③ 要指導医薬品、第一類医薬品、第二類医薬品及び第三類医薬品の情報の提供に関する解説 ④ 薬局製造販売医薬品を調剤室以外の場所に陳列する場合にあっては、薬局製造販売医薬品の定義及びこれに関する解説並びに表示、情報の提供及び陳列に関する解説 ⑤ 要指導医薬品の陳列に関する解説	① 薬局又は店舗の主要な外観の写真 ② 薬局製造販売医薬品又は一般用医薬品の陳列の状況を示す写真 ③ 現在勤務している薬剤師又は第十五条第二項本文に規定する登録販売者以外の登録販売者若しくは同項本文に規定する登録販売者の別及びその氏名 ④ 開店時間と特定販売を行う時間が異なる場合にあっては、その開店時間及び特定販売を行う時間 ⑤ 特定販売を行う薬局製造販売医薬品又は一般用医薬品の使用期限

⑧ 相談時及び緊急時の電話番号その他連絡先	⑥ 指定第二類医薬品の表示等に関する解説 ⑦ 指定第二類医薬品を購入し、又は譲り受けようとする場合は、当該指定第二類医薬品の禁忌を確認すること及び当該指定第二類医薬品の使用について薬剤師又は登録販売者に相談することを勧める旨 ⑧ 一般用医薬品の表示に関する解説 ⑨ 医薬品による健康被害の救済制度に関する解説 ⑩ 個人情報の適正な取扱いを確保するための措置 ⑪ その他必要な事項	

（3）特定販売を行うことについて**広告をするとき**は、第一類医薬品、指定第二類医薬品、第二類医薬品、第三類医薬品及び薬局製造販売医薬品の**区分ごとに表示**すること

検索結果までは区分ごとに表示する必要はありませんが、**検索結果等として表示された医薬品の区分については明確に分かるよう表示させる**必要があります。

（4）特定販売を行うことについてインターネットを利用して広告をするときは、**都道府県知事等及び厚生労働大臣が容易に閲覧することができる**ホームページで行うこと

なお、特定販売を行う場合であっても、一般用医薬品を購入しようとする人などから、対面又は電話による**相談応需の希望**があった場合には、その薬局又は店舗において医薬品の販売又は授与に従事する**薬剤師**又は**登録販売者**に、**対面**又は**電話**により情報提供を行わせなければなりません。

<医薬品の購入等に関する記録>

薬局や店舗販売業、配置販売業では、医薬品の販売業者や他の薬局、店舗、病院などから医薬品を購入したり、販売（薬局のみ）したりすることがあります。このようなときには、記録をつけて保存しておく必要があります。

記録内容は、

① **品名**

② **数量**

③　**購入（または販売）**した**年月日**

④　相手先（販売者又は購入者）の氏名又は名称、住所又は所在地、及び電話番号その他の連絡先

⑤　④の事項を確認するために提示された資料等（相手先の身元確認）

⑥　医薬品の取引をする人（法的には「自然人」と呼ぶ）が、相手先と雇用関係にあること、または取引の指示を受けたことを示す資料

の6項目です。

さらに、医療用医薬品の場合は

⑦　**ロット番号**（ロットを構成しない医薬品については製造番号又は製造記号）

⑧　**使用の期限**

についても記載することとされています。

なお、必須記録項目は①～③で、④と⑤は普段から医薬品の取引を行っている相手先の場合は不要で、⑥は購入する人が雇用された人でない場合（個人薬局の経営者など）は記入する必要はありません。そして、⑦と⑧の記入が必須なのは**医療用**医薬品に限られ、一般用医薬品等の場合は「記載することが**望ましい**」という努力義務になっています。

また、チェーン店など、薬局開設者や医薬品の販売業者が複数の薬局や店舗（事業所）について許可を受けている場合は、異なる店舗（事業所）間の医薬品の移動であっても記録を残す必要があります。

この場合の記録内容は、

①　**品名**

②　**数量**

③　**移転先及び移転元の場所並びに移転の年月日**

④　ロット番号（ロットを構成しない医薬品については製造番号又は製造記号）

⑤　使用の期限

となっています。

必須記録項目は医薬品の購入等と同じく「品名」「数量」など（①～③）で、「ロット番号」や「使用の期限」については医療用医薬品に限る（一般用医薬品等では努力義務）とされています。

これらの記録はいずれも、**記載の日から3年間保存**しなければなりません。

＜その他の遵守事項＞

■従事者の区別

薬局開設者、店舗販売業者又は配置販売業者は、「その薬局、店舗又は区域において医薬品の販売等に従事する**薬剤師、登録販売者又は一般従事者であることが容易に判別**でき

るようその薬局、店舗又は区域に勤務する者に**名札**を付けさせることその他必要な措置を講じなければならない。

なお、この名札は、**過去5年間のうち、一般従事者として及び登録販売者として、通算で2年以上の実務経験がない人については、「登録販売者（研修中）」**などの表記をすることになっています。また、この登録販売者は、**薬剤師又は（研修中でない）登録販売者の管理及び指導の下に実務に従事する**必要があります。（規則第15条、第147条の2、第149条の6）

ワンポイント

「規則第15条第2項本文に規定する登録販売者」とは？

登録販売者のうち、「一般従事者または登録販売者としての業務期間が、過去5年間(60か月)のうち通算で2年(80時間×24か月または1,920時間)に**満たない人**」を「規則第15条第2項本文に規定する登録販売者」といいます。

この登録販売者は、

・名札に「登録販売者（研修中)」などのわかりやすい表記が必要

・店舗管理者になることができない

・薬剤師又は登録販売者（規則第15条第2項本文に規定する登録販売者以外の登録販売者）の管理及び指導の下で実務に従事する必要がある

といった制約があります。

■濫用（らんよう）等のおそれのある医薬品

一般用医薬品のうち、依存性があるものなど、濫用等のおそれがあるとして**厚生労働大臣**が指定するものに関しては、販売方法について定められています。

濫用等のおそれのあるものとして**厚生労働大臣が指定する医薬品**は、次にあげる成分を含む製剤とされています。

ⅰ）**エフェドリン**

ⅱ）**コデイン（鎮咳去痰薬に限る。）**

ⅲ）**ジヒドロコデイン（鎮咳去痰薬に限る。）**

ⅳ）**ブロモバレリル尿素**

ⅴ）**プソイドエフェドリン**

ⅵ）**メチルエフェドリン（鎮咳去痰薬のうち、内用液剤に限る。）**

（1）確認事項

（ⅰ）当該医薬品を購入し、又は譲り受けようとする者が**若年者**（中高生）である場合

は、当該者の**氏名**及び**年齢**

（ⅱ）当該医薬品を購入し、又は譲り受けようとする者及び当該医薬品を使用しようとする者の他の薬局開設者、店舗販売業者又は配置販売業者からの当該医薬品及び当該医薬品以外の**濫用等のおそれのある医薬品の購入又は譲受けの状況**

（ⅲ）当該医薬品を購入し、又は譲り受けようとする者が、**適正な使用のために必要と認められる数量を超えて**当該医薬品を購入し、又は譲り受けようとする場合は、その**理由**

（ⅳ）その他当該医薬品の**適正な使用を目的とする購入**又は譲受けであることを確認するために必要な事項

（2）販売数量

濫用等のおそれがある成分を配合した医薬品は、**適正な使用のために必要と認められる数量（通常は１包装）に限り販売**します。

■その他禁止事項

●使用期限を過ぎた医薬品の販売禁止

薬局開設者、店舗販売業者又は配置販売業者は、「医薬品の直接の容器又は直接の被包に表示された使用の期限を超過した医薬品を、**正当な理由なく**、販売し、授与し、販売若しくは授与の目的で貯蔵し、若しくは陳列し、又は広告してはならない」（規則第15条の3、第147条の4、第149条の8）。

●インターネット関連

・**競売の禁止**：医薬品は**競売**に付してはならないとされています。
・**医薬品に対する意見の掲載禁止**：医薬品を実際に使用した人の使用感などの**意見**を掲載することは禁止されています（効果は人によって異なるため）。
・**医薬品の購入情報などから、自動的に医薬品を勧めてはいけない**：過去の**利用履歴**などから自動的に特定の医薬品を勧めるのは、医薬品の不適正な使用を助長することになるため、禁止されています。

check!!　次の(　)内にあてはまる字句はなにか。

●医薬品の販売業について、薬機法第24条第１項では「(a)又は医薬品の(b)の許可を受けた者でなければ、業として、医薬品を販売し、授与し、又は販売若しくは授与の目的で(c)し、若しくは(d)してはならない」と規定されている。

●医薬品販売業には、「店舗販売業」「配置販売業」「卸売販売業」の３種類があり、それぞれ開設する場合には(e)の許可を得る必要がある。これらの販売業のうち、一般の生活者に医薬品を販売することができるのは、店舗販売業と(f)である。

●販売業の許可は(g)年ごとに更新する必要がある。

●「薬局」とは、(h)が販売又は授与の目的で(i)の業務を行う場所をいう。

●調剤を行う場所がない店舗には「○○薬局」という店舗名を付けることができないが、病院や(j)の(k)だけは、例外として「薬局」の名前を使っても良い。

●薬局、(l)及び卸売販売業では、特定の購入者の求めに応じて分割販売する、いわゆる「(m)」が認められているが、(n)では禁止されている。なお、不特定の購入者のために医薬品をあらかじめ分割しておくことは「(o)」にあたるため、別途許可が必要である。

●薬局の管理者になれるのは、(p)の資格を持った者である。

●第一類医薬品を取り扱う店舗販売業において薬剤師を管理者にできない場合は、(q)又は(r)を取り扱う店舗において登録販売者として(s)年以上販売等の業務に従事した者を店舗管理者にすることができる(薬剤師の補佐が必要)。

●配置販売業は、購入者の住居に医薬品をあらかじめ預けておき、購入者がこれを使用した後でなければ代金請求権を生じない「(t)」という販売方法。

●配置販売業者又はその配置員は、その(u)の都道府県知事が発行する(v)の交付を受け、かつ、これを携帯しなければ、医薬品の配置販売に従事してはならない。

●要指導医薬品は、基本的に(w)以外には販売してはならない。

●要指導医薬品及び第一類医薬品は、その(x)メートル以内に購入者が侵入できない陳列区画に陳列する((y)場所に陳列する場合を除く)。

●指定第二類医薬品は、「情報提供を行うための設備」から(z)メートル以内の範囲に陳列しなければならない(かぎをかけた場所に陳列する場合を除く)。

a：薬局開設者　b：販売業　c：貯蔵　d：陳列　e：都道府県知事等
f：配置販売業　g：6　h：薬剤師　i：調剤　j：診療所　k：調剤所
l：店舗販売業　m：量り売り(零売)　n：配置販売業
o：無許可製造、無許可製造販売　p：薬剤師　q：要指導医薬品
r：第一類医薬品　s：3　t：先用後利　u：住所地　v：身分証明書
w：使用者本人　x：1.2　y：かぎをかけた　z：7

50 医薬品販売に関する法令遵守

A 適正な販売広告

医薬品は、誇大広告や承認前の医薬品の広告が禁止されています。これは、製造販売元の製薬企業が制作する添付文書だけでなく、店頭の**POP**や**販促ツール**にも適用されるため、注意が必要です。

＜広告としての該当性＞　どのようなものが広告にあたるかについては、以下のように規定されています。

> **「広告」の条件**
> 1）顧客を**誘引**する（顧客の購入意欲を昂進させる）意図が明確であること
> 2）特定の医薬品の**商品名**（**販売名**）が明らかにされていること
> 3）**一般人**が認知できる状態であること

この、**すべての要件**を満たす場合に、広告に該当するものと判断されます。このため、製薬企業がテレビや新聞といったマスメディアを通じて行うものだけでなく、薬局や店舗販売業、配置販売業が販売促進のために用いるチラシやダイレクトメール（電子メールを含む）、POP、ポスター、ステッカー、ディスプレーなど、さまざまなものが含まれます。

＜広告の規制＞　広告の規制については、第66条において、以下のように規制されています。

> **第66条（医薬品の誇大広告の規制）**
> **第1項**
> 何人も、医薬品、医薬部外品、**化粧品**、医療機器又は再生医療等製品の名称、**製造方法**、効能・効果又は**性能**に関して、**明示的**であると**暗示的**であるとを問わず、**虚偽**又は誇大な記事を広告し、記述し、又は**流布**してはならない
> **第2項**
> 「医師その他の者がこれを**保証**したものと誤解される恐れがある**記事**を広告し、記述し、又は流布する」ことは前項に該当する
> **第3項**
> 何人も、医薬品、医薬部外品、化粧品、医療機器又は再生医療等製品に関して**堕胎**を暗示し、又は**わいせつ**にわたる文書又は図画を用いてはならない

このほか、第68条では「**承認前の医薬品**の広告規制」として、**未承認**の医薬品等の名称、製造方法、**効能・効果**または性能に関する広告を禁止しています。

これらの規定に違反して販売等を行った者については、「二年以下の懲役若しくは二百万円以下の罰金に処し、又はこれを併科する」(第85条第４号または第５号)とされています。

また、医薬品の誇大広告と承認前の医薬品の広告の禁止に関しては、**広告の依頼主だけでなく、その広告に関わる全ての人が対象**となります。

●違反広告に係る措置命令等

厚生労働大臣又は**都道府県知事**は、規定に違反して広告等を行った者に対してその行為の中止、再発防止等の措置命令を行うことができます。

●課徴金制度

厚生労働大臣は、医薬品、医療機器等に関する虚偽・誇大な広告を行った者に対して、違反を行っていた期間中における対象商品の売上額の一部を「**課徴金**」として納付させる命令を行うことができ、この課徴金は**売上額の4.5%**とされている。

<医薬品等適正広告基準>

■医薬品等適正広告基準の目的

医薬品の販売広告に係る法令遵守、また、**生命関連**製品である医薬品の本質にかんがみて、広告の**適正化**を図ることを目的に設定されています。この基準では、医薬品について**事実に反する**認識を購入者に対して与えるおそれがある広告のほか、**過度の消費**や**乱用**を助長するおそれがある広告についても不適正なものとされています。

■事実に反する認識を得させるおそれがある広告

一般用医薬品では、一般の生活者が医薬品を選択する際に販売広告が一つの判断要素となるため、正確な情報の伝達が重要となります。このため、広告の方法や内容、表現には、医薬品の**効能・効果**や**安全性**などについて、事実に反する認識を生じさせることのないように配慮が必要で、さらにその医薬品が**適正に使用**される配慮が必要です。

●一般の生活者が、事実に反する認識を得るおそれがある広告

医薬品の販売元の製薬企業が取得している**承認**の範囲を超える内容が広告されている場合で、とくにその**効能・効果**について、承認された内容に合致しない表現がなされていることがあります。

●漢方処方製剤

漢方薬には、使用する人の**体質**等を限定した上で、**特定の症状**の改善を目的とするものとして、「比較的体力があり…」「腹部に皮下脂肪が多く、便秘がちなものの…」など、効能・効果に一定の前提条件(いわゆる**しばり表現**)が付いていることが多いのですが、そうしたしばり表現を省いて広告することは、原則として認められていません。

また、漢方処方製剤の効能・効果は、配合されている個々の生薬が**相互に作用**しているため、それらの**構成生薬の作用を個別に挙げて説明することも不適当**とされています。

●医療用医薬品の効能・効果の引用

一般用医薬品と同じ有効成分を含有する**医療用医薬品**の**効能・効果**をそのまま標榜したものは、承認されている内容を正確に反映した広告とは言えません。また、一般用医薬品は、医療機関を受診するほどではない体調の不調や疾病の**初期段階**において使用されるものが多く、がん、糖尿病、心臓病など、医師による診断・治療が必要な疾患について自己治療が可能であるかのような広告表現は認められません。

●医薬品の有効性または安全性に関する表現

「100%治る！」「副作用はありません」といった、医薬品の有効性や安全性が**確実**であることを**保証**する表現がなされた広告は、明示的・暗示的を問わず、**虚偽**または**誇大**な広告とみなされます。また、使用前・使用後にかかわらず、図画・写真などを用いる広告も、こうした効能・効果の**保証**表現となるものは認められません。さらに、医薬品の**効能・効果**または安全性について、「No.1の改善率！」「最高の効き目！」といった**最大級**の表現またはこれに類する表現を行うことも、不適当とされています。

●チラシやパンフレット

チラシやパンフレットで、同一紙面上に、**医薬品といっしょに、食品、化粧品、雑貨類等の医薬品ではない製品をあわせて掲載すること自体は問題ない**のですが、医薬品でない製品に医薬品的な効能・効果があるように見せかけるなど、一般の生活者に**誤認**を与えるおそれがある場合には、必要な承認を受けていない医薬品の広告とみなされることがあり、その場合には第68条「**承認前**の医薬品の広告規制」の違反となります。

■過度の消費や乱用を助長するおそれのある広告

医薬品は、何らかの保健衛生上のリスクを有し、人の生命や健康に影響を与える生命関連製品であるため、**過度の消費**や**乱用**が助長されることのないよう、また生命関連製品としての信用や品位が損なわれることのないよう、その広告は節度ある適切な内容や表現が求められます。

●医薬品が不必要な人にまで使用を促したり、安易な使用を促すおそれがあるもの

商品名を連呼する音声広告や、生活者の**不安**を煽（あお）って購入を促す広告などについては、保健衛生上の観点から必要な**監視指導**が行われることになります。

●虚偽誇大な広告

「天然成分を使用しているので副作用がない」「いくら飲んでも副作用がない」などといった事実に反する広告表現は、**過度の消費**や**乱用**を助長するおそれがあるだけでなく、虚偽誇大な広告にも該当します。

とくに、医薬関係者、医療機関、公的機関、団体等が、公認、推薦、選用等している旨の広告は、一般の生活者の当該医薬品に対する認識に与える影響が大きいため、**仮に事実であったとしても、原則として不適当**とされます。ただし、市町村が行う衛生害虫駆除事業に際して、特定の殺虫剤・殺鼠剤の使用を住民に推薦するときのような、特別な場合はこれにあたりません。

●チラシやパンフレット等

医薬品について**食品的**または**化粧品的**な用法が強調されているような場合は、生活者に安易な使用または過度な医薬品の使用を促すおそれがあるため、不適正な広告とされます。

B 適正な販売方法

薬局または医薬品の販売業において、一般用医薬品の販売が法令を遵守して適正に行われるためには、販売広告のほか、その許可の**種類**に応じた許可**行為**の範囲、一般用医薬品のリスク区分及びリスク区分に応じた**情報提供**並びに**法定表示事項**等に留意した販売方法について、注意することが重要です。

＜不適正な販売方法＞

■生活者に医薬品の過度な使用や乱用を助長するおそれがある販売方法

たとえば、キャラクターグッズ等の景品類を提供して販売することに関しては、**不当景品類および不当表示防止**法の限度内であれば認められていますが、医薬品を懸賞や景品として授与することは、原則として認められていません。こうした販売方法が行われた場合は、保健衛生上の観点から必要な監視指導が行われることになります。

■組み合わせ販売

医薬品の組み合わせ販売は、購入者の利便性を考えて行われるもので、体温計、救急絆創膏、ガーゼ、包帯、脱脂綿など、組み合わせる医薬品の用途に対して**補助**的な目的を果たす範囲においてのみ認められていますが、販売側の都合による抱き合わせ、在庫処分などの目的で組み合わせを行うことは認められていません。

組み合わせ販売は、組み合わせた医薬品について、購入者に**情報提供**を十分に行える程度の範囲内であって、かつ組み合わせることに**合理**性が認められるものでなければならないとされていて、効能・効果が**重複**する組み合せや、**相互作用**などにより保健衛生上の危害を生じるおそれのある組み合せは不適当となります。

なお、組み合わせ販売を行う場合は、**組み合わせた個々の医薬品等の外箱に記載された薬機法に基づく記載事項が、組み合わせ販売のため使用される容器の外から明瞭に見える**ようになっている必要があります。

■販売方法の制限

薬局および店舗販売業において、許可を受けた薬局または店舗以外の場所に医薬品を**貯蔵**または**陳列**し、そこを拠点として販売するような場合は、店舗による販売とは言えないため、違法となります(第37条第1項)。

また、配置販売業において、医薬品を**先用後利**によらず現金売りを行った場合、配置による販売にあたらないため、違法となります。

■医薬品の無許可販売

購入者がその購入した医薬品を業として他者に提供することが推定される場合において、購入者の求めるままに医薬品を販売する行為は、第24条第1項の規定(医薬品販売業の許可)に違反します。たとえば、「医薬品を**多量に購入**する者」などに対しては積極的に事情を尋ねるなど慎重に対処し、状況によっては販売を差し控えることが望ましいとされています。

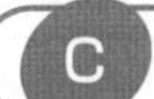

C 行政庁の監視指導、苦情相談窓口

<行政庁の監視指導>

■薬事監視員

薬局および医薬品の販売業に関する監視指導に関しては、基本的にその薬局の開設許可や販売業の許可を所管する都道府県または保健所設置市、若しくは特別区の**薬事監視員**が行っています。

この監視指導員は、**厚生労働大臣**、**都道府県知事**、保健所設置市の**市長**および特別区の**区長**が、その職員の中から選び、命じます。

■立ち入り検査等

立ち入り検査は、**都道府県知事**(店舗販売業で、店舗の所在地が保健所設置市または特別区の区域にある場合には、**市長**または**区長**)の命令によって行われます(第69条第2項)。

1）薬局開設者または医薬品の販売業者に必要な**報告**をさせる
2）薬事監視員に、その**構造設備**や**帳簿書類等**の立ち入り検査、関係者への**質問**をさせる
3）必要があると認めた場合、**無承認無許可医薬品**、**不良医薬品**または**不正表示医薬品**等の疑いのある物品を、試験のために必要な**最小分量**に限り、収去させることができる

とされています。

■検査を拒否した場合など

行政庁の監視指導に対して、薬局開設者や医薬品の販売業者が、命ぜられた**報告**を怠ったり、**虚偽**の報告をした場合、薬事監視員による**立入検査**や収去を拒んだり、妨げたり、忌避した場合、薬剤師や登録販売者を含む従業員が、薬事監視員の質問に対して正当な理由なく答弁しなかったり、**虚偽**の答弁を行った場合には、「**五十万円**以下の罰金に処す

る」(第87条第13号)とされています。

<行政庁による処分>

■改善命令等

都道府県知事(店舗販売業にあっては、その店舗の所在地が保健所設置市または特別区の区域にある場合においては、**市長**または**区長**)は、薬局開設者または医薬品の販売業者(配置販売業者を除く)に対して、その**構造設備**が基準に適合せず、またはその構造設備によって**不良医薬品**を生じるおそれがある場合には、その構造設備の**改善**を命じ、またはその改善がなされるまでの間、当該施設の全部若しくは一部の**使用を禁止**することができます(第72条第4項)。

本規定に基づく施設の使用禁止処分に違反した者については、「一年以下の懲役若しくは百万円以下の罰金に処し、又はこれを併科する」(第86条第1項第18号)。

●**業務体制の整備**

都道府県知事(店舗販売業にあっては、その店舗の所在地が保健所設置市または特別区の区域にある場合においては、市長または区長)は、薬局開設者または医薬品の販売業者に対して、一般用医薬品の販売等を行うための**業務体制**が基準(体制省令)に適合しなくなった場合には、**業務体制**の整備を命ずることができます(第72条の2)。

●**薬事に関する法令違反の改善**

都道府県知事(店舗販売業にあっては、その店舗の所在地が保健所設置市または特別区の区域にある場合においては、市長または区長)は、薬局開設者または医薬品の販売業者に、薬事に関する法令に違反する行為があった場合には、保健衛生上の危害の**発生**または**拡大**を防止するため必要があると認めるときは、その薬局開設者または医薬品の販売業者に対して、その業務の**運営の改善**に必要な措置を採るべきことを命ずることができます(第72条の4第1項)。

本規定に基づく命令に違反した者については、「一年以下の懲役若しくは百万円以下の罰金に処し、又はこれを併科する」(第86条第1項第19号)。

●**開設許可条件の違反**

都道府県知事(店舗販売業にあっては、その店舗の所在地が保健所設置市または特別区の区域にある場合においては、市長または区長)は、薬局開設者または医薬品の販売業者について、その者に当該薬局の開設または販売業の**許可**の際に付けられた条件に違反する行為があったときには、その薬局開設者または医薬品の販売業者に対して、その条件に対する違反を是正(ぜせい)するために必要な措置を採るべきことを命ずることができる(第72条の4第2項に基づく是正命令)。

加えて、都道府県知事(店舗販売業にあっては、その店舗の所在地が保健所設置市または特別区の区域にある場合においては、市長または区長)は、薬局の管理者または**店舗管**

理者若しくは**区域管理者**について、その者に薬事に関する法令またはこれに基づく処分に違反する行為があったとき、またはその者が**管理者**として不適当であると認めるときには、その薬局開設者または医薬品の販売業者に対して、その**変更**を命ずることができる(第73条の規定に基づく管理者の変更命令)。

これらの命令に違反した者についても、「一年以下の懲役若しくは百万円以下の罰金に処し、又はこれを併科する」(第86条第1項第19号又は第20号)。

■業務停止命令等

都道府県知事は、店舗販売業や配置販売業に対して、必要がある場合には業務の停止を命令することができます。

●配置販売業に対する業務停止命令

都道府県知事は、配置販売業の配置員が、その業務に関し、薬事に関する法令またはこれに基づく処分に違反する行為があったときには、その**配置販売業者**に対して、期間を定めてその配置員による配置販売の業務の**停止**を命ずることができ、また、必要があるときは、その配置員に対しても、期間を定めてその業務の**停止**を命ずることができる(第74条の規定に基づく業務停止命令)。

本命令に違反した者については、「一年以下の懲役若しくは百万円以下の罰金に処し、又はこれを併科する」(第86条第1項第21号)。

●店舗販売業者に対する業務停止および許可の取り消し

都道府県知事(店舗販売業にあっては、その店舗の所在地が保健所設置市または特別区の区域にある場合においては、市長または区長)は、薬局開設者または医薬品の販売業者について、薬事に関する法令またはこれに基づく処分に違反する行為があったとき、薬局開設者または医薬品の販売業者が**禁錮**以上の刑に処せられるなど、その許可の基準として求めている事項に反する状態に該当するに至ったときには、その許可を**取り消し**、または期間を定めてその業務の全部若しくは一部の**停止**を命ずることができる(第75条第1項の規定に基づく許可の取消し、業務停止命令)。

本規定に基づく業務停止命令に違反した者については、「二年以下の懲役若しくは二百万円以下の罰金に処し、又はこれを併科する」(第85条第6号)。

■緊急命令

厚生労働大臣は、医薬品による保健衛生上の危害の**発生**または**拡大**を防止するため必要があると認めるときには、薬局開設者または医薬品の販売業者に対して、医薬品の販売または授与を**一時停止**することその他の応急措置を採るべきことを命ずることができる(第69条の3の規定に基づく緊急命令)。

■廃棄・回収命令等

厚生労働大臣や**都道府県知事**などは、必要に応じて医薬品の**廃棄**や**回収**を命じることができます。この命令に違反し、またはその廃棄その他の処分を拒み、妨げ、若しくは忌避

4章 薬事関係法規・制度

した者については、「三年以下の懲役若しくは三百万円以下の罰金に処し、又はこれを併科する」(第84条第25号)。

●廃棄命令

厚生労働大臣または**都道府県知事等**は、医薬品を業務上取り扱う者(薬局開設者、医薬品の販売業者を含む)に対し、**不正表示医薬品**、**不良医薬品**、**無承認無許可医薬品**等について、廃棄、回収その他公衆衛生上の危険の発生を防止するに足りる措置を採るべきことを命ずることができる(第70条第１項の規定に基づく廃棄等の命令)。

●回収命令

厚生労働大臣、**都道府県知事**、保健所設置市の**市長**または特別区の**区長**は、廃棄命令を受けた者がその命令に従わないとき、または緊急の必要があるときは、その職員(**薬事監視員**)に、その不正表示医薬品等を**廃棄**させ、若しくは**回収**させ、またはその他の必要な処分をさせることができる(第70条第２項)。

●関連する法律

医薬品等の**製造販売業者**等が、その医薬品等の使用によって保健衛生上の**危害**が発生し、または**拡大**するおそれがあることを知ったときは、これを防止するために廃棄、回収、**販売の停止**、**情報の提供**その他必要な措置を講じなければならない(第68条の９第１項)。

薬局開設者または医薬品の販売業者、薬剤師その他の医薬関係者は、医薬品等の製造販売業者等が行う必要な措置の実施に協力するよう努めなければならない(第68条の９第２項)。

＜苦情相談窓口＞

■消費者からの苦情

薬事監視員を任命している行政庁の**薬務主管課**、**保健所**、薬事監視事務所等には、薬局や医薬品の販売業の販売広告、販売方法など、一般用医薬品の販売等に関して、生活者からの苦情や相談が寄せられています。その苦情等の内容に、薬事に関する法令への違反、不遵守につながる情報があった場合には、**立入検査**をするなど事実関係を確認のうえ、問題とされた薬局開設者または販売業者等に対して、必要な指導、処分等を行っています。

■各種団体の取組

また、生活者からの苦情等は、(独)国民生活センター、各地区の消費生活センターまたは消費者団体等の民間団体にも寄せられています。こうした機関、団体等では、生活者への**アドバイス**のほか、必要に応じて行政庁への**通報**や**問題提起**を行っています。

医薬品の販売関係の業界団体・職能団体では、一般用医薬品の販売等に関する苦情を含めた様々な相談を購入者等から受け付ける窓口を設置し、業界内における自主的なチェックと自浄的是正を図る取り組みもなされています。

check!! 次の( )内にあてはまる字句はなにか。

●広告の条件は「1　顧客を(a)する意図が明確であること。2　特定の医薬品の(b)が明らかにされていること。3　(c)が認知できる状態であること」とされている。

●医薬品の広告では、とくにその(d)について、承認された内容に合致しない表現がなされている場合などは不適当とされる。

●一般用医薬品と同じ(e)を含有する(f)医薬品の効能・効果をそのまま標榜したものは、承認内容を正確に反映した広告とはいえない。

●医薬品の有効性や安全性が(g)であることを(h)する表現がなされた広告は、(i)を問わず、(j)な広告とみなされる。また、医薬品の効能・効果または安全性について、(k)の表現またはこれに類する表現を行うことも、不適当とされる。

●医薬品は、人の生命や健康に影響を与える(l)製品であるため、(m)の消費や(n)が助長されることのないよう注意が必要である。

●キャラクターグッズ等の景品類を提供して販売することに関しては、不当景品類および不当表示防止法の限度内であれば認められるが、医薬品を懸賞や景品として授与することは、原則として(o)。

●医薬品の組み合わせ販売は、組み合わせる医薬品の用途に対して(p)的な目的を果たす範囲においてのみ認められる。

●薬局および店舗販売業において、許可を受けた店舗以外の場所に医薬品を(q)し、そこを拠点として販売することは違法となる。

●監視指導員は、(r)、(s)、保健所を設置する市の市長および特別区の区長が、その職員の中から命じる。

●立ち入り検査は、(t)の命令によって行われ、必要があると認めた場合、(u)医薬品、不良医薬品または不正表示医薬品等の疑いのある物品を、試験のために必要な(v)に限り収去させることができる。

●(w)や(x)などは、必要に応じて医薬品の廃棄や回収を命じることができる。

a：誘引　b：商品名(販売名)　c：一般人　d：効能・効果　e：有効成分
f：医療用　g：確実　h：保証　i：明示的・暗示的　j：虚偽または誇大
k：最大級　l：生命関連　m：過度　n：乱用　o：認められない　p：補助
q：貯蔵または陳列　r：厚生労働大臣　s：都道府県知事　t：都道府県知事等
u：無承認無許可　v：最小分量　w：厚生労働大臣　x：都道府県知事

第4章　参考資料

1．医薬部外品の効能効果の範囲

(1) 衛生害虫類の防除のため使用される医薬部外品	効能効果の範囲
殺鼠剤： 保健のためにするねずみの防除を目的とする製剤	殺鼠、ねずみの駆除、殺滅又は防止
殺虫剤： 衛生のためにするはえ、蚊、のみ等の衛生害虫の防除を目的とする製剤	殺虫、はえ、蚊、のみ等の駆除又は防止
忌避剤（虫除け薬）： はえ、蚊、のみ等の衛生害虫の忌避を目的とする外用剤	蚊成虫、ブユ（ブヨ）、サシバエ、ノミ、イエダニ、トコジラミ（ナンキンムシ）等の忌避

(2) 医薬品から医薬部外品へ移行した製品群	効能効果の範囲
●平成16年に医薬品から移行した新範囲医薬部外品	
健胃薬： 胃のもたれ、食欲不振、食べすぎ、飲みすぎ等の諸症状を改善することを目的とする内用剤（煎じて使用するものを除く）	食欲不振（食欲減退）、胃弱、胃部膨満感・腹部膨満感、消化不良、食べすぎ、飲みすぎ、胸やけ、胃もたれ、胸つかえ、吐きけ、胃のむかつき、むかつき（二日酔い、悪酔い時を含む）、嘔気、悪心、嘔吐、栄養補給（妊産婦、授乳婦、虚弱体質者を含む）、栄養障害、健胃
整腸薬： 腸内の細菌叢を整え、腸運動を調節することを目的とする内用剤（煎じて使用するものを除く）	整腸、便通を整える、腹部膨満感、便秘、軟便（腸内細菌叢の異常による症状を含む）
消化薬： 消化管内の食物等の消化を促進することを目的とする内用剤	消化促進、消化不良、食欲不振（食欲減退）、食べすぎ（過食）、もたれ（胃もたれ）、胸つかえ、消化不良による胃部膨満感・腹部膨満感
健胃消化薬： 食欲不振、消化促進、整腸等の複数の胃腸症状を改善することを目的とする内用剤	食欲不振（食欲減退）、胃弱、胃部膨満感・腹部膨満感、消化不良、消化促進、食べすぎ（過食）、飲みすぎ、胸やけ、もたれ（胃もたれ）、胸つかえ、健胃、むかつき（二日酔い、悪酔い時を含む）、嘔気、悪心、嘔吐、吐きけ、栄養補給（妊産婦、授乳婦、虚弱体質者を含む）、栄養障害、整腸、便通を整える、便秘、軟便（腸内細菌叢の異常による症状を含む）
瀉下薬： 腸内に滞留・膨潤することにより、便秘等を改善することを目的とする内用剤	便通を整える（整腸）、軟便、腹部膨満感、便秘、痔、下痢軟便の繰り返し、便秘に伴う頭重・のぼせ・肌あれ・吹き出物・食欲不振（食欲減退）・腹部膨満感、腸内異常発酵
ビタミン含有保健薬： ビタミン、アミノ酸その他身体の保持等に必要な栄養素の補給等を目的とする内用剤	滋養強壮、虚弱体質、次の場合の栄養補給：胃腸障害、栄養障害、産前産後、小児・幼児の発育期、偏食児、食欲不振、肉体疲労、妊娠授乳期、発熱性消耗性疾患、病後の体力低下、病中病後
カルシウム含有保健薬： カルシウムの補給等を目的とする内用剤（用時調製して使用するものを除く）	妊娠授乳期・老年期・発育期のカルシウム補給、虚弱体質の場合の骨歯の発育促進、骨歯の脆弱防止（妊娠授乳期）、カルシウム不足、カルシウム補給（栄養補給、妊娠授乳期）、腺病質、授乳期及び小児発育期のカルシウム補給源
生薬主剤保健薬： 虚弱体質、肉体疲労、食欲不振、発育期の滋養強壮等を目的とする生薬配合内用剤（煎じて使用するものを除く）	虚弱体質、肉体疲労、病中病後・病後の体力低下、胃腸虚弱、食欲不振、血色不良、冷え性、発育期の滋養強壮
鼻づまり改善薬： 胸又はのど等に適用することにより、鼻づまりやくしゃみ等のかぜに伴う諸症状の緩和を目的とする外用剤（蒸気を吸入して使用するものを含む）	鼻づまり、くしゃみ等のかぜに伴う諸症状の緩和
殺菌消毒薬： 手指及び皮膚の表面又は創傷部に適用することにより、殺菌すること等を目的とする外用剤（絆創膏を含む）	手指・皮膚の殺菌・消毒、外傷の消毒・治療・殺菌作用による傷の化膿の防止、一般外傷・擦傷、切傷の殺菌・消毒、傷面の殺菌・消毒、きり傷・すり傷・さし傷・かき傷・靴ずれ・創傷面の殺菌・消毒・被覆

しもやけ・あかぎれ用薬： 手指、皮膚又は口唇に適用することにより、しもやけや唇のひびわれ・ただれ等を改善することを目的とする外用剤	ひび、あかぎれ、手指のひび、皮膚のあれ、皮膚の保護、手指のひらのあれ、ひじ・ひざ・かかとのあれ、かゆみ、かゆみどめ、しもやけ、口唇のひびわれ・ただれ、口唇炎、口角炎
含嗽薬： 口腔内又はのどの殺菌、消毒、洗浄等を目的とするうがい用薬（適量を水で薄めて用いるものに限る）	口腔内・のど（咽頭）の殺菌・消毒・洗浄、口臭の除去
コンタクトレンズ装着薬： ソフトコンタクトレンズ又はハードコンタクトレンズの装着を容易にすることを目的とするもの	ソフトコンタクトレンズ又はハードコンタクトレンズの装着を容易にする
いびき防止薬： いびきの一時的な抑制・軽減を目的とする点鼻剤	いびきの一時的な抑制・軽減
口腔咽喉薬： のどの炎症による痛み・はれの緩和等を目的とするトローチ剤、口腔用スプレー剤・塗布剤	のどの炎症によるのどの痛み・のどのはれ・のどの不快感・のどのあれ・声がれ、口腔内の殺菌・消毒・清浄、口臭の除去
●平成11年に医薬品から移行した新指定医薬部外品	
のど清涼剤： のどの不快感を改善することも目的とする内用剤（トローチ剤及びドロップ剤）	たん、のどの炎症による声がれ、のどのあれ、のどの不快感、のどの痛み、のどのはれ
健胃清涼剤： 胃の不快感の改善を目的とする内用剤（カプセル剤、顆粒剤、丸剤、散剤、舐剤、錠剤、内用液剤）	食べすぎ又は飲みすぎによる胃部不快感及び吐きけ（むかつき、胃のむかつき、二日酔い・悪酔いのむかつき、嘔気、悪心）
きず消毒保護材： すり傷、きり傷、さし傷、かき傷、靴ずれ又は創傷面の消毒及び保護を目的とする外用剤（外用液剤、絆創膏類）	すり傷、きり傷、さし傷、かき傷、靴ずれ、創傷面の消毒・保護（被覆）
外皮消毒剤： すり傷、きり傷、さし傷、かき傷、靴ずれ、創傷面等の洗浄又は消毒を目的とする外用剤（外用液剤、軟膏剤）	・すり傷、きり傷、さし傷、かき傷、靴ずれ、創傷面の洗浄・消毒 ・手指・皮膚の洗浄・消毒
ひび・あかぎれ用剤： ひび、あかぎれ等の改善を目的とする外用剤（軟膏剤に限る）	・クロルヘキシジン主剤製剤：ひび、あかぎれ、すり傷、靴ずれ ・メントール・カンフル主剤製剤：ひび、しもやけ、あかぎれ ・ビタミンＡＥ主剤製剤：ひび、しもやけ、あかぎれ、手足のあれの緩和
あせも・ただれ用剤： あせも、ただれの改善を目的とする外用剤（外用液剤、軟膏剤）	あせも、ただれの緩和・防止
うおのめ・たこ用剤： うおのめ、たこの改善を目的とする絆創膏	うおのめ、たこ
かさつき・あれ用剤： 手足のかさつき又はあれの改善を目的とする外用剤（軟膏剤に限る）	手足のかさつき・あれの緩和
ビタミン剤： １種類以上のビタミンを主体とした製剤であって、肉体疲労時、中高年期等における当該ビタミンの補給に用いることを目的とする内用剤（カプセル剤、顆粒剤、丸剤、散剤、舐剤、錠剤、ゼリー状ドロップ、内用液剤）	・ビタミンＥ剤：中高年期のビタミンＥの補給 ・ビタミンＣ剤：肉体疲労時、妊娠・授乳期、病中病後の体力低下時又は中高年期のビタミンＣの補給 ・肉体疲労時、病中病後の体力低下時又は中高年期のビタミンＥＣの補給
カルシウム補給剤： １種類以上のカルシウムを主体とした製剤であって、妊娠授乳期、発育期等におけるカルシウムの補給に用いることを目的とする内用剤（カプセル剤、顆粒剤、散剤、錠剤、内用液剤）	妊娠・授乳期・発育期・中高年期のカルシウムの補給
ビタミン含有保健剤： １種類以上のビタミンを配合した製剤であって、滋養強壮、虚弱体質等の改善及び肉体疲労などの場合における栄養補給に用いることを目的とする内用剤（カプセル剤、顆粒剤、丸剤、散剤、錠剤、内用液剤）	滋養強壮、虚弱体質、肉体疲労・病中病後（又は病後の体力低下）・食欲不振（又は胃腸障害）・栄養障害・発熱性消耗性疾患、妊娠授乳期（又は産前産後）等の場合の栄養補給
●平成８年に医薬品から移行した医薬部外品	
ソフトコンタクトレンズ用消毒剤： ソフトコンタクトレンズの消毒に用いられる化学消毒剤	ソフトコンタクトレンズの消毒

(3) その他の医薬部外品	効能効果の範囲
口中清涼剤： 吐きけその他の不快感の防止を目的とする内用剤	溜飲、悪心・嘔吐、乗物酔い、二日酔い、宿酔、口臭、胸つかえ、気分不快、暑気あたり
腋臭防止剤： 体臭の防止を目的とする外用剤	わきが（腋臭）、皮膚汗臭、制汗
てんか粉類： あせも、ただれ等の防止を目的とする外用剤	あせも、おしめ（おむつ）かぶれ、ただれ、股ずれ、かみそりまけ
育毛剤（養毛剤）： 脱毛の防止及び育毛を目的とする外用剤	育毛、薄毛、かゆみ、脱毛の予防、毛生促進、発毛促進、ふけ、病後・産後の脱毛、養毛
除毛剤： 除毛を目的とする外用剤	除毛
生理処理用ナプキン： 経血を吸収処理することを目的とする綿類（紙綿類を含む）	生理処理用
清浄用綿類： 塩化ベンザルコニウム水溶液又はクロルヘキシジングルコン酸塩水溶液を有効成分とする、衛生上の用に供されることを目的とする綿類（紙綿類を含む）	・乳児の皮膚又は口腔の清浄又は清拭 ・授乳時の乳首又は乳房の清浄又は清拭 ・目、性器又は肛門の清浄又は清拭
染毛剤（脱色剤、脱染剤を含む）： 毛髪の染色*、脱色又は脱染を目的とする外用剤	染毛、脱色、脱染
パーマネント・ウェーブ用剤： 毛髪のウェーブ等を目的とする外用剤	・毛髪にウェーブをもたせ、保つ。 ・くせ毛、ちぢれ毛又はウェーブ毛髪をのばし、保つ
薬用化粧品類： 化粧品としての使用目的** を併せて有する化粧品類似の剤形の外用剤	・シャンプー・リンス：ふけ・かゆみを防ぐ、毛髪・頭皮の汗臭を防ぐ、毛髪・頭皮を清浄にする、毛髪の水分・脂肪を補い保つ、裂毛・切毛・枝毛を防ぐ、毛髪・頭皮をすこやかに保つ又は毛髪をしなやかにする ・化粧水、クリーム・乳液・化粧用油、パック：肌あれ、あれ性、あせも・しもやけ・ひび・あかぎれ・にきびを防ぐ、油性肌、カミソリまけを防ぐ、日やけによるシミ・そばかすを防ぐ、日やけ・雪やけ後のほてり、肌をひきしめる、肌を清浄にする、肌を整える、皮膚をすこやかに保つ、皮膚にうるおいを与える、皮膚を保護する、皮膚の乾燥を防ぐ ・ひげそり用剤：カミソリまけを防ぐ、皮膚を保護し、ひげを剃りやすくする ・日やけ止め剤：日やけ・雪やけによる肌あれを防ぐ、日やけ・雪やけを防ぐ、日やけによるシミ・そばかすを防ぐ、皮膚を保護する
薬用石けん（洗顔料を含む）： 化粧品としての使用目的を併せて有する石けん類似の剤形の外用剤	・殺菌剤主剤製剤：皮膚の清浄・殺菌・消毒、体臭・汗臭及びにきびを防ぐ ・消炎剤主剤製剤：皮膚の清浄、にきび・カミソリまけ及び肌あれを防ぐ
薬用歯みがき類： 化粧品としての使用目的を併せて有する歯みがきと類似の剤形の外用剤、洗口することを目的とするもの（洗口液）	**①ブラッシングにより歯を磨くことを目的とするもの**：歯を白くする、口中を浄化する、口中を爽快にする、歯周炎（歯槽膿漏）の予防、歯肉（齦）炎の予防、歯石の沈着を防ぐ、むし歯を防ぐ、むし歯の発生及び進行の予防、口臭の防止、タバコのヤニ除去、歯がしみるのを防ぐ **②洗口することを目的とするもの**：口臭の防止、口中を浄化すること並びに口中を爽快にすること
浴用剤： 原則としてその使用法が浴槽中に投入して用いられる外用剤（浴用石けんを除く）	あせも、荒れ性、打ち身、肩のこり、くじき、神経痛、湿疹、しもやけ、痔、冷え性、腰痛、リウマチ、疲労回復、ひび、あかぎれ、産前産後の冷え性、にきび

* 毛髪を単に物理的に染色するものは含まない。

** 人の身体を清潔にし、美化し、魅力を増し、容貌を変え、又は皮膚もしくは毛髪を健やかに保つために使用される目的（法第2条第3項）

2．化粧品の効能効果の範囲

(1) 頭皮、毛髪を清浄にする。 (2) 香りにより毛髪、頭皮の不快臭を抑える。 (3) 頭皮、毛髪をすこやかに保つ。 (4) 毛髪にはり、こしを与える。 (5) 頭皮、頭髪にうるおいを与える。 (6) 頭皮、毛髪のうるおいを保つ。 (7) 毛髪をしなやかにする。 (8) クシどおりをよくする。 (9) 毛髪のつやを保つ。 (10) 毛髪につやを与える。 (11) フケ、カユミがとれる。 (12) フケ、カユミを抑える。 (13) 毛髪の水分、油分を補い保つ。 (14) 裂毛、切毛、枝毛を防ぐ。 (15) 髪型を整え、保持する。 (16) 毛髪の帯電を防止する。 (17)（汚れをおとすことにより）皮膚を清浄にする。 (18)（洗浄により）ニキビ、アセモを防ぐ（洗顔料）。 (19) 肌を整える。 (20) 肌のキメを整える。 (21) 皮膚をすこやかに保つ。 (22) 肌荒れを防ぐ。 (23) 肌をひきしめる。 (24) 皮膚にうるおいを与える。 (25) 皮膚の水分、油分を補い保つ。 (26) 皮膚の柔軟性を保つ。 (27) 皮膚を保護する。 (28) 皮膚の乾燥を防ぐ。 (29) 肌を柔らげる。	(30) 肌にはりを与える。 (31) 肌にツヤを与える。 (32) 肌を滑らかにする。 (33) ひげを剃りやすくする。 (34) ひげそり後の肌を整える。 (35) あせもを防ぐ（打粉）。 (36) 日やけを防ぐ。 (37) 日やけによるシミ、ソバカスを防ぐ。 (38) 芳香を与える。 (39) 爪を保護する。 (40) 爪をすこやかに保つ。 (41) 爪にうるおいを与える。 (42) 口唇の荒れを防ぐ。 (43) 口唇のキメを整える。 (44) 口唇にうるおいを与える。 (45) 口唇をすこやかにする。 (46) 口唇を保護する。口唇の乾燥を防ぐ。 (47) 口唇の乾燥によるカサツキを防ぐ。 (48) 口唇を滑らかにする。 (49) ムシ歯を防ぐ（使用時にブラッシングを行う歯みがき類）。 (50) 歯を白くする（使用時にブラッシングを行う歯みがき類）。 (51) 歯垢を除去する（使用時にブラッシングを行う歯みがき類）。 (52) 口中を浄化する（歯みがき類）。 (53) 口臭を防ぐ（歯みがき類）。 (54) 歯のやにを取る（使用時にブラッシングを行う歯みがき類）。 (55) 歯石の沈着を防ぐ（使用時にブラッシングを行う歯みがき類）。 (56) 乾燥による小ジワを目立たなくする。

注1）例えば、「補い保つ」は「補う」又は「保つ」との効能でも可とする。
注2）「皮膚」と「肌」の使い分けは可とする。
注3）（　）内は、効能には含めないが、使用形態から考慮して、限定するものである。

このほかに、「化粧くずれを防ぐ」、「小じわを目立たなくみせる」、「みずみずしい肌に見せる」等のメーキャップ効果及び「清涼感を与える」、「爽快にする」等の使用感等を表示し、広告することは事実に反しない限り認められている。

3．特定保健用食品：これまでに認められている主な特定の保健の用途

表示内容	保健機能成分
おなかの調子を整える	各種オリゴ糖、ラクチュロース、ビフィズス菌、各種乳酸菌、食物繊維（難消化性デキストリン、ポリデキストロース、グアーガム分解物、サイリウム種皮　等）
血糖値が気になる方に適する、食後の血糖値の上昇を緩やかにする等の血糖値関係	難消化性デキストリン、小麦アルブミン、グアバ葉ポリフェノール、L-アラビノース　等
血圧が高めの方に適する等の血圧関係	ラクトトリペプチド、カゼインドデカペプチド、杜仲葉配糖体（ペニポシド酸）、サーデンペプチド　等
コレステロールが高めの方に適する等のコレステロール関係	キトサン、大豆たんぱく質、低分子化アルギン酸ナトリウム
歯の健康維持に役立つ等の歯関係	パラチノース、マルチトール、エリスリトール　等
コレステロール＋おなかの調子、中性脂肪＋コレステロール等	低分子化アルギン酸ナトリウム、サイリウム種皮　等
骨の健康維持に役立つ等の骨関係	大豆イソフラボン、ＭＢＰ（乳塩基性たんぱく質）等
カルシウム等の吸収を高める等のミネラルの吸収関係	クエン酸リンゴ酸カルシウム、カゼインホスホペプチド、ヘム鉄、フラクトオリゴ糖　等
食後の血中中性脂肪が上昇しにくい又は身体に脂肪がつきにくい等の中性脂肪関係	中性脂肪酸　等

（参考）主な情報入手先

（独）国立健康・栄養研究所	
「健康食品」の安全性・有効性情報	https://hfnet.nih.go.jp/

4．栄養機能食品：栄養機能表示と注意喚起表示

栄養成分	栄養機能表示	注意喚起表示
亜鉛	亜鉛は、味覚を正常に保つのに必要な栄養素です。 亜鉛は、皮膚や粘膜の健康維持を助ける栄養素です。 亜鉛は、たんぱく質・核酸の代謝に関与して、健康の維持に役立つ栄養素です。	本品は、多量摂取により疾病が治癒したり、より健康が増進するものではありません。亜鉛の摂りすぎは、銅の吸収を阻害するおそれがありますので、過剰摂取にならないよう注意してください。１日の摂取の目安を守ってください。 乳幼児・小児は本品の摂取を避けてください。
カルシウム	カルシウムは、骨や歯の形成に必要な栄養素です。	本品は、多量摂取により疾病が治癒したり、より健康が増進するものではありません。１日の摂取目安量を守ってください。
鉄	鉄は、赤血球を作るのに必要な栄養素です。	
銅	銅は、赤血球の形成を助ける栄養素です。 銅は、多くの体内酵素の正常な働きと骨の形成を助ける栄養素です。	本品は、多量摂取により疾病が治癒したり、より健康が増進するものではありません。１日の摂取目安量を守ってください。乳幼児・小児は本品の摂取を避けてください。
マグネシウム	マグネシウムは、骨の形成や歯の形成に必要な栄養素です。 マグネシウムは、多くの体内酵素の正常な働きとエネルギー産生を助けるとともに、血液循環を正常に保つのに必要な栄養素です。	本品は、多量摂取により疾病が治癒したり、より健康が増進するものではありません。 多量に摂取すると軟便（下痢）になることがあります。１日の摂取目安量を守ってください。乳幼児・小児は本品の摂取を避けてください。
ナイアシン	ナイアシンは、皮膚や粘膜の健康維持を助ける栄養素です。	本品は、多量摂取により疾病が治癒したり、より健康が増進するものではありません。１日の摂取目安量を守ってください。
パントテン酸	パントテン酸は、皮膚や粘膜の健康維持を助ける栄養素です。	
ビチオン	ビオチンは、皮膚や粘膜の健康維持を助ける栄養素です。	
ビタミンA	ビタミンAは、夜間の視力の維持を助ける栄養素です。 ビタミンAは、皮膚や粘膜の健康維持を助ける栄養素です。	本品は、多量摂取により疾病が治癒したり、より健康が増進するものではありません。１日の摂取目安量を守ってください。妊娠３ヶ月以内又は妊娠を希望する女性は過剰摂取にならないよう注意してください。
β－カロテン***（ビタミンAの前駆体）	β－カロテンは、夜間の視力の維持を助ける栄養素です。 β－カロテンは、皮膚や粘膜の健康維持を助ける栄養素です。	本品は、多量摂取により疾病が治癒したり、より健康が増進するものではありません。１日の摂取目安量を守ってください。
ビタミンB_1	ビタミンB_1は、炭水化物からのエネルギー産生と皮膚や粘膜の健康維持を助ける栄養素です。	本品は、多量摂取により疾病が治癒したり、より健康が増進するものではありません。１日の摂取目安量を守ってください。
ビタミンB_2	ビタミンB_2は、皮膚や粘膜の健康維持を助ける栄養素です。	
ビタミンB_6	ビタミンB_6は、たんぱく質からのエネルギーの産生と皮膚や粘膜の健康維持を助ける栄養素です。	
ビタミンB_{12}	ビタミンB_{12}は、赤血球の形成を助ける栄養素です。	
ビタミンC	ビタミンCは、皮膚や粘膜の健康維持を助けるとともに、抗酸化作用を持つ栄養素です。	
ビタミンD	ビタミンDは、腸管のカルシウムの吸収を促進し、骨の形成を助ける栄養素です。	
ビタミンE	ビタミンEは、抗酸化作用により、体内の脂質を酸化から守り、細胞の健康維持を助ける栄養素です。	
葉酸	葉酸は、赤血球の形成を助ける栄養素です。 葉酸は、胎児の正常な発育に寄与する栄養素です。	本品は、多量摂取により疾病が治癒したり、より健康が増進するものではありません。１日の摂取目安量を守ってください。本品は、胎児の正常な発育に寄与する栄養素ですが、多量摂取により胎児の発育が良くなるものではありません。

***ビタミンAの前駆体であるβ－カロテンは、ビタミンA源の栄養機能食品として、ビタミンAと同様に栄養機能表示が認められている。β－カロテンはビタミンAに換算して1/12であるため、「妊娠３ヶ月以内又は妊娠を希望する女性は過剰摂取にならないように注意してください。」旨の注意喚起表示は不要とされている。

第5章

医薬品の適正使用・安全対策

問題作成のポイント

○医薬品の添付文書、製品表示等について、記載内容を的確に理解し、購入者への適切な情報提供や相談対応に活用できること
○副作用報告制度、副作用被害救済制度に関する基本的な知識を有していること
○医薬品の副作用等に関する厚生労働大臣への必要な報告を行えること
○医薬品を適正に使用したにもかかわらず、その副作用により重篤な健康被害を生じた購入者等に対し、副作用被害救済の制度につき紹介し、基本的な制度の仕組みや申請窓口等につき説明できること

「医薬品は、効能・効果、用法・用量、起こりうる副作用など、その適正な使用のために必要な情報(適正使用情報)を伴って初めて医薬品としての機能を発揮する」と言われます。しかし、添付文書や外装に記載されているこうした適正使用情報は、生活者にとってわかりにくい内容もあり、注意事項ひとつとっても使用者個人にどれがあてはまるかを判断することは、必ずしも容易ではありません。

こうした情報をかみくだき、使用者にわかりやすくお伝えすることは、薬剤師や登録販売者といった医薬品販売にかかわる人のもっとも大切な業務のひとつと言えます。

医薬品は生命関連製品であり、使い方によっては害になることもあります。添付文書の読み方を理解し、使用者個人個人にとって適切な医薬品選択ができるよう、しっかり学習しておきましょう。

51 医薬品の適正使用情報

A 添付文書の読み方

医薬品は、**効能・効果**、用法・用量、起こりうる**副作用**など、その適正な使用のために必要な情報(**適正使用情報**)を伴って初めて医薬品としての機能を発揮するものです。なかでも要指導医薬品または一般用医薬品は、薬剤師や**登録販売者**などの専門家から提供された情報をもとに、**一般の生活者**が自己の判断で使用するものであるため、添付文書や製品表示に記載されている適正使用情報は、その適切な**選択**、適正な**使用**を図る上でとくに重要となります。

添付文書などの適正使用情報は、一般の生活者に理解しやすい**平易な表現**で記載されてはいるのですが、その内容は一般的・**網羅的**(もうら)なものとなっています。このため、医薬品の販売に従事する専門家は、購入者への情報提供や相談対応を行う際に、添付文書や製品表示に記載されている内容を的確に理解した上で、その医薬品を購入する人または使用する人それぞれの状況に応じて、記載されている内容から、**積極的**な情報提供が必要と思われる事項に焦点を絞り、効果的かつ効率的な説明をすることが大切です。

＜添付文書などへの記載事項＞　医薬品には、それに添付する文書(**添付文書**)またはその**容器**若しくは**被包**(ひほう)に、「用法、用量その他使用および取扱い上の必要な注意」などの記載が義務づけられています(第52条)。

■一般用医薬品の添付文書の記載事項および記載順序

一般用医薬品の添付文書に記載される事項は、次の12項目です。また、これらの項目は、この**順序**で記載されるように決められています。

①**改訂**年月
②添付文書の**必読**及び**保管**に関する事項
③販売名、**薬効名**及びリスク区分(人体に直接使用しない検査薬では「販売名及び使用目的」)
④製品の**特徴**
⑤使用上の注意
⑥効能または効果(一般用検査薬では「**使用目的**」)
⑦用法及び用量(一般用検査薬では「使用方法」)
⑧成分及び**分量**(一般用検査薬では「**キットの内容**及び成分・分量」)

⑨病気の予防・症状の改善につながる事項※（いわゆる「**養生訓**」）

※この項目は、必須記載項目ではない

⑩**保管**及び**取扱い**上の注意

⑪消費者相談窓口

⑫**製造販売業者**の名称及び所在地

■記載事項の詳細

1．改訂年月

医薬品の添付文書の内容は変わらないものではなく、医薬品の有効性・安全性のほか、使用上の注意などで新しい**発見**や**報告**があると、必要に応じて**随時**改訂が行われます。とくに重要な内容が変更された場合には、**改訂年月**を記載し、さらに改訂された**箇所を明示**することとされていて、以前からその医薬品を使用している人が、添付文書の変更箇所に注意を払うことができるようになっているのです。

2．添付文書の必読及び保管に関する事項

添付文書の販売名の上部に、「使用にあたって、この説明文書を**必ず読む**こと。また、必要なときに読めるよう**大切に保存**すること。」といった文言が記載されています。こうした文言が記載されるのは、添付文書は、開封時に一度目を通せば良いというものではなく、**実際に使用する人やその時の状態などによって注意すべき事項が違う**ため、必要なときにいつでも取り出して読むことができるように保管される必要があるからです。

とくに、その医薬品を購入した時に、専門家から直接情報提供を受けた人以外の家族がその医薬品を使用する場合、添付文書に目を通し、使用上の注意などをよく読んで適正に使用する必要があります。また、一般用医薬品を使用した人が医療機関を受診する際にも、その添付文書を持参し、医師や薬剤師に見せて相談を受けることが大切です。

3．販売名、薬効名及びリスク区分（人体に直接使用しない検査薬では「販売名及び使用目的」）

通常の医薬品では、承認を受けた**販売名**（商品名）が記載されています。また、これ以外に**薬効名**も記載されます。**薬効名**とは、その医薬品の薬効（かぜ薬、胃腸薬など）または性質（たとえば、主な有効成分など）が、簡潔な分かりやすい表現で示されたもので、販売名に薬効名が含まれているような場合には（たとえば、「○○○胃腸薬」など）、**薬効名の記載は省略**されることがあります。

なお、販売名の近くには**リスク区分**が記載されています。

4．製品の特徴

医薬品を使用する人に、その製品の概要を分かりやすく説明することを目的として、医薬品の特徴（「水なしで飲めます」「眠くなりにくい成分配合」など）が**簡潔に記載**されています。

5．使用上の注意

医薬品の適正使用のために、もっとも重要な項目で、「**してはいけないこと**」「**相談すること**」「**その他**の注意」の3つから構成されています。記載順序も決まっていて、とくに重要な項目は**前**のほうに記載されています。また、**枠囲い**または文字の**色**や**ポイント**を変えるなど、ほかの記載事項と比べて目立つように記載され、さらに「使用上の注意」「してはいけないこと」「相談すること」の各項目の見出しには、それぞれ次のような**標識的**マークが付けられていることが多いです。

⚠ 使用上の注意　⊗ してはいけないこと　 相談すること

● 「してはいけないこと」

守らないと症状が**悪化**する事項、**副作用**または事故などが起こりやすくなる事項について記載されています。また、**一般用検査薬**では、その検査結果のみで**確定診断**はできないので、判定が陽性であれば速やかに**医師の診断**を受ける旨が記載されています。

※具体的な注意事項については、**「第7章　主な使用上の注意」**（⇒ P.415）参照

①次の人は使用（服用）しないこと

ここには、重篤な**副作用**を生じる危険性がとくに高いため、使用を**避ける**べき人について、**生活者が自らの判断で認識できるように記載**されています（アレルギーの既往歴、症状や状態、基礎疾患、年齢、**妊娠**の可能性の有無、**授乳**の有無など）。

・その医薬品では**改善**が期待できない症状、使用によって状態が**悪化**するおそれのある疾病や症状で、一般の生活者において**誤って使用されやすい**ものがある場合にも記載される。

・重篤な副作用として、**ショック**（アナフィラキシー）、**皮膚粘膜眼症候群**、中毒性表皮壊死融解症、**喘息**などが掲げられている医薬品では、「**アレルギーの既往歴がある人は使用しない**」などとして記載される。

・小児に特異的な有害作用のおそれがある医薬品について、通常、「次の人は使用（服用）しないこと」の項に「15歳未満の小児」、「6歳未満の小児」などとして記載される。

②次の部位には使用しないこと

患部の状態や誤った部位への使用によって、症状の**悪化**など、**副作用**を生じるおそれがある場合に記載されます。

③本剤を使用（服用）している間は、次の医薬品を使用（服用）しないこと

要指導医薬品または一般用医薬品は、複数の有効成分が配合されている場合が多く、使用方法や効能・効果が異なる医薬品同士でも、同一成分または似た作用をもつ成分が重複することがあります。このため、ここでは併用すると作用の**増強**、**副作用**などといったリスクの増大が予測されるものについて記載されています。

なお、**医療用医薬品**との併用については、治療のために処方された医療用医薬品の使用を自己判断で控えることがないよう、「**相談すること**」の項に記載されています。

④その他してはいけないこと

ここには、**副作用**または副作用により誘発される**事故**の防止を図るため、避けるべき事項が記載されています。とくに小児では通常当てはまらない内容もありますが、小児に使用される医薬品においても、その医薬品の配合成分に基づく一般的な注意事項として記載されています。

・服用後、乗物または機械類の運転操作をしないこと

その医薬品の成分によって、**眠気**や異常な**まぶしさ**などが引き起こされると、重大な事故につながるおそれがあるために記載されています。

・授乳中の人は本剤を服用しないか、本剤を服用する場合は授乳を避けること

体に吸収されると一部が**乳汁中**に移行して、**乳児**に悪影響を及ぼすおそれがあることが知られている成分が配合された医薬品に記載されます。

・服用前後は飲酒しないこと

アルコールによって、医薬品の作用の**増強**、**副作用**を生じる危険性の増大等が予測される場合に記載されます。

・「長期連用しないこと」「○日以上(継続して)使用(服用)しないこと」「症状があるときのみの使用にとどめ、連用しないこと」等

連用すると**副作用**が現れやすくなる成分、続けて使用することで効果が**弱まり**、医薬品に頼りがちになりやすい成分のほか、比較的作用の**強い**成分が配合されている場合に記載されます。こうした注意が記載されているものについては、症状が改善したか否かによらず、**漫然と使用し続けることは避ける**必要があります。

●「相談すること」

ここには、「**使用前**に相談すること」だけでなく、使用したあとに副作用と考えられる症状を生じた場合や、症状の改善がみられない場合など、「**使用後**に相談すること」の2つがあります。

※具体的な注意事項については、**「第7章　主な使用上の注意」**(⇒ P.421)参照

【使用前に相談する事項】

①医師(または歯科医師)の治療を受けている人

治療を受けているときは、何らかの医薬品による処置が行われているため、その人の自己判断で要指導医薬品または一般用医薬品を使用すると、**治療**の妨げとなったり、医師または歯科医師から処方された医療用医薬品との**相互作用**などを生じたりすることがあるために記載されます。

②妊婦または妊娠していると思われる人

妊婦については、**胎児**への影響や妊娠という特別な身体状態を考慮して、一般的に、医薬品の使用は慎重にする必要があります。

「してはいけないこと」では、胎児または妊婦に**具体的**な**悪影響**が判明している場合に記載されますが、妊婦では具体的な使用経験に関する**科学的データ**が限られているために安全性の評価が難しいことも多く、悪影響が明らかでない場合には「相談すること」に記載されます。

③授乳中の人

摂取した医薬品の成分の一部が乳汁中に移行することが知られているが、「**してはいけないこと**」に記載するほどではない場合に記載されます。

④高齢者

使用上の注意における「高齢者」とは、およその目安として**65**歳以上を指しますが、一般に高齢者では、加齢に伴い**副作用**等を生じるリスクが**高まる**傾向にあり、また、何らかの**持病**(基礎疾患)を抱えていること等も多いために記載されています。

ただし、高齢者であっても、リスクには**個人差**があるため、個々の状態に応じて、その医薬品の使用の適否について慎重に判断する必要があります。

⑤薬などによりアレルギー症状を起こしたことがある人

その医薬品ではアレルギー症状を起こしたことがなくても、ほかの医薬品で起こしたことがある人や、アレルギー体質の人は、一般にアレルギー性の副作用を生じるリスクが高いため、使用する場合には、アレルギー性の副作用の**初期症状**などに注意しながら使用する必要があります。

⑥次の症状がある人

一般の生活者が医薬品の使用について適切な判断を行うことが容易ではなく、**軽率**な使用によって状態の**悪化**や副作用などをまねきやすい症状のほか、状態によっては医療機関を受診することが適当と考えられる場合について記載されます。

⑦次の診断を受けた人

現在、医師の治療を受けているかどうかにかかわらず、その医薬品を使用することで状態の悪化や**副作用**などをまねきやすい基礎疾患(持病など)が記載されています。

【使用後に相談する事項：その医薬品を使用して、副作用と考えられる症状を生じた場合、薬理作用から発現が予測される軽微な症状がみられた場合や、症状の改善がみられない場合には、いったん使用を中止し、適切な対応を円滑に図れることを目的に記載】

①副作用と考えられる症状を生じた場合に関する記載

副作用については、初めに「使用(服用)後、次の症状が現れた場合」として、**一般的**な副作用について**関係部位**別に症状が記載され、これに続いて「まれに下記の重篤な症状が現れることがあります。その場合はただちに医師の診療を受けること」として、まれに発生する重篤な副作用について**副作用名**ごとに症状が記載されます。

一般的な副作用…重篤ではないものの、そのまま使用を続けると状態の**悪化**を招いたり、**回復**が遅れるおそれのあるもの。重篤な副作用の**初期症状**である可能性があるものも含まれる。

重篤な副作用…**入院**相当以上の健康被害につながるおそれがあるため、**初期**段階で速やかに医師の診療を受ける必要がある。

②薬理作用等から発現が予測される軽微な症状がみられた場合に関する記載

医薬品には、その薬理作用などから発現が予測できる軽微な症状（たとえば、抗ヒスタミン薬の眠気等）がありますが、この症状が持続したり増強したりした場合は、いったん使用を中止した上で専門家に相談する旨が記載されます。

③一定期間または一定回数使用しても、症状の改善がみられない場合に関する記載

これにあてはまる場合は、その医薬品の**適用範囲**でない（効果がない）疾患による症状であったり、**合併症**が生じている可能性などが考えられます。また、そもそも要指導医薬品または一般用医薬品で対処できる範囲を超えていることも考えられます。

このほか、**漢方薬**ではある程度継続して使用することで効果が現れるものも多いのですが、そういった医薬品には「長期連用する場合には、専門家に相談する」といった内容が記載されます。

なお、一般用検査薬では、検査結果が陰性であっても何らかの症状がある場合には、再検査するか、または医師に相談するといった内容が記載されます。

④その他、専門家に相談されるべき事項に関する記述

口の渇き、便秘、軟便、**下痢**などの一過性の軽い副作用については、発現しても直ちに使用を中止する必要はありませんが、その症状が**続い**たり、**強まったり**した場合にはいったん使用を中止した上で、専門家に相談するといった内容が記載されます。

6. 効能または効果（一般用検査薬では使用目的）

一般の生活者が自ら判断できる**症状**や**用途**などが示されています。また、「**適応症**」として記載されている場合もあります。

このほか、効能または効果に関連する注意事項は、効能または効果の項目に続けて、これと**区別して**記載されます。

7. 用法及び用量（一般用検査薬では使用方法）

年齢区分、１回用量、１日の**使用回数**などについて一般の生活者に分かりやすく記載されます。また、使用年齢の制限がある場合は、小児など、当該年齢区分に当たる人には使用させない旨が記載されます。このほか、**用法・用量**の厳守、剤形・形状に由来する必要な注意、正しい使用方法に関する注意、誤りやすい使用方法の指摘、小児に使用させる場合の注意など、用法・用量に関連する**使用上の注意事項**については、用法及び用量の項目に続けて、これと**区別して**記載されます。

なお、剤形・形状に由来する必要な注意としては、たとえば水虫薬のように点眼剤と似た容器に収められた外用液剤では、取り違えて点眼されるといった事故防止のため、その容器本体に**赤枠・赤字**で**目に入れない**旨の文字、また、**水虫薬**の文字など、点眼薬と区別できる表示が**目立つ**よう記載されます。

8. 成分及び分量(一般用検査薬ではキットの内容及び成分・分量)

ここには、有効成分の名称や分量のほか、アレルギーの原因となり得ることを考慮して、配合されている**添加物**などが記載されます。また、妊娠検査薬では、**専門家**による**購入者**への情報提供の参考として、**検出感度**もあわせて記載されています。

このほか、尿や便が着色することがある旨の注意や、服用後、尿や便の検査値に影響を与えることがある場合の注意など、配合成分(有効成分および**添加物**)に関連した使用上の注意事項については、成分及び分量の項目に続けて、これと**区別して**記載されます。

9. 病気の予防・症状の改善につながる事項(いわゆる養生訓)

その医薬品の適用となる**症状**等に関連して、医薬品の使用のみに頼るのではなく、日常生活でどのようなことに心がけるべきかなど、症状の**予防・改善**につながる事項について一般の生活者に分かりやすく記載されていることがありますが、**必須記載事項ではありません。**

10. 保管及び取扱い上の注意

①直射日光の当たらない(湿気の少ない)涼しい場所に(密栓して)保管すること

医薬品は、適切な保管がされないと、**化学変化**や雑菌の繁殖などを生じることがあるため、このような注意が記載されます。たとえばシロップ剤などは**変質しやすい**ため、開封後は冷蔵庫内に保管したほうが良いとされていますが、**凍結**すると変質したり、効力が**落ちる**場合があります。なお、**錠剤**、カプセル剤、**散剤**などでは、取り出したときに室温との急な温度差で**湿気**を帯びるおそれがあるため、冷蔵庫内での保管は**不適当**とされています。

②小児の手の届かないところに保管すること

乳児(1歳未満)や幼児(7歳未満)は好奇心が強く、何でも口に入れてしまうことがあります。また、病人の枕元など、小児(15歳未満)に手の届く場所や目につく場所に医薬品を置いておくと誤飲事故につながるため、このような記載がされています。

③他の容器に入れ替えないこと

医薬品を旅行や勤め先などへ持っていくために別の容器へ移し替えると、日時が経過して中身がどんな医薬品であったか分からなくなってしまうことがあり、誤用の原因となるおそれがあります。また、移し替えた容器が湿っていたり、汚れていたりした場合、医薬品として適切な**品質**が保持できなくなるおそれがあるため、他の容器への移し替えは避ける必要があります。

④その他　他の人と共有しないことなど

点眼薬では、複数の人が使いまわすと、使用時に容器の先端にまつ毛などがふれて薬液が**細菌汚染**された場合、別の人に感染するおそれがあるため、こうした記載がされています。

また、可燃性ガスを噴射剤としている**エアゾール**製品や消毒用**アルコール**など、危険物に該当する製品には、**消防法**に基づく注意事項(「**火気厳禁**」など)や、エアゾール製品に対する**高圧ガス保安法**に基づく注意事項(「**高温に注意**」など)の添付文書への記載が**義務付け**られています。

11．消費者相談窓口

購入者等からの相談に応じるため、**製造販売業者**（製造販売元の製薬企業）の窓口担当部門の**名称**、**電話番号**、**受付時間**等が記載されています。

12．製造販売業者の名称及び所在地

製造販売業の許可を受け、その医薬品について**製造責任**のある製薬企業の名称および**所在地**が記載されています。また、**販売**を他社に委託している場合には、販売を請け負っている販売会社などの名称および所在地もあわせて記載されます。

B　製品表示の読み方

製品表示はパッケージなどの外装に記載されるもので、**毒薬**や**劇薬**、**要指導医薬品**に該当する医薬品の表示、**リスク区分**の識別表示などの法定表示事項のほかにも、購入者が適切な医薬品を**選択**したり、適正に**使用**したりするための様々な情報が記載されています。

医薬品によっては添付文書の形でなく、「用法、用量その他使用及び取扱い上必要な注意」などの記載を、外箱などに行っている場合があり、また、添付文書がある医薬品であっても、医薬品の適切な**選択**に関連する事項として、添付文書の内容のうち、**効能・効果**、用法・用量、**添加物**として配合されている成分のほか、使用上の注意の一部については、外箱にも記載されています。

ただし、外箱は記載スペースが限られるため、**添加物**の記載については、アレルギーの原因となりうることが知られているものなど、**安全対策**上重要なものを記載し、「(これら以外の)添加物成分は、添付文書をご覧ください」としている場合もあります。

＜使用上の注意の表示項目＞

■してはいけないことの表示項目

使用上の注意の「してはいけないこと」のうち、「次の人は使用(服用)しないこと」「次の部位には使用しないこと」「授乳中は本剤を服用しないか本剤を服用する場合は授乳を避けること」「服用後、乗物または機械類の運転操作をしないこと」など、**副作用**や**事故**等が起こる危険性を**回避**するため記載されている内容は、表示項目となっています。

これに関連して、1回服用量中0.1mLを越える**アルコール**を含有する内服液剤(滋養強壮を目的とするもの)については、例えば「アルコール含有○○mL以下」のように、アルコールを含有する旨及びその**分量**が記載されます。

■添付文書の必読に関する事項

「使用にあたって、添付文書をよく読むこと」など、包装中に封入されている医薬品(内袋を含む)だけが取り出され、添付文書が読まれないといったことのないように記載されています。

■専門家への相談勧奨に関する事項

症状、体質、年齢などからみて、**副作用**の危険性が高い場合や、医師などの治療を受けている人で、**使用者**の判断のみで一般用医薬品などを使用することが不適当な場合について記載されています。ただ、外箱の記載スペースが狭い場合には、「使用が適さない場合があるので、使用前には必ず医師、歯科医師、薬剤師又は登録販売者に相談してください」といった記載がされています。

■保管および取扱上の注意の表示事項

購入者によっては、購入後すぐ開封せずにそのまま保管する場合や持ち歩く場合があるため、**添付文書**を見なくても適切な**保管**がなされるように、その容器や包装にも、医薬品の**保管**に関する注意事項が記載されています。

また、使用期限の表示(配置薬では**配置期限**)については、適切な保存条件の下で製造後3年を超えて**性状**および**品質**が安定であることが確認されている医薬品については、法的な表示義務はありません。なお、使用期限は**未開封**状態で保管された場合に品質が保持される期限ですので、いったん**開封**されたものについては記載されている期日まで品質が保証されない場合があります。

■薬機法以外の法令に基づいた製品表示

●消防法に基づく注意事項

可燃性ガスを噴射剤としているエアゾール製品や**消毒用アルコール**など、**危険物**に該当する製品に対しては、消防法で「**火気厳禁**」などの注意事項を表示することとなっています。

●高圧ガス保安法に基づく注意事項

エアゾール製品に対しては、高圧ガス保安法で「**高温に注意**」とし、使用ガスの**名称**などの注意事項を表示することとなっています。

●資源の有効な利用の促進に関する法に基づく注意事項

包装容器に識別マークが付けられます。

check!! 次の( )内にあてはまる字句はなにか。

●医薬品は、(a)、用法・用量、起こりうる(b)など、その適正な使用のために必要な(c)を伴って初めて医薬品としての機能を発揮する。

●添付文書などの適正使用情報は、一般の生活者に理解しやすい(d)で記載されているが、その内容は一般的・(e)なものである。

●添付文書への記載項目では、最初に(f)が記載されている。

●販売名および薬効名では、(g)は省略されることがある。

●使用上の注意は、「してはいけないこと」「(h)」「その他の注意」の3つから構成され、とくに重要な項目は(i)のほうに記載される。また、これらの項目はほかの記載事項と比べて(j)ように記載され、「使用上の注意」「してはいけないこと」「(h)」の各項目の見出しには、それぞれ標識的マークが付けられることが多い。

●「してはいけないこと」では、一般用検査薬では、その検査結果のみで(k)はできないので、判定が陽性であれば速やかに医師の診断を受ける旨が記載される。

●「服用後、乗物または機械類の運転操作をしないこと」という記載は、医薬品の成分によって、(l)や(m)などが引き起こされると、重大な事故につながるおそれがあるために記載されている。

●「妊婦または妊娠していると思われる人」は、胎児または妊婦に具体的な悪影響が判明している場合には「(n)」に、悪影響が明らかでない場合には「(o)」に記載される。

●使用上の注意における高齢者とは、およその目安として(p)歳以上を指す。

●製品表示における使用期限の表示(配置薬では(q))では、適切な保存条件の下で製造後(r)年を超えて性状および品質が安定であることが確認されている医薬品については、法的な表示義務はない。

●1回服用量中(s)mLを越えるアルコールを含有する内服液剤については、アルコールを含有する旨及びその(t)が記載される。

●可燃性ガスを噴射剤としているエアゾール製品や(u)など、危険物に該当する製品に対しては、消防法で「(v)」などの注意事項を表示する。

●エアゾール製品に対しては、高圧ガス保安法で「(w)」とし、使用ガスの名称などの注意事項を表示することとなっている。

a：効能・効果　b：副作用　c：適正使用情報　d：平易な表現　e：網羅的
f：改定年月　g：薬効名　h：相談すること　i：前　j：目立つ　k：確定診断
l：眠気　m：異常なまぶしさ　n：してはいけないこと　o：相談すること
p：65　q：配置期限　r：3　s：0.1　t：分量　u：消毒用アルコール
v：火気厳禁　w：高温に注意

C 安全性情報など、その他の情報

薬機法第68条の2第1項に「医薬品の**製造販売**業者等は、医薬品の**有効性**及び**安全性**に関する事項その他医薬品の**適正**な使用のために必要な**情報**を収集し、検討するとともに、薬局開設者、店舗販売業者、配置販売業者及びそこに従事する**薬剤師**や**登録販売者**に対して、提供するよう努めなければならない」とされています。

つまり、医薬品の製造販売業者は、医薬品の適正使用に必要な情報を**収集**し、販売業者に対して集めた情報を**提供**する義務があるのです。また、製造販売業者が広範囲の医療関係者に対して速やかに**情報提供**を行う場合には、関係機関・関係団体の協力および行政庁の関与の下、周知が図られます。

<緊急安全性情報>　医薬品、医療機器又は再生医療等製品について**緊急かつ重大**な注意喚起や**使用制限**に係る対策が必要な状況にある場合に、**厚生労働省からの命令**、**指示**、**製造販売業者の自主決定等**に基づいて作成されます。情報伝達は、製造販売業者及び行政当局による**報道発表**、(独)医薬品医療機器総合機構(以下「総合機構」、**略称「PMDA」**)による医薬品医療機器情報配信サービスによる配信、製造販売業者から医療機関や薬局等への**直接配布**、**ダイレクトメール**、ファクシミリ、電子メール等による情報提供(**1カ月**以内)等によって行われ、A4サイズの**黄**色地の印刷物で、**イエローレター**とも呼ばれます。

なお、一般用医薬品に関係する緊急安全性情報（小柴胡湯による間質性肺炎の情報）が発出されたこともあります。

<安全性速報>　医薬品、医療機器又は再生医療等製品について一般的な使用上の注意の改訂情報よりも**迅速**な注意喚起や適正使用のための対応の注意喚起が必要な状況にある場合に、**厚生労働省からの命令、指示、製造販売業者の自主決定等**に基づいて作成されます。総合機構による医薬品医療機器情報配信サービスによる配信、製造販売業者から医療機関や薬局等への**直接の配布**、ダイレクトメール、ファクシミリ、**電子メール**等による情報提供(**1カ月**以内)等により情報伝達されるものである。A4サイズの**青**色地の印刷物で、**ブルーレター**とも呼ばれます。

<医薬品・医療機器等安全性情報>　**厚生労働省**は、一般用医薬品を含む医薬品、医療機器などによる重要な副作用、不具合に関する情報をとりまとめ、**医薬品・医療機器等安全性**情報として、広く医薬関係者向けに情報提供を行っています。

その内容は、医薬品の安全性に関する解説記事や、「使用上の注意」の**改訂**内容、主な対象品目、参考文献(重要な副作用等に関する改訂については、その根拠となった**症例**の概要も紹介)などが掲載されています。

また、こうした情報は、各都道府県、保健所設置市および特別区、関係学会などへの冊子の送付などが行われるほか、**厚生労働省ホームページ**や総合機構のホームページへ掲載されるとともに、医学・薬学関係の専門誌等にも転載されます。

＜総合機構ホームページ＞　このホームページでは、**添付文書**情報、厚生労働省より発行される**医薬品・医療機器等安全性情報**のほか、要指導医薬品及び一般用医薬品に関連した以下のような情報が掲載されています。

- 厚生労働省が製造販売業者等に指示した**緊急安全性情報**、「使用上の注意」の改訂情報
- 製造販売業者等や医療機関等から報告された、医薬品による**副作用**が疑われる**症例情報**
- 医薬品の**承認情報**
- 医薬品等の**製品回収**に関する情報
- **一般用医薬品・要指導医薬品の添付文書情報**
- **患者向医薬品ガイド**
- その他、厚生労働省が医薬品等の**安全性**について発表した資料

■総合機構のメールサービス

総合機構では、医薬品・医療機器の安全性に関する情報が発出されたときに、ホームページへの掲載と同時に、その情報を**電子メール**により配信する医薬品医療機器情報配信サービス（PMDAメディナビ）を行っています。**このサービスは、誰でも利用可能**で、常に最新の情報を利用できるようになっています。

D 購入者等に対する情報提供への活用

薬機法第68条の2第3項に「薬局開設者、店舗販売業者、配置販売業者及び医薬品の販売に従事する**薬剤師**や**登録販売者**においては、医薬品の**適正**な使用を確保するため、相互の密接な連携の下に、**製造販売業者**等から提供される情報の**活用**その他必要な情報の**収集**、検討及び**利用**を行うことに努めなければならない」とされています。

第68条の2第1項では、**製造販売業者**が薬局開設者や販売業者に対して**情報提供**を行う義務について規定していますが、第3項では、提供された情報を店舗側が収集・検討し、利用することについて定めているのです。

＜添付文書情報の活用＞

■医療用医薬品の添付文書

令和3年8月1日から、医療用医薬品への紙の添付文書の同梱が廃止され、注意事項等

の情報は**電子的な方法**で提供されることになりました。具体的には医薬品の容器又被包に情報を入手するために必要な符号（バーコード又は二次元コード）が記載されていて、スマートフォン等のアプリケーションで読み取ると、**総合機構**のホームページで公表されている最新の添付文書等の情報にアクセスできるようになっています。

■一般用医薬品、要指導医薬品の添付文書

一般用医薬品等の消費者が直接購入する製品は、使用時に添付文書情報の内容を直ちに確認できる状態を確保する必要があるため、引き続き紙の添付文書が同梱されます。

■積極的な情報提供と添付文書

医薬品販売時には、一般的には添付文書に記載されている「**してはいけないこと**」のうち、その医薬品を**実際に使用**する人にあてはまる事項、「**相談すること**」のうち、その医薬品を**実際に使用**する人にとって**副作用**の回避や**早期発見**につながる事項などが**積極的に情報提供すべきポイント**となります。また、購入者などが抱く疑問に対する答えは**添付文書**に記載されていることも多いため、そうした相談への対応にも添付文書情報は有用です。

このように、添付文書は医薬品を適正に使用するための情報が記載されているものですので、購入後、その医薬品を使い終わるまで、添付文書は必要なときいつでも取り出して読むことができるよう大切に保存する必要があることも、購入者に説明しておくことが大切です。

＜製品表示情報の活用＞　店頭などで、添付文書情報を見ることができる環境にない場合は、**製品表示**から読み取れる情報を有効に活用し、購入者に対して適切な情報提供を行う必要があります。

■一般用医薬品のリスク区分表示

第一類医薬品および第二類医薬品は、「その副作用等により**日常生活**に支障を来す程度の**健康被害**が生じる恐れがある」もので、これらのリスク区分が表示されることで、**副作用**等の回避、早期発見のため必要な注意事項に自ずと関心が向けられ、**情報提供**を行う側も受ける側も、その意義や必要性について認識することができるようになっています。

第三類医薬品については、その製品が**医薬品**であることが製品表示から判別できることで、たとえ**適正に使用**された場合であっても身体の変調・不調が起こりうることや、添付文書を必ず読む意義、**用法・用量**を守って適正に使用する必要性などについて、生活者が認識できるのです。

<その他の適正使用情報の活用>

■情報収集の重要性

現代では、健康に対する一般の生活者の意識・関心が高まっていることから、医薬品の**有効性**や**安全性**などに関する情報に対するニーズが多様化・**高度化**する傾向にあります。このため、医薬品の販売に従事する専門家は、得られる情報を積極的に収集し、専門家としての**資質向上**に努めるとともに、購入者に対して、常に**最新**の情報をもとにした適切な**情報提供**を行う必要があります。

■生活者側の情報収集

インターネットの普及に伴い、一般の生活者でも、医薬品の有効性、安全性などに関して速やかに、相当程度専門的な情報にも容易にアクセスできる状況となっています。このため、販売時に専門家から説明された内容について、購入者側で検証することも可能で、不十分な情報や理解に基づいて情報提供が行われた場合には、医薬品の販売等に従事する専門家としての信用・信頼が損なわれることにつながりかねません。

一方、一般の生活者が目にする医薬品の有効性や安全性などに関する情報は**断片的**で、必ずしも**正確**でない情報として伝わっている場合も多いため、医薬品の販売等に従事する専門家としては、購入者に対して**科学的な根拠に基づいた正確なアドバイス**を与え、セルフメディケーションを適切に**支援**することが期待されるのです。

check!! 次の(　)内にあてはまる字句はなにか。

●医薬品の(a)は、医薬品の適正使用に必要な情報を収集し、販売業者などに対して集めた情報を(b)する義務がある。

●「緊急安全性情報」は、医薬品、医療機器又は再生医療等製品について、緊急かつ重大な注意喚起や(c)に係る対策が必要な場合に、(d)の命令、指示、製造販売業者の自主決定等に基づいて作成される。A4サイズの(e)色地の印刷物で、(f)とも呼ばれる。

●「安全性速報」は、医薬品、医療機器又は再生医療等製品について一般的な使用上の注意の改訂情報よりも迅速な注意喚起や(g)のための対応の注意喚起が必要な状況にある場合に、厚生労働省からの命令、指示、製造販売業者の自主決定等に基づいて作成される。A4サイズの(h)色地の印刷物で、(i)とも呼ばれる。

●(j)は、一般用医薬品を含む医薬品、医療機器などによる重大な副作用、(k)に関する情報をとりまとめ、(l)情報として広く医療関係者向けに情報提供を行っている。

●総合機構ホームページでは、厚生労働省から発行される(l)情報のほか、「使用上の注意」の改訂内容、厚生労働省が(m)等に指示した(n)、医薬品の承認内容、製品回収に関する情報などが掲載されている。

●医薬品販売時に積極的に情報提供すべきポイントとしては、添付文書に記載されている「(o)」のうち、その医薬品を実際に使用する人にあてはまる事項、「(p)」のうち、その医薬品を実際に使用する人にとって副作用の回避や早期発見につながる事項などがある。

●一般用医薬品のうち、(q)医薬品及び(r)医薬品は、「その副作用等により(s)に支障を来す程度の健康被害が生じる恐れがある」ものである。

●一般の生活者が目にする医薬品の有効性や安全性に関する情報は(t)的で、必ずしも正確でない情報として伝わっている場合も多いため、医薬品の販売等に従事する専門家としては、購入者に対して(u) 的な根拠に基づいた正確なアドバイスを与え、(v)を適切に支援することが求められている。

a：製造販売業者　b：提供　c：使用制限　d：厚生労働省　e：黄
f：イエローレター　g：適正使用　h：青　i：ブルーレター　j：厚生労働省
k：不具合　l：医薬品・医療機器安全性　m：製造販売業者　n：緊急安全性情報
o：してはいけないこと　p：相談すること　q：第一類　r：第二類
s：日常生活　t：断片　u：科学　v：セルフメディケーション

52 医薬品の安全対策

A 副作用情報等の収集

1961年に起こった**サリドマイド**薬害事件を契機に、医薬品の安全性に関する問題を世界共通のものとして取り上げる気運が高まり、1968年、世界保健機関(**WHO**)加盟各国を中心に、各国自らが医薬品の副作用情報を収集、評価する体制を確立することにつながりました。これが、WHO国際医薬品**モニタリング**制度です。

＜副作用情報等の収集＞

■医薬品・医療機器等安全性情報報告制度

薬機法第68条の10第2項に「薬局開設者、病院、診療所若しくは飼育動物診療施設の開設者又は医師、歯科医師、薬剤師、登録販売者、獣医師その他の医薬関係者は、医薬品の**副作用**等によるものと疑われる**健康被害**の発生を知った場合において、**保健衛生**上の危害の発生又は**拡大**を防止するため必要があると認めるときは、その旨を**厚生労働大臣**に報告しなければならない」とされています。

この制度は、国が医薬品の使用、販売に携わり、副作用などが疑われる事例に**直接**に接する医薬関係者からの情報を広く収集することによって、医薬品の**安全対策**のより着実な実施を図ることを目的としています。

●医薬品・医療機器等安全性情報報告制度の経緯

・1967年3月より、約3000の**医療機関**をモニター施設に指定して、厚生省(当時)が直接副作用報告を受ける**医薬品副作用モニター制度**としてスタート

・1978年8月より、一般用医薬品による副作用等の情報を収集するため、約3000の**モニター薬局**で把握した**副作用**事例等について、**定期的**に報告が行われるようになった

・1997年7月に**医薬品等安全性情報報告制度**として拡充

・2002年7月には薬事法が改正され、医師や薬剤師等の医薬関係者による副作用等の報告を**義務化**　⇒　副作用等に関する情報の収集体制がより一層強化

・2006年６月の薬事法改正よる**登録販売者**制度の導入に伴い、登録販売者も本制度に基づく報告を行う**医薬関係者**として位置づけられた

■企業からの副作用等の報告制度

製造販売業者等は、医薬品を市販した後であっても、常にその**品質**、有効性および**安全性**に関する情報を収集し、また、医薬関係者に必要な情報を**提供**することが、医薬品の適

切な使用を確保する観点からも、**企業責任**として重要なことです。

こうした**企業**からの報告については、薬機法第68条の10第1項で「その製造販売をし、又は承認を受けた医薬品について、その**副作用**等によるものと疑われる健康被害の発生、その使用によるものと疑われる**感染症**の発生等を知ったときは、その旨を**定められた期限までに厚生労働大臣に報告する**こと」が義務づけられています。

また、「薬局開設者、医療施設の開設者、医薬品の販売業者又は**医師、歯科医師、薬剤師その他の**医薬関係者（登録販売者を含む）は、**製造販売業者**等が行う**情報収集**に協力するよう努めなければならない」（第68条の2第2項）とされていて、医療関係者は、企業の情報収集に協力する義務があります。

※具体的な報告事項と報告期限については、**「7章　企業からの副作用等の報告」**（P.426）参照

■副作用・感染症報告制度（1979年に創設）

この制度は、医薬品との関連が**否定**できない**感染症**に関する症例情報の報告や研究論文などについて、**製造販売業者**に対して国への**報告**義務を課したものです。2003年7月からは、その前年に行われた薬事法改正により、**血液製剤**などの生物由来製品を製造販売する企業に対して、その生物由来製品またはその製品の**原材料**などによる感染症に関する最新の論文や情報に基づき、企業が製造販売する生物由来製品の**安全性**について評価し、その成果を定期的に国へ報告することになっています。

●新しい一般用医薬品に関する調査と報告

OTC医薬品（市販される薬）のうち、既存の要指導医薬品及び一般用医薬品と**有効成分**、分量、用法・用量、**効能・効果**等が明らかに異なる医薬品についても、承認後の**使用成績**に関する調査が製造販売業者に求められています。こうした**副作用**の発現状況などを収集・評価することで、承認後の安全対策につなげているのです。

ダイレクトOTC…既存の医薬品と明らかに異なる有効成分が配合されたもの

10年を超えない範囲で**厚生労働大臣**が承認時に定める一定期間（概ね8年）、承認後の**使用成績**等を製造販売業者等が集積し、厚生労働省へ提出する制度（**再審査制度**）が適用される。

スイッチOTC…**医療用**医薬品で使用していた有効成分を、一般用医薬品に初めて配合したもの

承認条件として承認後の一定期間（概ね3年）、**安全性**に関する使用成績の調査及び調査結果の報告が求められている。

要指導医薬品

上記と同様に調査結果の報告が求められている。

＜副作用情報等の評価および措置＞　各制度によって集められた医薬品の**副作用**情報は、**総合機構**において専門委員の意見を聴きながら調査検討されます。その結果に基づき、**厚生労働省**は、**薬事・食品衛生審議会**の意見を聴いて、「使用上の注意」の改訂の指示等を通じた注意喚起のための情報提供や、**効能・効果**や用法・用量の一部変更、調査・実験の実施の指示、製造・販売の中止、製品の回収等の安全対策上必要な行政措置を講じているのです。

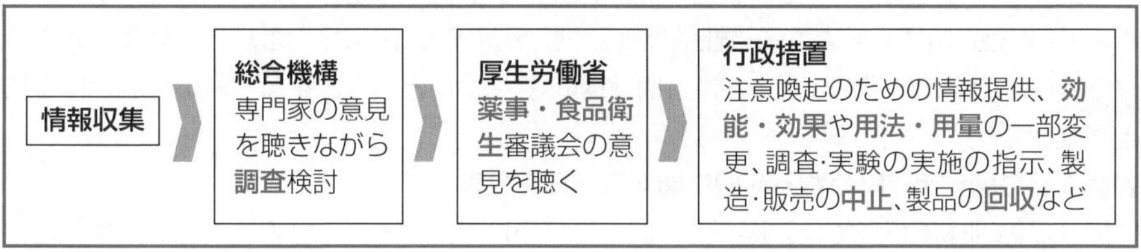

情報収集	➡	**総合機構** 専門家の意見を聴きながら**調査**検討	➡	**厚生労働省** **薬事・食品衛生**審議会の意見を聴く	➡	**行政措置** 注意喚起のための情報提供、**効能・効果**や**用法・用量**の一部変更、調査･実験の実施の指示、製造･販売の**中止**、製品の**回収**など

■健康危機管理体制の整備

1997年に厚生省(当時)は、血液製剤による**HIV**感染被害を深く反省し、国民の信頼を回復するために、**健康危機管理体制**を抜本的に見直すことが必要であるとの認識に立って、健康危機管理、すなわち医薬品、食中毒、**感染症**、**飲料水**などに起因する、国民の生命、健康の安全を脅かす事態に対して、健康被害の発生**予防**、拡大**防止**等の対策を迅速に講じていくための体制を整備しました。

健康危機管理にあたっては、科学的・客観的な評価を行うとともに、情報の広範な収集、分析の徹底と対応方針の弾力的な見直しに努め、国民に対して情報の速やかな提供と**公表**を行うことを基本としています。

B　報告の仕方

医薬品による副作用等が疑われる場合の報告については、第68条の10第2項に基づき「医療関係者は保健衛生上の危害の**発生**又は**拡大**を防止するためとの趣旨に鑑みて、医薬品等によるものと疑われる、**身体**の変調・不調、**日常生活**に支障を来す程度の健康被害(死亡を含む)について、**厚生労働大臣**に報告すること」が求められています。なお、実務上は、法第68条の13第3項の規定により、報告書を**総合機構**に提出することになっています。

また、**医薬部外品**または**化粧品**による健康被害についても、自発的な情報協力が要請されていますが、**無承認無許可医薬品**または健康食品によると疑われる健康被害については、最寄りの**保健所**に連絡することなっています。

こうした副作用報告は、**医薬品との因果関係が必ずしも明確でない場合であっても報告の対象**となります。さらに、安全対策上必要があると認めるときは、医薬品の**過量使用**や**誤用**などによるものと思われる健康被害についても報告することになっています。

■医薬品の販売等に従事する専門家の対応

医薬品の副作用は、**使用上の注意**に記載されているものだけとは限らず、**未知の副作用**が起こることも考えられます。また、副作用の症状がその医薬品の適応症状と見分けがつきにくい場合(かぜ薬による間質性肺炎など)もあるので、常に購入者からの訴えに素直に耳を傾け、あるいはそのような副作用があるのでないかという、真摯な対応を心がけることが重要です。

■医薬品の副作用が疑われる症例に関する情報の公表

医薬品の副作用が疑われる症例は、総合機構のホームページで公表されています。ここでは、**製薬企業**から報告された、医薬品の副作用が疑われる症例に関する情報について公表していますので、使用上の注意に記載されていなくても、類似の事例があれば、医薬品による副作用である可能性を考慮して対処する必要があります。ただし、疑われる症例に関する情報は、因果関係が評価されているものではなく、重複も含まれています。

■副作用の報告

副作用の報告様式は、医薬品・医療機器等安全性情報と同様、**総合機構**のホームページから入手できるほか、医学・薬学関係の専門誌等にも掲載されています。

■報告書の記入と提出

報告書の記入は、報告様式の**記入欄すべてに記入がなされる必要はなく**、購入者など(健康被害を生じた本人に限らない)から把握できる範囲の報告がされれば良いことになっています。また、その医薬品の販売に複数の専門家がかかわっていた場合であっても、健康被害の情報に直接接した専門家**1**名から報告書が提出されれば良いことになっています。

製造販売業者等からの副作用報告には期限があるのに対し、店舗等からの副作用報告には報告期限はなく、保健衛生上の危害の発生または拡大防止の観点から、報告の必要性を認めた場合においては、適宜速やかに報告書を「**総合機構**」に送付することとされています(法第68条の13第3項の規定による)。報告書の送付は、**郵送**または**ファクシミリ**によるほか、**電子メール**で行うこともでき、この場合、報告者に対して、**安全性情報受領確認書**が交付されます。

※報告書の送付先は、以前は「**厚生労働省**」でしたが、2014年の改正薬事法の施行で「**総合機構**」に変更されました。

なお、この副作用報告はウェブサイトに直接入力することによる電子的な報告が可能です。

check!! 次の( )内にあてはまる字句はなにか。

●WHO国際医薬品(a)制度は、1961年に起こった(b)薬害事件を契機に設立された。

●医薬品・医療機器等安全性情報報告制度は、1967年3月より(c)制度としてスタートした。その後、(d)制度として拡充し、2006年6月の薬事法改正よって、(e)も医薬関係者として位置づけられた。

●医薬品との関連が否定できない感染症に関する症例情報の報告や研究論文などについて、(f)に対して国への報告義務を課したものが(g)報告制度である。

●OTC医薬品で、既存の要指導医薬品及び一般用医薬品と(h)、分量、用法・用量、(i)等が明らかに(j)もののうち(k)は10年を超えない範囲で(l)が承認時に定める一定期間は(m)制度が適用される。

●1997年に厚生省(当時)は、血液製剤による(n)被害を深く反省し、国民の信頼を回復するために、(o)体制を抜本的に見直した。

●医療関係者は、医薬品等によるものと疑われる、(p)に支障を来す程度の健康被害について、(q)に報告することが求められている。また、(r)または(s)による健康被害についても、自発的な情報協力が要請されているが、(t)医薬品または健康食品によると疑われる健康被害については、最寄りの(u)に連絡する。

●店舗等からの副作用の報告は、報告様式の記入欄すべてに記入がなされる必要はなく、購入者などから(v)範囲の報告がされれば良い。また、その医薬品の販売に複数の専門家がかかわっていた場合であっても、健康被害の情報に直接接した専門家(w)名から報告書が提出されれば良い。

a：モニタリング　b：サリドマイド　c：医薬品副作用モニター
d：医薬品等安全性情報報告　e：登録販売者　f：製薬企業　g：副作用・感染症
h：有効成分　i：効能・効果　j：異なる　k：ダイレクトOTC
l：厚生労働大臣　m：再審査　n：HIV感染　o：健康危機管理　p：日常生活
q：厚生労働大臣　r：医薬部外品　s：化粧品　t：無承認無許可　u：保健所
v：把握できる　w：1

53 医薬品の副作用等による健康被害の救済

A 副作用被害の救済制度の創設

サリドマイド事件、**スモン**事件等を踏まえ、1979年に薬事法が改正され、医薬品の市販後の安全対策の強化を図るため、**再審査・再評価**制度の創設、**副作用等報告**制度の整備、保健衛生上の危害の発生または拡大を防止するための**緊急**命令、**廃棄・回収**命令に関する法整備などが行われました。これとあわせて、**医薬品副作用被害救済基金**法〔現独立行政法人医薬品医療機器総合機構法(平成十四年法律第百九十二号)〕による救済制度が創設されました。

＜医薬品副作用被害救済制度＞　医薬品は、最新の医学・薬学の水準においても予見しえない副作用が発生することがあり、また、副作用が起こりうることが分かっていても、医療上の必要性から使用せざるをえない場合もあります。また、副作用による健康被害については、民法ではその賠償責任を追及することが難しく、たとえ追求することができても、多大な労力と時間を費やさなければならないということから、要指導医薬品及び一般用医薬品を含む**医薬品を適正に使用したにもかかわらず副作用による一定の健康被害が生じた場合**に、**医療費**等の給付を行い、これにより被害者の迅速な救済を図ろうというのが、医薬品副作用被害救済制度です。

■医薬品副作用被害救済制度による救済

医薬品を**適正に使用**したにもかかわらず発生した副作用による被害者の迅速な**救済**を図るため、**製薬企業**の社会的責任に基づく公的制度として1980年5月より運営が開始されました。

健康被害を受けた本人(または**家族**)の**給付請求**を受けて、その健康被害が医薬品の**副作用**によるものかどうか、医薬品が**適正に使用**されたかどうかなど、医学的薬学的判断を要する事項について**薬事・食品衛生審議会**の諮問(しもん)・答申を経て、**厚生労働大臣**が判定した結果に基づいて、医療費、**障害年金**、**遺族年金**等の各種給付が行われます。

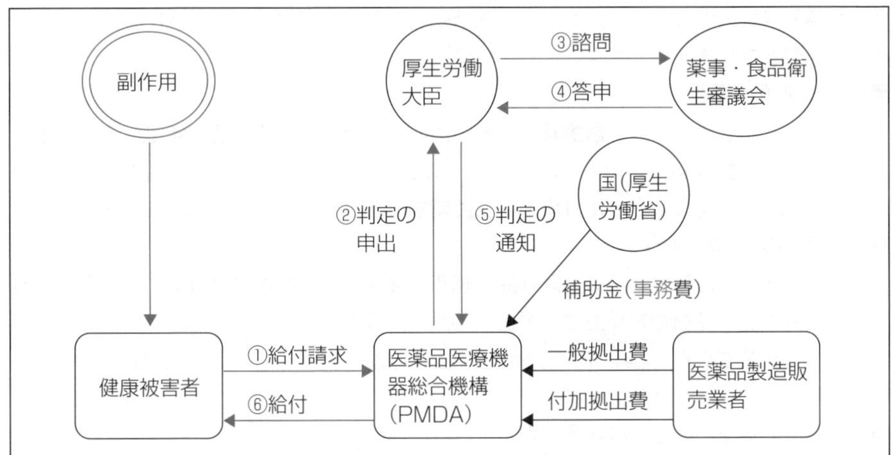

救済給付業務に必要な費用は、**給付費**と**事務費**に分けられ、**給付費**は、独立行政法人医薬品医療機器総合機構法第19条の規定に基づいて、**医薬品製造販売業者**から年度ごとに納付される拠出金が充てられるほか、事務費については、その**2分の1**相当額は**国庫**補助によりまかなわれています。

■生物由来製品感染等被害救済制度の創設

2002年の薬事法改正に際して、2004年4月1日以降に**生物由来製品**を適正に使用したにもかかわらず、それを介して生じた**感染**などによる疾病、障害または**死亡**について、医療費、障害年金、遺族年金等の給付を行うことにより、**生物由来製品**を介した感染などによる健康被害の迅速な救済を図ることを目的として創設されました。

■このほかの救済

総合機構では、関係**製薬企業**または**国**からの委託を受けて、裁判上の和解が成立した**スモン**患者に対して健康管理手当や介護費用の支払業務を行っています。また、血液製剤による**HIV**感染者・発症者に対しては、(公財)**友愛福祉財団**からの委託を受けて健康管理費用の支給などを行っています。

B 救済制度等への案内、窓口紹介

要指導医薬品または一般用医薬品の使用により副作用を生じた場合で、その副作用による健康被害が救済給付の対象になると思われたときには、医薬品の販売に従事する専門家は、健康被害を受けた購入者などに対して**救済制度がある**ことや、救済事業を運営する総合機構の**相談窓口**などを紹介し、相談を促すなどの対応をする必要があります。また、こうした情報を購入者に伝えるためには、救済給付の範囲や給付の種類などに関する一定の知識が必要となります。

■給付の種類・期限

救済制度による給付には、**医療費**、医療手当、**障害年金**、**障害児養育年金**、遺族年金、遺族一時金及び**葬祭料**の7種類があります。また、給付の種類によっては請求期限が決められていて、その**期限を過ぎた分については請求できない**ため、注意が必要です。

■救済給付の支給対象範囲

医薬品副作用被害救済制度は、**医薬品を適正に使用したにもかかわらず、副作用によって一定程度以上の健康被害が生じた場合**に、医療費等の諸給付を行うもので、添付文書や外箱などに記載されている用法・用量、使用上の注意に従って使用されていない場合は、給付の対象とはなりません。

●救済給付の対象となる健康被害の程度

救済給付の対象となるためには、「一定程度以上の健康被害が生じた場合」とされていますが、これは「**入院**を必要とする程度の医療(必ずしも**入院治療**が行われた場合に限らず、入院治療が必要と認められる場合であって、やむをえず**自宅療養**を行った場合も含まれる)を受ける場合」や、「副作用による重い**後遺障害**(日常生活に著しい制限を受ける程度以上の障害)が残った場合」とされています。

このため、医薬品を適正に使用して生じた健康被害であっても、とくに医療機関での治療を要さずに寛解したような**軽度**のものについては、給付対象にはなりません。

●その他、救済給付の対象とならない場合

医薬品の適正使用によって健康被害があった場合でも、救済制度の対象とならない場合があります。

①要指導医薬品または一般用医薬品のうち、**殺虫剤**・殺鼠剤、**殺菌消毒剤**(人体に直接使用するものを除く)、**一般用検査薬**、一部の日局収載医薬品(精製水、**ワセリン**等)による健康被害

②製品不良など、**製薬企業**に損害賠償責任がある場合(医薬品ＰＬセンターに相談)

③**無承認無許可医薬品**(いわゆる健康食品として販売されたもののほか、個人輸入により入手された医薬品を含む)の使用による健康被害

【救済給付の種類・期限】

給付の種類		請求の期限
医療費	医薬品の副作用による疾病の治療(注)に要した費用を実費補償するもの(ただし、健康保険等による給付の額を差し引いた自己負担分)	医療費の支給の対象となる費用の支払いが行われたときから5年以内
医療手当	医薬品の副作用による疾病の治療(注)に伴う医療費**以外の費用**の負担に着目して給付されるもの(定額)	請求に係る医療が行われた日の属する月の翌月の初日から5年以内
障害年金	医薬品の副作用により一定程度の障害の状態にある18歳以上の人の生活補償等を目的として給付されるもの(定額)	請求期限なし
障害児養育年金	医薬品の副作用により一定程度の障害の状態にある18歳未満の人を養育する人に対して給付されるもの(定額)	請求期限なし
遺族年金	生計維持者が医薬品の副作用により死亡した場合に、その遺族の生活の立て直し等を目的として給付されるもの(定額)ただし、最高10年間を限度とする。	死亡のときから5年以内(ただし、死亡前に医療費、医療手当、障害年金又は障害児養育年金の支給決定があった場合には、死亡のときから2年以内) 遺族年金を受けることができる先順位者が死亡した場合には、その死亡のときから2年以内。
遺族一時金	生計維持者以外の人が医薬品の副作用により死亡した場合に、その遺族に対する見舞等を目的として給付されるもの(定額)	遺族年金と同じ
葬祭料	医薬品の副作用により死亡した人の葬祭を行うことに伴う出費に着目して給付されるもの(定額)	遺族年金と同じ

(注)医療費、医療手当の給付の対象となるのは副作用による疾病が「入院治療を必要とする程度」の場合

■救済給付の請求にあたって、必要な書類

要指導医薬品または一般用医薬品の使用による副作用被害への救済給付の請求にあたっては、医師の**診断書**、受診証明書など、要した**医療費**を証明する書類のほか、その医薬品を販売した薬局開設者、医薬品の販売業者が作成した**販売証明書**などが必要となります。このため、医薬品の販売に従事する専門家は、販売証明書の発行に対して円滑な対応を図る必要があります。

なお、**医薬品の副作用であるかどうか分からない場合であっても、給付請求を行うことはできます。**

<医薬品ＰＬセンター>　製品不良など、**製薬企業**に損害賠償責任がある場合には、医薬品副作用被害救済制度の対象とならないため、**医薬品ＰＬセンター**への相談を勧めます。

平成６年、製造物責任法（ＰＬ法）が国会で成立するにあたり、「裁判によらない迅速、公平な被害救済システムの有効性に鑑み、裁判外の紛争処理体制を充実強化すること」が衆参両院で附帯決議され、各業界に対して裁判によらない紛争処理機関の設立が求められました。これを受けて、**日本製薬団体連合会**において、平成７年７月のＰＬ法の施行と同時に開設されたのが医薬品ＰＬセンターです。

医薬品ＰＬセンターは、「消費者が、医薬品又は医薬部外品に関する**苦情**（健康被害以外の損害も含まれる）について**製造販売元**の企業と交渉するに当たって、公平・中立な立場で申立ての相談を受け付け、交渉の仲介や調整・あっせんを行い、**裁判によらず**に迅速な解決に導く」ことを目的としています。

check!! 次の(　)内にあてはまる字句はなにか。

●サリドマイド事件、スモン事件等を踏まえ、1979年に薬事法が改正され、医薬品の市販後の安全対策の強化を図るため、(a)制度の創設、(b)制度の整備、保健衛生上の危害の発生または拡大を防止するための(c)命令、廃棄・回収命令に関する法整備などが行われた。これとあわせて、(d)法による救済制度が創設された。

●要指導医薬品または一般用医薬品を含む医薬品を(e)したにもかかわらず副作用による一定の(f)が生じた場合に、医療費等の給付を行い、これにより被害者の迅速な救済を図ろうというのが、(g)制度である。

●救済制度では、健康被害を受けた本人(または家族)の給付請求を受け、その健康被害が医薬品の(h)によるものかどうか、医薬品が(e)されたかどうかなど、医学的薬学的判断を要する事項について(i)審議会の諮問・答申を経て、(j)が判定した結果に基づいて各種給付が行われる。

●(k)は、2004年4月1日以降に(l)製品を適正に使用したにもかかわらず、それを介して生じた感染などによる疾病、障害または死亡について、各種給付を行うことにより、(l)製品を介した感染などによる健康被害の迅速な救済を図ることを目的として創設された。

●救済制度による給付には、(m)、医療手当、(n)年金、(o)年金、遺族年金、(p)および葬祭料の7種類があるが、請求期限が決められていて、その期限を過ぎた分については請求できない。

●救済給付の対象となるためには、「一定程度以上の(q)が生じた場合」とされ、これは「(r)を必要とする程度の医療を受ける場合」や、「副作用による重い(s)が残った場合」とされ、とくに医療機関での治療を要さずに寛解したような(t)のものについては、給付対象にはならない。

●要指導医薬品または一般用医薬品のうち、(u)剤・殺鼠剤(さっそざい)、(v)剤(人体に直接使用するものを除く)、(w)薬、一部の日局収載医薬品(精製水、(x)等)による健康被害は給付対象ではない。

●製品不良など、(y)に損害賠償責任がある場合には、医薬品副作用被害救済制度の対象とならないため、(z)センターへの相談を勧める。

a：再審査・再評価　b：副作用等報告　c：緊急　d：医薬品副作用被害救済基金
e：適正に使用　f：健康被害　g：医薬品副作用被害救済　h：副作用
i：薬事・食品衛生　j：厚生労働大臣　k：生物由来製品感染等被害救済
l：生物由来　m：医療費　n：障害　o：障害児養育　p：遺族一時金
q：健康被害　r：入院　s：後遺障害　t：軽度　u：殺虫　v：殺菌消毒
w：一般用検査　x：ワセリン　y：製薬企業　z：医薬品PL

54 一般用医薬品に関する主な安全対策

A 薬害事件と安全対策

日本では、過去に起こった薬害事件を教訓に、安全対策に関するさまざまな取組みが行われてきました。

<アンプル入りかぜ薬>　解熱鎮痛成分として**アミノピリン**、**スルピリン**水和物が配合されたアンプル入りかぜ薬の使用による重篤な副作用(**ショック**)で、1959年から1965年までの間に計38名の死亡例が発生したことがあります。この事件の調査で、アンプル剤は他の剤形(錠剤、散剤等)に比べて**吸収**が速く、血中濃度が**急速**に高値に達するため通常用量でも副作用を生じやすいことが確認され、1965年、厚生省(当時)より関係製薬企業に対し、アンプル入りかぜ薬製品の**回収**が要請されました。

その後、アンプル剤以外の一般用かぜ薬についても、1970年に**承認基準**が制定され、成分・分量、効能・効果などの見直しが行われました。

承認基準とは、承認審査の合理化、透明化を図るため、薬効群ごとに、その成分・分量、用法・用量、**効能・効果**等に関する概括的な基準を定めたもので、現在、かぜ薬のほか、解熱鎮痛薬、鎮咳去痰薬、**胃腸薬**、瀉下薬、鎮暈(ちんうん)薬、**眼科用薬**、ビタミン主薬製剤、浣腸薬、駆虫薬、**鼻炎用点鼻薬**、鼻炎用内服薬、**外用痔疾用薬**、水虫・たむし用薬に鎮痒消炎薬が加わり、15薬効群について、承認基準が制定されています。

また、スイッチOTCなど、承認基準に合致しない医薬品については、製薬企業が承認申請を行う際に、より詳細な資料の提出が要求され、有効性、**安全性**及び品質に関して厳格な審査が行われています。

<小柴胡湯による間質性肺炎>　間質性肺炎は、肺の中で**肺胞**と**毛細血管**を取り囲んで支持している組織に起こった炎症で、小柴胡湯による間質性肺炎については、1991年4月以降、使用上の注意に記載されていたのですが、その後、小柴胡湯と**インターフェロン**製剤の併用例による間質性肺炎が報告され、1994年1月には、**インターフェロン**製剤との**併用を禁忌**（してはいけない）とする使用上の注意の改訂が行われました。

また、これ以降にも**慢性肝炎**患者が小柴胡湯を使用して間質性肺炎が発症し、死亡を含む重篤な転帰に至った例もあったことから、1996年3月、厚生省(当時)より関係製薬企業に対して**緊急安全性情報**の配布が指示された経緯があります。

＜一般用かぜ薬による間質性肺炎＞　2003年5月までに、一般用かぜ薬の使用によると疑われる間質性肺炎の発生事例が、計26例報告されました。この発生による死亡例はなく、いずれも回復または軽快していますが、厚生労働省では、「一般用かぜ薬は、一般の消費者が自らの選択により購入して使用するものであること」「間質性肺炎は重篤な副作用であり、その**初期症状**は一般用かぜ薬の効能であるかぜの諸症状と区別が難しく、症状が悪化した場合には注意が必要なこと」から、同年6月、一般用かぜ薬全般の使用上の注意の改訂を指示しました。この改訂以前も一般用かぜ薬の「使用上の注意」に、「5～6回服用しても症状が良くならない場合には服用を中止して、専門家に相談する」といった注意文言があったのですが、これに加えて「まれに**間質性肺炎**の重篤な症状が起きることがあり、その症状は、かぜの諸症状と区別が難しいため、症状が悪化した場合には服用を中止して医師の診療を受ける」といった注意喚起がなされることになったのです。

＜塩酸フェニルプロパノールアミン含有医薬品＞　塩酸フェニルプロパノールアミン（ＰＰＡ）は、鼻充血や結膜充血を除去し、鼻づまりなどの症状の緩和を目的として、鼻炎用内服薬、鎮咳去痰薬、かぜ薬等に配合されていた成分ですが、2000年5月、米国で、女性が**食欲抑制剤**（我が国での鼻炎用内服薬などにおける配合量よりも高用量）として使用した場合に、**出血性脳卒中**の発生リスクとの関連性が高いとの報告がなされ、米国食品医薬品庁（ＦＤＡ）より、米国内におけるＰＰＡ含有医薬品の自主的な販売中止が要請されました。

日本では、**食欲抑制剤**として承認された製品はなかったことから、直ちに販売を中止する必要はないものの、同年11月には**心臓病**の人や**脳出血**の既往がある人等は使用しないよう注意喚起を行っていました。

しかし、2003年8月までに、ＰＰＡが配合された一般用医薬品による脳出血などの副作用症例が複数報告（いずれも回復又は軽快）されました。この症例の多くは、用法・用量の範囲を超えた使用、または禁忌とされている**高血圧症患者**の使用によるものだったのですが、厚生労働省より関係製薬企業などに対して、使用上の注意の改訂、情報提供の徹底等を行うとともに、代替成分として**プソイドエフェドリン塩酸塩**（ＰＳＥ）等への速やかな切替えにつき指示がなされたのです。

check!! 次の(　)内にあてはまる字句はなにか。

●解熱鎮痛成分として(a)、(b)が配合されたアンプル入りかぜ薬の使用による重篤な副作用(ショック)で、1959年から1965年までの間に計38名の死亡例が発生した。この事件の調査で、アンプル剤は他の剤形(錠剤、散剤等)に比べて(c)が速く、血中濃度が(d)に高値に達するため通常用量でも副作用を生じやすいことが確認され、1965年、厚生省(当時)より関係製薬企業に対し、アンプル入りかぜ薬製品の(e)が要請された。その後、アンプル剤以外の一般用かぜ薬についても、1970年に(f)が制定され、成分・分量、効能・効果などの見直しが行われた。

●(g)は、肺の中で肺胞と毛細血管を取り囲んで支持している組織(間質)に起こった炎症で、(h)による(g)については、1991年4月以降、使用上の注意に記載されていたが、その後、(h)と(i)製剤の併用例による(g)が報告され、1994年1月には、(i)製剤との併用を禁忌とする使用上の注意の改訂が行われた。

●(j)は、鼻充血や結膜充血を除去し、鼻づまりなどの症状の緩和を目的として、鼻炎用内服薬、鎮咳去痰薬、かぜ薬等に配合されていた成分だが、2000年5月、米国で、女性が(k)として使用した場合に、(l)の発生リスクとの関連性が高いとの報告がなされ、米国食品医薬品庁(FDA)より、米国内における自主的な販売中止が要請された。

●2003年8月までに、PPAが配合された一般用医薬品による脳出血などの副作用症例が複数報告された。これにより、厚生労働省より関係製薬企業などに対して、使用上の注意の改訂、情報提供の徹底等を行うとともに、代替成分として(m)等への速やかな切替えにつき指示がなされた。

a:アミノピリン　b:スルピリン水和物　c:吸収　d:急速　e:回収
f:承認基準　g:間質性肺炎　h:小柴胡湯　i:インターフェロン
j:塩酸フェニルプロパノールアミン(PPA)　k:食欲抑制剤　l:出血性脳卒中
m:プソイドエフェドリン塩酸塩

55 医薬品の適正使用のための啓発活動

A 登録販売者への期待

登録販売者には、薬剤師とともに一般用医薬品の販売等に従事する医薬関係者（専門家）として、適切な**セルフメディケーション**の普及定着、医薬品の適正使用の推進のため、さまざまな**啓発活動**に積極的に参加、協力することが期待されています。

B さまざまな啓発活動

＜薬と健康の週間＞　第68条の3には「国、都道府県、保健所を設置する市及び特別区は、関係機関及び関係団体の協力の下に、医薬品及び医療機器の**適正な使用**に関する啓発及び**知識の普及**に努める」と規定されています。

これを受けて、「医薬品のもつ特質およびその使用・取扱いなどについて正しい知識を広く生活者に浸透させることにより、保健衛生の維持向上に貢献すること」を目的に、毎年10月17日～23日の1週間を「**薬と健康の週間**」として、国、自治体、関係団体等による広報活動やイベント等が実施されています。

＜「ダメ。ゼッタイ。」普及運動＞　「**6・26国際麻薬乱用撲滅デー**」を広く普及し、薬物乱用防止を一層推進するため、毎年**6月20日～7月19日**までの1カ月間、国、自治体、関係団体などにより、「**ダメ。ゼッタイ。**」普及運動が実施されています。

薬物乱用や薬物依存は、違法薬物（麻薬、覚せい剤、大麻等）によるものばかりでなく、要指導医薬品または一般用医薬品によっても生じうるもので、とくに青少年では、**薬物乱用**の危険性に関する認識や理解が必ずしも十分でなく、好奇心から身近に入手できる薬物（一般用医薬品を含む）を興味本位で乱用することがあります。要指導医薬品または一般用医薬品の乱用をきっかけとして、違法な薬物の乱用につながることもあり、その場合、乱用者自身の健康を害するだけでなく、**社会的**な弊害を生じるおそれが大きいことから、医薬品の適正使用の重要性等に関して、**小中学生**のうちから啓発が重要なのです。

なお、青少年による薬物の乱用例としては、大量摂取や**アルコール**との同時摂取による急性中毒から転倒、昏睡、死亡などのほか、長期の乱用によって、臓器障害、情緒不安定、対人関係・社会生活上の障害などに至った事例が報告されています。

check!!　次の(　)内にあてはまる字句はなにか。

●登録販売者には、薬剤師とともに一般用医薬品の販売等に従事する医薬関係者(専門家)として、適切な(a)の普及定着、医薬品の適正使用の推進のため、さまざまな(b)に積極的に参加、協力することが期待されている。

●「医薬品のもつ特質およびその(c)などについて正しい知識を広く生活者に浸透させることにより、(d)の維持向上に貢献すること」を目的に、毎年(e)月17日～23日の1週間を「(f)の週間」として、国、自治体、関係団体等による広報活動やイベント等が実施されている。

●「(g)撲滅デー」を広く普及し、薬物乱用防止を一層推進するため、毎年(h)月20日～(i)月19日までの1カ月間、国、自治体、関係団体などにより、「(j)」普及運動が実施されている。

●薬物乱用や薬物依存は、違法薬物(麻薬、覚せい剤、大麻等)によるものばかりでなく、(k)によっても生じうるもので、とくに青少年では、薬物乱用の危険性に関する認識や理解が必ずしも十分でなく、好奇心から身近に入手できる薬物を(l)で乱用することがある。こうした(k)の乱用をきっかけとして、違法な薬物の乱用につながることもあり、その場合、乱用者自身の健康を害するだけでなく、(m)的な弊害を生じるおそれが大きい。

a：セルフメディケーション　b：啓発活動　c：使用・取扱い　d：保健衛生
e：10　f：薬と健康　g：6・26国際麻薬乱用　h：6　i：7
j：ダメ。ゼッタイ。k：要指導医薬品または一般用医薬品　l：興味本位
m：社会

アセトアルデヒド	肝臓でアルコールが代謝されてできる代謝産物で、これが二日酔いの原因とされている。アセトアルデヒドは、最終的に肝臓で酢酸にまで代謝されて、腎臓などから排泄される。
アトピー性皮膚炎（せいひふえん）	悪化と改善を繰り返しながら慢性に経過する湿疹で、多くの場合、気管支喘息、アレルギー性鼻炎、アレルギー性結膜炎などの病歴または家族歴がある。
アニサキス症（しょう）	アニサキスは海洋動物を宿主とする寄生虫の一種で、魚の生食によりヒトの消化管に入り、胃腸粘膜にくい込んで腹痛（嘔吐を伴う）を引き起こす。
アルカロイド	主に植物由来のアルカリ性化合物の総称。
アルミニウム骨症（こつしょう）	骨組織にアルミニウムが蓄積することで骨が軟化し、広範囲な骨・関節痛、骨折などを生じる病気。
アルミニウム脳症（のうしょう）	脳にアルミニウムが蓄積することで脳神経系の伝達を妨げ、言語障害等を引き起こす病気。
アレルギー	本来体を守る免疫反応が過敏になることで、さまざまな不快症状が現れることを言う。アトピー性皮膚炎などが有名。原因となる物質（抗原）を**アレルゲン**と呼ぶ。また、アレルギーになりやすい体質を**アレルギー体質**と呼ぶ。
イエローレター	「緊急安全性情報」の別名。 医薬品または医療機器について、重要かつ緊急な情報伝達が必要な場合に、厚生労働省の指示や製造販売業者の自主決定などで製造販売元の製薬企業等からその医薬品または医療機器を取り扱う医薬関係者に対して、４週間以内に原則として直接配布されるＡ４サイズの黄色地の印刷物。
胃潰瘍（いかいよう）	胃粘膜に潰瘍が起こった状態。胃粘膜が荒れている状態を胃炎と呼び、粘膜の欠損が粘膜筋板まで達したものを**胃潰瘍**と呼ぶ。強い精神的なストレスや、過度の飲酒などが原因となることが多い。
依存性（いぞんせい）	その薬物を周期的に摂取したいという欲求が強くなる性質。**依存**が形成されると、それから離れるときにイライラや不安感など、さまざまな症状が現れる。これを**離脱症状**と言う。
一次代謝（いちじたいしゃ）	薬が小腸で吸収された後、全身を巡る前にまず肝臓に運ばれて代謝を受けることを言う。一般的に、代謝を受けることで薬の効果は落ち、これを**初回通過効果**と呼ぶ。この一次代謝で逆に活性化するように工夫された薬を、プロドラッグと呼ぶ。
いぼ	正式には**疣贅**（ゆうぜい）と言い、ウイルス性のいぼと老人性のいぼに分けられる。夏場、子どもにできる水いぼなどのウイルス性のいぼは、一般用医薬品では対処できないので、医療機関を受診する必要がある。
医薬品（いやくひん）	病気の診断や治療、予防に使われるもので、人または動物の身体の構造または機能に影響を及ぼすことが目的とされているものを言う。病院で医師から処方される**医療用医薬品**と、薬局や薬店、登録販売者のいる一般のお店でも買える**要指導医薬品及び一般用医薬品（OTC 医薬品）**がある。
医薬部外品（いやくぶがいひん）	人への作用が比較的やさしいもので、器具や機械などではないものを指す。製品のパッケージに**「医薬部外品」**と必ず記載される。薬局や薬店でなくても販売できる。
イレウス	腸管の一部が強く収縮したり、腸管の運動が悪くなって、内容物がつまってしまうこと。腸閉塞。これに対し、腸管での閉塞が起こっていないにもかかわらず、腸管運動が麻痺して腸内容物の通過が妨げられ、さまざまな症状が起こるものを**イレウス様症状**と言う。
インスリン	膵臓から分泌されるホルモンで、血糖値（血液中に溶け込んだブドウ糖の量）を下げるはたらきがある。血糖値を上げるホルモンはいくつかあるが、下げるホルモンはインスリンしかないため、重要なホルモンである。
ウイルス	たんぱく質の殻の中に遺伝情報がつまった核酸（DNAやRNA）をもつ構造になっている。分裂に必要な物質を自分の中で作り出すことができず、細菌やそのほかの生物の細胞内に入り込み、その細胞の機能を使って増殖する。細菌と違って自分だけで分裂、移動する能力をもたないため、「生物」ではないとする科学者も多い。インフルエンザ、HIV（エイズ）などが有名。

うおのめ	正式には**鶏眼**(けいがん)と言い、足の裏などに機械的な刺激や圧迫が継続的に加わることで、皮膚が厚くなったもの。角質の芯がくさび型に真皮に食い込んでいるので、圧迫されると痛みを感じる。
H_2ブロッカー	胃腺に対するヒスタミンのはたらきをブロックすることで、胃酸の分泌を抑える成分。胃腺のH_2受容体をブロックするので、H_2ブロッカーと呼ばれる。代表的な成分には、ラニチジン、ファモチジン、ニザチジン、ロキサチジンアセタートなどがある。第一類医薬品。
SJS	皮膚粘膜眼症候群（スティーブンス・ジョンソン症候群）。
炎症(えんしょう)	打撲や細菌感染、筋肉の疲労など、体に起こるさまざまな障害に対する生体の防御反応を言う。「痛み」「腫れ」「発赤」「発熱」の特徴的な反応を伴い、これによる「機能障害」も含めて炎症の5大症状と呼ばれる。
黄疸(おうだん)	肝機能障害の症状として現れることが多い症状で、胆汁色素であるビリルビン（赤血球の代謝物）が胆汁中に排出されずに血液中に滞留し、皮膚や白眼が黄色くなるのが特徴。
OTC医薬品(いやくひん)	Over The Counterの略。「カウンター越しに手渡す薬」という意味で、要指導医薬品又は一般用医薬品を意味する。また、医療用の薬をOTC薬として販売できるようになったものを**スイッチOTC**と呼ぶ。医療用の薬として販売されずにいきなり要指導医薬品又は一般用医薬品として製品化されたものを**ダイレクトOTC**と呼ぶ。
疥癬(かいせん)	ヒゼンダニというダニの一種が皮膚に感染することによって起こる皮膚疾患で、激しいかゆみを伴う皮疹を生じる。
外分泌腺(がいぶんぴつせん)	「分泌腺」参照。
潰瘍(かいよう)	皮膚や粘膜（胃腸の粘膜や角膜、結膜など）などが傷つき、ある程度以上の大きさで欠損することを言う。たとえば胃では、粘膜が傷つき、炎症を起こしたものを胃炎と言うが、この欠損が粘膜筋板まで及んだものを胃潰瘍と言う。
潰瘍性大腸炎(かいようせいだいちょうえん)	免疫異常によって大腸に潰瘍やびらんを生じる病気。
化学伝達物質(かがくでんたつぶっしつ)	神経伝達物質とも呼ばれ、神経と神経の間で情報の伝達を行う物質。アドレナリンやアセチルコリンのほか、GABA などが代表的。
可逆的(かぎゃくてき)	逆方向にも進むことができ、もとに戻ることができる反応および状態。反応や状態が逆方向に進めないものを、不可逆的と言う。
花粉症(かふんしょう)	本来なら無害な花粉に対し、免疫機構が過敏に反応して起こるアレルギー症状の1つ。鼻炎症状が多いが、目や皮膚のかゆみが起こる場合もある。主な原因物質（アレルゲン）は、スギやヒノキ、ブタクサなど。
緩下作用(かんげさよう)	穏やかな瀉下作用。逆に、強い場合を**峻下作用**(しゅんげ)と言う。
感作状態(かんさじょうたい)	ある特定のアレルゲンに対して、次に来るのを待ち受けてアレルギー症状を起こす準備が整った状態。具体的には、あるアレルゲンに特異的に反応する抗体が肥満細胞にくっついた状態。
間質性肺炎(かんしつせいはいえん)	通常の肺炎は、気管支または肺胞が細菌に感染して炎症を生じたものであるのに対し、間質（肺の中で肺胞と毛細血管を取り囲んで支持している組織）で起きた肺炎をいう。
感染(かんせん)	細菌やウイルスが体内に侵入し、そこで増殖することを言う。侵入経路には、感染者が触れたものに触れることで感染する「接触感染」と、感染者のせきやくしゃみによってばらまかれた細菌やウイルスなどを吸入することで感染する「飛沫感染」などがある。
漢方薬(かんぽうやく)	中国伝統医学の1つである漢方医学の理論に基づいて、さまざまな生薬を組み合わせた医薬品。ちなみに、「漢方」という言葉は鍼灸を含めた漢方治療を指すため、「漢方薬」とは区別される。また、漢方薬は中国から伝わってから日本で独自に発展したため、中国とは違う処方となっているものもある。

偽アルドステロン症	体内に塩分(ナトリウム)と水が貯留し、体からカリウムが失われたことに伴う症状で、体内に塩分(ナトリウム)と水分をためる副腎皮質ホルモン「アルドステロン」の分泌が増えていないにもかかわらず生じることから、偽アルドステロン症と呼ばれる。
基剤	有効成分を溶かし込む、ベースとなる薬剤。
拮抗作用	たとえば2つの薬物を同時に使ったとき、いずれか一方の薬物を単独で使ったときよりも効果が少ない場合を拮抗と言う。また、交感神経と副交感神経のように互いに逆のはたらきをする神経が、1つの効果器に対して同時に作用することも拮抗である。つまり、2つのものが、お互いのはたらきを弱めるようにはたらくことを拮抗作用と言う。
QOL	Quality of Lifeの略で、「生活の質」の意味。
虚血性大腸炎	大腸への動脈血流が妨げられたために起こる大腸粘膜やその内側の粘膜層の損傷で、損傷した大腸粘膜に潰瘍を生じる症状。
くる病	ビタミンDの代謝障害によって、カルシウムやリンの吸収が進まなくなるために起こる乳幼児の骨格異常。背骨の湾曲が特徴。
クローン病	消化管全域にわたって炎症や潰瘍を生じる病気。
劇薬	薬機法第四十四条第二項の規定に基づき、劇性が強いものとして厚生労働大臣が薬事・食品衛生審議会の意見を聴いて指定する医薬品。殺虫剤のほか、強心成分のセンソも、1日用量中センソが5mgを超えて含有される医薬品は、劇薬に指定されている。容器等に白地に赤枠をとって、当該医薬品の品名及び「劇」の文字が赤字で記載されなければならない。
下血	消化管内の出血が、肛門から排泄される現象。
化粧品	人への作用はやさしいもので、美容効果を期待してつくられた皮膚や髪の毛を健康に保つもの。塗ったり、吹き付けたりして使う。
血液脳関門	脳内には多くの血管が通っているが、脳の血管は末梢に比べて物質の透過に関する選択性が高く、血液中から脳の組織へ移行できる物質の種類は限られている。これを血液脳関門という。小児では、血液脳関門が未発達であるため、循環血液中に移行した医薬品の成分が脳の組織に達しやすい。
血糖値	血漿100mL中に含まれるブドウ糖のmg数。血糖値は、空腹時、食後など、測定時間や食事内容によって大きく変動し、食後2時間の値が最も高いとされる。正常値は<空腹時血糖：110mg/dL未満><食後(2時間)値：140mg/dL未満>である。
減感作療法	微量のアレルゲンを体内に取り込むことで、徐々にアレルゲンに体を慣れさせ、アレルギー症状を起こしにくくする療法。アレルゲンを体内に取り込むと、症状の悪化や重篤なアレルギー症状を起こす可能性があるため、必ず医師の指導のもとに行う必要がある。
検体	検査される対象物質。尿糖や尿たんぱくの検査をする場合には、検体は尿で、血糖値を検査する場合には、検体は血液である。
高血圧症	安静時の動脈圧力が異常に上昇した状態。原因がはっきりわからず、遺伝性や肥満、食塩など生活習慣が関与すると言われる高血圧を「本態性高血圧」、腎臓の機能低下やホルモンなど原因がはっきりしているものを「二次性高血圧」と言う。診断基準は、収縮期血圧：140mmHg以上、拡張期血圧（最低血圧）：90mmHg以上のいずれか。
膠原病	主症状として発熱、倦怠感、関節痛などが現れるもので、多くの場合自己免疫疾患が関係しているとされているが、詳細は不明である。
抗コリン(抗アセチルコリン)作用	副交感神経の神経伝達物質アセチルコリンのはたらきを抑える作用。その結果、副交感神経が抑制され、胃腸の運動、尿の排泄、唾液の分泌などを抑制したり眼圧を上げるなどする。関連する疾患をもつ場合は注意が必要。
亢進	あるはたらきが活発になること。例「胃酸分泌亢進:胃酸分泌が増える」「蠕動運動亢進:蠕動運動が活発になる」など。

こうたい **抗体**	免疫反応において、白血球の一種であるT細胞リンパ球の指令を受けて、B細胞リンパ球が放出するたんぱく質(免疫グロブリン)。かぜをはじめとするさまざまなウイルスや細菌など、体にとって異物であるものを攻撃して破壊したり、マクロファージなどの貪食細胞が食べやすくするはたらきがある。
こうちゅう **鉤虫**	回虫の一種で、幼虫が体内に入ると血流に乗って肺へ移動し、気管から食道を通って腸に移動し、成虫になって腸管で血を吸って生きていく。
こうねんきしょうがい **更年期障害**	女性の閉経前後の5年程の間に現れる不定愁訴で、とくに卵巣機能の低下が主な原因と考えられる。体の中の様々な変化に、体が適応していこうとする期間に起こる不快症状を指す。個人差があるが、のぼせ、発汗、不眠、不安、イライラなどが主な症状。 男性も、テストステロンという男性ホルモンの1つが、30歳頃から年に1%ずつ減少していくと言われ、これにより、筋肉量・骨量減少、性欲低下、認知力低下などの症状が現れることがある。
こう　さよう **抗ヒスタミン作用**	ヒスタミンがその受容体と反応(結合)するのを邪魔することにより、ヒスタミンのはたらきを抑える作用。H_1とH_2受容体がよく知られる。一般的に、H_1受容体をブロックする薬は抗ヒスタミン成分と呼ばれ、鼻炎症状などを緩和する作用がある。H_2受容体をブロックする薬はH_2ブロッカーと呼ばれ、胃酸分泌抑制に用いられる。また、抗ヒスタミン成分には眠気を催す副作用があり、抗ヒスタミン成分を配合した薬の服用後は、乗物や機械類の運転操作は控える必要がある。クロルフェニラミンマレイン酸塩は、一般用医薬品に配合される抗ヒスタミン成分の代表的成分。
こう　けっしょう **高マグネシウム血症**	血液中のマグネシウム濃度が異常に高くなり、脱力感、低血圧、呼吸障害などが現れる。重症の場合には、心停止が起こることもある。
こうもん **肛門ガン**	肛門周囲に接している皮膚細胞または肛門と直腸の境の粘膜上皮細胞が腫瘍化したもの。なお、ガンは腫瘍の中でもとくに悪性の腫瘍を指す。
ごかん **五疳**	小児特有の症状(夜泣き・疳の虫など)で、小児五疳とも呼ばれる。
こっかくきん **骨格筋**	筋線維を顕微鏡で観察すると横縞模様(横紋)が見えることから「横紋筋」とも呼ばれる。収縮力が強く、ほとんどが自分の意識どおりに動かすことができる随意筋であるが、疲労しやすく、長時間の動作は難しい。
ごよう **誤用**	医薬品などを、誤って用いること。坐薬を服用したり、水虫薬の液剤を点眼するなどがこれにあたる。
コレステロール	副腎皮質ホルモンや性ホルモン、胆汁酸生合成などの原料であり、生体膜の構成成分ともなる。コレステロールは主に肝臓で合成され、全身に運ばれる。コレステロールを肝臓から全身に運ぶ、LDL リポたんぱくといっしょになったものを LDL コレステロールと呼び、全身からコレステロールを回収する HDL リポたんぱくといっしょになったものを HDL コレステロールと呼ぶ。コレステロールは体にとって必要なものだが、全身で過剰になると動脈硬化などの原因となるため、LDL コレステロールは、こうした病気の原因になるものとして「悪玉コレステロール」とも呼ばれる。
こんごうせいけつごうそしきびょう **混合性結合組織病**	膠原病の重複症候群の中の1つの病型で、寒冷刺激や精神的緊張によって起こる手指の蒼白化(レイノー現象)、手の甲から指にかけての腫れ、多発関節炎、皮膚の硬化等の症状が現れる。
さいきけいせい **催奇形性**	奇形児が生まれる可能性を高める性質。
しきゅうないまくしょう **子宮内膜症**	子宮内膜やそれに類似した組織が、子宮内膜層以外の骨盤内の組織・臓器で増殖する病気。
ししついじょうしょう **脂質異常症** こうしけっしょう **(高脂血症)**	血液中のコレステロールや中性脂肪が多過ぎる病気。日本動脈硬化学会では、2007年に従来の「高脂血症」を「脂質異常症」と名称変更し、診断基準の一部も変更している。 新しい診断基準は以下のとおり。 <中性脂肪：150mg/dL以上><LDL-コレステロール：140mg/dL以上><HDL-コレステロール：40mg/dL未満>のいずれかになると「脂質異常症」と診断される。

湿潤（しつじゅん）	湿ってジュクジュクしている状態。
疾病（しっぺい）	病気のこと。
しばり表現（ひょうげん）	漢方薬などで、体質や状態を明確にすることで、その漢方薬の適用となる服用者を絞り込む表現。「比較的体力があり…」「腹部に皮下脂肪が多く、便秘がちな人における…」などを指す。
市販薬（しはんやく）	OTC医薬品（要指導医薬品及び一般用医薬品）のこと。大衆薬とも呼ばれる。要指導医薬品と一般用医薬品の第一類医薬品については薬剤師が、第二類と第三類については、登録販売者が販売（情報提供）できる。
癪（しゃく）	胸部や腹部に生じる激しい痛みの通俗的な総称。
瀉下作用（しゃげさよう）	便を排泄する(下剤)作用を言う。穏やかな場合は緩下作用、強い場合を峻下作用と言う。
習慣性（しゅうかんせい）	依存性ほど強くないが、その薬物の習慣的な使用につながる性質。
重篤（じゅうとく）	重症、または重い症状。
受容体（じゅようたい）	体内のさまざまな器官の細胞表面にあるたんぱく質で、神経伝達物質やホルモンなどを受け取る部分。基本的に、1つの受容体は1つの物質(神経伝達物質やホルモン)だけに対応し、情報を受け取る器官は、必要な情報伝達物質に合った受容体をもつ。
峻下作用（しゅんげさよう）	強い瀉下作用のこと。峻下作用を現す瀉下薬(便秘薬：下剤)では、ヒマシ油が代表的である。
上皮細胞（じょうひさいぼう）	粘膜などの最も外側にある細胞で、多くの場合、粘膜を守る粘液を分泌している。
食あたり（しょく）	食中毒のこと。有害な細菌や物質に汚染された飲食物を摂取することで起こる急激な中毒症状や急性感染症状を起こすことを言う。原因により細菌、ウイルス、自然毒、化学物質によるものに大別される。
食道裂孔ヘルニア（しょくどうれっこう）	胃の一部が横隔膜の上に飛び出した状態。胃の上部にある噴門部は、横隔膜によって締め付けられているために胃酸が食道に逆流しないようになっているが、胃の上部が横隔膜の上に飛び出してしまい、うまく締められなくなると胃酸が逆流し、胸やけなどを起こしやすくなる。 ヘルニアとは、本来あるべきところから脱出した状態を指す。
徐脈（じょみゃく）	心臓の拍動が減少すること。
自律神経系（じりつしんけいけい）	体性神経系とともに、末梢神経系に分類される。体内のほとんどの器官のはたらきを無意識に調節する神経で、おおむね興奮時にはたらく交感神経系とリラックス時にはたらく副交感神経系に大別される。2つの神経は外の環境の変化に応じてバランスを取り合い、体の中の環境を一定に保つ(二重支配)。このバランスが崩れると、動悸やめまい、頭痛、発汗など原因不明の不快な症状が現れることがあり、これを自律神経失調症と言う。
心筋（しんきん）	心筋は、心臓壁にある筋層を構成する筋組織で、不随意筋であるが筋線維には骨格筋のような横縞模様があり、強い収縮力と持久力を兼ね備えている。
振戦（しんせん）	震えのこと。
浸透圧（しんとうあつ）	水分の移動は、濃度の低いほうから濃度の高いほうに行われ、この水分の移動に伴う圧力差を浸透圧と言う。

心拍出量（しんはくしゅつりょう）	心臓が1分間に送り出す血液の量。「心臓の1回拍出量×心拍数」で計算されるが、心臓のはたらきが悪くなって1回拍出量が減ると、心拍数を増やして心拍出量を補うため、頻脈になる。
心拍数（しんぱくすう）	心臓が1分間に収縮する回数。
随意筋（ずいいきん）	自分の意思で動かすことができる筋肉を、随意筋と呼ぶ。これに対して、自分の意思で動かすことができない筋肉を不随意筋と呼ぶ。ほとんどの骨格筋は随意筋であり、心筋とほとんどの平滑筋は不随意筋である。なお、骨格筋は横縞模様（横紋）があるため、横紋筋とも呼ばれる。
随伴症状（ずいはんしょうじょう）	何かの病気に伴って現れる症状で、たとえばかぜの随伴症状では急性鼻炎や頭痛などが現れる。
スティーブンス・ジョンソン症候群（しょうこうぐん）	皮膚粘膜眼症候群（SJS）。
ステロイド剤（ざい）	ステロイドとは、ステロイド骨格という構造をもつホルモンのこと。このうち、副腎皮質ホルモンの糖質コルチコイドや鉱質コルチコイドを化学的に合成した薬剤を、ステロイド剤と呼ぶ。強力な抗炎症作用、抗アレルギー作用をもち、様々な疾患に優れた効果を示す反面、免疫抑制作用による感染症の悪化のほか、消化器の障害、骨の弱化など、全身性の副作用が現れることもある。このため、短期間に症状を抑えるには効果的だが、「長期連用しない」「患部が広範囲な場合には使用しない」「化膿している患部には使わない」といった注意が必要。 患部ではよく効き、体内に吸収されると副作用の少ない成分に変化するアンテドラッグと呼ばれる成分もある。 なお、ステロイド剤の抗炎症作用は、末梢でのプロスタグランジン産生抑制作用によるとされている。
ストレス	体外からの物理的、化学的、生物的、精神的など各種の刺激と、それによって生じる体の防御反応の両方を指す。適度な刺激は、健康的な体を維持する上で必要とも言われている。
静菌（せいきん）	細菌の活動や増殖が抑えられること。これに対して「殺菌」は、菌を殺すことを言う。
製造承認基準（せいぞうしょうにんきじゅん）	正式には「一般用医薬品製造（販売）承認基準」と言い、かぜ薬や胃腸薬、鎮咳去痰薬などについて、どんな目的で使用するか、どんな成分が配合できるか、どんな剤形があるか、および効能・効果、用法・用量などを細かく定めているもの。これまで、15の薬効群について基準が定められている。
生理活性物質（せいりかっせいぶっしつ）	ヒスタミンやプロスタグランジンに代表される、細胞間の情報伝達を行う物質を言う。脳や副腎から放出されるホルモンなども生理活性物質の1つで、血液を介して全身に指令が送られる。
赤血球（せっけっきゅう）	中央部がくぼんだ円盤状の細胞で、血液全体の約40%を占め、赤い血色素（ヘモグロビン）を含む。全身への酸素運搬が主な役目。
全身性（ぜんしんせい）エリテマトーデス	膠原病の一種で、発熱や全身の倦怠感、頬に赤い発疹、手指の腫れと関節炎、口内炎、光線過敏等の症状が現れる。
疝痛（せんつう）	発作性の間欠的な痛み。
センナ	マメ科の植物で、小葉に含まれるセンノシドA～Dが主成分。腸内細菌により分解され、刺激性の瀉下効果を発揮する。腸の急激な運動が子宮に影響を与えるおそれがあるため、妊婦の使用には注意が必要。また、乳児に下痢を起こすおそれがあることから、授乳婦は服用しないか、服用時には授乳を避けることとされている。

せんもうちゅう **旋毛虫**	回虫の一種で、腸管内で増殖し、幼虫は血流に乗って筋肉に移動し、炎症を起こす。
せんやく **煎薬**	煎じて(煮出して)服用する薬。
せんようこうり **先用後利**	配置販売などで、生活者の家庭に医薬品を置いておき、必要に応じて使った分だけのお金を受け取る販売形態。
そうごさよう **相互作用**	複数の医薬品を併用した場合、または特定の食品といっしょに摂取した場合に、医薬品の作用が増強したり、減弱したりすることを相互作用と言う。作用が増強すれば、作用が強く出過ぎたり、副作用が発生しやすくなり、また、作用が減弱すれば、十分な効果が得られないなどの不都合を生じる。相互作用には、医薬品の吸収・代謝・排泄の過程で起こるものと、医薬品が薬理作用をもたらす部位において起こるものとがある。相互作用を回避するには、ある医薬品を使用している期間やその前後を通じて、その医薬品との相互作用を生じるおそれのある医薬品や食品の摂取を控えなければならない。ちなみに相互作用のうち、その作用がそれぞれの和(足し算)として現れる場合を「相加作用」、それぞれの和以上として現れる場合を「相乗作用」、その作用が併用により減弱や消失する場合を「拮抗作用」と言う。
そうようかん **掻痒感**	かゆみ。
ぞくはつせいむげっけい **続発性無月経**	初潮後ある程度月経を経験した女性の月経が3カ月以上なくなる疾患。無理なダイエットや拒食症、過度のスポーツ等が原因でしばしば起こりうる。
たいおんちょうせつちゅうすう **体温調節中枢**	人の体は、外界の温度に応じて熱を放散したり、産生したりして体内の温度を一定に保とうとする。この調節を行うのが体温調節中枢(温熱中枢)で、間脳の視床下部にあり、体温調節はプロスタグランジンの産生量によって調節されている。
たいしゃ **代謝**	体内で化学的な処理によって物質を変化させること。肝臓などで有害物質を無毒化したり、細胞内でエネルギーを作り出したりするのは、すべて代謝である。
たいしょうりょうほう **対症療法**	病気の原因ではなく、出ている症状を改善する治療法。かぜであれば、かぜのウイルスを排除するのではなく、発熱や咳、喉の痛みといった症状を改善する療法。一方、原因療法は、病気を原因から取り除く治療法（抗生物質や抗ウイルス剤など）を言う。
たいせい **耐性**	細菌などが、ある医薬品の成分に対して、耐える力をもつこと。 例. MRSA：メチシリン耐性黄色ブドウ球菌
たいばんかんもん **胎盤関門**	胎児は、誕生するまでの間は、母胎との間に存在する胎盤を通じて栄養分を受け取っている。胎盤には、胎児の血液と母胎の血液とが混ざらない仕組みがあり、これを胎盤関門と言う。
タウリン	アミノエチルスルホン酸。アミノ酸の一種。カキ、イカ、タコなど魚介類に多く含まれる。肝機能改善作用があり、疲労回復効果や目の疲れ改善作用もあると言われることから、滋養強壮ドリンクや目薬によく配合されている。
たこ	正式には**胼胝**（べんち）と言い、足の裏などに機械的な刺激や圧迫が継続的に加わることで、皮膚が厚くなったもの。圧迫されても痛みを感じない。
だっし **脱脂**	文字通り、脂分を取ること。エタノールなどを使うと、手の皮脂が落ちる(脱脂)ことによって、肌荒れが起こりやすい。
たんきゅう **単球**	白血球の一種で、異物を見つけると自分の中に取り込む。血管の外に出るとマクロファージとなる。
ちゅうすう **中枢**	体のはたらきを支配する脳と脊髄を合わせて中枢と呼ぶ。中枢以外の部分をすべて末梢と呼ぶ。
ちゅうどくせいひょうひえしゆうかいしょう **中毒性表皮壊死融解症**	全身が広範囲にわたって赤くなり、全身の10%以上に火傷様の水疱、皮膚の剝離、びらん等が認められ、かつ高熱(38℃以上)、口唇の発赤・びらん、目の充血等の症状を伴う病態で、同症について最初に報告をした医師の名前にちなんでライエル症候群（TEN）とも呼ばれる。多くがSJSの進展型とみられている。

ちゅうわ **中和**	酸性溶液にアルカリ性溶液を加えることによって、またはアルカリ性溶液に酸性溶液を加えることによって、液性を中性(pH７前後)にすることを言う。化学反応が起こり、一般的には熱を発生する。
ＴＥＮ	中毒性表皮壊死融解症（ライエル症候群）。
とうにょうびょう **糖尿病**	血糖値を下げるインスリンというホルモンが、膵臓から正常に分泌されない、または筋肉や脂肪細胞がこのインスリンに対して反応しにくくなることで、血液中のブドウ糖の濃度(血糖値)が高くなった状態。インスリンが分泌されないものをⅠ型糖尿病、生活習慣の乱れなどからインスリンの反応が鈍くなるものをⅡ型糖尿病と呼ぶ。 高血糖はやがて末梢神経障害、腎炎、網膜症などの様々な合併症の原因となるため、血糖値の継続的な管理が必要となる。基準値としては、＜空腹時血糖値≧126mg/dL＞＜75ｇ糖負荷試験2時間血漿血糖値≧200mg/dL＞＜随時血糖値≧200mg/dL＞で糖尿病型と診断され。「検査値が2回以上基準値を超えた場合」「口渇、多飲、体重減少などの典型的な糖尿病症状、HbA1c≧6.5%、確実な糖尿病網膜症の存在がある場合」には糖尿病と診断される。
どうみゃくこうか **動脈硬化**	血管の動脈壁が肥厚して弾性を失う病気の総称。代表的なアテローム硬化では、傷ついた血管の内壁に酸化したLDL-コレステロールが沈着していき、血管は硬く、狭く、傷つきやすくなる。喫煙、肥満、高血圧、糖尿病などはその危険因子となるため、進行を防ぐには生活習慣の改善が必要となる。
とうろくはんばいしゃ **登録販売者**	都道府県ごとに行われる登録販売者のための資格試験に合格し、登録を受けた人を指す。一般用医薬品のうち、副作用などのリスクが比較的低い第二類、第三類医薬品に限って販売することができる。
とくいてき　はんのう **特異的な反応**	ある物質同士が１対１で反応する場合などを、特異的な反応と言う。これに対して、ある物質が複数の物質と反応する場合、非特異的な反応と言う。
とくていはんばい **特定販売**	「その薬局又は店舗におけるその薬局又は店舗以外の場所にいる者に対する一般用医薬品又は薬局製造販売医薬品（毒薬及び劇薬であるものを除く）の販売又は授与」を言い、いわゆる「インターネット販売」などがこれにあたる。なお、一般用医薬品はリスク区分にかかわらずすべて特定販売できるが、要指導医薬品は特定販売してはならない。
とくべつく **特別区**	東京都の23区を意味する。地方自治法第281条に「都の区は、これを特別区という。」と規定されている。
どくやく **毒薬**	薬機法第四十四条第一項の規定に基づき、毒性が強いものとして厚生労働大臣が薬事・食品衛生審議会の意見を聴いて指定する医薬品。一般用医薬品では、殺虫剤にしかない。毒薬を保管する直接の容器または被包に、黒地に白枠をとって、当該医薬品の品名及び「毒」の文字が白字で記載されていなければならない。また、貯蔵する場所は施錠できなければならない。
とびひ	正式には伝染性膿痂疹(のうかしん)と言い、虫さされやあせも、かき傷などから化膿菌が侵入したもの。水疱やかさぶた、ただれができ、水疱が破れて分泌液が付着すると、皮膚の他の部分や他人の皮膚に広がる。
ないぞうしぼう **内臓脂肪**	肝臓や腸の周りなど、内臓周囲にたまる脂肪のこと。メタボリックシンドロームの診断基準では、目安として腹囲 ＜男性85cm以上＞＜女性90cm以上＞で内臓脂肪の蓄積が疑われる（実際にはCT画像診断で内臓脂肪の面積が100平方センチメートル以上）。これに加えて＜中性脂肪150mg/dL以上、HDL-コレステロール40mg/dL未満＞＜最低血圧85mmHg以上、最高血圧130mmHg以上＞＜空腹時血糖値110mg/dL以上＞のうち、2つ以上が当てはまるとメタボリックシンドロームと診断される。
ないぶんぴつせん **内分泌腺**	「分泌腺」参照。
なんこつ **軟骨**	関節や骨格、耳などにある弾力性のある組織。体をつくったり、保護したりする役目を担う。コンドロイチン硫酸などのムコ多糖類やコラーゲンなどの線維成分と組み合わさって存在する。

にきび	正式名は面皰（めんぽう）。毛穴が皮脂などでつまり、にきび桿菌（アクネ菌）が増殖したもの。にきび桿菌が皮脂を分解してできる遊離脂肪酸によって、毛包周囲に炎症が起こり、さらにほかの細菌の感染が起こって膿をもち、膿疱や膿腫ができることもある。
日本薬局方（にほんやっきょくほう）	医薬品の品質を確保するために、医薬品の成分名や剤形、試験法などが定められている規格基準書。厚生労働大臣が薬事・食品衛生審議会の意見を聴いて定め、5年ごとに改正される。現在の基準は、第十六改正日本薬局方。
乳酸菌（にゅうさんきん）	糖を分解して、主に乳酸や酢酸をつくり出す細菌の総称。多くの種類があり、ビフィズス菌もその1つ。「善玉菌」と呼ばれ、免疫力や便通、美肌などに寄与する腸内環境をつくる。有害な物質をつくり出す「悪玉菌」を抑えて腸内を健全に保つはたらきもある。
ネフローゼ	腎臓の病気で、糸球体の透過性が高まることによってたんぱく質などが尿中に排泄されやすくなり、低たんぱく血症などが起こる。
肺気腫（はいきしゅ）	何らかの原因によって次第に肺胞が壊れて、呼吸機能が低下する病気。
白癬（はくせん）	真菌の一種である皮膚糸状菌（白癬菌）による感染症（表在性真菌感染症）で、手足に感染したものを水虫、体に感染したものをたむし（体部白癬）、股間に感染したものをいんきんたむし（股部白癬）、頭に感染したものをしらくもと呼ぶ。水虫では、趾間型、小水疱型、角質増殖型の3つに分類される。なお、爪に発生した爪白癬やしらくもに適用をもつ一般用医薬品はない。
白内障（はくないしょう）	目の水晶体に濁りが生じて視力にも影響する症状。進行を遅らせる点眼薬、メガネ・コンタクトにより視力改善を試みる方法もあるが、現在は水晶体を人工のレンズに交換する手術が短期間でも可能になり、その安全性から主流になっている。
剥離（はくり）	組織から離れること。またははがれること。分離。皮膚の剥離：皮膚がはがれること。網膜剥離：網膜の神経が、本来接着している色素上皮層から分離した病態。
曝露（ばくろ）	薬物などにさらされること。化学物質などを摂取すること。
橋本病（はしもとびょう）	甲状腺ホルモンの分泌低下から、倦怠感、むくみ、筋力低下などの症状が現れる病気。
バセドウ病（びょう）	甲状腺ホルモンの分泌亢進によって、眼球突出、頻脈などの症状が現れる病気。
発酵（はっこう）	発酵は、酵母や細菌などの微生物が有機化合物を分解してアルコールなどを生ずる過程を言い、お酒の醸造などはこの発酵を利用している。有機化合物の中でも、とくに炭水化物などの糖分を分解することを指す場合も多い。
ヒスタミン	アレルギーなどで、主に肥満細胞から放出される生理活性物質で、<アレルギー反応><血管の拡張や透過性の亢進といった炎症反応>を起こし、生体防御にはたらく。また、胃粘膜の壁細胞に作用すると、胃酸の分泌を促す。いずれも過剰にはたらくとアレルギーや胃炎などの症状につながり、これを抑える抗ヒスタミン成分や H_2 ブロッカーなどの医薬品が治療に使われる。
ビタミン	「微量（それ自体エネルギー源や生体構成成分とならない）で体内の代謝に重要なはたらきを担うにもかかわらず、生体が自ら産生することができない、または産生されても不十分であるため外部から摂取する必要がある化合物」と定義される。ビタミンの「ビタ」とはドイツ語で「生命」という意味で、その名の通り、生命を維持していくために不可欠な有機化合物。
ビタミン様物質（ようぶっしつ）	不足した場合に欠乏症を生じるかどうか明らかにされていないが、微量でビタミンと同様にはたらく、またはビタミンのはたらきを助ける化合物。
皮膚粘膜眼症候群（ひふねんまくがんしょうこうぐん）	高熱（38℃以上）を伴って、発疹・発赤、火傷様の水疱等の激しい症状が、比較的短期間に全身の皮膚、口、目の粘膜に現れる病態で、同症候群について最初に報告をした2人の医師の名前にちなんでスティーブンス・ジョンソン症候群（ＳＪＳ）とも呼ばれる。

6章 用語集

肥満細胞（ひまんさいぼう）	皮膚や粘膜に存在する免疫補助細胞で、ヒスタミンやロイコトリエン、プロスタグランジンなどの生理活性物質を放出して炎症を起こす。鼻炎などのアレルギー反応に深く関わり、花粉やハウスダストなど、特定の異物に反応する抗体が付いた状態を「感作状態」と言い、対応する異物が抗体に付くことで興奮して、生理活性物質を放出する。
頻脈（ひんみゃく）	心臓の拍動が速くなること。
副作用（ふくさよう）	医薬品を適正な使用目的に従って、適切に使用されたときに現れる有害な反応のこと。
副腎皮質（ふくじんひしつ）	腎臓の上部にある副腎の皮質部分。ステロイドホルモンを分泌する。これに対して髄質部分が副腎髄質で、交感神経を興奮させるアドレナリンなどを分泌する。
不随意筋（ふずいいきん）	「随意筋」参照。
不定愁訴（ふていしゅうそ）	体のどの部位が悪いのかはっきりしない訴えで、全身の倦怠感や疲労感、微熱感などを特徴とする症状。
腐敗（ふはい）	腐敗とは、たんぱく質が細菌などの微生物によって分解されることを言い、変敗とも言う。
プラセボ効果（こうか）（偽薬（ぎやく）効果（こうか））	医薬品を使用したとき、結果的または偶発的に薬理作用によらない作用を生じることをプラセボ効果（偽薬効果）という。 一般的には、医薬品に限らず薬理学的にまったく効果がない物質によって、何らかの暗示的な作用を生じることを言う。プラセボ（プラシーボ）とは、「満足させる」「喜ばせる」と言う意味のラテン語で、医薬品を使ったという安心感（暗示効果）や、時間経過による自然寛解などが関係していると言われている。 また、プラセボによる効果にも、好ましいもの（効果）と好ましくないもの（副作用）がある。
ブルーレター	「安全性速報」の別名。 医薬品又は医療機器について一般的な使用上の注意の改訂情報よりも迅速な注意喚起や適正使用のための対応の注意喚起が必要な場合に、厚生労働省からの命令、製造販売業者の自主決定等に基づいて作成される。A4サイズの青色地の印刷物。
プロスタグランジン	体内で脂肪酸からつくられる生理活性物質。多くの種類が知られており、胃粘膜保護、炎症の痛み増強、中枢での発熱など、様々な生体反応を調節している。
分泌腺（ぶんぴつせん）	汗や消化酵素、ホルモンなど、体の中でつくられたものを分泌する器官を分泌腺と呼ぶ。分泌腺には、胃の粘膜から胃酸を分泌する胃腺や、皮膚にあって汗を分泌する汗腺などの外分泌腺と、体内でホルモンなどを分泌する内分泌腺がある。
平滑筋（へいかつきん）	平滑筋は、筋線維に骨格筋のような横縞模様がなく、消化管壁、血管壁、膀胱等に分布し、比較的弱い力で持続的に収縮する特徴がある。
ベーチェット病（びょう）	口腔粘膜の潰瘍を初期症状とする全身性の疾患で、外陰部潰瘍、皮膚症状（全身の皮膚に湿疹や小膿疱ができる）、眼症状（炎症を起こし、最悪の場合失明に至る）等を引き起こす。
ペプシン	胃の中で胃酸などとともに食物の消化にはたらくたんぱく質分解酵素。胃酸によりペプシノーゲンという前駆体からペプシンへと活性化されてはたらく。
ヘム鉄（てつ）	動物性食品などに多く含まれる鉄分で、吸収性が良い。
ヘモグロビン	鉄分（ヘモ）とたんぱく質（グロビン）がくっついたもので、赤血球内部に存在し、酸素量の多いところ（肺胞の毛細血管）で酸素分子と結合し、酸素が少なく二酸化炭素が多いところ（末梢組織の毛細血管）で酸素分子を放出する性質がある。このようなヘモグロビンの性質によって、肺で取り込まれた酸素が、全身の組織へ供給される。
ヘルニア	体内の臓器などが、本来あるべき場所から飛び出してしまった状態。

変性	性質を変えること。殺菌消毒成分では、細菌の細胞膜やたんぱく質を変性させることで殺菌効果を現すものもある。
鞭虫	頭のほうが細く、ムチのように見える寄生虫。卵のついた食物を食べることで感染すると、小腸で卵がふ化し、幼虫になる。その後、大腸に移動して粘膜にもぐり込み、腹痛や下痢などの症状を起こす。
扁桃膿瘍	扁桃の部分に膿がたまった状態。
扁桃蜂巣炎	扁桃の周りの組織が細菌の感染で炎症を起こした状態。
変敗	腐敗のこと。とくに「食用に適さなくなる」ことをいう。
膀胱炎	尿道から細菌が侵入し、膀胱に炎症を起こしたもの。頻尿や排尿痛などが起こりやすい。尿道が短い女性に起こりやすく、細菌性でないものもある。
防除	衛生害虫などを防いだり、殺虫したりすることを言う。
疱疹ウイルス	ヘルペスウイルスの一種で、水ぼうそうや帯状疱疹などを引き起こす。初めて感染した時の症状が水ぼうそうで、その後は神経細胞の周りに潜み、抵抗力が落ちると帯状疱疹の症状を起こすことがある。
邦文	日本語の文字・文章のこと。
保湿因子	皮膚の角質細胞にあるアミノ酸や尿素、乳酸などの成分で、角質に水分を保持し、肌の状態をみずみずしく保つのに必要な因子のこと。NMF（天然保湿因子）。
ポリペプチド	アミノ酸が複数くっついたものをペプチドと言う。「ポリ」とは「たくさん」という意味で、ポリペプチドはペプチドがさらに複数くっついたものを言う。ちなみにたんぱく質は、ポリペプチドがさらにたくさんくっついたもの。 アミノ酸<ペプチド<ポリペプチド<たんぱく質
ホルモン	臓器や器官の間の情報伝達物質となり、様々な代謝を調節する。
末梢	脳と脊髄からなる中枢以外の、すべての部分を末梢と呼ぶ。
末梢血管	血管には大きく分けて、動脈、静脈、末梢血管の3つがある。末梢血管は、動脈が各組織の中で細かく枝分かれしたもので、毛細血管とも呼ばれる。血液や血漿の酸素や栄養素を末端の細胞に送り、老廃物を回収する。
末梢神経	脳と脊髄からなる中枢神経以外のすべての神経を末梢神経と呼ぶ。末梢神経は大きく、体を自動的に調節する自律神経と、運動神経や知覚神経からなる体性神経の2つからなる。
無承認無許可医薬品	製造業の許可等を受けずに製造された医薬品を言うが、健康食品などで医薬品にしか認められない効能・効果をうたったり、医薬品にしか認められていない成分が配合されていた場合などは、その健康食品は許可や承認なく製造された医薬品とみなされ、薬機法違反で取締りの対象となる。
メトヘモグロビン血症	赤血球中のヘモグロビンの一部がメトヘモグロビンに変化して、赤血球の酸素運搬能力が低下し、貧血症状を呈する病気。正常な赤血球では、メトヘモグロビンの割合はヘモグロビン全体の1%以下に維持されているが、メトヘモグロビン血症では10%以上になる。

免疫力(めんえきりょく)	生体にとっての異物を排除するはたらきの強さ。細菌、ウイルスやガン細胞などの異物は、免疫細胞により取り除かれる。ただ、免疫が過剰に反応すると、本来無害なものにまで反応し、アレルギー症状を引き起こす。代表的なものに、花粉症やアトピー性皮膚炎がある。 主な免疫細胞には、マクロファージなどの単球、白血球やNK（ナチュラルキラー）細胞などのリンパ球があり、異物を貪食したり、攻撃因子を出したりしながら、互いに連携してはたらく。
毛嚢炎(もうのうえん)	黄色ブドウ球菌などの化膿菌が毛穴から侵入し、皮脂腺や汗腺で増殖してできる吹き出物。疔(ちょう)とも呼ばれ、にきびに比べて痛みや腫れが強くなる。毛嚢炎が顔面にできたものを、面疔(めんちょう)と呼ぶ。
門脈(もんみゃく)	小腸と肝臓を結ぶ特殊な血管で、腸管で吸収した栄養分や医薬品の成分などを肝臓に運ぶ。門脈は動脈や静脈といった全身循環とは独立した血管で、有害物質などが吸収されても、まず肝臓で代謝を受けないと全身に行かないようになっている。
薬物依存(やくぶついぞん)	ある薬物の精神的な作用を体験するために、その薬物を連続的、あるいは周期的に摂取することへの強迫(欲求)を常に伴っている行動等によって特徴づけられる精神的・身体的な状態。 精神的依存は、薬によって満足感を得たい、不快感を避けたいなどの欲求を求める状態。中枢系に影響を与える薬物で現れやすい。身体的依存は、薬を長期間、大量に服用し続けたあとに突然薬を止めると、体が薬のない状態に適応できなくなる状態。薬を止める時には、医者の管理の下、徐々に減量する、代替薬を使うなどして体にかかる負担を軽減する必要がある。
薬理作用(やくりさよう)	薬物が生体(生理機能)に及ぼす影響のこと。一般的に医薬品は複数の薬理作用をもっており、期待される有益な反応を主作用と言い、主作用以外の好ましくない有害事象を副作用と言う。
薬機法(やっきほう)	医薬品、医薬部外品、化粧品、医療機器などを取り締まる法律。その品質、有効性、安全性の確保のために必要な規制や指定医薬品の規制を行う。とくに必要性の高い医薬品、医療機器の研究開発を促進することで保健衛生の向上を図る目的もある。
薬局(やっきょく)	薬剤師が販売または授与の目的で調剤の業務を行う場所。一般用医薬品の販売もできる。医薬品を販売していても、調剤が許可されていない店舗は、薬局とは呼べない。
有機化合物(ゆうきかごうぶつ)	有機化合物とは、一般的にその分子構造中に炭素原子があるものを言う。これに対して、炭素を含まないものを無機化合物と言う。
遊走(ゆうそう)	自分の力で動き回ること。白血球の一種であるマクロファージや好中球は、血管内や組織内で動き回り、異物を捕食して取り込む。
誘導体(ゆうどうたい)	医薬品の吸収率や持続性などを高めるため、化合物の分子の一部を変化させた化合物。たとえば、フルスルチアミンやビスベンチアミンは、ビタミンB_1(チアミン)の誘導体で、チアミンとしてはたらく。
要指導医薬品(ようしどういやくひん)	一般用医薬品と同じくその作用が著しくなく、需要者の選択によって使用される医薬品のうち、薬剤師の書面を用いた対面による情報提供と**指導**が必要なものとして、厚生労働大臣が指定した医薬品。
痒痛(ようつう)	痛がゆい状態。
ライエル症候群(しょうこうぐん)	中毒性表皮壊死融解症(TEN)。
ラクトミン	乳酸菌製剤の1つ。

利尿作用(りにょうさよう)	おしっこの量を増やすはたらき。尿を排泄しやすくするはたらき。
リパーゼ	膵臓でつくられ、十二指腸で分泌される消化酵素。脂肪を、吸収されやすい形に分解するはたらきがある。この酵素がはたらかないと食事の脂分が消化されず、胃もたれの原因となったり、脂溶性ビタミンなど、脂に溶ける栄養素を吸収できなくなったりする。
流涙(りゅうるい)	涙が多く出る症状。涙目。
緑内障(りょくないしょう)	眼球内の房水がたまり過ぎて眼の圧力が上昇したり、何らかの原因により眼球奥にある視神経が圧迫されて視力が衰えていく病気。進行すれば失明する可能性もあるので、早期発見が大事。手術や房水を減らす薬などにより病気の進行を抑える治療の必要がある。抗ヒスタミン成分や抗コリン成分など、抗コリン作用をもつ成分は緑内障を悪化させることがあるため、注意が必要。
リンパ	リンパ節とリンパ管よりなる体中に張りめぐらされた管状の器官。この中を免疫を司るリンパ球やリンパ液、老廃物などが流れる。リンパ節は、脇、股、首などにあり、侵入した細菌などの異物は、免疫細胞によって排除される。
老廃物(ろうはいぶつ)	細胞や組織で酸素や栄養素からエネルギーを作り出した後、不要になった残りかすや、新陳代謝などで生じた不要物などのこと。

漢方処方リスト

＜かぜに用いる漢方薬＞

・葛根湯(かっこんとう)		カンゾウ、マオウ
効能・効果	体力中等度以上のものの次の諸症：感冒の初期（汗をかいていないもの)、鼻かぜ、鼻炎、頭痛、肩こり、筋肉痛、手や肩の痛み	
主な注意点	・体の虚弱な人(体力の衰えている人、体の弱い人)、胃腸の弱い人、発汗傾向の著しい人では、悪心、胃部不快感等の副作用が現れやすい等、不向き ・まれに重篤な副作用として肝機能障害を生じる	
・麻黄湯(まおうとう)		カンゾウ、マオウ
効能・効果	体力充実して、かぜのひきはじめで、さむけがして発熱、頭痛があり、せきが出て身体のふしぶしが痛く汗が出ていないものの次の諸症：感冒、鼻かぜ、気管支炎、鼻づまり	
主な注意点	・胃腸の弱い人、発汗傾向の著しい人では、悪心、胃部不快感、発汗過多、全身脱力感等の副作用が現れやすい等、不向き ・麻黄湯では、マオウの含有量が多くなるため、体の虚弱な人(体力の衰えている人、体の弱い人)は使用を避ける必要がある	
・小青竜湯(しょうせいりゅうとう)		カンゾウ、マオウ
効能・効果	体力中等度又はやや虚弱で、うすい水様のたんを伴うせきや鼻水が出るものの次の諸症：気管支炎、気管支ぜんそく、鼻炎、アレルギー性鼻炎、むくみ、感冒、花粉症	
主な注意点	・体の虚弱な人(体力の衰えている人、体の弱い人)、胃腸の弱い人、発汗傾向の著しい人では、悪心、胃部不快感等の副作用が現れやすい等、不向き ・まれに重篤な副作用として、肝機能障害、間質性肺炎を生じることがある	
・小柴胡湯(しょうさいことう)		カンゾウ
効能・効果	体力中等度で、ときに脇腹（腹）からみぞおちあたりにかけて苦しく、食欲不振や口の苦味があり、舌に白苔がつくものの次の諸症：食欲不振、はきけ、胃炎、胃痛、胃腸虚弱、疲労感、かぜの後期の諸症状	
主な注意点	胃腸虚弱、胃炎のような消化器症状にも用いられるが、体の虚弱な人(体力の衰えている人、体の弱い人)には不向き 【相談すること】 ・インターフェロン製剤(ウイルス性肝炎の治療などのため、医療機関で使用される注射薬)で治療を受けている人：間質性肺炎の副作用が現れる恐れが高まるため ・肝臓病の診断を受けた人：肝臓病自体が、間質性肺炎を起こす要因のひとつとされているため	
・柴胡桂枝湯(さいこけいしとう)		カンゾウ
効能・効果	体力中等度又はやや虚弱で、多くは腹痛を伴い、ときに微熱・寒気・頭痛・はきけなどのあるものの次の諸症：胃腸炎、かぜの中期から後期の症状	
主な注意点	サイコ剤は、まれに重篤な副作用として間質性肺炎、肝機能障害を生じることがある。その他の副作用として、膀胱炎様症状(頻尿、排尿痛、血尿、残尿感)が現れることもある	
・桂枝湯(けいしとう)		カンゾウ
効能・効果	体力虚弱で、汗が出るものの次の症状：かぜの初期	
・香蘇散(こうそさん)		カンゾウ
効能・効果	体力虚弱で、神経過敏で気分がすぐれず胃腸の弱いものの次の諸症：かぜの初期、血の道症	
・麦門冬湯(ばくもんどうとう)		カンゾウ
効能・効果	体力中等度以下で、たんが切れにくく、ときに強くせきこみ、又は咽頭の乾燥感があるものの次の諸症：からぜき、気管支炎、気管支ぜんそく、咽頭炎、しわがれ声	
主な注意点	・水様性の痰の多い人には不向き ・まれに重篤な副作用として間質性肺炎、肝機能障害を生じることがある	

・半夏厚朴湯(はんげこうぼくとう)	—
効能・効果	体力中等度をめやすとして、気分がふさいで、咽喉・食道部に異物感があり、ときに動悸、めまい、嘔気などを伴う次の諸症：不安神経症、神経性胃炎、つわり、せき、しわがれ声、のどのつかえ感

＜鎮痛に用いる漢方薬＞

・薏苡仁湯(よくいにんとう)、麻杏薏甘湯(まきょうよくかんとう)	カンゾウ、マオウ
効能・効果	体力中等度で、関節や筋肉のはれや痛みがあるものの次の諸症：関節痛、筋肉痛、神経痛
主な注意点	・どちらも体の虚弱な人(体力の衰えている人、体の弱い人)、胃腸の弱い人、発汗傾向の著しい人では、悪心・嘔吐、胃部不快感等の副作用が現れやすい等、不向き ・どちらも構成生薬としてマオウを含むため、心悸亢進や不眠など、交感神経興奮による副作用に注意
・麻杏薏甘湯(まきょうよくかんとう)	カンゾウ、マオウ
効能・効果	体力中等度なものの次の諸症：関節痛、神経痛、筋肉痛、いぼ、手足のあれ(手足の湿疹・皮膚炎)
・芍薬甘草湯(しゃくやくかんぞうとう)	カンゾウ
効能・効果	体力に関わらず使用でき、筋肉の急激なけいれんを伴う痛みのあるものの次の諸症：こむらがえり、筋肉のけいれん、腹痛、腰痛
主な注意点	まれに重篤な副作用として、肝機能障害のほか、鬱血性心不全や心室頻脈を生じる 【してはいけないこと】 ・症状があるときのみの服用にとどめ、連用を避けること ・心臓病の診断を受けた人
・桂枝加朮附湯(けいしかじゅつぶとう)	カンゾウ
効能・効果	体力虚弱で、汗が出、手足が冷えてこわばり、ときに尿量が少ないものの次の諸症：関節痛、神経痛
主な注意点	のぼせが強く赤ら顔で体力が充実している人では、動悸、のぼせ、ほてり等の副作用が現れやすいため、不向き
・桂枝加苓朮附湯(けいしかりょうじゅつぶとう)	カンゾウ
効能・効果	体力虚弱で、手足が冷えてこわばり、尿量が少なく、ときに動悸、めまい、筋肉のぴくつきがあるものの次の諸症：関節痛、神経痛
・疎経活血湯(そけいかっけつとう)	カンゾウ
効能・効果	体力中等度で、痛みがあり、ときにしびれがあるものの次の諸症：関節痛、神経痛、腰痛、筋肉痛
主な注意点	胃腸が弱く下痢しやすい人では、消化器系の副作用(食欲不振、胃部不快感等)が現れやすい等、不向き
・当帰四逆加呉茱萸生姜湯(とうきしぎゃくかごしゅゆしょうきょうとう)	カンゾウ
効能・効果	体力中等度以下で、手足が冷えて下腹部が痛くなりやすいものの次の諸症：しもやけ、下腹部痛、腰痛、下痢、月経痛、冷え症
主な注意点	胃腸の弱い人では不向き
・釣藤散(ちょうとうさん)	カンゾウ
効能・効果	体力中等度で、慢性に経過する頭痛、めまい、肩こりなどがあるものの次の諸症：慢性頭痛、神経症、高血圧の傾向のあるもの
主な注意点	胃腸虚弱で冷え性の人では、消化器系の副作用(食欲不振、胃部不快感等)が現れやすい等、不向き
・呉茱萸湯(ごしゅゆとう)	—
効能・効果	体力中等度以下で、手足が冷えて肩がこり、ときにみぞおちが膨満するものの次の諸症：頭痛、頭痛に伴うはきけ・嘔吐、しゃっくり

＜鎮咳去痰に用いる漢方薬＞

・五虎湯(ごことう)	カンゾウ、マオウ
効能・効果	体力中等度以上で、せきが強くでるものの次の諸症：せき、気管支ぜんそく、気管支炎、小児ぜんそく、感冒、痔の痛み
主な注意点	体の虚弱な人(体力の衰えている人、体の弱い人)で軟便下痢になりやすい人、胃腸の弱い人、発汗傾向の著しい人には不向き

・麻杏甘石湯(まきょうかんせきとう)	カンゾウ、マオウ
効能・効果	体力中等度以上で、せきが出て、ときにのどが渇くものの次の諸症：せき、小児ぜんそく、気管支ぜんそく、気管支炎、感冒、痔の痛み
主な注意点	体の虚弱な人(体力の衰えている人、体の弱い人)で軟便下痢になりやすい人、胃腸の弱い人、発汗傾向の著しい人には不向き
・神秘湯(しんぴとう)	カンゾウ、マオウ
効能・効果	体力中等度で、せき、喘鳴、息苦しさがあり、たんが少ないものの次の諸症：小児ぜんそく、気管支ぜんそく、気管支炎
主な注意点	体の虚弱な人(体力の衰えている人、体の弱い人)で軟便下痢になりやすい人、胃腸の弱い人、発汗傾向の著しい人には不向き
・甘草湯(かんぞうとう)	カンゾウ
効能・効果	激しいせき、咽喉痛、口内炎、しわがれ声。外用：痔・脱肛の痛み
主な注意点	・カンゾウのみからなる漢方薬で、短期間の服用に止め、連用しないこととされており、5～6回使用しても咳やのどの痛みが鎮まらない場合には、漫然と継続せず、いったん使用を中止し、医師の診療を受ける ・甘草湯のエキス製剤は乳幼児にも使用されることがあるが、その場合、体格の個人差から体重あたりのグリチルリチン酸の摂取量が多くなることがあり、とくに注意が必要
・柴朴湯(さいぼくとう)	カンゾウ
効能・効果	体力中等度で、気分がふさいで、咽喉、食道部に異物感があり、かぜをひきやすく、ときに動悸、めまい、嘔気などを伴うものの次の諸症：小児ぜんそく、気管支ぜんそく、気管支炎、せき、不安神経症、虚弱体質
主な注意点	・体の虚弱な人には不向き ・まれに重篤な副作用として間質性肺炎、肝機能障害を生じる ・頻尿、排尿痛、血尿、残尿感等の膀胱炎様症状が現れることがある
・麦門冬湯(ばくもんどうとう)	カンゾウ
効能・効果	体力中等度以下で、たんが切れにくく、ときに強くせきこみ、又は咽頭の乾燥感があるものの次の諸症：からぜき、気管支炎、気管支ぜんそく、咽頭炎、しわがれ声
主な注意点	・水様性の痰の多い人には不向き ・まれに重篤な副作用として間質性肺炎、肝機能障害を生じることがある
・半夏厚朴湯(はんげこうぼくとう)	—
効能・効果	体力中等度をめやすとして、気分がふさいで、咽喉・食道部に異物感があり、ときに動悸、めまい、嘔気などを伴う次の諸症：不安神経症、神経性胃炎、つわり、せき、しわがれ声、のどのつかえ感

＜のどの痛みなどに用いる漢方薬＞

・桔梗湯(ききょうとう)	カンゾウ
効能・効果	体力に関わらず使用でき、のどがはれて痛み、ときにせきがでるものの次の諸症：扁桃炎、扁桃周囲炎
主な注意点	胃腸が弱く下痢しやすい人では、食欲不振、胃部不快感等の副作用が現れやすい
・駆風解毒散(くふうげどくさん)、駆風解毒湯(くふうげどくとう)	カンゾウ
効能・効果	体力に関わらず使用でき、のどがはれて痛むものの次の諸症：扁桃炎、扁桃周囲炎
特記事項	水またはぬるま湯に溶かしてうがいしながら少しずつゆっくり服用するのを特徴とし、駆風解毒湯のトローチ剤もある
主な注意点	体の虚弱な人(体力の衰えている人、体の弱い人)、胃腸が弱く下痢しやすい人では、食欲不振、胃部不快感等の副作用が現れやすい等、不向き ※5～6回服用しても症状の改善がみられない場合には、扁桃炎や扁桃周囲炎から細菌等の二次感染を生じている可能性もあるため、とくに高熱を伴う場合は注意
・白虎加人参湯(びゃっこかにんじんとう)	カンゾウ
効能・効果	体力中等度以上で、熱感と口渇が強いものの次の諸症：喉の渇き、ほてり、湿疹・皮膚炎、皮膚のかゆみ
主な注意点	体の虚弱な人(体力の衰えている人、体の弱い人)、胃腸虚弱で冷え症の人では、食欲不振、胃部不快感等の副作用が現れやすい等、不向き

・響声破笛丸（きょうせいはてきがん）	カンゾウ、ダイオウ
効能・効果	しわがれ声、咽喉不快
特記事項	ダイオウを含むものもある
主な注意点	胃腸が弱く下痢しやすい人では、食欲不振、胃部不快感等の副作用が現れやすい等、不向き 【相談すること】 瀉下薬（下剤）を服用している人：腹痛、激しい腹痛を伴う下痢が現れやすくなるため

＜胃の不調に用いる漢方薬＞

・安中散（あんちゅうさん）	カンゾウ
効能・効果	体力中等度以下で、腹部は力がなくて、胃痛又は腹痛があって、ときに胸やけや、げっぷ、胃もたれ、食欲不振、はきけ、嘔吐などを伴うものの次の諸症：神経性胃炎、慢性胃炎、胃腸虚弱
・人参湯〔にんじんとう：理中丸（りちゅうがん）〕	カンゾウ
効能・効果	体力虚弱で、疲れやすくて手足などが冷えやすいものの次の諸症：胃腸虚弱、下痢、嘔吐、胃痛、腹痛、急・慢性胃炎
主な注意点	下痢または嘔吐に用いる場合には、漫然と長期の使用は避け、１週間位使用しても症状の改善がみられないときは、いったん使用を中止して専門家に相談
・平胃散（へいいさん）	カンゾウ
効能・効果	体力中等度以上で、胃がもたれて消化が悪く、ときにはきけ、食後に腹が鳴って下痢の傾向のある次の諸症：食べ過ぎによる胃のもたれ、急・慢性胃炎、消化不良、食欲不振
主な注意点	急性胃カタルに用いる場合には、漫然と長期の使用は避け、5～6回使用しても症状の改善がみられないときは、いったん使用を中止して専門家に相談
・六君子湯（りっくんしとう）	カンゾウ
効能・効果	体力中等度以下で、胃腸が弱く、食欲がなく、みぞおちがつかえ、疲れやすく、貧血性で手足が冷えやすいものの次の諸症：胃炎、胃腸虚弱、胃下垂、消化不良、食欲不振、胃痛、嘔吐
主な注意点	まれに重篤な副作用として、肝機能障害を生じることがある

＜腸の不調を改善する漢方薬＞

・大黄甘草湯（だいおうかんぞうとう）	カンゾウ、ダイオウ
効能・効果	便秘、便秘に伴う頭重・のぼせ・湿疹・皮膚炎・ふきでもの（にきび）・食欲不振（食欲減退）・腹部膨満・腸内異常醗酵・痔などの症状の緩和
主な注意点	・体の虚弱な人（体力の衰えている人、体の弱い人）、胃腸が弱く下痢しやすい人では、激しい腹痛を伴う下痢等の副作用が現れやすい等、不向き ・短期間の使用に限られるものでないが、5～6日間服用しても症状の改善がみられない場合には、いったん使用を中止して専門家に相談 【してはいけないこと】 他の瀉下薬と併用しないこと：激しい腹痛を伴う下痢等の副作用が現れやすくなるため
・桂枝加芍薬湯（けいしかしゃくやくとう）	カンゾウ
効能・効果	体力中等度以下で、腹部膨満感のあるものの次の諸症：しぶり腹、腹痛、下痢、便秘
主な注意点	短期間の使用に限られるものでないが、１週間位服用して症状の改善がみられない場合には、いったん使用を中止して専門家に相談
・大黄牡丹皮湯（だいおうぼたんぴとう）	ダイオウ
効能・効果	体力中等度以上で、下腹部痛があって、便秘しがちなものの次の諸症:月経不順、月経困難、月経痛、便秘、痔疾
主な注意点	・体の虚弱な人（体力の衰えている人、体の弱い人）、胃腸が弱く下痢しやすい人では、激しい腹痛を伴う下痢等の副作用が現れやすい等、不向き ・１週間位服用しても症状の改善がみられないときは、いったん使用を中止して専門家に相談 【してはいけないこと】 他の瀉下薬と併用しないこと：激しい腹痛を伴う下痢等の副作用が現れやすくなるため

・麻子仁丸(ましにんがん)	カンゾウ、ダイオウ
効能・効果	体力中等度以下で、ときに便が硬く塊状なものの次の諸症：便秘、便秘に伴う頭重・のぼせ・湿疹・皮膚炎・ふきでもの(にきび)・食欲不振(食欲減退)・腹部膨満・腸内異常醗酵・痔などの症状の緩和
主な注意点	・胃腸が弱く下痢しやすい人では、激しい腹痛を伴う下痢等の副作用が現れやすい等、不向き ・5～6日間服用しても症状の改善がみられない場合には、いったん使用を中止して専門家に相談 【してはいけないこと】 他の瀉下薬と併用しないこと：激しい腹痛を伴う下痢等の副作用が現れやすくなるため

＜痔に用いる漢方薬＞

・乙字湯(おつじとう)	カンゾウ、ダイオウ
効能・効果	体力中等度以上で、大便がかたく、便秘傾向のあるものの次の諸症:痔核(いぼ痔)、きれ痔、便秘、軽度の脱肛
主な注意点	・体の虚弱な人(体力の衰えている人、体の弱い人)、胃腸が弱く下痢しやすい人では、悪心・嘔吐、激しい腹痛を伴う下痢等の副作用が現れやすい等、不向き ・まれに重篤な副作用として、肝機能障害、間質性肺炎を生じる ・切れ痔、便秘に用いる場合には、5～6日間服用して症状の改善がみられないときは、いったん使用を中止して専門家に相談 【してはいけないこと】 他の瀉下薬と併用しないこと：激しい腹痛を伴う下痢等の副作用が現れやすくなるため
・芎帰膠艾湯(きゅうききょうがいとう)	カンゾウ
効能・効果	体力中等度以下で、冷え症で、出血傾向があり胃腸障害のないものの次の諸症：痔出血、貧血、月経異常・月経過多・不正出血、皮下出血
主な注意点	・胃腸が弱く下痢しやすい人では、胃部不快感、腹痛、下痢等の副作用が現れやすい等、不向き ・短期間の使用に限られるものでないが、1週間位服用して症状の改善がみられないときは、いったん使用を中止して専門家に相談

＜婦人薬として用いる漢方薬＞

・桃核承気湯(とうかくじょうきとう)	カンゾウ、ダイオウ
効能・効果	体力中等度以上で、のぼせて便秘しがちなものの次の諸症：月経不順、月経困難症、月経痛、月経時や産後の精神不安、腰痛、便秘、高血圧の随伴症状(頭痛、めまい、肩こり)、痔疾、打撲症
主な注意点	体の虚弱な人(体力の衰えている人、体の弱い人)、胃腸が弱く下痢しやすい人では、激しい腹痛を伴う下痢等の副作用が現れやすい等、不向き 【してはいけないこと】 他の瀉下薬と併用しないこと：激しい腹痛を伴う下痢等の副作用が現れやすくなるため 授乳中の人は本剤を服用しないか、本剤を服用する場合は授乳を避けること：乳児に下痢を起こすおそれがあるため 【相談すること】 妊婦または妊娠していると思われる人：腸の急激な動きに刺激されて流産・早産を誘発するおそれがあるため
・加味逍遙散(かみしょうようさん)	カンゾウ
効能・効果	体力中等度以下で、のぼせ感があり、肩がこり、疲れやすく、精神不安やいらだちなどの精神神経症状、ときに便秘の傾向のあるものの次の諸症：冷え症、虚弱体質、月経不順、月経困難、更年期障害、血の道症、不眠症
主な注意点	・胃腸の弱い人では悪心(吐き気)、嘔吐、胃部不快感、下痢等の副作用が現れやすい等、不向き ・まれに重篤な副作用として、肝機能障害、腸間膜静脈硬化症を生じる
・柴胡桂枝乾姜湯(さいこけいしかんきょうとう)	カンゾウ
効能・効果	体力中等度以下で、冷え症、貧血気味、神経過敏で、動悸、息切れ、ときにねあせ、頭部の発汗、口の乾きがあるものの次の諸症：更年期障害、血の道症、不眠症、神経症、動悸、息切れ、かぜの後期の症状、気管支炎
主な注意点	まれに重篤な副作用として、間質性肺炎、肝機能障害を生じる
・温経湯(うんけいとう)	カンゾウ
効能・効果	体力中等度以下で、手足がほてり、唇がかわくものの次の諸症：月経不順、月経困難、こしけ(おりもの)、更年期障害、不眠、神経症、湿疹・皮膚炎、足腰の冷え、しもやけ、手あれ(手の湿疹・皮膚炎)
主な注意点	胃腸の弱い人では、不向き

・温清飲(うんせいいん)	—
効能・効果	皮膚の色つやが悪く、のぼせを訴える人における月経不順、月経困難、血の道症、更年期障害、神経症に適す
主な注意点	・胃腸が弱く下痢しやすい人では胃部不快感、下痢等の副作用が現れやすい等、不向き ・まれに重篤な副作用として、肝機能障害を生じる

・桂枝茯苓丸(けいしぶくりょうがん)	—
効能・効果	比較的体力があり、ときに下腹部痛、肩こり、頭重、めまい、のぼせて足冷えなどを訴えるものの次の諸症：月経不順、月経異常、月経痛、更年期障害、血の道症、肩こり、めまい、頭重、打ち身（打撲症）、しもやけ、しみ、湿疹・皮膚炎、にきび
主な注意点	・体の虚弱な人(体力の衰えている人、体の弱い人)では不向き ・まれに重篤な副作用として、肝機能障害を生じる

・四物湯(しもつとう)	—
効能・効果	体力虚弱で、冷え症で皮膚が乾燥、色つやの悪い体質で胃腸障害のないものの次の諸症：月経不順、月経異常、更年期障害、血の道症、冷え症、しもやけ、しみ、貧血、産後あるいは流産後の疲労回復
主な注意点	体の虚弱な人(体力の衰えている人、体の弱い人)、胃腸の弱い人、下痢しやすい人では、胃部不快感、腹痛、下痢等の副作用が現れやすい等、不向き

・当帰芍薬散(とうきしゃくやくさん)	—
効能・効果	体力虚弱で、冷え症で貧血の傾向があり疲労しやすく、ときに下腹部痛、頭重、めまい、肩こり、耳鳴り、動悸などを訴えるものの次の諸症：月経不順、月経異常、月経痛、更年期障害、産前産後あるいは流産による障害（貧血、疲労倦怠、めまい、むくみ）、めまい・立ちくらみ、頭重、肩こり、腰痛、足腰の冷え症、しもやけ、むくみ、しみ、耳鳴り
主な注意点	胃腸の弱い人では、胃部不快感等の副作用が現れやすい等、不向き

・五積散(ごしゃくさん)	カンゾウ、マオウ
効能・効果	体力中等度又はやや虚弱で、冷えがあるものの次の諸症：胃腸炎、腰痛、神経痛、関節痛、月経痛、頭痛、更年期障害、感冒
主な注意点	体の虚弱な人(体力の衰えている人、体の弱い人)、胃腸の弱い人、発汗傾向の著しい人では、不向き **【相談すること】** 排尿困難の症状がある人：排尿筋の弛緩と括約筋の収縮が起こり、尿の貯留を来すおそれがあるため。特に、前立腺肥大症を伴っている場合には、尿閉を引き起こすおそれがあるため

＜アレルギーや皮膚症状に用いる漢方薬 —皮膚の症状—＞

・十味敗毒湯(じゅうみはいどくとう)	カンゾウ
効能・効果	体力中等度なものの皮膚疾患で、発赤があり、ときに化膿するものの次の諸症：化膿性皮膚疾患・急性皮膚疾患の初期、じんましん、湿疹・皮膚炎、水虫
主な注意点	・体の虚弱な人(体力の衰えている人、体の弱い人)、胃腸が弱い人では不向き ・短期間の使用に限られるものではないが、化膿性皮膚疾患・急性皮膚疾患の初期、急性湿疹に用いる場合は、1週間位使用して症状の改善がみられないときは、いったん使用を中止して専門家に相談

・消風散(しょうふうさん)	カンゾウ
効能・効果	体力中等度以上の人の皮膚疾患で、かゆみが強くて分泌物が多く、ときに局所の熱感があるものの次の諸症：湿疹・皮膚炎、じんましん、水虫、あせも
主な注意点	体の虚弱な人(体力の衰えている人、体の弱い人)、胃腸が弱く下痢をしやすい人では、胃部不快感、腹痛等の副作用が現れやすい等、不向き

・当帰飲子(とうきいんし)	カンゾウ
効能・効果	体力中等度以下で、冷え症で、皮膚が乾燥するものの次の諸症：湿疹・皮膚炎（分泌物の少ないもの）、かゆみ
主な注意点	胃腸が弱く下痢をしやすい人では、胃部不快感、腹痛等の副作用が現れやすい等、不向き

＜アレルギーや皮膚症状に用いる漢方薬 —鼻の症状—＞

<table>
<tr><td colspan="2">・葛根湯加川芎辛夷(かっこんとうかせんきゅうしんい)</td><td>カンゾウ、マオウ</td></tr>
<tr><td>効能・効果</td><td colspan="2">比較的体力があるものの次の諸症：鼻づまり、蓄膿症(副鼻腔炎)、慢性鼻炎</td></tr>
<tr><td>主な注意点</td><td colspan="2">体の虚弱な人(体力の衰えている人、体の弱い人)、胃腸が弱い人、発汗傾向の著しい人では、悪心、胃部不快感等の副作用が現れやすい等、不向き</td></tr>
<tr><td colspan="2">・荊芥連翹湯(けいがいれんぎょうとう)</td><td>カンゾウ</td></tr>
<tr><td>効能・効果</td><td colspan="2">体力中等度以上で、皮膚の色が浅黒く、ときに手足の裏に脂汗をかきやすく腹壁が緊張しているものの次の諸症：蓄膿症(副鼻腔炎)、慢性鼻炎、慢性扁桃炎、にきび</td></tr>
<tr><td>主な注意点</td><td colspan="2">・胃腸の弱い人では、胃部不快感等の副作用が現れやすい等、不向き
・まれに重篤な副作用として肝機能障害を生じる</td></tr>
<tr><td colspan="2">・辛夷清肺湯(しんいせいはいとう)</td><td>—</td></tr>
<tr><td>効能・効果</td><td colspan="2">体力中等度以上で、濃い鼻汁が出て、ときに熱感を伴うものの次の諸症：鼻づまり、慢性鼻炎、蓄膿症(副鼻腔炎)</td></tr>
<tr><td>主な注意点</td><td colspan="2">・体の虚弱な人(体力の衰えている人、体の弱い人)、胃腸虚弱で冷え症の人では、胃部不快感等の副作用が現れやすいなど、不向き
・まれに重篤な副作用として肝機能障害、間質性肺炎、腸間膜静脈硬化症を生じる</td></tr>
</table>

＜睡眠改善に用いる漢方薬＞

<table>
<tr><td colspan="2">・酸棗仁湯(さんそうにんとう)</td><td>カンゾウ</td></tr>
<tr><td>効能・効果</td><td colspan="2">体力中等度以下で、心身が疲れ、精神不安、不眠などがあるものの次の諸症：不眠症、神経症</td></tr>
<tr><td>主な注意点</td><td colspan="2">胃腸が弱い人、下痢または下痢傾向のある人では、消化器系の副作用(悪心、食欲不振、胃部不快感、下痢等)が現れやすい等、不向き
※１週間位服用して症状の改善がみられない場合には、漫然と服用を継続せず、医療機関を受診する</td></tr>
<tr><td colspan="2">・加味帰脾湯(かみきひとう)</td><td>カンゾウ</td></tr>
<tr><td>効能・効果</td><td colspan="2">体力中等度以下で、心身が疲れ、血色が悪く、ときに熱感を伴うものの次の諸症：貧血、不眠症、精神不安、神経症</td></tr>
<tr><td colspan="2">・抑肝散(よくかんさん)</td><td>カンゾウ</td></tr>
<tr><td>効能・効果</td><td colspan="2">体力中等度をめやすとして、神経がたかぶり、怒りやすい、イライラなどがあるものの次の諸症：神経症、不眠症、小児夜泣き、小児疳症(神経過敏)、歯ぎしり、更年期障害、血の道症</td></tr>
<tr><td>主な注意点</td><td colspan="2">胃腸の弱い人では不向き</td></tr>
<tr><td colspan="2">・抑肝散加陳皮半夏(よくかんさんかちんぴはんげ)</td><td>カンゾウ</td></tr>
<tr><td>効能・効果</td><td colspan="2">体力中等度をめやすとして、やや消化器が弱く、神経がたかぶり、怒りやすい、イライラなどがあるものの次の諸症：神経症、不眠症、小児夜泣き、小児疳症(神経過敏)、更年期障害、血の道症、歯ぎしり</td></tr>
<tr><td colspan="2">・桂枝加竜骨牡蛎湯(けいしかりゅうこつぼれいとう)</td><td>カンゾウ</td></tr>
<tr><td>効能・効果</td><td colspan="2">体力中等度以下で、疲れやすく、神経過敏で、興奮しやすいものの次の諸症：神経質、不眠症、小児夜泣き、夜尿症、眼精疲労、神経症</td></tr>
<tr><td colspan="2">・柴胡加竜骨牡蛎湯(さいこかりゅうこつぼれいとう)</td><td>カンゾウ、ダイオウ</td></tr>
<tr><td>効能・効果</td><td colspan="2">体力中等度以上で、精神不安があって、動悸、不眠、便秘などを伴う次の諸症：高血圧の随伴症状（動悸、不安、不眠)、神経症、更年期神経症、小児夜泣き、便秘</td></tr>
<tr><td>主な注意点</td><td colspan="2">・体の虚弱な人(体力の衰えている人、体の弱い人)、胃腸が弱く下痢しやすい人、瀉下薬(下剤)を服用している人では、腹痛、激しい腹痛を伴う下痢の副作用が現れやすい等、不向き
・構成生薬としてダイオウを含むため、下剤成分との併用に注意
・まれに肝機能障害、間質性肺炎を生じる</td></tr>
</table>

＜小児の疳に用いる漢方薬＞

・小建中湯（しょうけんちゅうとう）		カンゾウ
効能・効果	体力虚弱で、疲労しやすく腹痛があり、血色がすぐれず、ときに動悸、手足のほてり、冷え、ねあせ、鼻血、頻尿および多尿などを伴うものの次の諸症：小児虚弱体質、疲労倦怠、慢性胃腸炎、腹痛、神経質、小児夜尿症、夜泣き	
主な注意点	構成生薬としてカンゾウを含み、乳幼児に使用される場合は体格の個人差から体重当たりのグリチルリチン酸の摂取量が多くなることがあることに加え、小建中湯は比較的長期間（1カ月位）服用することがあるので、とくに注意すること	

＜循環器系に作用する漢方薬＞

・苓桂朮甘湯（りょうけいじゅつかんとう）		カンゾウ
効能・効果	体力中等度以下で、めまい、ふらつきがあり、ときにのぼせや動悸があるものの次の諸症：立ちくらみ、めまい、頭痛、耳鳴り、動悸、息切れ、神経症、神経過敏	
主な注意点	構成生薬としてカンゾウを含み、比較的長期間（1カ月位）服用することがあるので、高血圧、心臓病、腎臓病の診断を受けた人では、カンゾウ中のグリチルリチン酸による偽アルドステロン症を生じやすく、また、動悸や息切れの症状は、それら基礎疾患によっても起こることがある	
・三黄瀉心湯（さんおうしゃしんとう）		ダイオウ
効能・効果	体力中等度以上で、のぼせ気味で顔面紅潮し、精神不安、みぞおちのつかえ、便秘傾向などのあるものの次の諸症：高血圧の随伴症状（のぼせ、肩こり、耳なり、頭重、不眠、不安）、鼻血、痔出血、便秘、更年期障害、血の道症	
主な注意点	・体の虚弱な人（体力の衰えている人、体の弱い人）、胃腸が弱く下痢しやすい人、だらだら出血が長引いている人では、激しい腹痛を伴う下痢等の副作用が現れやすい **「鼻血に用いる場合」** 漫然と長期の使用は避け、5～6回使用しても症状の改善がみられないときは、いったん使用を中止して専門家に相談 **「痔出血、のぼせ感のある便秘に用いる場合」** 1週間位使用しても症状の改善がみられないときは、いったん使用を中止して専門家に相談 **【してはいけないこと】** 本剤を使用している間は、瀉下薬の使用を避ける（ダイオウの注意）	
・七物降下湯（しちもつこうかとう）		―
効能・効果	体力中等度以下で、顔色が悪くて疲れやすく、胃腸障害のないものの次の諸症：高血圧に伴う随伴症状（のぼせ、肩こり、耳なり、頭重）	
主な注意点	・胃腸が弱く下痢しやすい人では、胃部不快感等の副作用が現れやすい等、不向き ・小児向けの漢方処方ではなく、15歳未満の小児への使用は避ける	
・黄連解毒湯（おうれんげどくとう）		―
効能・効果	体力中等度以上で、のぼせぎみで顔色赤く、いらいらして落ち着かない傾向のあるものの次の諸症：鼻出血、不眠症、神経症、胃炎、二日酔、血の道症、めまい、動悸、更年期障害、湿疹・皮膚炎、皮膚のかゆみ、口内炎	
主な注意点	・体の虚弱な人（体力の衰えている人、体の弱い人）では不向き ・まれに重篤な副作用として肝機能障害、間質性肺炎、腸間膜静脈硬化症が起こる ・鼻出血、二日酔いに用いられる場合には、5～6回使用しても症状の改善がみられないときは、いったん使用を中止して専門家に相談	

＜排尿トラブルに用いる漢方薬＞

・竜胆瀉肝湯（りゅうたんしゃかんとう）		カンゾウ
効能・効果	体力中等度以上で、下腹部に熱感や痛みがあるものの次の諸症：排尿痛、残尿感、尿のにごり、こしけ（おりもの）、頻尿	
主な注意点	胃腸が弱く下痢しやすい人では、胃部不快感、下痢等の副作用が現れやすい等、不向き	

・牛車腎気丸(ごしゃじんきがん)	—
効能・効果	疲れやすく、四肢が冷えやすく、尿量減少または多尿で、ときに口渇がある人における、下肢痛、腰痛、しびれ、老人のかすみ目、かゆみ、排尿困難、頻尿、むくみの症状に適す
主な注意点	・胃腸が弱く下痢しやすい人、のぼせが強く赤ら顔で体力の充実している人では、胃部不快感、腹痛、のぼせ、動悸等の副作用が現れやすい等、不向き ・4歳未満の小児には適用がない ・まれに重篤な副作用として、肝機能障害、間質性肺炎を生じる
・八味地黄丸(はちみじおうがん)	—
効能・効果	体力中等度以下で、疲れやすくて、四肢が冷えやすく、尿量減少又は多尿で、ときに口渇があるものの次の諸症：下肢痛、腰痛、しびれ、高齢者のかすみ目、かゆみ、排尿困難、残尿感、夜間尿、頻尿、むくみ、高血圧に伴う随伴症状の改善(肩こり、頭重、耳鳴り)、軽い尿漏れ
主な注意点	胃腸の弱い人、下痢しやすい人では、食欲不振、胃部不快感、腹痛、下痢の副作用が現れる恐れがあるため使用を避ける必要があり、また、のぼせが強く赤ら顔で体力の充実している人では、のぼせ、動悸等の副作用が現れやすい等、不向き
・六味丸(ろくみがん)	—
効能・効果	体力中等度以下で、疲れやすくて尿量減少又は多尿で、ときに手足のほてり、口渇があるものの次の諸症：排尿困難、残尿感、頻尿、むくみ、かゆみ、夜尿症、しびれ
主な注意点	胃腸が弱く下痢しやすい人では、胃部不快感、腹痛、下痢等の副作用が現れやすい等、不向き
・猪苓湯(ちょれいとう)	—
効能・効果	体力に関わらず使用でき、排尿異常があり、ときに口が渇くものの次の諸症：排尿困難、排尿痛、残尿感、頻尿、むくみ
主な注意点	食欲不振など

<滋養強壮に用いる漢方薬>

・十全大補湯(じゅうぜんたいほとう)	カンゾウ
効能・効果	体力虚弱なものの次の諸症：病後・術後の体力低下、疲労倦怠、食欲不振、ねあせ、手足の冷え、貧血
主な注意点	・胃腸の弱い人では、胃部不快感の副作用が現れやすい等、不向き ・まれに重篤な副作用として、肝機能障害を生じる
・補中益気湯(ほちゅうえっきとう)	カンゾウ
効能・効果	体力虚弱で、元気がなく、胃腸のはたらきが衰えて、疲れやすいものの次の諸症：虚弱体質、疲労倦怠、病後・術後の衰弱、食欲不振、ねあせ、感冒
主な注意点	まれに重篤な副作用として、間質性肺炎、肝機能障害を生じる

<肥満などに用いる漢方薬>

・防風通聖散(ぼうふうつうしょうさん)	カンゾウ、マオウ、ダイオウ
効能・効果	体力充実して、腹部に皮下脂肪が多く、便秘がちなものの次の諸症：高血圧や肥満に伴う動悸・肩こり・のぼせ・むくみ・便秘、蓄膿症(副鼻腔炎)、湿疹・皮膚炎、ふきでもの(にきび)、肥満症
主な注意点	・体の虚弱な人(体力の衰えている人、体の弱い人)、胃腸が弱く下痢しやすい人、発汗傾向の著しい人では、激しい腹痛を伴う下痢等の副作用が現れやすい等、不向き ・小児に対する適用はない ・便秘に用いられる場合：1週間位使用しても症状の改善がみられないときは、いったん使用を中止して専門家に相談する ・まれに重篤な副作用として肝機能障害、間質性肺炎が起こる 【してはいけないこと】 本剤を使用するときには、他の瀉下薬との併用は避けること

・大柴胡湯(だいさいことう)		ダイオウ
効能・効果	体力が充実して、脇腹からみぞおちあたりにかけて苦しく、便秘の傾向があるものの次の諸症：胃炎、常習便秘、高血圧や肥満に伴う肩こり・頭痛・便秘、神経症、肥満症	
主な注意点	・体の虚弱な人(体力の衰えている人、体の弱い人)、胃腸が弱く下痢しやすい人では、激しい腹痛を伴う下痢等の副作用が現れやすい等、不向き ・常習便秘、高血圧に伴う便秘に用いられる場合：１週間位使用しても症状の改善がみられないときは、いったん使用を中止して専門家に相談する ・まれに重篤な副作用として肝機能障害、間質性肺炎が起こる 【してはいけないこと】 本剤を使用するときには、他の瀉下薬との併用は避けること	
・防已黄耆湯(ぼういおうぎとう)		カンゾウ
効能・効果	体力中等度以下で、疲れやすく、汗のかきやすい傾向があるものの次の諸症：肥満に伴う関節の腫れや痛み、むくみ、多汗症、肥満症(筋肉にしまりのない、いわゆる水ぶとり)	
主な注意点	まれに重篤な副作用として肝機能障害、間質性肺炎が起こる	

＜その他の漢方薬＞

●皮膚トラブルに用いる外用薬

・紫雲膏(しうんこう)		※ 外用薬
効能・効果	ひび、あかぎれ、しもやけ、魚の目、あせも、ただれ、外傷、火傷、痔核による疼痛、肛門裂傷、湿疹・皮膚炎	
主な注意点	患部が広範囲の場合には不向き	

●化膿性疾患、打ち身などに用いる外用薬

・中黄膏(ちゅうおうこう)		※ 外用薬
効能・効果	急性化膿性皮膚疾患(はれもの)の初期、うち身、捻挫	
主な注意点	湿潤、ただれ、火傷または外傷のひどい場合、傷口が化膿している場合、患部が広範囲の場合には不向き	

●化膿性疾患、打ち身などに用いる内服薬

・清上防風湯(せいじょうぼうふうとう)		カンゾウ
効能・効果	体力中等度以上で、赤ら顔で、ときにのぼせがあるものの次の諸症：にきび、顔面・頭部の湿疹・皮膚炎、あかはな(酒さ)	
主な注意点	・胃腸の弱い人では食欲不振、胃部不快感の副作用が現れやすい等、不向き ・まれに重篤な副作用として肝機能障害、間質性肺炎が起こる ・服用により、まれに症状が進行することがある	
・茵蔯蒿湯(いんちんこうとう)		ダイオウ
効能・効果	体力中等度以上で、口渇があり、尿量少なく、便秘するものの次の諸症：じんましん、口内炎、湿疹・皮膚炎、皮膚のかゆみ	
主な注意点	・体の虚弱な人(体力の衰えている人、体の弱い人)、胃腸が弱く下痢しやすい人では、激しい腹痛を伴う下痢等の副作用が現れやすい等、不向き ・まれに重篤な副作用として肝機能障害が起こる ・１週間位使用しても症状の改善がみられないときは、いったん使用を中止して専門家に相談	

2 主な使用上の注意

「してはいけないこと」

「次の人は使用（服用）しないこと」		
○ アレルギーの既往歴	主な成分・薬効群	理　由
「本剤または本剤の成分によりアレルギー症状を起こしたことがある人」	かぜ薬、解熱鎮痛薬	アレルギー症状の既往歴のある人が再度使用した場合、ショック(アナフィラキシー)、皮膚粘膜眼症候群(スティーブンス・ジョンソン症候群)、中毒性表皮壊死融解症(ライエル症候群)等の重篤なアレルギー性の副作用を生じる危険性が高まるため。
	デキストロメトルファン臭化水素酸塩水和物、デキストロメトルファンフェノールフタリン酸塩	
	チペピジンクエン酸塩、チペピジンヒベンズ酸塩	
	アミノフィリン水和物、テオフィリン	
	リドカイン、リドカイン塩酸塩	
	クロルフェニラミンマレイン酸塩、ベラドンナ総アルカロイド・プソイドエフェドリン塩酸塩・カフェイン、クロルフェニラミンマレイン酸塩、ベラドンナ総アルカロイド・プソイドエフェドリン硫酸塩・カフェインを含有する鼻炎用内服薬	
	ヨードチンキを含有するみずむし・たむし用薬	
	ポビドンヨードが配合された含嗽薬、口腔咽喉薬、殺菌消毒薬	
	ブチルスコポラミン臭化物	
	ロペラミド塩酸塩	
	メキタジン	
	リドカイン、リドカイン塩酸塩、アミノ安息香酸エチル、塩酸パラブチルアミノ安息香酸ジエチルアミノエチル又はジブカイン塩酸塩が配合された外用痔疾用薬(坐薬、注入軟膏)	
「ぜんそくを起こしたことがある人」	インドメタシン、フェルビナク、ケトプロフェン又はピロキシカムが配合された外用消炎鎮痛薬	喘息発作を誘発するおそれがあるため。
「本剤または他のかぜ薬、解熱鎮痛薬を使用(服用)してぜんそくを起こしたことがある人」	アセトアミノフェン、アスピリン、イブプロフェン、イソプロピルアンチピリン等の解熱鎮痛成分	アスピリン喘息を誘発するおそれがあるため。
「次の医薬品によるアレルギー症状（発疹・発赤、かゆみ、かぶれ等）を起こしたことがある人：チアプロフェン酸を含有する解熱鎮痛薬、スプロフェンを含有する外用鎮痛消炎薬、フェノフィブラートを含有する高脂血症治療薬」	ケトプロフェンが配合された外用消炎鎮痛薬	接触皮膚炎、光線過敏症を誘発するおそれがあるため。
「次の添加物によるアレルギー症状（発疹・発赤、かゆみ、かぶれ等）を起こしたことがある人：オキシベンゾン、オクトクリレンを含有する製品（日焼け止め、香水等）」		接触皮膚炎を誘発するおそれがあるため。
「本剤又は本剤の成分、クロルヘキシジングルコン酸塩によりアレルギー症状を起こしたことがある人」	ポビドンヨード，ヨウ素，ヨウ化カリウム又はクロルヘキシジングルコン酸塩を含有する製剤	まれにショック(アナフィラキシー)のような全身性の重篤な副作用を生じることがあるため。

「してはいけないこと」

「本剤または本剤の成分、牛乳によるアレルギー症状を起こしたことがある人」	タンニン酸アルブミン カゼイン、カゼインナトリウム等(添加物)	タンニン酸アルブミンは、乳製カゼインを由来としているため。 カゼインは牛乳たんぱくの主成分であり、牛乳アレルギーのアレルゲンとなる可能性があるため。
○ 症状・状態		
「次の症状がある人」	主な成分・薬効群	理　由
胃酸過多	カフェイン水和物、無水カフェイン、クエン酸カフェイン等のカフェインを含む成分を主薬とする眠気防止薬	カフェイン水和物が胃液の分泌を亢進し、症状を悪化させるおそれがあるため。
前立腺肥大による排尿困難	プソイドエフェドリン塩酸塩	交感神経刺激作用により、尿の貯留・尿閉を生じるおそれがあるため。
激しい腹痛または吐き気・嘔吐	ヒマシ油が配合された瀉下薬	急性腹症(腸管の狭窄、閉塞、腹腔内器官の炎症等)の症状である可能性があるため。
「患部が化膿している人」 「次の部位には使用しないこと：水痘(水ぼうそう)、みずむし・たむし等または化膿している患部」	ステロイド性抗炎症成分が配合された外用薬	細菌等の感染に対する抵抗力を弱めて、感染を増悪させる可能性があるため。
	インドメタシン、フェルビナク、ケトプロフェンまたはピロキシカムが配合された外用薬	感染に対する効果はなく、逆に感染の悪化が自覚されにくくなるおそれがあるため。
○ 基礎疾患等		
「次の診断を受けた人」	主な成分・薬効群	理　由
心臓病	プソイドエフェドリン塩酸塩	徐脈又は頻脈を引き起こし、心臓病の症状を悪化させるおそれがあるため。
	芍薬甘草湯	
	カフェイン水和物、無水カフェイン、クエン酸カフェイン等のカフェインを含む成分を主薬とする眠気防止薬	
胃潰瘍		胃液の分泌が亢進し、胃潰瘍の症状を悪化させるおそれがあるため。
高血圧	プソイドエフェドリン塩酸塩	交感神経興奮作用により血圧を上昇させ、高血圧を悪化させるおそれがあるため。
甲状腺機能障害		甲状腺機能亢進症の主症状は、交感神経系の緊張等によってもたらされており、交感神経系を興奮させる成分は、症状を悪化させるおそれがあるため。
糖尿病		肝臓でグリコーゲンを分解して血糖値を上昇させる作用があり、糖尿病を悪化させるおそれがあるため。
「日常的に不眠の人、不眠症の診断を受けた人」	抗ヒスタミン成分を主薬とする催眠鎮静薬(睡眠改善薬)	睡眠改善薬は、慢性的な不眠症状に用いる医薬品でないため。医療機関において不眠症の治療を受けている場合には、その治療を妨げるおそれがあるため。
「透析療法を受けている人」	スクラルファート水和物、水酸化アルミニウムゲル、ケイ酸アルミン酸マグネシウム、ケイ酸アルミニウム、合成ヒドロタルサイト、アルジオキサ等のアルミニウムを含む成分が配合された胃腸薬、胃腸鎮痛鎮痙薬	長期間服用した場合に、アルミニウム脳症及びアルミニウム骨症を発症したとの報告があるため。
「口の中に傷やひどいただれのある人」	クロルヘキシジングルコン酸塩が配合された製剤(口腔内への適応を有する場合)	傷やただれの状態を悪化させるおそれがあるため。

○ 小児における年齢制限		
	主な成分・薬効群	理 由
「15歳未満の小児」	アスピリン、アスピリンアルミニウム、サザピリン、プロメタジンメチレンジサリチル酸塩、サリチル酸ナトリウム	外国において、ライ症候群の発症との関連性が示唆されているため。
	プロメタジン塩酸塩等のプロメタジンを含む成分	外国において、乳児突然死症候群、乳児睡眠時無呼吸発作のような致命的な呼吸抑制が現れたとの報告があるため。
	イブプロフェン	一般用医薬品では、小児向けの製品はないため。
	抗ヒスタミン成分を主薬とする催眠鎮静薬(睡眠改善薬)	小児では、神経過敏、興奮を起こすおそれが大きいため。
	オキセサゼイン	一般用医薬品では、いかなる場合も使用してはならない。
	ロペラミド塩酸塩	外国で乳幼児が過量摂取した場合に、中枢神経系障害、呼吸抑制、腸管壊死に至る麻痺性イレウスを起こしたとの報告があるため。
「6歳未満の小児」	アミノ安息香酸エチル	メトヘモグロビン血症を起こすおそれがあるため。
「3歳未満の小児」	ヒマシ油類	

○ 妊婦、授乳婦等		
	主な成分・薬効群	理 由
「妊婦または妊娠していると思われる人」	ヒマシ油類	腸の急激な動きに刺激されて流産・早産を誘発するおそれがあるため。
	ジフェンヒドラミン塩酸塩を主薬とする催眠鎮静薬(睡眠改善薬)	妊娠に伴う不眠は、睡眠改善薬の適用症状でないため。
	エチニルエストラジオール、エストラジオール	妊娠中の女性ホルモン成分の摂取によって、胎児の先天性異常の発生が報告されているため。
	オキセサゼイン	妊娠中における安全性は確立されていないため。
「出産予定日12週以内の妊婦」	アスピリン、アスピリンアルミニウム、イブプロフェン	妊娠期間の延長、胎児の動脈管の収縮・早期閉鎖、子宮収縮の抑制、分娩時出血の増加のおそれがあるため。
「授乳中の人は本剤を服用しないか、本剤を服用する場合は授乳を避けること」	ジフェンヒドラミン塩酸塩、ジフェンヒドラミンサリチル酸塩等のジフェンヒドラミンを含む成分が配合された内服薬、点鼻薬、坐薬、注入軟膏	乳児に昏睡を起こすおそれがあるため。
	アミノフィリン水和物、テオフィリンが配合された鎮咳去痰薬、鎮暈薬	乳児に神経過敏を起こすことがあるため。
	ロートエキスが配合された内服薬、外用痔疾用薬(坐薬、注入軟膏)	乳児に頻脈を起こすおそれがあるため。(なお、授乳婦の乳汁分泌が抑制されることがある。)
	センノシド、センナ、ダイオウが配合された内服薬 ヒマシ油類	乳児に下痢を起こすおそれがあるため。
	コデインリン酸塩水和物、ジヒドロコデインリン酸塩	コデインで、母乳への移行により、乳児でモルヒネ中毒が生じたとの報告があるため。

「してはいけないこと」

「服用後、乗物または機械類の運転操作をしないこと」		
薬効群	主な成分	懸念される症状
かぜ薬、催眠鎮静薬、乗物酔い防止薬、鎮咳去痰薬、口腔咽喉薬、鼻炎用内服薬、アレルギー用薬、内服痔疾用薬	ジフェンヒドラミン塩酸塩、クロルフェニラミンマレイン酸等の抗ヒスタミン成分	眠気等
かぜ薬、鎮咳去痰薬	コデインリン酸塩水和物、ジヒドロコデインリン酸塩	
解熱鎮痛薬、催眠鎮静薬	ブロモバレリル尿素、アリルイソプロピルアセチル尿素	
止瀉薬	ロペラミド塩酸塩	
胃腸鎮痛鎮痙薬、乗物酔い防止薬	スコポラミン臭化水素酸塩水和物、メチルオクタトロピン臭化物	眠気、目のかすみ、異常なまぶしさを生じることがあるため。
胃腸薬	ピレンゼピン塩酸塩水和物	目のかすみ、異常なまぶしさを生じることがあるため。
かぜ薬、胃腸鎮痛鎮痙薬、鼻炎用内服薬、乗物酔い防止薬	スコポラミン臭化水素酸塩水和物、メチルオクタトロピン臭化物以外の抗コリン成分	
○ 連用に関する注意		
薬効群	主な成分	理　由
かぜ薬、解熱鎮痛薬、抗菌性点眼薬、鼻炎用内服薬、鎮静薬、アレルギー用薬 「長期連用しないこと」	(成分によらず、当該薬効群の医薬品すべてに記載。イブプロフェン配合のかぜ薬を除く)	一定期間又は一定回数使用しても症状の改善がみられない場合は、ほかに原因がある可能性があるため。
かぜ薬 「5日間を超えて服用しないこと」	イブプロフェン	
外用消炎鎮痛薬 「長期連用しないこと」	インドメタシン、フェルビナク、ケトプロフェン、ピロキシカム	
瀉下薬 「連用しないこと」	ヒマシ油	
鼻炎用点鼻薬 「長期連用しないこと」	(成分によらず、左記薬効群の医薬品すべてに記載)	二次充血、鼻づまり等を生じるおそれがある。
眠気防止薬 「短期間の服用にとどめ、連用しないこと」	カフェイン水和物、無水カフェイン、クエン酸カフェイン等のカフェインを含む成分	眠気防止薬は、一時的に緊張を要する場合に居眠りを防止する目的で使用されるものであり、連用によって睡眠が不要になるというものではなく、短期間の使用にとどめ、適切な睡眠を摂る必要があるため。
短期間の服用に限られる漢方生薬製剤 「短期間の服用にとどめ、連用しないこと」	グリチルリチン酸二カリウム、グリチルレチン酸、カンゾウ等のグリチルリチン酸を含む成分 (1日用量がグリチルリチン酸として40mg以上、またはカンゾウとして1g以上を含有する場合)	偽アルドステロン症を生じるおそれがあるため。
外用痔疾用薬(坐薬、注入軟膏) 「長期連用しないこと」		
漢方生薬製剤以外の鎮咳去痰薬、瀉下剤、婦人薬 「長期連用しないこと」		
胃腸薬、胃腸鎮痛鎮痙薬 「長期連用しないこと」	スクラルファート水和物、水酸化アルミニウムゲル、ケイ酸アルミン酸マグネシウム、ケイ酸アルミニウム、合成ヒドロタルサイト、アルジオキサ等のアルミニウムを含む成分が配合された胃腸薬、胃腸鎮痛鎮痙薬	長期連用により、アルミニウム脳症及びアルミニウム骨症を生じるおそれがあるため。
外用痔疾用薬、化膿性皮膚疾患用薬、鎮痒消炎薬、しもやけ・あかぎれ用薬 「長期連用しないこと」	ステロイド性抗炎症成分 (コルチゾン換算で1gまたは1mLあたり0.025mg以上を含有する場合。ただし、坐薬及び注入軟膏では、含量によらず記載)	副腎皮質の機能低下を生じるおそれがあるため。

漢方製剤 「症状があるときのみの服用にとどめ、連用しないこと」	芍薬甘草湯	うっ血性心不全、心室頻拍の副作用が現れることがあるため。
止瀉薬 「1週間以上継続して服用しないこと」	次没食子酸ビスマス、次硝酸ビスマス等のビスマスを含む成分	海外において、長期連用した場合に精神神経症状が現れたとの報告があるため。
浣腸薬 「連用しないこと」	(成分によらず、当該薬効群の医薬品に記載)	感受性の低下(いわゆる“慣れ”)が生じて、習慣的に使用される傾向があるため。
駆虫薬 「○○以上続けて服用しないこと」 (承認内容により、回数または日数を記載)		過度に服用しても効果が高まることはなく、かえって副作用を生じるおそれがあるため。 虫卵には駆虫作用が及ばず、成虫になるのを待つため、1カ月以上の間隔を置く必要があるため。
「大量に使用(服用)しないこと」		
主な成分・薬効群		理　由
センナ、センノシド、ダイオウ、ビサコジル、ピコスルファートナトリウム等の刺激性瀉下成分が配合された瀉下剤		腸管粘膜への刺激が大きくなり、腸管粘膜に炎症を生じるおそれがあるため。
○ 乱用に関する注意		
	主な成分・薬効群	理　由
「過量服用・長期連用しないこと」	コデインリン酸塩、ジヒドロコデインリン酸塩が配合された鎮咳去痰薬(内服液剤)	倦怠感や虚脱感等が現れることがあるため。 依存性・習慣性がある成分が配合されており、乱用事例が報告されているため。
○ 食品との相互作用に関する注意		
	主な成分・薬効群	懸念される相互作用
「服用前後は飲酒しないこと」	かぜ薬、解熱鎮痛薬	肝機能障害、胃腸障害が生じるおそれがあるため。
	次硝酸ビスマス、次没食子酸ビスマス等のビスマスを含む成分	吸収増大による精神神経系障害が生じるおそれがあるため。
	ブロモバレリル尿素またはアリルイソプロピルアセチル尿素が配合された解熱鎮痛薬、催眠鎮静薬、乗物酔い防止薬	鎮静作用の増強が生じるおそれがあるため。
	抗ヒスタミン成分を主薬とする催眠鎮静薬	
「コーヒーやお茶等のカフェインを含有する飲料と同時に服用しないこと」	カフェイン水和物、無水カフェイン、クエン酸カフェイン等のカフェインを含む成分を主薬とする眠気防止薬	カフェインが過量摂取となり、中枢神経系、循環器系等に作用が強く現れるおそれがあるため。
○ 併用薬に関する注意		
「本剤を使用している間は、次の医薬品を使用しないこと」	主な成分・薬効群	懸念される相互作用
他の瀉下薬(下剤)	茵蔯蒿湯、大黄甘草湯、大黄牡丹皮湯、麻子仁丸、桃核承気湯、防風通聖散、三黄瀉心湯、大柴胡湯、乙字湯(ダイオウを含む場合)、瀉下成分が配合された駆虫薬	激しい腹痛を伴う下痢等の副作用が現れやすくなるため。
ヒマシ油	駆虫薬(瀉下成分が配合されていない場合)	駆虫成分が腸管内にとどまらず吸収されやすくなるため。
駆虫薬	ヒマシ油	

7章 付録

「してはいけないこと」

<table>
<tr><th colspan="3">○ その他：副作用等を避けるため必要な注意</th></tr>
<tr><th>「次の部位には使用しないこと」</th><th>主な成分・薬効群</th><th>理　由</th></tr>
<tr><td rowspan="3">目や目の周囲、粘膜(例えば、口腔、鼻腔、膣等)</td><td>みずむし・たむし用薬</td><td>皮膚刺激成分により、強い刺激や痛みを生じるおそれがあるため。</td></tr>
<tr><td>外用鎮痒消炎薬(エアゾール剤に限る)</td><td>エアゾール剤は特定の局所に使用することが一般に困難であり、目などに薬剤が入るおそれがあるため。</td></tr>
<tr><td rowspan="2">外用消炎鎮痛薬</td><td rowspan="2">皮膚刺激成分により、強い刺激や痛みを生じるおそれがあるため。</td></tr>
<tr><td>湿疹、かぶれ、傷口</td></tr>
<tr><td>陰のう、外陰部等</td><td rowspan="3">みずむし・たむし用薬
(液剤、軟膏剤またはエアゾール剤の場合)</td><td>角質層が薄いため白癬菌は寄生しにくく、いんきん・たむしではなく陰のう湿疹等、他の病気である可能性があるため。また、皮膚刺激成分により、強い刺激や痛みを生じるおそれがあるため。</td></tr>
<tr><td>湿疹</td><td>湿疹に対する効果はなく、誤って使用すると悪化させるおそれがあるため。</td></tr>
<tr><td>湿潤、ただれ、亀裂や外傷のひどい患部</td><td>刺激成分により、強い刺激や痛みが現れることがあるため。</td></tr>
<tr><td>目の周囲、粘膜、やわらかな皮膚面(首の回り等)、顔面等</td><td rowspan="2">うおのめ・いぼ・たこ用薬</td><td>角質溶解作用の強い薬剤であり、誤って目に入ると傷害を与える危険性があるため。
粘膜や首の回り等の柔らかい皮膚面、顔面等に対しては作用が強すぎるため。</td></tr>
<tr><td>炎症または傷のある患部</td><td>刺激が強く、症状を悪化させるおそれがあるため。</td></tr>
<tr><td>ただれ、化膿している患部</td><td>殺菌消毒薬(液体絆創膏)</td><td>湿潤した患部に用いると、分泌液が貯留して症状を悪化させることがあるため。</td></tr>
<tr><td>湿潤、ただれのひどい患部、深い傷、ひどいやけどの患部</td><td>バシトラシンが配合された化膿性疾患用薬</td><td>刺激が強く、症状を悪化させるおそれがあるため。</td></tr>
<tr><td>「本剤の使用中は、天候にかかわらず、戸外活動を避けるとともに、日常の外出時も本剤の塗布部を衣服、サポーター等で覆い、紫外線に当てないこと。なお、塗布後も当分の間、同様の注意をすること」</td><td>ケトプロフェンが配合された外用消炎鎮痛薬</td><td>使用中又は使用後しばらくしてから重篤な光線過敏症が現れることがあるため。</td></tr>
</table>

「相談すること」

<table>
<tr><th colspan="3">○「妊婦または妊娠していると思われる人」</th></tr>
<tr><th colspan="2">主な成分・薬効群</th><th>理　由</th></tr>
<tr><td colspan="2">アスピリン、アスピリンアルミニウム、サザピリン、エテンザミド、サリチルアミド、イブプロフェン、イソプロピルアンチピリン、アセトアミノフェンが配合されたかぜ薬、解熱鎮痛薬</td><td>妊娠末期のラットに投与した実験において、胎児に弱い動脈管の収縮がみられたとの報告があるため。
なお、アスピリンについては、動物実験（ラット）で催奇形性が現れたとの報告があるため。また、イソプロピルアンチピリンについては、化学構造が類似した他のピリン系解熱鎮痛成分において、動物実験（マウス）で催奇形性が報告されているため。</td></tr>
<tr><td colspan="2">ブロモバレリル尿素が配合されたかぜ薬、解熱鎮痛薬、催眠鎮静薬、乗物酔い防止薬</td><td>胎児障害の可能性があり、使用を避けることが望ましいため。</td></tr>
<tr><td colspan="2">ベタネコール塩化物、ウルソデオキシコール酸、副腎皮質ホルモンが配合された外用痔疾用薬、鎮痒消炎薬</td><td></td></tr>
<tr><td colspan="2">コデインリン酸塩、ジヒドロコデインリン酸塩が配合されたかぜ薬、鎮咳去痰薬</td><td>麻薬性鎮咳成分であり、吸収された成分の一部が胎盤関門を通過して胎児へ移行することが知られているため。
コデインリン酸塩については、動物実験（マウス）で催奇形性が報告されているため。</td></tr>
<tr><td colspan="2">瀉下薬
(カルボキシメチルセルロースカルシウム、カルボシキメチルセルロースナトリウム、ジオクチルソジウムスルホサクシネート又はプランタゴ・オバタ種皮のみからなる場合を除く)</td><td rowspan="2">腸の急激な動きに刺激されて流産・早産を誘発するおそれがあるため。</td></tr>
<tr><td colspan="2">浣腸薬、外用痔疾用薬(坐薬、注入軟膏)</td></tr>
<tr><td>「妊娠３カ月以内の妊婦、妊娠していると思われる人または妊娠を希望する人」</td><td>ビタミンＡ主薬製剤、ビタミンＡＤ主薬製剤</td><td>ビタミンＡを妊娠３カ月前から妊娠３カ月までの間に栄養補助剤から１日10,000国際単位以上を継続的に摂取した婦人から生まれた児に、先天異常(口裂、耳・鼻の異常等)の発生率の増加が認められたとの研究報告があるため。</td></tr>
</table>

○「授乳中の人」	
薬 効 群	乳汁中に移行する可能性がある主な成分
かぜ薬、解熱鎮痛薬、鎮咳去痰薬、鼻炎用内服薬、アレルギー用薬	dl-メチルエフェドリン塩酸塩、dl-メチルエフェドリンサッカリン塩、トリプロリジン塩酸塩水和物、プソイドエフェドリン塩酸塩、ペントキシベリンクエン酸塩、アスピリン、アスピリンアルミニウム、イブプロフェン、クレマスチンフマル酸塩、メキタジン
かぜ薬、解熱鎮痛薬、眠気防止薬、乗物酔い防止薬、鎮咳去痰薬(カフェインとして１回分量100mg以上を含有する場合)	カフェイン水和物、無水カフェイン、安息香酸ナトリウムカフェイン
胃腸鎮痛鎮痙薬、乗物酔い防止薬	メチルオクタトロピン臭化物、メチキセン塩酸塩、ジサイクロミン塩酸塩
外用痔疾用薬(坐薬、注入軟膏)	メチルエフェドリン塩酸塩、メチルエフェドリンサッカリン塩
止瀉薬	ロペラミド塩酸塩
婦人薬	エチニルエストラジオール、エストラジオール

<table>
<tr><th colspan="2">○「高齢者」</th></tr>
<tr><th>主な成分・薬効群</th><th>理　由</th></tr>
<tr><td>解熱鎮痛薬、鼻炎用内服薬</td><td rowspan="2">効き目が強すぎたり、副作用が現れやすいため。</td></tr>
<tr><td>グリセリンが配合された浣腸薬</td></tr>
<tr><td>メチルエフェドリン塩酸塩、メチルエフェドリンサッカリン塩、プソイドエフェドリン塩酸塩、トリメトキノール塩酸塩水和物、メトキシフェナミン塩酸塩等のアドレナリン作動成分又はマオウが配合された内服薬、外用痔疾用薬（坐薬、注入軟膏）</td><td>心悸亢進、血圧上昇、糖代謝促進を起こしやすいため。</td></tr>
<tr><td>グリチルリチン酸二カリウム、グリチルレチン酸又はカンゾウが配合された内服薬、外用痔疾用薬(坐薬、注入軟膏)
(１日用量がグリチルリチン酸として40mg以上、またはカンゾウとして１g以上を含有する場合)</td><td>偽アルドステロン症を生じやすいため。</td></tr>
<tr><td>スコポラミン臭化水素酸塩、メチルオクタトロピン臭化物、イソプロパミドヨウ化物等の抗コリン成分又はロートエキスが配合された内服薬、外用痔疾用薬（坐薬、注入軟膏）</td><td>緑内障の悪化、口渇、排尿困難又は便秘の副作用が現れやすいため。</td></tr>
</table>

「相談すること」

○ 小児に対する注意		
	主な成分	理　由
発熱している小児、けいれんを起こしたことがある小児	テオフィリン、アミノフィリン水和物	けいれんを誘発するおそれがあるため。
「水痘(水ぼうそう)もしくはインフルエンザにかかっているまたはその疑いのある乳・幼・小児(15歳未満)」	サリチルアミド、エテンザミド	構造が類似しているアスピリンにおいて、ライ症候群の発症との関連性が示唆されており、原則として使用を避ける必要があるため。
1カ月未満の乳児(新生児)	マルツエキス	身体が非常に未熟であり、安易に瀉下薬を使用すると脱水症状を引き起こすおそれがあるため。
○ アレルギーの既往歴		
	主な成分	理　由
「薬などによりアレルギー症状やぜんそくを起こしたことがある人」	黄色4号(タートラジン)(添加物)	喘息誘発のおそれがあるため。
	ガジュツ末・真昆布末を含む製剤	まれにアナフィラキシーを起こすことがあるため。
「薬などによりアレルギー症状を起こしたことがある人」	ポビドンヨード、ヨウ素、ヨウ化カリウム又はクロルヘキシジングルコン酸塩を含有する製剤	アレルギーを起こした薬や類縁の薬を避けて使用する必要があるため。
○ 特定の症状・状態		
「次の症状がある人」	主な成分・薬効群	理　由
高熱	かぜ薬、鎮咳去痰薬、鼻炎用内服薬、小児五疳薬	かぜ以外のウイルス性の感染症その他の重篤な疾患の可能性があるため。
けいれん	ピペラジンリン酸塩水和物等のピペラジンを含む成分	痙攣を起こしたことがある人では、発作を誘発する可能性があるため。
むくみ	グリチルリチン酸二カリウム、グリチルレチン酸、カンゾウ等のグリチルリチン酸を含む成分 (1日用量がグリチルリチン酸として40mg以上、またはカンゾウとして1g以上を含有する場合)	偽アルドステロン症の発現に、特に注意する必要があるため。
下痢	緩下作用のある成分が配合された内服痔疾用薬	下痢症状を助長するおそれがあるため。
はげしい下痢	小児五疳薬	大腸炎等の可能性があるため。
急性のはげしい下痢または腹痛・腹部膨満感・吐き気等の症状を伴う下痢	タンニン酸アルブミン、次硝酸ビスマス、次没食子酸ビスマス等の収斂成分を主体とする止瀉薬	下痢を止めるとかえって症状を悪化させることがあるため。
発熱を伴う下痢、血便または粘液便の続く人	ロペラミド塩酸塩	
便秘を避けなければならない肛門疾患		便秘が引き起こされることがあるため。
はげしい腹痛	瀉下薬(ヒマシ油、マルツエキスを除く)、浣腸薬、ビサコジルを主薬とする坐薬	急性腹症(腸管の狭窄、閉塞、腹腔内器官の炎症等)の可能性があり、瀉下薬や浣腸薬の配合成分の刺激によって、その症状を悪化させるおそれがあるため。
吐き気・嘔吐		
痔出血	グリセリンが配合された浣腸薬	腸管、肛門に損傷があると、傷口からグリセリンが血管内に入って溶血を起こすことや、腎不全を起こすおそれがあるため。

排尿困難	ジフェンヒドラミン塩酸塩、クロルフェニラミンマレイン酸等の抗ヒスタミン成分	排尿筋の弛緩と括約筋の収縮が起こり、尿の貯留を来すおそれがあるため。特に、前立腺肥大症を伴っている場合には、尿閉を引き起こすおそれがあるため。
	ジフェニドール塩酸塩	
	構成生薬としてマオウを含む漢方処方製剤	
	スコポラミン臭化水素酸塩、メチルオクタトロピン臭化物、イソプロパミドヨウ化物等の抗コリン成分	
	ロートエキス	
口内のひどいただれ	含嗽薬	粘膜刺激を起こすおそれのある成分が配合されている場合があるため。
はげしい目の痛み	眼科用薬	急性緑内障、角膜潰瘍または外傷等の可能性が考えられるため。 特に、急性緑内障の場合には、専門医によって早急に眼圧を下げないと失明の危険性があり、角膜潰瘍の場合も、専門医による適切な処置を施さないと視力障害等を来すことがあるため。
○ 基礎疾患等		
「次の診断を受けた人」	主な成分・薬効群	理　由
てんかん	ジプロフィリン	中枢神経系の興奮作用により、てんかんの発作を引き起こすおそれがあるため。
胃・十二指腸潰瘍	アスピリン、アスピリンアルミニウム、エテンザミド、イソプロピルアンチピリン、アセトアミノフェン、サリチルアミド	胃・十二指腸潰瘍を悪化させるおそれがあるため。
	次硝酸ビスマス、次没食子酸ビスマス等のビスマスを含む成分	ビスマスの吸収が高まり、血中に移行する量が多くなるため、ビスマスによる精神神経障害等が発現するおそれがあるため。
肝臓病	小柴胡湯	間質性肺炎の副作用が現れやすいため。
	アスピリン、アスピリンアルミニウム、エテンザミド、イブプロフェン、イソプロピルアンチピリン、アセトアミノフェン	肝機能障害を悪化させるおそれがあるため。
	サントニン	
	ピペラジンリン酸塩水和物等のピペラジンを含む成分	肝臓における代謝が円滑に行われず、体内への蓄積によって副作用が現れやすくなるため。
	L-カルボシステイン	症状悪化のおそれがあるため
甲状腺疾患	ポピドンヨード、ヨウ化カリウム、ヨウ素等のヨウ素系殺菌消毒成分が配合された口腔咽喉薬、含嗽薬	ヨウ素の摂取につながる可能性があり、甲状腺疾患の治療に影響を及ぼすおそれがあるため。
甲状腺機能障害 甲状腺機能亢進症	アドレナリン作動成分が配合された鼻炎用点鼻薬	甲状腺機能亢進症の主症状は、交感神経系の緊張等によってもたらされており、交感神経系を興奮させる成分は、症状を悪化させるおそれがあるため。
	メチルエフェドリン塩酸塩、トリメトキノール塩酸塩水和物、フェニレフリン塩酸塩、メトキシフェナミン塩酸塩等のアドレナリン作動成分	
	マオウ	
	ジプロフィリン	中枢神経系の興奮作用により、症状の悪化を招くおそれがあるため。
	水酸化アルミニウム・炭酸マグネシウム・炭酸カルシウム共沈生成物、沈降炭酸カルシウム、無水リン酸水素カルシウム、リン酸水素カルシウム水和物、乳酸カルシウム水和物	甲状腺ホルモンの吸収を阻害するおそれがあるため

「相談すること」

高血圧	アドレナリン作動成分が配合された鼻炎用点鼻薬	交感神経興奮作用により血圧を上昇させ、高血圧を悪化させるおそれがあるため。
	メチルエフェドリン塩酸塩、トリメトキノール塩酸塩水和物、フェニレフリン塩酸塩、メトキシフェナミン塩酸塩等のアドレナリン作動成分	
	マオウ	
	グリチルリチン酸二カリウム、グリチルレチン酸、カンゾウ等のグリチルリチン酸を含む成分(1日用量がグリチルリチン酸として40mg以上、またはカンゾウとして1g以上を含有する場合)	大量に使用するとナトリウム貯留、カリウム排泄促進が起こり、むくみ(浮腫)等の症状が現れ、高血圧を悪化させるおそれがあるため。
心臓病	アドレナリン作動成分が配合された鼻炎用点鼻薬	心臓に負担をかけ、心臓病を悪化させるおそれがあるため。
	メチルエフェドリン塩酸塩、トリメトキノール塩酸塩水和物、フェニレフリン塩酸塩、メトキシフェナミン塩酸塩、ジプロフィリン等のアドレナリン作動成分	
	マオウ	
	スコポラミン臭化水素酸、メチルオクタトロピン臭化物、イソプロパミドヨウ化物等の抗コリン成分	
	ロートエキス	
	アスピリン、アスピリンアルミニウム、エテンザミド、イブプロフェン、アセトアミノフェン	むくみ(浮腫)、循環体液量の増加が起こり、心臓の仕事量が増加し、心臓病を悪化させるおそれがあるため。
	グリチルリチン酸の塩類、カンゾウまたはそのエキス(1日用量がグリチルリチン酸として40mg以上、またはカンゾウとして1g以上を含有する場合)	大量に使用するとナトリウム貯留、カリウム排泄促進が起こり、むくみ(浮腫)等の症状が現れ、心臓病を悪化させるおそれがあるため。
	硫酸ナトリウム	血液中の電解質のバランスが損なわれ、心臓の負担が増加し、心臓病を悪化させるおそれがあるため。
	グリセリンが配合された浣腸薬	排便直後に、急激な血圧低下等が現れることがあり、心臓病を悪化させるおそれがあるため。
腎臓病	アスピリン、アスピリンアルミニウム、エテンザミド、イブプロフェン、アセトアミノフェン	むくみ(浮腫)、循環体液量の増加が起こり、腎臓病を悪化させるおそれがあるため。また、末梢におけるプロスタグランジン産生抑制作用は腎血流量を減少させることから、腎臓病を悪化させるおそれがあるため。
	グリチルリチン酸二カリウム、グリチルレチン酸、カンゾウ(1日用量がグリチルリチン酸として40mg以上、又はカンゾウとして1g以上を含有する場合)	大量に使用するとナトリウム貯留、カリウム排泄促進が起こり、むくみ(浮腫)等の症状が現れ、腎臓病を悪化させるおそれがあるため。
	スクラルファート水和物、水酸化アルミニウムゲル、ケイ酸アルミン酸マグネシウム、ケイ酸アルミニウム、合成ヒドロタルサイト、アルジオキサ等のアルミニウムを含む成分が配合された胃腸薬、胃腸鎮痛鎮痙薬	過剰のアルミニウムイオンが体内に貯留し、アルミニウム脳症、アルミニウム骨症を生じるおそれがあるため。使用する場合には、医療機関において定期的に血中アルミニウム、リン、カルシウム、アルカリフォスファターゼ等の測定を行う必要があるため。

<table>
<tr><td rowspan="3">腎臓病</td><td>制酸成分を主体とする胃腸薬</td><td rowspan="2">ナトリウム、カルシウム、マグネシウム等の無機塩類の排泄が遅れたり、体内貯留が現れやすいため。</td></tr>
<tr><td>酸化マグネシウム、水酸化マグネシウム、硫酸マグネシウム等のマグネシウムを含む成分、硫酸ナトリウムが配合された瀉下薬</td></tr>
<tr><td>ピペラジンリン酸塩水和物等のピペラジンを含む成分、プソイドエフェドリン塩酸塩</td><td>腎臓における排泄が円滑に行われず、副作用が現れやすくなるため。</td></tr>
<tr><td rowspan="3">糖尿病</td><td>アドレナリン作動成分が配合された鼻炎用点鼻薬</td><td rowspan="3">肝臓でグリコーゲンを分解して血糖値を上昇させる作用があり、糖尿病の症状を悪化させるおそれがあるため。</td></tr>
<tr><td>メチルエフェドリン塩酸塩、トリメトキノール塩酸塩水和物、フェニレフリン塩酸塩、メトキシフェナミン塩酸塩等のアドレナリン作動成分</td></tr>
<tr><td>マオウ</td></tr>
<tr><td rowspan="8">緑内障</td><td>眼科用薬</td><td>緑内障による目のかすみには効果が期待できず、また、充血除去作用成分が配合されている場合には、眼圧が上昇し、緑内障を悪化させるおそれがあるため。</td></tr>
<tr><td>パパベリン塩酸塩</td><td>眼圧が上昇し、緑内障を悪化させるおそれがあるため。</td></tr>
<tr><td>抗コリン成分が配合された鼻炎用内服薬、抗コリン成分が配合された鼻炎用点鼻薬</td><td rowspan="6">抗コリン作用によって房水流出路(房水通路)が狭くなり、眼圧が上昇し、緑内障を悪化させるおそれがあるため。</td></tr>
<tr><td>ペントキシベリンクエン酸塩</td></tr>
<tr><td>スコポラミン臭化水素酸塩、メチルオクタトロピン臭化物、イソプロパミドヨウ化物等の抗コリン成分</td></tr>
<tr><td>ロートエキス</td></tr>
<tr><td>ジフェニドール塩酸塩</td></tr>
<tr><td>ジフェンヒドラミン塩酸塩、クロルフェニラミンマレイン酸等の抗ヒスタミン成分</td></tr>
<tr><td>血栓のある人(脳血栓、心筋梗塞、血栓静脈炎等)、血栓症を起こすおそれのある人</td><td>トラネキサム酸(内服)、セトラキサート塩酸塩</td><td>生じた血栓が分解されにくくなるため。</td></tr>
<tr><td>貧血</td><td>ピペラジンリン酸塩水和物等のピペラジンを含む成分</td><td>貧血の症状を悪化させるおそれがあるため。</td></tr>
<tr><td>全身性エリテマトーデス、混合性結合組織病</td><td>イブプロフェン</td><td>無菌性髄膜炎の副作用を起こしやすいため。</td></tr>
<tr><td>「次の病気にかかったことのある人」</td><td>主な成分・薬効群</td><td>理　由</td></tr>
<tr><td>胃・十二指腸潰瘍、潰瘍性大腸炎、クローン病</td><td>イブプロフェン</td><td>プロスタグランジン産生抑制作用によって消化管粘膜の防御機能が低下し、胃・十二指腸潰瘍、潰瘍性大腸炎、クローン病が再発するおそれがあるため。</td></tr>
<tr><td colspan="3">○ 併用薬等</td></tr>
<tr><td>「次の医薬品を使用(服用)している人」</td><td>主な成分・薬効群</td><td>理　由</td></tr>
<tr><td>瀉下薬(下剤)</td><td>柴胡加竜骨牡蛎湯、響声破笛丸</td><td>腹痛、激しい腹痛を伴う下痢が現れやすくなるため。</td></tr>
<tr><td>「モノアミン酸化酵素阻害剤（セレギリン塩酸塩等）で治療を受けている人」</td><td>プソイドエフェドリン塩酸塩</td><td>モノアミン酸化酵素阻害剤との相互作用によって、血圧を上昇させるおそれがあるため。</td></tr>
<tr><td>「インターフェロン製剤で治療を受けている人」</td><td>小柴胡湯、小柴胡湯が配合されたかぜ薬</td><td>インターフェロン製剤との相互作用によって、間質性肺炎を起こしやすくなるため。</td></tr>
</table>

7章
付録

3 企業からの副作用等の報告

○副作用症例報告			報告期限	
		重篤性	国内事例	外国事例
医薬品によるものと疑われる副作用症例の発生	使用上の注意から予測できないもの	死亡	15日以内	
		重篤(死亡を除く)	15日以内	
		非重篤	定期報告	
	使用上の注意から予測できるもの	死亡	15日以内	
		重篤(死亡を除く):新有効成分含有医薬品として承認後2年以内	15日以内	
		市販後調査などによって得られたもの	15日以内	
		重篤(死亡を除く):上記以外	30日以内	
		非重篤		
	発生傾向が使用上の注意等から予測することができないもの	重篤(死亡含む)	15日以内	
	発生傾向の変化が保健衛生上の危機の発生又は拡大の恐れがあるもの	重篤(死亡を含む)	15日以内	

○感染症症例報告			報告期限	
		重篤性	国内事例	外国事例
医薬品によるものと疑われる感染症症例の発生	使用上の注意から予測できないもの	重篤(死亡を含む)	15日以内	
		非重篤	15日以内	
	使用上の注意から予測できるもの	重篤(死亡を含む)	15日以内	
		非重篤		

○外国での措置報告	報告期限	
外国における製造、輸入又は販売の中止、回収、廃棄その他の保健衛生上の危害の発生又は拡大を防止するための措置の実施		15日以内

○研究報告	報告期限
副作用・感染症により、癌その他の重大な疾病、障害もしくは死亡が発生する恐れがあることを示す研究報告	30日以内
副作用症例・感染症の発生傾向が著しく変化したことを示す研究報告	30日以内
承認を受けた効能もしくは効果を有しないことを示す研究報告	30日以内

模擬試験　―問　題―

この模擬試験は、実際に行われた「登録販売者資格試験」の内容を踏まえ、難易度を実際の試験と同等レベルに設定しています。力試しに１回挑戦して終わりにするのではなく、類似問題が出てきたら決して間違えることのないように、すべての問題と解説を覚えてしまうつもりで何度もチャレンジしてください。

なお、試験の内容と問題数、制限時間は以下のように決められています。

第１章「医薬品に共通する特性と基本的な知識」	20問(40分)
第２章「人体の働きと医薬品」	20問(40分)
第３章「主な医薬品とその作用」	40問(80分)
第４章「薬事関連法規・制度」	20問(40分)
第５章「医薬品の適正使用・安全対策」	20問(40分)

実際の試験では、これらの問題を60問ずつに振り分け、制限時間をそれぞれ120分として試験を行っています。

第１章　医薬品に共通する特性と基本的な知識

問１　医薬品の本質に関する記述のうち、誤っているものはどれか。

1　医薬品は、人の疾病の診断、治療もしくは予防に使用されること、または人の身体の構造や機能に影響を及ぼすことを目的とする生命関連製品である。
2　医薬品は、多くの場合、人体に取り込まれて作用するため、人体に対して直接使用されない医薬品であれば、人の健康に影響を与えることはない。
3　医薬品は、必ずしも期待される有益な効果（薬効）のみをもたらすとは限らず、好ましくない反応（副作用）を生じる場合もある。
4　一般用医薬品は医療用医薬品と比べて相対的にリスクは低いが、適正に使用しないと副作用が起こりやすくなる。

問２　医薬品の本質に関する記述の正誤について、正しい組み合わせはどれか。

a　医薬品が人体に及ぼす作用は複雑かつ多岐に渡るが、一般用医薬品については、そのすべてが解明されている。
b　市販後の医薬品は、販売時の取り扱いが変更になった場合であっても、添付文書や製品表示の記載には反映されない。
c　医薬品に異物の混入、変質があった場合でも、健康被害発生の可能性がなければ、法律上はとくに問題にならない。

	a	b	c
1	正	誤	正
2	正	正	誤
3	正	誤	誤
4	誤	正	正
5	誤	誤	誤

問３　医薬品のリスク評価に関する以下の記述の正誤について、正しい組み合わせはどれか。

a　医薬品の効果とリスクは、用量と作用強度の関係（用量 - 反応関係）に基づいて評価される。

b　新規に開発される医薬品のリスク評価において、人を対象とした臨床試験の実施の基準には GLP（Good Laboratory Practice）が制定されている。

c　少量の投与であれば、長期投与された場合でも毒性が発現することはない。

d　動物実験により求められる LD50 は、薬物の有効性の指標として用いられる。

	a	b	c	d
1	正	誤	正	誤
2	誤	正	誤	正
3	正	正	誤	正
4	正	誤	誤	誤
5	誤	誤	正	誤

問４　医薬品の投与量と効果または毒性の関係に関する次の記述について、（　）の中に入れるべき字句の正しい組み合わせはどれか。

医薬品の投与量と効果または毒性の関係は、薬物用量を（ a ）させるに伴い、効果の発現が検出されない（ b ）から、最小有効量を経て（ c ）に至る。

	a	b	c
1	減少	無作用量	中毒量
2	減少	無作用量	治療量
3	増加	無作用量	治療量
4	増加	最小致死量	中毒量
5	増加	最小致死量	致死量

問５　健康食品に関する記述の正誤について、正しい組合せはどれか。

a　健康増進や維持の助けになることが期待されるいわゆる「健康食品」は、あくまで食品であり、医薬品とは法律上区別される。

b　いわゆる「健康食品」では誤った使用方法により健康被害を生じた例が報告されているが、個々の体質により健康被害を生じた例は報告されていない。

c　「特定保健用食品」は、事業者の責任で科学的根拠をもとに疾病に罹患していない者の健康維持及び増進に役立つ機能を商品のパッケージに表示するものとして国に届出された商品である。

d　いわゆる健康食品は、医薬品との相互作用で薬物治療の妨げになることがある。

	a	b	c	d
1	正	正	誤	正
2	誤	正	誤	正
3	正	誤	誤	正
4	誤	誤	正	誤
5	正	誤	正	誤

問６　医薬品の副作用に関する以下の記述について、（　）の中に入れるべき字句の正しい組み合わせはどれか。なお、同じ記号の（　）内には同じ字句が入ります。

世界保健機関（ＷＨＯ）の定義によれば、医薬品の副作用とは、「疾病の予防、診断、治療のため、又は身体の機能を（　a　）ために、人に（　b　）量で発現する医薬品の有害かつ（　c　）反応」とされている。

	a	b	c
1	正常化する	用いられる最大	予測できる
2	正常化する	通常用いられる	意図しない
3	正常化する	通常用いられる	予測できる
4	維持する	通常用いられる	意図しない
5	維持する	用いられる最大	予測できる

問７　医薬品の副作用に関する記述のうち、誤っているものはどれか。

1　副作用は、眠気や口渇等の比較的よく見られるものから、日常生活に支障を来す程度の健康被害を生じる重大なものまで様々である。
2　一般用医薬品においては、通常、重大な副作用を回避するよりも、その使用を継続することによる利益の方が優先される。
3　医薬品の副作用のなかには、直ちに明確な自覚症状として現れないものもある。
4　一般用医薬品の販売等に従事する専門家においては、副作用の相談を受けた場合、その状況次第では、購入者等に対して、速やかに適切な医療機関を受診するよう勧奨する必要がある。

問８　医薬品の薬理作用に関する記述の正誤について、正しい組み合わせはどれか。

a　薬物が生体の生理機能に影響を与えることを薬理作用という。
b　通常、医薬品は、複数の薬理作用を併せ持つ。
c　一般用医薬品を十分注意して適正に使用した場合であれば、期待される有益な反応（主作用）以外の反応が現れることはない。
d　複数の疾病を有する人の場合、ある疾病のために使用された医薬品の作用が、その疾病に対して薬効をもたらす一方、別の疾病に対しては症状を悪化させることがある。

	a	b	c	d
1	誤	正	正	誤
2	正	誤	正	正
3	誤	正	誤	正
4	正	誤	正	誤
5	正	正	誤	正

問９　アレルギーに関する記述のうち、正しいものの組み合わせはどれか。

a　アレルギーには体質的・遺伝的な要素もあるため、アレルギーを起こしやすい体質の人や、近い親族にアレルギー体質の人がいる場合には、注意が必要である。
b　基本的に薬理作用がない添加物は、アレルギーを引き起こす原因物質（アレルゲン）とはならない。
c　医薬品の中には、鶏卵や牛乳等を原材料として作られているものがあるため、こうした食品に対するアレルギーがある人は使用を避けなければならない場合もある。
d　アレルギーは基本的に内服薬で起こるもので、外用薬で起こることはない。

1（a、b）　2（a、c）　3（a、d）　4（b、c）　5（c、d）

問10　一般用医薬品の使用等に関する記述の正誤について、正しい組み合わせはどれか。

a　医薬品は、その目的とする効果に対して副作用が生じる危険性が最小限となるよう、使用する量や使い方が定められている。
b　医薬品の乱用を繰り返すことによって、慢性的な臓器障害等を生じるおそれがある。
c　適正な使用がなされる限りは、安全かつ有効な医薬品であっても、乱用された場合には薬物依存を生じることがある。
d　たとえ薬物依存が形成されても、薬物の使用を中止することによって、容易に依存から離脱することができる。

	a	b	c	d
1	正	正	正	正
2	正	正	正	誤
3	正	正	誤	正
4	正	誤	正	正
5	誤	正	正	正

問11　医薬品同士や食品と医薬品の相互作用に関する以下の記述のうち、正しいものの組み合わせはどれか。

a　相互作用には、医薬品が吸収、代謝、分布または排泄される過程で起こるものと、医薬品が薬理作用をもたらす部位において起こるものがある。

b　複数の医薬品を併用した場合、医薬品の作用が減弱することはあるが、増強することはない。

c　注射薬の作用や代謝（体内で化学的に変化すること）は、食品の摂取によって影響を受ける可能性がある。

d　カフェインは、コーヒー等の食品にも含まれるが、カフェインを含む医薬品と、食品であるコーヒーを一緒に服用してもカフェインの過剰摂取となることはない。

1（a、b）　2（a、c）　3（b、d）　4（c、d）

問12　医薬品の使用上の注意等に関する以下の記述について、（　）の中に入れるべき字句の正しい組み合わせはどれか。

新生児とは生後（　a　）未満、幼児とは（　b　）以上（　c　）未満をいう。

	a	b	c
1	4週	1歳	3歳
2	4週	1歳	5歳
3	4週	1歳	7歳
4	8週	3歳	7歳
5	8週	3歳	12歳

問13　小児が医薬品を使用する場合に留意すべき事項に関する以下の記述の正誤について、正しい組み合わせはどれか。

a　小児は大人と比べて腸が短いので、服用した医薬品の吸収率が相対的に低い。
b　小児では、血液脳関門が未発達であるため、中枢神経系に影響を与える医薬品で副作用を起こしやすい。
c　５歳未満の幼児に使用される錠剤やカプセル剤では、服用時に喉につかえやすいので注意するよう添付文書に記載されている。
d　小児用の用法・用量が設定されていない医薬品を小児に服用させる場合は、成人の用量の半分を目安として服用させる。

	a	b	c	d
1	正	正	正	正
2	正	正	誤	誤
3	誤	正	正	誤
4	誤	誤	誤	正
5	誤	誤	正	誤

問14　プラセボ効果（偽薬効果）に関する次の記述の正誤について、正しい組み合わせはどれか。

a　医薬品を使用したとき、結果的または偶発的に薬理作用によらない作用を生じることをプラセボ効果という。
b　プラセボ効果は、医薬品を使用したこと自体による楽観的な結果への期待（暗示効果）や、条件付けによる生体反応などが関与して生じると考えられている。
c　プラセボ効果は有益な反応であり、これによって副作用が生じることはない。
d　プラセボ効果は、主観的な変化だけで、客観的に測定可能な変化として現れることはない。

	a	b	c	d
1	誤	正	正	正
2	誤	誤	誤	誤
3	正	正	正	誤
4	正	誤	誤	正
5	正	正	誤	誤

問15　一般用医薬品承認審査合理化等検討会中間報告書「セルフメディケーションにおける一般用医薬品のあり方について」（平成14年11月）において、一般用医薬品の役割とされた次の事項のうち、誤っているものはどれか。

1　健康状態の自己検査
2　軽度な疾病に伴う症状の改善
3　生活の質（ＱＯＬ）の改善・向上
4　生活習慣病等の疾病の治療

問16　一般用医薬品の販売時に購入者から確認しておきたい基本的なポイントに関する次の記述のうち、誤っているものはどれか。

1　その医薬品を使用する人に、妊婦が含まれるかどうかを確認した。
2　その医薬品を使用する人の兄弟の年齢を確認した。
3　その医薬品を使用する人が相互作用や飲み合わせで問題を生じるおそれのある食品を摂取していないかを確認した。
4　その医薬品を何のために購入しようとしているかを確認した。

問17　医薬品による副作用に対する考え方に関する次の記述について、誤っているものを１つ選びなさい。

1　通常、眠気や口渇等の比較的よく見られるものも副作用として扱われる。
2　一般用医薬品では、その使用により現れる副作用はすべて添付文書に記載されているため、それ以外の副作用を引き起こすことはない。
3　主作用以外の作用であっても、特段の不都合を感じないものは副作用として扱われない。
4　医薬品による副作用被害や薬害は、医薬品を十分注意して使用しても起こり得るものである。

問18 薬害の歴史に関する以下の記述の正誤について、正しい組み合わせはどれか。

a サリドマイド製剤は一般用医薬品の鎮咳成分として承認されていたため、かぜ薬などにも配合されていた。

b サリドマイドの副作用として血管新生を妨げる作用があり、この影響を受けた胎児に四肢欠損や視聴覚の障害等の先天異常が発生した。

c サリドマイド製剤による催奇形性について、西ドイツから日本に対して警告があったため、日本ではその1カ月以内に販売停止及び回収措置が行われた。

d 日本では、サリドマイド訴訟、スモン訴訟を契機として、1979年に医薬品副作用被害救済制度が創設された。

	a	b	c	d
1	正	正	誤	誤
2	正	誤	正	正
3	誤	正	正	誤
4	誤	正	誤	正
5	誤	誤	正	正

問19 クロイツフェルト・ヤコブ病（ＣＪＤ）及びＣＪＤ訴訟に関する次の記述について、（ ）の中に入れるべき字句の正しい組み合わせはどれか。

ＣＪＤは、（ a ）の一種である（ b ）が原因とされる神経難病である。ＣＪＤ訴訟は、脳外科手術等に用いられていた（ c ）を介してＣＪＤに罹患したことに対する損害賠償訴訟である。

	a	b	c
1	タンパク質	プリオン	ヒト乾燥硬膜
2	タンパク質	グロブリン	ウシ乾燥硬膜
3	ウイルス	プリオン	ヒト乾燥硬膜
4	タンパク質	アルブミン	ヒト乾燥硬膜
5	ウイルス	グロブリン	ウシ乾燥硬膜

問20　ＨＩＶ訴訟とＣ型肝炎訴訟に関する次の記述の正誤について、正しい組合せはどれか。

a　ＨＩＶ訴訟は白血病患者が、ヒト免疫不全ウイルス（ＨＩＶ）が混入した原料血漿から製造された血液凝固因子製剤の投与を受けたことにより、ＨＩＶに感染したことに対する損害賠償訴訟である。
b　国は、ＨＩＶ感染者に対する恒久対策として、エイズ治療・研究開発センター及び拠点病院の整備や治療薬の早期提供等の様々な取り組みを推進してきている。
c　Ｃ型肝炎訴訟は、キノホルム製剤の投与を受けたことにより、Ｃ型肝炎に感染したことに対する損害賠償訴訟である。
d　Ｃ型肝炎訴訟は、ＨＩＶ訴訟とともに 1996 年３月までに和解が成立している。

	a	b	c	d
1	正	誤	正	正
2	正	正	誤	誤
3	誤	誤	正	正
4	誤	正	誤	誤
5	誤	正	正	誤

第2章　人体の働きと医薬品

問１　消化器系に関する以下の記述のうち、正しいものの組み合わせはどれか。

a　歯冠のエナメル質の下に象牙質と呼ばれる硬い骨状の組織があり、神経や血管が通る歯髄を取り囲んでいる。
b　唾液には、デンプンをデキストリンやアミノ酸に分解する消化酵素が含まれている。
c　小腸のうち十二指腸に続く部分の、概ね上部40％が空腸、残り約60％が回腸であるが、明確な境目はない。
d　膵液中のトリプシンは十二指腸でトリプシノーゲンになり、胃で半消化されたタンパク質をさらに消化する。

１（a、b）　２（a、c）　３（b、d）　４（c、d）

問２　消化器系に関する記述について、正しいものの組み合わせはどれか。

a　アルコールは、胃や小腸で吸収されると肝臓に運ばれ、まずアセトアルデヒドに代謝されたのち、さらに代謝されて酢酸になる。
b　アミノ酸が分解された場合等に生成されるアンモニアは、体内に滞留すると有害な物質であり、肝臓において尿酸へと代謝される。
c　胆汁に含まれるビリルビン（胆汁色素）は、血液中のコレステロールが分解されて生じた老廃物である。
d　大腸の腸内細菌は、血液凝固や骨へのカルシウム定着に必要なビタミンK等の物質を産生している。

１（a、b）　２（a、d）　３（b、c）　４（c、d）

問３　呼吸器系に関する次の記述のうち、正しいものの組み合わせはどれか。

a　鼻腔の内壁から分泌される鼻汁にはリパーゼが含まれ、気道の防御機構の一つとなっている。
b　咽頭は、鼻腔と口腔につながっており、消化管と気道の両方に属する。
c　扁桃は喉頭の後壁にあり、気道に侵入してくる細菌、ウイルス等に対する免疫反応が行われる。
d　肺胞の壁を介して、心臓から送られてくる血液から二酸化炭素が肺胞気中に拡散し、代わりに酸素が血液中の赤血球に取り込まれるガス交換が行われる。

1　（a、b）　2　（a、c）　3　（b、d）　4　（c、d）

問４　循環器系に関する次の記述の正誤について、正しい組み合わせはどれか。

a　全身から心臓に戻ってきた血液は右心室に入り、右心房から肺へ送り出される。肺でガス交換が行われた血液は、左心室に戻り、左心房から全身に送り出される。
b　毛細血管の血管壁を通して、酸素と栄養分が血液中から組織へ運び込まれ、それと交換に二酸化炭素や老廃物が組織から血液中へ取り込まれる。
c　脾臓は、血液から古くなった白血球を濾し取って処理するとともに、血流中の細菌やウイルス等の異物に対する免疫応答に関与している。
d　リンパ液は、血漿の一部が毛細血管から組織の中へ滲み出て組織液となったもので、血漿とほとんど同じ成分からなるが、タンパク質が少なく、リンパ球を含む。

	a	b	c	d
1	誤	正	誤	誤
2	誤	誤	正	正
3	誤	正	誤	正
4	正	正	正	誤
5	正	誤	誤	正

問５　泌尿器系等に関する次の記述の正誤について、正しい組み合わせはどれか。

a　腎臓に入る動脈は細かく枝分かれして、毛細血管が小さな球状になった糸球体を形成している。この糸球体と、それを包み込む袋状のボウマン嚢を合わせてネフロンと呼ぶ。
b　尿は、血液が濾過されて作られるため、健康な状態であれば細菌等の微生物は存在しない。
c　副腎髄質からは、体内の電解質と水分の排出調節に関わるホルモン、アルドステロンが産生・分泌される。
d　腎臓は、内分泌腺としての機能があり、骨髄における白血球の産生を促進するホルモンを分泌する。

	a	b	c	d
1	正	正	誤	誤
2	正	誤	正	誤
3	誤	正	正	正
4	誤	正	誤	誤
5	正	誤	誤	正

問６　目に関する以下の記述の正誤について、正しい組み合わせはどれか。

a　水晶体から網膜までの眼球内は房水で満たされ、網膜に一定の圧を生じさせている。
b　虹彩は、瞳孔を散大・縮小させて眼球内に入る光の量を調節している。
c　わずかな光でも敏感に反応する視細胞が光を感じる反応には、ビタミンＥが不可欠である。
d　抗コリン作用がある成分が配合された医薬品によって眼圧が上昇し（急性緑内障発作）、眼痛や眼の充血に加え、急激な視力低下を来すことがある。

	a	b	c	d
1	正	誤	誤	正
2	正	誤	正	誤
3	誤	誤	正	正
4	誤	正	正	誤
5	誤	正	誤	正

問７　鼻や耳に関する次の記述のうち、正しいものの組み合わせはどれか。

a　鼻腔の粘膜に炎症を起こして腫れた状態を鼻炎といい、鼻汁過多や鼻閉（鼻づまり）などの症状を生じる。
b　副鼻腔内を覆う粘膜は、粘液を分泌するが線毛を有していない。
c　内耳は、聴覚器官である前庭と平衡器官である蝸牛からなる。蝸牛の内部は、リンパ液で満たされており、その動きが平衡感覚として感知される。
d　小さな子供では、耳管が太く短くて、走行が水平に近いため、鼻腔からウイルスや細菌が侵入し感染が起こりやすい。

1（a、b）　2（a、c）　3（a、d）　4（b、c）　5（c、d）

問８　外皮系に関する次の記述の正誤について、正しい組み合わせはどれか。

a　皮膚の色は、表皮や真皮に沈着したメラニン色素によるものである。
b　表皮には、毛細血管や知覚神経の末端が通っている。
c　体温が上がり始めると、皮膚の毛細血管が拡張するとともに、汗腺から汗を分泌することで体温を下げようとする。
d　汗腺には、腋窩（わきのした）などの毛根部に分布するエクリン腺と、手のひらなど毛根がないところも含め全身に分布するアポクリン腺の二種類がある。

	a	b	c	d
1	正	正	正	誤
2	正	誤	正	誤
3	誤	正	誤	正
4	誤	誤	正	正
5	誤	正	正	誤

問９　骨格系、筋組織に関する記述のうち、誤っているものはどれか。

1　骨の基本構造は、骨質、骨膜、骨髄、関節軟骨の４組織からなる。
2　骨組織を構成する無機質は、炭酸カルシウムやリン酸カルシウム等の石灰質からなる。
3　骨格筋は体性神経系（運動神経）によって支配されるのに対して、心筋及び平滑筋は自律神経系によって支配されている。
4　平滑筋は、筋線維に骨格筋のような横縞模様（横紋）があるが、骨格筋とは異なり不随意筋である。

問10　中枢神経系に関する次の記述のうち、正しいものはどれか。

1　中枢神経系は脳と延髄から構成される。
2　脳において、酸素の消費量は全身の約 20%と多いが、ブドウ糖の消費量は全身の約５%と少ない。
3　延髄には、心拍数を調節する心臓中枢のほか、呼吸を調節する呼吸中枢などがある。
4　延髄にある視床下部では、自律神経系、ホルモン分泌等の様々な調節機能を担っている。

問11　自律神経系のうち、副交感神経系が活発になっているときの効果器に対する作用について、正しいものはどれか。

	【効果器】	【作用】
1	心臓	心拍数増加
2	気管支	拡張
3	目	瞳孔の散大
4	肝臓	グリコーゲンの分解
5	膀胱	排尿筋の収縮

問12　脳や神経系に関する次の記述について、正しいものの組み合わせはどれか。

a　延髄は多くの生体の機能を制御する部位であるが、複雑な機能の場合はさらに上位の脳の働きによって制御されている。
b　脊髄は、脳と末梢の間で刺激を伝えているが、末梢からの刺激の一部に対して脳を介さずに刺激を返す場合があり、これを脊髄反射と呼ぶ。
c　交感神経の節後線維の末端から放出される神経伝達物質はアセチルコリンで、副交感神経の節後線維の末端から放出される神経伝達物質はノルアドレナリンである。
d　交感神経系が優位なときには腸の運動は亢進し、副交感神経が優位なときには腸の運動は低下する。

1　(a、b)　2　(a、c)　3　(b、d)　4　(c、d)

問13　医薬品の代謝、排泄に関する次の記述のうち、正しいものの組み合わせはどれか。

a　循環血液中に移行した有効成分は、主として肝細胞の薬物代謝酵素によって代謝を受ける。
b　有効成分と血漿タンパク質との結合は、速やかかつ不可逆的である。
c　循環血液中に移行した有効成分は、体内を循環するうちに徐々に代謝を受けて、体外へ排泄されやすい脂溶性の物質に変化する。
d　有効成分と血漿タンパク質の複合体は腎臓で濾過されないため、有効成分が長く循環血液中に留まることとなり、作用が持続する原因となる。

1　(a、b)　2　(a、c)　3　(a、d)　4　(b、c)　5　(c、d)

問14 薬の吸収・代謝・排泄に関する次の記述のうち、正しい組み合わせはどれか。

a 鼻腔粘膜を介して吸収された薬物は、初めに肝臓で代謝を受けずに循環血液中に移行する。
b 含嗽薬（うがい薬）は咽頭粘膜に使用されるもので、成分が吸収されて全身に行きわたることはほとんどなく、全身性の副作用を生じることはない。
c 血液中の有効成分の多くは腎臓から尿中に排泄されるので、腎機能の低下した人では薬効が強まったり、副作用が増強されたりする。

	a	b	c
1	正	正	正
2	正	正	誤
3	正	誤	正
4	誤	誤	正
5	誤	誤	誤

問15 医薬品の使用方法に関する次の記述について、誤っているものを１つ選びなさい。

1 カプセルの原材料として広く用いられているゼラチンは、ブタなどのタンパク質を主成分としているため、ゼラチンに対してアレルギーを持つ人は使用を避けるなどの注意が必要である。
2 チュアブル錠とは、口の中で舐めたり噛み砕いたりして服用する剤形であり、水なしでも服用できる。
3 軟膏剤とクリーム剤は基剤が異なり、適用部位を水から遮断したい場合はクリーム剤の方が適している。
4 口腔内崩壊錠は、水なしでも服用できるため、水分摂取が制限されている患者に適している。

問16　副作用として現れるショック（アナフィラキシー）に関する次の記述のうち、正しいものの組み合わせはどれか。

a　生体異物に対する遅延型のアレルギー反応の一種である。
b　一般に、顔や上半身の紅潮・熱感、皮膚の痒み、顔面蒼白などの症状が現れる。
c　適切な対応が遅れるとチアノーゼや呼吸困難等を生じ、死に至ることがある。
d　以前にその医薬品の使用によって蕁麻疹等のアレルギーを起こしたことがある人では、起きるリスクが低くなる。

1（a、b）　2（a、c）　3（b、c）　4（b、d）

問17　皮膚粘膜眼症候群（スティーブンス・ジョンソン症候群）及び中毒性表皮壊死融解症に関する記述のうち、正しいものの組み合わせはどれか。

a　皮膚粘膜眼症候群は、38℃以上の高熱を伴って、発疹・発赤、火傷様の水疱等の激しい症状が、比較的短時間のうちに全身の皮膚、口、眼等の粘膜に現れる。
b　中毒性表皮壊死融解症は、皮膚粘膜眼症候群とよく似た症状が現れるが、高熱が出ないのが特徴である。
c　皮膚粘膜眼症候群及び中毒性表皮壊死融解症は皮膚や粘膜の症状が主体で、臓器障害などの合併症は報告されていない。
d　皮膚粘膜眼症候群及び中毒性表皮壊死融解症では、皮膚症状が軽快した後も眼や呼吸器等に障害が残ることがある。

1（a、b）　2（a、d）　3（b、c）　4（c、d）

問18　肝機能障害に関する以下の記述の正誤について、正しい組み合わせはどれか。

a　肝機能障害の主な症状は、全身の倦怠感、黄疸、発熱、発疹などである。
b　軽度の場合、自覚症状がなく、健康診断等の血液検査で初めて判明することが多い。
c　黄疸とは、ヘモグロビンが胆汁中に排出されず血液中に滞留することによって、皮膚や白眼が黄色くなる病態である。
d　医薬品により生じる肝機能障害は、有効成分またはその代謝物の直接的な肝毒性が原因で起きる中毒性のものに限定される。

	a	b	c	d
1	誤	正	正	正
2	誤	正	正	誤
3	誤	誤	正	正
4	正	正	誤	誤
5	正	誤	正	誤

問19　医薬品の使用により生じる偽アルドステロン症に関する記述の正誤について、正しい組み合わせはどれか。

a　原因となる医薬品の成分としては、生薬のカンゾウが知られている。
b　偽アルドステロン症とは、体内にカリウムと水が貯留し、体から塩分（ナトリウム）が失われることによって生じる病態である。
c　偽アルドステロン症は、低身長、低体重など体表面積が小さい者や高齢者で生じやすいとされている。

	a	b	c
1	正	正	誤
2	正	誤	誤
3	正	誤	正
4	誤	誤	正
5	誤	誤	誤

問20 医薬品の副作用として現れる間質性肺炎に関する記述の正誤について、正しい組み合わせはどれか。

a 気管支または肺胞が、細菌に感染することで炎症を生じたものである。
b 一般的に、医薬品の使用開始から１～２週間程度で起きることが多い。
c 症状として、呼吸困難や空咳がみられるが、必ずしも発熱は伴わない。
d 原因となった医薬品の成分が体内から消失すれば自然と回復し、悪化することはない。

	a	b	c	d
1	誤	正	正	誤
2	正	正	誤	正
3	正	誤	正	誤
4	誤	正	誤	正
5	正	誤	正	正

第3章　主な医薬品とその作用

問1　かぜ及びかぜ薬に関する記述のうち、誤っているものはどれか。

1　かぜは単一の疾患ではなく、医学的にはかぜ症候群という上気道の急性炎症の総称である。
2　かぜの約8割はウイルス（ライノウイルス、コロナウイルス、アデノウイルスなど）の感染が原因であるが、それ以外に細菌の感染や、まれに冷気や乾燥、アレルギーのような非感染性の要因による場合もある。
3　かぜ薬の重篤な副作用として、まれに、ショック（アナフィラキシー）、皮膚粘膜眼症候群、中毒性表皮壊死融解症等が起きることがある。
4　15歳未満の小児のインフルエンザには、エテンザミドが配合されたかぜ薬を使用することが適切である。

問2　かぜ薬に用いられる成分に関する記述の正誤について、正しい組み合わせはどれか。

a　ブロムヘキシン塩酸塩は、痰の切れを良くすることを目的としている。
b　デキストロメトルファン臭化水素酸塩は、抗コリン作用によって鼻汁分泌やくしゃみを抑えることを目的としている。
c　ノスカピンは、咳を抑えることを目的として用いられる。
d　トラネキサム酸の大量摂取による副作用としては、偽アルドステロン症が知られている。

	a	b	c	d
1	誤	正	正	誤
2	正	誤	正	誤
3	正	正	誤	正
4	正	誤	誤	誤
5	誤	誤	誤	誤

問３　解熱鎮痛薬に関する記述の正誤について、正しい組み合わせはどれか。

a　解熱鎮痛成分（生薬成分を除く）による胃腸障害を軽減させることを目的として、水酸化アルミニウムゲル等の制酸成分が配合されている場合がある。
b　アスピリン喘息は、アスピリンなどサリチル酸系の解熱鎮痛成分に特有の副作用であり、他の解熱鎮痛成分では生じない。
c　月経が起こる過程にプロスタグランジンが関与しているため、月経痛（生理痛）に対して鎮痛効果を有する。
d　鎮静成分などによる眠気を解消する目的で、無水カフェインが配合されている場合がある。

	a	b	c	d
1	正	正	誤	正
2	誤	誤	正	誤
3	正	正	正	誤
4	正	誤	正	誤
5	誤	正	誤	正

問４　眠気を促す薬（催眠鎮静薬）に関する以下の記述のうち、正しいものの組み合わせはどれか。

a　抗ヒスタミン成分を主薬とする催眠鎮静薬は、慢性的に不眠症状がある人は対象としていないが、妊娠中にしばしば生じる睡眠障害には使用できる。
b　ジフェンヒドラミン塩酸塩を含有する催眠鎮静薬は、小児では神経過敏や中枢興奮などの副作用が起きやすいため、使用を避けるべきである。
c　アリルイソプロピルアセチル尿素は脳の興奮を抑え、痛覚を鈍くする作用があり、反復して服用しても依存を生じることはない。
d　ブロモバレリル尿素は、胎児に障害を引き起こす可能性があるため、妊婦又は妊娠していると思われる女性は使用を避けるべきである。

1（a、c）　2（a、d）　3（b、c）　4（b、d）

問５　眠気を防ぐ薬とその成分に関する次の記述のうち、正しいものはどれか。

1　カフェインは食品にも含まれる成分であり、反復摂取しても依存を形成することはない。
2　眠気防止薬におけるカフェインの１回摂取量は、カフェインとして 200mg、１日摂取量はカフェインとして 500mg が上限とされている。
3　カフェインは腎臓におけるナトリウムイオンの再吸収を促進し、尿量の減少をもたらす。
4　カフェインには心筋の興奮を抑制する作用があり、副作用として不整脈が現れることがあるので、心臓病のある人は服用を避ける。

問６　鎮暈薬（乗物酔い防止薬）に関する以下の記述のうち、誤っているものを１つ選びなさい。

1　スコポラミン臭化水素酸塩は古くから使われている抗コリン成分で、他の抗コリン成分と比べて脳内に移行しにくく、作用時間が長い。
2　メクリジン塩酸塩は、他の抗ヒスタミン成分と比べて作用が現れるのが遅く持続時間が長く、専ら乗物酔い防止薬に配合されている。
3　抗めまい成分として配合されるジフェニドール塩酸塩は、内耳にある前庭と脳を結ぶ神経（前庭神経）の調節作用のほか、内耳への血流を改善する作用がある。
4　鎮暈薬には、３歳未満の乳幼児向けの製品はない。

問７　小児の疳及び小児鎮静薬とその成分に関する次の記述の正誤について、正しい組み合わせはどれか。

a　小児の疳は、痩せて血が少ないことから生じると考えられており、鎮静作用のほか、血液の循環を促す作用があるとされる生薬成分を中心に配合されている。
b　乳児は食道と胃を隔てている括約筋が未発達で、胃の内容物をしっかり保っておくことができず、胃食道逆流に起因するむずがり、夜泣き、乳吐きなどを起こすことがある。
c　症状の原因となる体質の改善を主眼としているものが多く、比較的長期間（1ヶ月位）継続して服用されることがある。
d　鎮静と中枢刺激のように相反する作用を期待する生薬成分が配合されている場合もあるが、身体の状態によってそれらに対する反応が異なり、総じて効果がもたらされると考えられている。

	a	b	c	d
1	正	正	正	誤
2	正	正	誤	正
3	正	誤	正	正
4	誤	正	正	正
5	正	正	正	正

問８　鎮咳去痰薬に配合される成分に関する次の記述の正誤について、正しい組み合わせはどれか。

a　ノスカピン塩酸塩はモルヒネと同じ基本構造を持ち、依存性があることから麻薬性鎮咳成分と呼ばれる。
b　コデインリン酸塩、ジヒドロコデインリン酸塩は、胃腸の運動を低下させるため、副作用として便秘が現れることがある。
c　トリメトキノール塩酸塩は、気管支を拡張させる成分であり、心臓病、高血圧、糖尿病又は甲状腺機能障害の診断を受けた人では症状を悪化させるおそれがある。
d　カルボシステインは、痰の中の粘性タンパク質を溶解・低分子化して粘性を減少させることで、痰の切れを良くする。

	a	b	c	d
1	誤	正	正	正
2	誤	正	正	誤
3	正	誤	正	誤
4	正	正	誤	正
5	正	誤	誤	誤

問９　鎮咳去痰薬とその成分等に関する次の記述のうち、正しいものの組み合わせはどれか。

a　チペピジンヒベンズ酸塩は交感神経系を興奮させることで気管支を拡張させる成分である。
b　口腔咽喉薬の効果を兼ねたトローチ剤やドロップ剤に配合される殺菌消毒成分は、口腔内及び咽頭部において局所的に作用する。
c　甘草湯は、構成生薬がカンゾウのみからなる漢方処方製剤で、激しい咳などに用いられ、長期間の服用も可能であるが、体の虚弱な人は使用できない。
d　高齢者では、心臓病や高血圧、糖尿病の基礎疾患がある場合が多いため、アドレナリン作動成分やマオウを含む製剤を使用する前にその適否を十分考慮する必要がある。

1（a、b）　2（a、c）　3（b、d）　4（c、d）

問10　口腔咽喉薬、うがい薬（含嗽薬）に関する以下の記述のうち、正しいものの組み合わせはどれか。

a　口腔咽喉薬の中には、鎮咳成分や気管支拡張成分、去痰成分を配合しているものがある。
b　含嗽薬は、水で用時希釈または溶解して使用するものが多いが、調製した濃度が濃すぎても薄すぎても効果が十分得られない。
c　トローチ剤やドロップ剤は、噛み砕いて飲み込むことにより、即効性の効果を示す。
d　噴射式の液剤では、息を吸いながら噴射すると気管支や肺に入ってしまうおそれがあるため、軽く息を吐きながら噴射することが望ましい。

1（a、b）　2（a、c）　3（b、d）　4（c、d）

問11　胃の薬及びその配合成分に関する次の記述のうち、正しいものの組み合わせはどれか。

a　制酸成分は、解熱鎮痛薬等でも配合されていることが多く、胃薬と解熱鎮痛薬の併用によって制酸作用が強くなりすぎる可能性があるほか、高カルシウム血症等を生じるおそれがある。
b　健胃薬は、炭水化物、脂質、タンパク質等の分解に働く酵素を補う等により、胃や腸の内容物の消化を助けることを目的とする医薬品である。
c　オウバクが配合された散剤は、苦味が強いので、オブラートに包んで服用するとよい。
d　胆汁末は、肝臓の働きを高める作用もあるとされるが、肝臓病の診断を受けた人ではかえって症状を悪化させるおそれがある。

1（a、b）　2（a、c）　3（a、d）　4（b、d）　5（c、d）

問12　胃薬に配合される成分に関する次のａ～ｃの記述の正誤について、正しい組み合わせを１つ選びなさい。

ａ　ソファルコンとテプレノンは、まれに重篤な副作用として肝機能障害を起こすことがある。
ｂ　スクラルファートは、透析を受けている人では使用を避ける必要がある。
ｃ　ピレンゼピン塩酸塩は、消化管の運動にはほとんど影響を与えずに胃液の分泌を抑える作用を示すとされる成分で、副作用として排尿困難や目のかすみを起こすことがある。

	ａ	ｂ	ｃ
１	正	正	正
２	正	誤	誤
３	正	誤	正
４	誤	正	正
５	誤	正	誤

問13　腸の薬に関する記述のうち、正しいものの組み合わせはどれか。

ａ　タンニン酸アルブミンは、まれに重篤な副作用としてショック（アナフィラキシー）を生じることがある。
ｂ　ヒマシ油の瀉下作用は比較的弱いため、３歳未満の乳幼児でも使用できる。
ｃ　ジオクチルソジウムスルホサクシネートは、大腸のうち特に結腸や直腸の粘膜を刺激して、排便を促すと考えられている。
ｄ　ロペラミド塩酸塩は、中枢神経系を抑制する作用もあり、副作用としてめまいや眠気が現れることがあるため、服用後は乗物又は機械類の運転操作を避ける必要がある。

１（ａ、ｂ）　２（ａ、ｄ）　３（ｂ、ｃ）　４（ｃ、ｄ）

問14 瀉下成分に関する次の記述の正誤について、正しい組み合わせはどれか。

a ピコスルファートナトリウムは、胃や小腸では分解されないが、大腸に生息する腸内細菌によって分解されて、大腸への刺激作用を示すようになる。
b センナは乳汁中に移行することがほとんどなく、授乳婦が服用しても乳児に対する安全性が高いとされている。
c ヒマシ油は、小腸でリパーゼによって生じる分解物が、小腸を刺激することで瀉下作用をもたらすと考えられている。
d ヒマシ油は、主に誤食・誤飲等による中毒の場合など、腸管内の物質を速やかに体外に排除する場合に用いられるが、防虫剤や殺鼠剤等の脂溶性の物質による中毒には使用を避ける必要がある。

	a	b	c	d
1	正	正	正	誤
2	正	正	誤	正
3	正	誤	正	正
4	誤	正	正	正

問15 浣腸薬に関する次の記述のうち、正しいものの組み合わせはどれか。

a グリセリンが配合された浣腸薬は、肛門や直腸の粘膜から出血しているときに使用すると、グリセリンが傷口から血管内に入って、赤血球の破壊（溶血）を引き起こすおそれがある。
b 繰り返し使用すると直腸の感受性が高まり効果が強くなる。
c 薬液を注入した後すぐに排便を試みると、薬液のみが排出されて効果が十分得られないことから、便意が強まるまでしばらく我慢する必要がある。
d 注入剤について、半量等を使用して残量を後で再使用する場合、冷蔵庫等の冷暗所に保管するのが望ましい。

1（a、c） 2（a、d） 3（b、c） 4（b、d） 5（c、d）

問16 駆虫薬の配合成分に関する次の記述のうち、正しいものの組み合わせはどれか。

a　パモ酸ピルビニウムは、蟯虫の呼吸や栄養分の代謝を抑えて殺虫作用を示す。
b　カイニン酸は、回虫に痙攣を起こさせる作用を示し、カイニン酸を含む生薬成分としてマクリが知られている。
c　ピペラジンリン酸塩は、アドレナリン伝達を妨げて、回虫及び蟯虫の運動筋を麻痺させる作用を示し、虫体を排便とともに排出させることを目的として用いられる。
d　サントニンは、赤～赤褐色の成分で、尿や糞便が赤く着色することがある。

1（a、b）　2（a、c）　3（b、c）　4（b、d）　5（c、d）

問17 強心薬に関する次の記述の正誤について、正しい組み合わせはどれか。

a　センソは、ヒキガエル科のアジアヒキガエルの耳腺の分泌物を集めたものを基原とする生薬で、1日用量中センソ5mgを超えて含有する医薬品は劇薬に指定されている。
b　ゴオウは、ウシ科のウシの胆嚢中に生じた結石を基原とする生薬で、強心作用のほか、末梢血管の拡張による血圧降下作用がある。
c　レイヨウカクは、シカ科の雄鹿の角化していない幼角を基原とする生薬で、強心作用のほか、強壮、血行促進等の作用があるとされる。
d　ジャコウは、シカ科のジャコウジカの雄のジャコウ腺分泌物を基原とする生薬で、強心作用のほか、呼吸中枢を刺激して呼吸機能を高める等の作用があるとされる。

	a	b	c	d
1	正	正	正	正
2	正	正	正	誤
3	正	正	誤	正
4	正	誤	正	正
5	誤	正	正	正

問18　コレステロール及び高コレステロール改善薬に関する次の記述の正誤について、正しい組み合わせはどれか。

a　コレステロールの産生及び代謝は、主として膵臓で行われる。
b　低密度リポタンパク質（ＬＤＬ）は、末梢組織のコレステロールを取り込んで肝臓へと運ぶリポタンパク質である。
c　脂質異常症とは、医療機関で測定する検査値として、高密度リポタンパク質（HDL）が 140mg ／ dL 以上、LDL が 40mg ／ dL 未満、中性脂肪が 150mg ／ dL 以上のいずれかがあてはまる状態をいう。
d　パンテチンは、低密度リポタンパク質（LDL）等の異化排泄を促進し、リポタンパクリパーゼ活性を高めて、高密度リポタンパク質（HDL）産生を低下させる作用があるとされる。

	a	b	c	d
1	正	正	誤	誤
2	正	誤	正	正
3	誤	誤	誤	正
4	誤	誤	誤	誤
5	誤	正	正	誤

問19　貧血と貧血用薬（鉄製剤）に関する記述のうち、正しいものはどれか。

1　鉄製剤の服用前後 30 分にビタミンＣを摂取すると、鉄の吸収が悪くなる。
2　マンガンは、ビタミン B_{12} の構成成分であり、骨髄での造血機能を高める目的で、硫酸マンガンが配合されている場合がある。
3　銅はヘモグロビンの産生過程で、鉄の代謝や輸送に重要な役割を持つため、補充した鉄分を利用してヘモグロビンが産生されるのを助ける目的で、硫酸銅が配合されている場合がある。
4　貧血のうち鉄製剤で改善できるのは、ビタミン欠乏性貧血のみである。

8章　模擬試験

問20 一般用医薬品の循環器用薬とその成分に関する次の記述のうち、正しいものの組み合わせはどれか。

a ユビデカレノンは心筋の酸素利用効率を高めて収縮力を高めることによって血液循環の改善効果を示すとされ、重度な心疾患による動悸、息切れ、むくみの症状に用いられる。
b コウカはエネルギー代謝に関与する酵素の働きを助けるはたらきがあり、別名コエンザイム Q_{10} とも呼ばれる。
c ヘプロニカートは、ニコチン酸が遊離し、そのニコチン酸のはたらきによって末梢の血液循環を改善する作用を示すとされる。
d 七物降下湯は、小児向けの漢方処方ではなく、小児への使用は避ける必要がある。

1（a、b）　2（a、d）　3（b、c）　4（c、d）

問21 痔及び痔疾用薬に関する記述のうち、正しいものの組み合わせはどれか。

a 歯状線より下にできた痔核では、痛み等の自覚症状は少ない。
b 痔疾用薬のうち、外用剤である坐剤及び注入軟膏は、直腸粘膜局所で作用するが、全身的な影響を生じることがある。
c 内用痔疾用薬は、比較的緩和な抗炎症作用、血行改善作用を目的とする成分のほか、瀉下・整腸成分等が配合されたもので、外用痔疾用薬と併せて用いると効果的なものである。
d 痔による肛門部の炎症を抑える効果を期待して、アミノ安息香酸エチルのような抗炎症成分が用いられることがある。

1（a、c）　2（b、c）　3（b、d）　4（a、d）

問22 外用痔疾用薬に用いられる成分に関する記述のうち、正しい組み合わせはどれか。

a クロタミトンは、殺菌消毒成分として局所の感染防止を目的として配合される。
b クロルヘキシジン塩酸塩は、血管収縮作用による止血効果を目的として用いられる。
c ジブカイン塩酸塩は、痔に伴う痛み・痒みを和らげる目的で用いられる。
d ヒドロコルチゾン酢酸エステルは、痔による肛門部の炎症や痒みを和らげるステロイド性抗炎症成分である。

	a	b	c	d
1	正	正	誤	誤
2	正	誤	正	正
3	誤	誤	正	正
4	誤	誤	誤	誤
5	誤	正	正	誤

問23 女性の月経と婦人薬に関する次の記述について、正しいものの組み合わせはどれか。

a 女性の月経は、子宮の内壁を覆っている膜（子宮内膜）が剥がれ落ち、血液（経血）とともに排出される生理現象で、視床下部や下垂体で産生されるホルモンと、卵巣で産生される女性ホルモンが月経周期に関与している。
b 月経前症候群は、月経の約 10 ～3日前に現れ、月経開始とともに消失する心身の症状で、血の道症のひとつである。
c エチニルエストラジオールは胎児への影響が少ないことから、妊娠中の女性でも使用できる成分である。
d 桂枝茯苓丸は、体力が虚弱な人に適した漢方処方製剤である。

1（a、b） 2（a、d） 3（b、c） 4（c、d）

問24 内服アレルギー用薬（鼻炎用内服薬を含む）に含まれる成分と、その主な配合目的に関する次の組み合わせのうち、正しいものはどれか。

	成分		主な配合目的
1	エメダスチン	－	抗ヒスタミン作用による鼻炎症状の改善
2	トリプロリジン塩酸塩	－	抗炎症作用による鼻粘膜の炎症改善
3	トラネキサム酸	－	血管収縮作用による鼻づまりの改善
4	ピリドキシン塩酸塩	－	抗コリン作用による鼻汁分泌の抑制

問25 次の内服アレルギー用薬の配合成分に関する記述のうち、誤っているものを１つ選びなさい。

1 ジフェンヒドラミン塩酸塩を含む医薬品については、授乳中の女性は、使用を避けるか、使用する場合には授乳を避ける必要がある。
2 プソイドエフェドリン塩酸塩は、他のアドレナリン作動成分に比べて中枢神経系に対する作用が強く、副作用として不眠や神経過敏が現れることがある。
3 メキタジンは、まれに重篤な副作用としてショック（アナフィラキシー）、肝機能障害、血小板減少を生じることがある。
4 アトピー性皮膚炎による慢性湿疹に対する効能は、抗炎症成分を一定量以上配合している場合にのみ認められている。

問26 鼻炎用点鼻薬とその配合成分に関する記述について、正しいものの組み合わせはどれか。

a 鼻炎用点鼻薬は、急性鼻炎、アレルギー性鼻炎又は慢性副鼻腔炎（蓄膿症）による諸症状の改善に用いられる医薬品である。
b ナファゾリン塩酸塩は、鼻粘膜の充血や腫れを和らげることを目的として配合される。
c ベンザルコニウム塩化物は、肥満細胞からヒスタミンの遊離を抑える作用を示し、花粉、ハウスダスト（室内塵）等による鼻アレルギー症状の緩和を目的として配合される。
d リドカインは、鼻粘膜の過敏性や痛みや痒みを抑えることを目的として配合される。

1（a、b）　2（a、c）　3（b、d）　4（c、d）

問27 眼科用薬に関する以下の記述の正誤について、正しい組み合わせはどれか。

a 抗菌性点眼薬には抗菌成分が配合されており、ものもらいや眼瞼炎のほか、ウイルス性の結膜炎などにも効果がある。
b 1滴の薬液の量は約 30μL であるのに対して、結膜嚢の容積は約 50μL とされ、1度に2～3滴点眼すると効果的とされる。
c 点眼薬の使用でも、全身性の副作用が現れることがある。
d 一般用医薬品の点眼薬には、緑内障の症状を改善できるものはない。

	a	b	c	d
1	正	正	誤	誤
2	正	誤	正	正
3	誤	誤	正	正
4	正	誤	誤	正
5	誤	正	正	正

問28 眼科用薬に関する次の記述について、正しいものの組み合わせはどれか。

a ネオスチグミンメチル硫酸塩は、抗コリン作用によって毛様体のはたらきを助け、ピント調節機能を改善する。
b ナファゾリン塩酸塩は、連用又は頻回に使用すると、異常なまぶしさを感じたり、かえって充血を招くことがある。
c ビタミンAは、神経伝達物質の合成に関与しているビタミンで、目の疲れ等の症状を改善する効果を期待して配合される。
d プラノプロフェンは、炎症の原因となる物質の生成を抑えることで抗炎症作用を示す。

1（a、b） 2（a、c） 3（b、d） 4（c、d）

問29 皮膚に用いる薬に関する次の記述の正誤について、正しい組み合わせはどれか。

a エアゾール剤は、成分を十分に浸透させるため、同じ部位に３秒以上連続して噴霧することとされている。
b 貼付剤（テープ剤、パップ剤）は、同じ部位に連続して貼付すると、かぶれ等を生じやすくなる。
c 塗り薬は、容器内に雑菌等が混入されないよう、いったん手の甲などに必要量を取ってから患部に塗布することが望ましい。
d ステロイド性抗炎症成分は、慢性の湿疹・皮膚炎を対象とするものである。

	a	b	c	d
1	誤	正	正	誤
2	正	正	誤	正
3	誤	誤	正	誤
4	誤	正	誤	正
5	正	誤	正	正

問30 皮膚に用いる薬に関する次の記述について、正しいものの組み合わせはどれか。

a アクリノールは黄色の色素で、連鎖球菌、黄色ブドウ球菌などの化膿菌に対する殺菌消毒作用を示すが、真菌や結核菌に対しては効果がない。
b オキシドールは殺菌消毒効果だけでなく、過酸化水素の分解によって発生する水素による泡立ちが、物理的な洗浄効果をもたらす。
c ポビドンヨードは、ヨウ素による酸化作用により、結核菌を含む一般細菌類、真菌類、ウイルスに対して殺菌消毒作用を示す。
d ポビドンヨードは、ヨウ素及びヨウ化カリウムをエタノールに溶解させたものである。

1（a、b） 2（a、c） 3（b、c） 4（b、d） 5（c、d）

問31 歯痛・歯槽膿漏薬に配合される成分とその主な作用との関係について、正しいものの組み合わせはどれか。

a ハッカ油 ―――――――――― 冷感刺激によって、知覚神経を麻痺させる
b 銅クロロフィリンナトリウム ―― 歯周組織の血行を促す
c テーカイン ――――――――― 知覚神経の伝達を遮断して痛みを鎮める
d カルバゾクロム ――――――― 齲蝕を生じた部分における細菌の繁殖を抑える

1 （a、b） 2 （a、c） 3 （b、d） 4 （c、d）

問32 口内炎および口内炎用薬に配合される成分に関する記述について、誤っているものはどれか。

1 口内炎は口腔粘膜に生じる炎症で、口腔の粘膜上皮に水疱や潰瘍ができて、ときに口臭を伴うが、発生の仕組みは必ずしも解明されていない。
2 疱疹ウイルスの口腔内感染による場合や、医薬品の副作用として口内炎を生じる場合もある。
3 シコンは、ムラサキ科のムラサキの根を基原とする生薬で、組織修復促進、抗菌などの作用を期待して用いられる。
4 口腔粘膜の組織修復を促す作用を期待して、クロルヘキシジン塩酸塩が配合されている場合がある。

問33 一般用医薬品の禁煙補助剤（咀嚼剤）に関する次の記述のうち、誤っているものを１つ選びなさい。

1 喫煙を完全に止めたうえで使用する必要がある。
2 使用期間は添付文書で定められた期限を目安とするが、禁煙達成のためには３カ月間の延長が認められている。
3 菓子のガムのように噛むと唾液が多く分泌され、ニコチンが唾液とともに飲み込まれてしまい、口腔粘膜からの吸収が十分なされず、また、吐きけや腹痛等の副作用が現れやすくなる。
4 コーヒーや炭酸飲料などの口腔内を酸性にする食品を摂取した後は、しばらく使用を避ける必要がある。

問34 滋養強壮保健薬の配合成分に関する次の記述のうち、正しいものの組み合わせはどれか。

a アスパラギン酸は、生体におけるエネルギーの産生効率を高めるとされ、骨格筋に溜まった乳酸の分解を促す働きを期待して用いられる。
b レチノール酢酸エステルは、腸管でのカルシウム吸収及び尿細管でのカルシウム再吸収を促して、骨の形成を助ける栄養素である。
c ヘスペリジンは、ビタミン様物質のひとつで、ビタミンCの吸収を助ける等の作用があるとされ、滋養強壮保健薬のほか、かぜ薬等にも配合されている場合がある。
d チアミン硝化物はビタミン B_2 の誘導体で、摂取により、尿が黄色くなることがある。

1 (a、b)　2 (a、c)　3 (b、c)　4 (b、d)　5 (c、d)

問35 漢方の特徴や漢方薬使用における基本的な考え方に関する次の記述のうち、正しいものの組み合わせはどれか。

a 漢方薬は、生薬を組み合わせて構成された漢方処方に基づく製剤で、中医学で使用される中薬と同じものである。
b 患者の「証」(体質及び症状)に合った漢方処方が選択されれば効果が期待できるが、合わないものが選択された場合には、効果が得られないばかりでなく、副作用を招きやすくなる。
c 「証」による「しばり」では「虚実」の概念を「体力が充実して」「体力中等度で」「体力虚弱で」「体力に関わらず」の4つに分類し、それ以外の表現を認めていない。
d 漢方処方製剤は、用法用量において適用年齢の下限が設けられていない場合であっても、生後3カ月未満の乳児には使用しないこととされている。

1 (a、b)　2 (a、c)　3 (a、d)　4 (b、c)　5 (b、d)

問36 漢方処方製剤のうち、以下の記述にあてはまるものはどれか。1つ選びなさい。

体力中等度以下で、疲れやすく、汗のかきやすい傾向があるものの肥満に伴う関節の腫れや痛み、むくみ、多汗症、肥満症（筋肉にしまりのない、いわゆる水ぶとり）に適すとされる。

1 黄連解毒湯（おうれんげどくとう）
2 防已黄耆湯（ぼういおうぎとう）
3 防風通聖散（ぼうふうつうしょうさん）
4 清上防風湯（せいじょうぼうふうとう）
5 大柴胡湯（だいさいことう）

問37 消毒薬および殺菌消毒成分に関する記述の正誤について、正しい組み合わせはどれか。

a ジクロルイソシアヌル酸ナトリウムは、塩素臭や刺激性、金属腐食性が比較的抑えられており、プール等の大型設備の殺菌・消毒に用いられることが多い。
b 次亜塩素酸ナトリウムは、強い酸化力により一般細菌類、真菌類、ウイルス全般に対する殺菌消毒作用を示すが、通常、人体の消毒には用いられない。
c 酸性の消毒薬が誤って目に入った場合、アルカリで中和した後、流水で十分に（15分間以上）洗眼する。
d 消毒薬は成分や濃度にかかわらず、すべて医薬品としてのみ製造販売されている。

	a	b	c	d
1	正	正	誤	誤
2	正	誤	正	正
3	誤	正	誤	誤
4	正	誤	正	誤
5	誤	誤	正	正

問38 衛生害虫に関する次の記述について、正しいものの組み合わせはどれか。

a ハエの防除の基本は、ウジの防除であり、ウジの防除法としては、通常、DDTなどの有機塩素系殺虫成分が配合された殺虫剤が用いられる。
b ゴキブリの卵は比較的殻が薄いため、燻蒸処理によって医薬品の成分が卵に浸透し、殺虫することが可能である。
c シラミの防除のために用いられるフェノトリンは、シラミの刺咬による痒みや腫れ等の症状を和らげるはたらきはない。
d ツツガムシは、ツツガムシ病リケッチアを媒介するダニの一種であり、野外に生息し、吸血はせず、幼虫期の一時期だけ動物に寄生して皮膚の老廃物などを摂食する。

1（a、b） 2（a、d） 3（b、c） 4（c、d）

問39 尿糖・尿タンパク検査薬に関する記述の正誤について、正しい組み合わせはどれか。

a 尿糖・尿タンパク同時検査の場合、食後の尿を検体とする。
b 検査薬の検出する部分を長い間尿に浸していると、検出成分が溶け出してしまい、正確な検査結果が得られなくなることがある。
c 通常、尿は弱酸性であるが、食事その他の影響で中性～弱アルカリ性に傾くと、正確な検査結果が得られなくなることがある。
d 尿タンパクを検査する場合、激しい運動の直後は避ける必要がある。

	a	b	c	d
1	正	正	正	誤
2	正	正	誤	正
3	正	誤	正	正
4	誤	正	正	正
5	正	正	正	正

問40 妊娠検査薬に関する次の記述の正誤について、正しい組み合わせはどれか。

a 一般的な妊娠検査薬は、月経予定日のおおむね1週間前での検査が推奨されている。
b 妊娠検査薬は尿中のヒト絨毛性性腺刺激ホルモン（hCG）の有無を調べるもので、尿が濃いほど正確な結果が得られる。
c 絨毛細胞が腫瘍化している場合には、妊娠していなくてもhCGが分泌されることがある。

	a	b	c
1	正	正	正
2	正	正	誤
3	正	誤	誤
4	誤	正	正
5	誤	誤	正

第４章　薬事関連法規・制度

※ここでは、「医薬品、医療機器等の品質、有効性及び安全性の確保等に関する法律」を「薬機法」とする。

問１　薬機法の目的に関する記述について、（　）の中に入れるべき字句の正しい組み合わせはどれか。

この法律は、医薬品、医薬部外品、（ a ）、医療機器及び再生医療等製品の品質、有効性及び安全性の確保並びにこれらの使用による保健衛生上の危害の発生及び拡大の防止のために必要な規制を行うとともに、（ b ）の規制に関する措置を講ずるほか、医療上特にその必要性が高い医薬品、医療機器及び再生医療等製品の研究開発の促進のために必要な措置を講ずることにより、（ c ）の向上を図ることを目的とする。

	a	b	c
1	化粧品	指定薬物	医薬品等の安全性
2	化粧品	誇大広告	保健衛生
3	化粧品	指定薬物	保健衛生
4	健康食品	誇大広告	医薬品等の安全性
5	健康食品	誇大広告	保健衛生

問２　医薬品の定義（薬機法第２条第１項の条文）に関する以下の記述について、（　　）の中に入れるべき字句の正しい組み合わせはどれか。

この法律で「医薬品」とは、次に掲げる物をいう。

一　（　a　）に収められている物

二　人又は動物の疾病の（　b　）に使用されることが目的とされている物であつて、機械器具等でないもの（医薬部外品及び再生医療等製品を除く。）

三　人又は動物の身体の（　c　）に影響を及ぼすことが目的とされている物であつて、機械器具等でないもの（医薬部外品、化粧品及び再生医療等製品を除く。）

	a	b	c
1	日本薬局方	診断、治療又は予防	構造又は機能
2	日本薬局方	治療又は予防	構造又は機能
3	日本薬局方	治療又は予防	機能
4	添付文書集	診断、治療又は予防	構造又は機能
5	添付文書集	治療又は予防	機能

問３　医薬品の販売に関する以下の記述の正誤について、正しい組み合わせはどれか。

a　卸売販売業者は、店舗販売業者及び配置販売業者に対し、要指導医薬品及び一般用医薬品以外の医薬品を販売又は授与してはならない。

b　販売業の許可を受けた者は、その種別にかかわらず一般の生活者に直接一般用医薬品を販売することができる。

c　日本薬局方に収められている医薬品については、その性状、品質が日本薬局方で定める基準に適合しなければ販売又は授与してはならない。

d　日本薬局方に収載されている医薬品の中には、一般用医薬品として販売されているものもある。

	a	b	c	d
1	正	誤	正	誤
2	誤	正	正	正
3	正	誤	誤	正
4	誤	正	誤	誤
5	誤	誤	正	正

問４　毒薬又は劇薬に関する以下の記述について、正しいものの組み合わせはどれか。

a　毒薬については、それを収める直接の容器または被包に、黒地に白枠、白字をもって、当該医薬品の品名および「毒」の文字が記載されていなければならない。
b　劇薬については、それを収める直接の容器又は被包に白地に赤枠、赤字をもって当該医薬品の品名及び「劇」の文字が記載されていなければならない。
c　毒薬又は劇薬を、16 歳未満の者その他安全な取扱いに不安のある者に交付することは禁止されている。
d　区域管理者が薬剤師である配置販売業者では、毒薬又は劇薬を開封して販売等することができる。

1（a、b）　2（a、c）　3（b、d）　4（c、d）

問５　一般用医薬品の直接の容器等に記載されていなければならない項目について、誤っているものを１つ選びなさい。

1　製造業者の氏名又は名称および住所
2　医薬品の名称
3　日局に収載されている医薬品については「日本薬局方」の文字
4　指定第二類医薬品にあっては、枠の中に「2」の数字

問６　一般用医薬品の表示に関する次の記述の正誤について、正しい組み合わせはどれか。

a　医薬品の容器等が小売りのために包装されている場合において、直接の容器または被包に記載されていなければならない事項が、その外部の容器または被包（以下「外箱等」という。）を透かして容易に見ることができないときには、その外箱等にも同様の事項が記載されていなければならない。
b　保健衛生上危険がある用法、用量又は使用期間については、記載してもしなくても良いことになっている。
c　用法用量その他使用及び取扱い上必要な注意等は、邦文で記載されていなければならない。

	a	b	c
1	誤	誤	正
2	正	誤	正
3	誤	正	正
4	正	正	誤

問７　化粧品及び医薬部外品に関する次の記述について、正しいものの組み合わせはどれか。

a　化粧品を販売する場合は販売業の許可は不要だが、医薬部外品を販売する場合は医薬品と同様、販売業の許可が必要である。
b　薬用化粧品と同じく、薬用石けんなども化粧品として承認されている。
c　医薬部外品を製造販売する場合には、製造販売業の許可が必要であり、厚生労働大臣が基準を定めて指定するものを除き、品目ごとに承認を得る必要がある。
d　医薬部外品の効能効果として、あせも、ただれ等の防止を目的とするものがある。

1（a、b）　2（a、d）　3（b、c）　4（b、d）　5（c、d）

問８　保健機能食品等の食品に関する記述について、正しいものはどれか。

1　「健康食品」という言葉は薬機法では定義されておらず、食品衛生法等によって定義されている。
2　栄養機能食品において、栄養成分の機能表示を行う場合は消費者庁長官の許可を受けなければならない。
3　特別用途食品とは、乳児、幼児、妊産婦または病者の発育または健康の保持もしくは回復の用に供することが適当な旨を医学的・栄養学的表現で記載し、かつ、用途を限定したものである。
4　特定保健用食品は、薬機法の規定に基づき、摂取により特定の保健の目的が期待できる旨の表示をする食品である。

問９　医薬品の販売等に関する以下の記述の正誤について、正しい組み合わせはどれか。

a　薬局の開設許可及び医薬品の販売業の許可は３年ごとにその更新を受けなければ、その経過によって、その効力を失う。
b　薬局では、配置販売業の許可を受けることなく配置販売を行うことができる。
c　薬局、店舗販売業、配置販売業及び卸売販売業では、特定の購入者の求めに応じて一般用医薬品の包装を開封して分割販売することができる。
d　薬局における一般用医薬品の販売行為は、薬局の業務に付随して行われる行為なので、医薬品の販売業の許可は必要としない。

	a	b	c	d
1	誤	誤	正	誤
2	正	誤	誤	誤
3	誤	正	正	正
4	誤	誤	誤	正
5	正	正	正	誤

問10　施行規則第１条第２項第２号に定める、薬局における「薬剤師不在時間」に関する次の記述の正誤について、正しい組み合わせはどれか。

a　緊急性等に関わらず、調剤に従事する薬剤師が当該薬局以外の場所においてその業務を行うため、当該薬局において薬剤師が不在となる時間を総称して薬剤師不在時間という。

b　学校薬剤師の業務のように、あらかじめ予定されている定期的な業務によって恒常的に薬剤師が不在となる時間も薬剤師不在時間に含まれる。

c　体制省令において、薬剤師不在時間内は、薬局の管理を行う薬剤師が、当該薬局において勤務している従事者と連絡ができる体制を備えていることと規定されている。

d　薬剤師不在時間内であっても登録販売者は第二類医薬品又は第三類医薬品を販売できるが、調剤室のほか、要指導医薬品陳列区画又は第一類医薬品陳列区画は閉鎖しなければならない。

	a	b	c	d
1	正	正	誤	誤
2	正	誤	正	誤
3	誤	正	正	誤
4	誤	誤	正	正
5	誤	誤	誤	正

問11　配置販売業に関する記述の正誤について、正しい組み合わせはどれか。

a　配置販売業者は、住所地の都道府県知事が発行する身分証明書を携帯しなければ、配置販売できない。

b　配置販売業者又はその配置員は、医薬品の配置販売に従事したときは、配置販売業者の氏名及び住所等を、１カ月以内に、配置販売に従事している区域の都道府県知事に届け出なければならない。

c　配置販売業では、医薬品を開封して分割販売することはできない。

d　配置販売業は、「配置販売品目基準」に適合する一般用医薬品以外を販売してはならない。

	a	b	c	d
1	誤	誤	正	正
2	正	誤	正	誤
3	正	誤	誤	正
4	誤	正	誤	誤
5	正	誤	正	正

問12　要指導医薬品又は一般用医薬品の販売等に関する以下の記述の正誤について、正しい組み合わせはどれか。

a　薬局開設者又は店舗販売業者は、薬局医薬品又は要指導医薬品を販売又は授与したときは、品名、数量などの事項を書面に記載し、２年間保管することが義務付けられているが、第一類医薬品の販売記録については努力義務となっている。

b　店舗販売業者は、要指導医薬品又は第一類医薬品を販売し、又は授与しない営業時間は、要指導医薬品又は第一類医薬品を通常陳列し、又は交付する場所を閉鎖しなければならない。

c　配置販売業者は、第一類医薬品、第二類医薬品及び第三類医薬品を混在させないように配置しなければならない。

d　店舗販売業者は、医薬品を他の物と区別して貯蔵し、又は陳列しなければならない。

	a	b	c	d
1	誤	正	誤	正
2	正	正	誤	誤
3	正	誤	誤	正
4	誤	正	正	正
5	誤	誤	正	誤

問13　要指導医薬品及び一般用医薬品の情報提供、陳列に関する次の記述について、正しいものの組み合わせはどれか。

a　要指導医薬品を販売・授与する場合、購入者に情報提供を行った薬剤師の氏名及び住所を伝えなければならない。

b　薬局開設者又は店舗販売業者が要指導医薬品等を販売又は授与したときは、販売記録を付けて保管する義務があるが、購入者の連絡先等の販売記録への記載は努力義務となっている。

c　指定第二類医薬品は、「情報提供を行うための設備」から７メートル以内に陳列しなければならないが、かぎをかけた陳列場所に陳列する場合は、これより離れた場所に陳列することができる。

d　配置販売業者は、一般用医薬品を配置するときは、薬効分類ごとに配置しなければならない。

1（a、b）　2（a、d）　3（b、c）　4（c、d）

問14　特定販売に関する以下の記述の正誤について、正しい組み合わせはどれか。

a　特定販売をする場合、販売を行う店舗に指定された医薬品の在庫がない場合には、別の場所にある倉庫から直接発送することができる。

b　特定販売を行うことについて広告をするときは、インターネットを利用する場合はホームページに、現在勤務している薬剤師又は第十五条第二項本文に規定する登録販売者以外の登録販売者若しくは同項本文に規定する登録販売者の別及びその氏名を表示する必要がある。

c　インターネットによる特定販売を行う場合、ホームページに「薬局又は店舗の管理及び運営に関する事項」「要指導医薬品及び一般用医薬品の販売制度に関する事項」などを掲載しなければならない。

d　特定販売を行うことについて広告をするときは、第一類医薬品、指定第二類医薬品、第二類医薬品、第三類医薬品等の区分ごとに表示する必要がある。

	a	b	c	d
1	誤	正	誤	正
2	正	正	誤	誤
3	正	誤	誤	正
4	誤	正	正	正
5	誤	誤	正	誤

問15　薬局や店舗販売業で店舗内に掲示する内容に関する次の記述について、正しいものはいくつあるか。

a　その薬局等に勤務している薬剤師や登録販売者の氏名のほか、その担当業務も掲示しなければならない。
b　その薬局等の営業時間のほか、営業時間外で相談できる時間も掲示しなければならない。
c　相談時及び緊急時の連絡先のほか、近隣の医療機関の連絡先も掲示しなければならない。
d　要指導医薬品の陳列に関する解説も、掲示しなければならない。

1　1つ
2　2つ
3　3つ
4　4つ

問16　医薬品の販売方法に関する次の記述のうち、誤っているものはどれか。

1　キャラクターグッズ等の景品類を提供して販売することは、不当景品類及び不当表示防止法の限度内であれば認められている。
2　購入者の利便性のために異なる複数の医薬品等を組み合わせて販売する場合、組み合わせた個々の医薬品等に記載された法に基づく記載事項が、組み合わせ販売のため使用される容器の外から明瞭に見えなければならない。
3　医薬品を懸賞や景品として授与することは、原則として認められていない。
4　薬局及び店舗販売業においては、許可を受けた薬局または店舗以外の場所（出張所、連絡所等）に医薬品を貯蔵または陳列し、そこを拠点として販売を行うことができる。

問17 医薬品の広告に関する次の記述の正誤について、正しい組み合わせはどれか。

a 「顧客を誘因する意図が明確であること」「特定の医薬品の商品名（販売名）が明らかにされていること」「一般人が認知できる状態であること」のいずれかに当てはまる場合は、広告と見なされる。
b 商品名を連呼するような音声広告は、過度の消費や乱用を助長するおそれがあるため、保健衛生上の観点から必要な監視指導が行われている。
c 虚偽または誇大な広告をした場合は、その広告の依頼主だけでなくその広告等に関わったすべての人が罰せられる。
d 承認前の医薬品については、商品名のみしか広告できない。

	a	b	c	d
1	正	誤	誤	誤
2	正	正	誤	正
3	正	誤	誤	正
4	誤	正	正	正
5	誤	正	正	誤

問18 医薬品の販売方法に関する次の記述の正誤について、正しい組み合わせはどれか。

a 薬局開設者は、その薬局において医薬品の販売等に従事する薬剤師、登録販売者又は一般従事者に対して、名札を付けさせるなどして資格者を容易に判別できるようにしなければならない。
b 店舗販売業者は、濫用等のおそれのある医薬品として厚生労働大臣が指定する医薬品を販売等するときには、購入者が若年者である場合は氏名を確認した上で販売等しなければならない。
c 配置販売業者は、医薬品の直接の容器又は直接の被包に表示された使用の期限を超過した医薬品を、正当な理由なく、販売してはならない。
d 薬局開設者は、医薬品を競売に付すことができる。

	a	b	c	d
1	正	正	正	正
2	正	正	正	誤
3	正	誤	誤	誤
4	誤	誤	正	正
5	誤	正	誤	正

問19 薬事監視員による監視指導等に関する記述の正誤について、正しい組み合わせはどれか。

a 薬事監視員は、厚生労働大臣が都道府県の職員のうちから指名する。
b 薬事監視員は、薬局開設者又は医薬品の販売業者に対して必要な報告をさせることができる。
c 薬事監視員は、各自の判断で薬局や店舗に立ち入り、帳簿書類を検査し、従業員その他の関係者に質問することができる。
d 都道府県知事等は、薬事監視員に、不良医薬品又は不正表示医薬品等の疑いのある物品を、試験のため必要な最少分量に限り、収去させることができる。

	a	b	c	d
1	正	誤	誤	正
2	正	正	正	誤
3	誤	正	誤	誤
4	誤	誤	誤	正
5	誤	正	誤	正

問20 店舗販売業者に対して、都道府県知事（その店舗の所在地が保健所設置市又は特別区の区域にある場合においては、市長又は区長。）が薬機法に基づき行う処分に関する次の記述のうち、正しいものの組み合わせはどれか。

a 店舗の構造設備が基準に適合しなくなった場合であっても、その構造設備の改善を命ずることはできない。
b 店舗販売業の店舗管理者が管理者として不適当であると認めるときは、その変更及び解雇を命ずることができる。
c 店舗販売業者について、薬事に関する法令又はこれに基づく処分に違反する行為があったときは、その許可を取り消し、又は期間を定めてその業務の全部若しくは一部の停止を命ずることができる。
d 一般用医薬品の販売等を行うための業務体制が基準に適合しなくなった場合には、その改善を命ずることができる。

1（a、b）　2（a、c）　3（b、c）　4（b、d）　5（c、d）

第５章　医薬品の適正使用・安全対策

※ここでは、「医薬品、医療機器等の品質、有効性及び安全性の確保等に関する法律」を「薬機法」とする。

問１　医薬品の適正使用情報に関する以下の記述のうち、誤っているものを１つ選びなさい。

1　医薬品には、添付文書又はその容器若しくは包装に、「用法、用量その他使用及び取り扱い上の必要な注意」等の記載が義務づけられている。
2　添付文書は、臨時的な改訂を除き、医薬品の安全性等に係る新たな知見等の情報に基づき、３年に１回定期的に改訂されている。
3　添付文書の販売名に薬効名が含まれているような場合には、薬効名の記載は省略されることがある。
4　添付文書への記載事項のうち、「病気の予防・症状の改善につながる事項（いわゆる養生訓）」は、必須記載事項ではない。

問2　一般用医薬品の添付文書に関する次の記述の正誤について、正しい組み合わせはどれか。

a　リスク区分の記載を省略できる製品がある。
b　「製品の特徴」は、その製品の概要を分かりやすく説明することを目的として、必ず記載されている。
c　添付文書の販売名の上部に「使用にあたって、この説明文書を必ず読むこと」が記載されている。
d　重要な内容が変更された場合には、改訂年月を記載し、改訂された箇所を明示することとされている。

	a	b	c	d
1	正	正	正	正
2	正	誤	誤	誤
3	誤	誤	正	正
4	誤	正	正	正
5	誤	正	誤	正

問３　次の成分のうち、その成分を配合する一般用医薬品の添付文書の「使用上の注意」で、「してはいけないこと」に、「次の人は使用（服用）しないこと」として「ぜんそくを起こしたことがある人」と記載されているものはどれか。

1　スクラルファート
2　アリルイソプロピルアセチル尿素
3　カフェイン
4　タンニン酸アルブミン
5　フェルビナク

問４　次の医薬品の成分のうち、その成分が含まれる一般用医薬品の添付文書の「相談すること」の項目中に、「次の症状がある人」として「排尿困難」と記載することとされているものとして、正しいものの組み合わせはどれか。

a　ヨウ化イソプロパミド
b　ロートエキス
c　アスピリン
d　ロペラミド塩酸塩

1（a、b）　2（a、c）　3（b、d）　4（c、d）

問５　一般用医薬品の添付文書における「使用上の注意」の副作用の記載に関する記述について、（　）の中に入れるべき字句の正しい組み合わせはどれか。

副作用については、まず（ a ）副作用について関係部位別に症状が記載され、そのあとに続けて、（ b ）発生する重篤な副作用について（ c ）に症状が記載されている。

	a	b	c
1	まれに発生する	連用により	関係部位別
2	一般的な	連用により	副作用名ごと
3	まれに発生する	連用により	副作用名ごと
4	一般的な	まれに	副作用名ごと
5	一般的な	まれに	関係部位別

問6　一般用医薬品の添付文書に関する記述について、正しいものの組み合わせはどれか。

a　「用法・用量を厳守すること」や「剤形・形状に由来する注意事項」などは、「用法・用量に関連する注意」として、「用法及び用量」の項目にいっしょに記載される。
b　一般用検査薬では、「使用上の注意」の「してはいけないこと」に、その検査結果のみで確定診断はできないので、判定が陽性であれば速やかに医師の診断を受けるように記載されている。
c　「効能又は効果」には、一般の生活者が自ら判断できる症状、用途等が示されている。なお、「適応症」として記載されている場合もある。
d　「成分及び分量」には添加物も記載されるが、これは一般用検査薬であっても記載しなければならない。

1（a、b）　2（a、d）　3（b、c）　4（c、d）

問7　一般用医薬品の保管及び取扱上の注意に関する次の記述のうち、正しいものの組合せはどれか。

a　シロップ剤などは変質しやすいため、開封後は冷蔵庫内に保管されるのが望ましいとされている。
b　使用期限の表示は、適切な保存条件の下で製造後４年を超えて性状及び品質が安定であることが確認されている医薬品であれば、記載の義務はない。
c　点眼剤に類似した容器に収められた外用液剤では、取り違えにより点眼される事故防止のため、その容器本体に赤枠・赤字で「目に入れない」旨の文字が記載されている。
d　消毒用アルコール等の危険物に該当する製品には、薬機法に基づく注意事項として、「火気厳禁」などの表示がされている。

1（a、b）　2（a、c）　3（a、d）　4（b、c）　5（c、d）

問８　一般用医薬品の製品表示に関する記述の正誤について、正しい組み合わせはどれか。

a　１回服用量中0.01mLを超えるアルコールを含有する内服液剤（滋養強壮を目的とするもの）については、「アルコール含有○○ mL以下」のように、アルコールを含有する旨及びその分量が記載されている。

b　医薬品によっては添付文書の形でなく、法第52条の規定に基づく「用法、用量その他使用及び取扱い上必要な注意」等の記載を、外箱等に行っている場合がある。

c　医薬品のパッケージには、「使用にあたって添付文書をよく読むこと」等、添付文書の必読に関する事項が記載されている。

d　製品表示には添加物として配合されている成分も記載されるが、アレルギーの原因となり得ることが知られているもの等、安全対策上重要なもの以外は「(これら以外の）添加物成分は、添付文書をご覧ください」としている場合がある。

	a	b	c	d
1	正	正	正	誤
2	正	正	誤	正
3	正	誤	正	正
4	誤	正	正	正
5	正	正	正	正

問９　医薬品、医療機器又は再生医療等製品の「緊急安全性情報」に関する記述の正誤について、正しい組み合わせはどれか。

a　緊急かつ重大な注意喚起や使用制限に係る対策が必要な状況にある場合に、製造販売業者の申請に基づいて厚生労働省が作成する。
b　製造販売業者及び行政当局による報道発表、（独）医薬品医療機器総合機構による医薬品医療機器情報配信サービスによる配信、製造販売業者から医療機関や薬局等への直接配布等により情報伝達される。
c　Ａ４サイズの黄色地の印刷物で、イエローレターとも呼ばれる。
d　これまでに、一般用医薬品に関係する緊急安全性情報が発出されたことはない。

	a	b	c	d
1	正	誤	誤	誤
2	正	正	正	正
3	誤	正	正	誤
4	誤	誤	正	正
5	誤	正	誤	誤

問10　安全性速報及び医薬品・医療機器等安全性情報に関する次の記述のうち、正しいものの組み合わせはどれか。

a　安全性速報は、医薬品、医療機器又は再生医療等製品について一般的な使用上の注意の改訂情報よりも迅速な注意喚起や適正使用のための対応の注意喚起が必要な状況にある場合に、都道府県からの命令、指示に基づいて作成される。
b　安全性速報はＢ４サイズの青色地の印刷物で、ブルーレターとも呼ばれる。
c　医薬品・医療機器等安全性情報は、「厚生労働省」においてとりまとめられ、広く医薬関係者向けに情報提供される。
d　医薬品・医療機器等安全性情報には、医薬品の安全性に関する解説記事や、使用上の注意の改訂内容、主な対象品目のほか、その根拠となった症例の概要も紹介されている。

1（a、b）　2（a、c）　3（b、c）　4（b、d）　5（c、d）

問11　副作用情報の収集に関する記述について、正しいものはどれか。

1　WHO 国際医薬品モニタリング制度は、サリドマイド薬害事件を契機として確立された。
2　一般用医薬品による副作用等の情報を収集するため、1967 年3月より、約 3000 のモニター薬局を指定して、「医薬品副作用モニター制度」としてスタートした。
3　医薬関係者からの副作用報告は、医薬部外品や化粧品によるものであっても報告する義務がある。
4　医薬品の販売業者は、医薬品の副作用等によるものと疑われる健康被害の発生を知った場合には、すべて報告しなければならない。

問12　薬機法第 68 条の 10 第 1 項の規定に基づく副作用報告に関する次の記述の正誤について、正しい組み合わせはどれか。

a　製造販売し、または承認を受けた医薬品の副作用等によるものと疑われる健康被害、感染症の発生症例、研究報告などについて、報告の義務がある。
b　生物由来製品（血液製剤等）を製造販売する企業は、最新の論文や知見に基づき、当該生物由来製品の安全性について評価し、その成果を定期的に報告する義務がある。
c　一般用医薬品については、既存の医薬品と明らかに異なる有効成分が配合されたものは、10 年を超えない一定期間（概ね8年）、使用成績等を厚生労働省へ提出することとなっている。
d　医療用医薬品で使用されていた有効成分を一般用医薬品で初めて配合したものについては、承認条件として承認後の一定期間（概ね3年）、安全性に関する調査及び調査結果を報告することとなっている。

	a	b	c	d
1	正	正	正	正
2	正	正	正	誤
3	正	正	誤	正
4	正	誤	正	正
5	誤	正	正	正

問13　薬機法第 68 条の 10 第2項の規定に基づく医薬品の副作用等報告に関する以下の記述のうち、誤っているものを１つ選びなさい。

1　医薬品との因果関係が必ずしも明確でないものは、報告の対象とはならない。
2　報告様式は、独立行政法人医薬品医療機器総合機構のホームページから入手できる。
3　報告の期限は特に定められていないが、報告の必要性を認めた場合においては、適宜速やかに報告書を送付することとされている。
4　健康被害の情報に直接接した専門家１名から報告書が提出されれば十分である。

問14　薬機法第 68 条の 10 第2項の規定に基づく医薬品の副作用等報告に関する次の記述の正誤について、正しい組み合わせはどれか。

a　安全対策上必要があると認めるときは、医薬品の過量使用や誤用等によるものと思われる健康被害についても報告する必要がある。
b　報告様式の記入欄すべてに記入がなされる必要はなく、医薬品の販売等に従事する専門家においては、購入者等（健康被害を生じた本人に限らない）から把握可能な範囲で報告がなされればよい。
c　報告書の送付は、郵送またはファクシミリによるものとされ、電子的に行うことはできない。

	a	b	c
1	正	正	正
2	正	正	誤
3	正	誤	正
4	誤	誤	正
5	誤	正	誤

8章 模擬試験

問15　医薬品副作用被害救済制度に関する記述について、（ a ）、（ b ）にあてはまる字句として、正しい組み合わせはどれか。

医薬品副作用被害救済制度は、医薬品を適正に使用したにもかかわらず発生した副作用による被害者の迅速な救済を図るため、（ a ）の社会的責任に基づく公的制度として運営が開始された。

救済を受けようとする者が給付請求を行う請求先機関は（ b ）である。

	a	b
1	国	厚生労働大臣
2	国	都道府県知事
3	国	独立行政法人医薬品医療機器総合機構
4	製薬企業	厚生労働大臣
5	製薬企業	独立行政法人医薬品医療機器総合機構

問16　医薬品副作用被害救済制度に関する記述について、正しいものの組み合わせはどれか。

a　医療機関での治療を要さずに寛解したような軽度な副作用は、給付の対象とならない。
b　無承認無許可医薬品の使用による健康被害についても、医薬品副作用被害救済制度の対象となる。
c　救済給付は、すべて請求の期限が定められている。
d　給付費には、医薬品製造販売業者から年度ごとに納付される拠出金が充てられている。

1（a、b）　2（a、d）　3（b、c）　4（c、d）

問17　次の医薬品のうち、医薬品副作用被害救済制度の対象となるものを１つ選びなさい。

1　一般用医薬品の殺鼠剤
2　一般用検査薬
3　個人輸入により入手された医薬品
4　日本薬局方ワセリン
5　一般用医薬品の殺菌消毒剤（人体に直接使用するもの）

問18　医薬品副作用被害救済制度の給付の種類に関する記述の正誤について、正しい組み合わせはどれか。

a　医療費は、医薬品の副作用による疾病の治療（入院治療を必要とする程度）に要した費用を実費補償するものだが、健康保険等による給付の額を差し引いた自己負担分とされている。
b　障害年金は、医薬品の副作用により一定程度の障害の状態にある 18 歳未満の人を養育する人に対して給付されるものである。
c　医療手当は、医薬品の副作用による疾病の治療（入院治療を必要とする程度）に伴う医療費以外の費用の負担に着目して給付されるもので、定額である。
d　遺族一時金は、生計維持者以外の人が医薬品の副作用により死亡した場合に、その遺族に対する見舞等を目的として給付されるもので、定額である。

	a	b	c	d
1	正	正	正	誤
2	正	正	誤	正
3	正	誤	正	正
4	誤	正	正	正
5	正	正	正	正

問19　一般用医薬品の安全対策に関する以下の記述の正誤について、正しい組み合わせはどれか。

a　解熱鎮痛成分としてアミノピリン、スルピリンが配合されたアンプル入りかぜ薬の使用による重篤な副作用をふまえ、一般用かぜ薬についても承認基準が制定された。
b　小柴胡湯は、インターフェロン製剤との併用による間質性肺炎の報告後、インターフェロン製剤との併用を禁忌にしたことで、それ以降、重篤な副作用報告はなくなった。
c　塩酸フェニルプロパノールアミン（PPA）含有医薬品は、2000 年5月、日本において女性が食欲抑制剤として使用した場合に、出血性脳卒中の発生例があったことから、PPA 含有医薬品の自主的な販売中止が要請された。
d　PPA 含有医薬品は、日本において、厚生労働省から関係製薬企業等に対して、使用上の注意の改訂、情報提供の徹底等を行うとともに、代替成分としてプソイドエフェドリン塩酸塩（PSE）等への速やかな切替えにつき指示がなされた。

	a	b	c	d
1	正	正	正	正
2	正	正	正	誤
3	正	誤	誤	正
4	誤	正	誤	正
5	誤	誤	正	誤

問20　医薬品の適正使用のための啓発活動の内容等に関する以下の記述の正誤について、正しい組み合わせはどれか。

a　毎年10月17日～23日の1週間を「薬と健康の週間」として、国、自治体、関係団体等による広報活動やイベント等が実施されている。
b　薬物乱用や薬物依存は、違法薬物（麻薬、覚せい剤、大麻等）によるものであり、一般用医薬品で生じることはない。
c　「ダメ。ゼッタイ。」普及運動は、「6・26国際麻薬乱用撲滅デー」を広く普及し、薬物乱用防止を一層推進するために、毎年、国、自治体、関係団体等により実施されている。
d　小中学生に対しては、薬物乱用の危険性に関する啓発を行うことにより、かえって好奇心をあおり、興味本位で乱用するおそれがあることから、啓発は行うべきではない。

	a	b	c	d
1	正	正	正	誤
2	正	正	誤	正
3	正	誤	正	誤
4	誤	誤	正	正
5	誤	誤	誤	誤

模擬試験 ―解　答―

第１章　医薬品に共通する特性と基本的な知識

問１：正解　２

２　誤：人体に対して使用されない医薬品であっても人の健康に影響を及ぼすことがある。たとえば、人体が殺虫剤に誤って曝されれば健康を害するおそれがあり、検査薬による検査結果を適正に判断しなければ、適切な治療を受ける機会を失うおそれがある。

問２：正解　５

ａ　誤：医薬品は人体にとって異物であり、その作用は複雑、かつ、多岐にわたることから、そのすべてが解明されているわけではない。

ｂ　誤：医薬品は、市販後にも販売時の取り扱いのほか、製品の成分分量、効能・効果、用法・用量、使用上の注意等が変更となった場合には、その内容が添付文書や製品表示の記載に反映される。

ｃ　誤：「医薬品、医療機器等の品質、有効性及び安全性の確保等に関する法律」において、健康被害の発生の可能性の有無にかかわらず、異物等の混入、変質等がある医薬品を販売等してはならない旨が定められている。

問３：正解　４

ｂ　誤：GLP（Good Laboratory Practice）は、非臨床試験の基準である。臨床試験の基準はGCP（Good Clinical Practice）である。

ｃ　誤：少量の投与でも長期投与されれば慢性的な毒性が発現する場合もある。

ｄ　誤：LD50（50％致死量）は薬物の毒性の指標である。

問４：正解　３

医薬品の投与量と効果または毒性の関係は、薬物用量を（ 増加 ）させるに伴い、効果の発現が検出されない（ 無作用量 ）から、最小有効量を経て（治療量）に至る。

なお、治療量上限を超えると、効果よりも有害反応が強く発現する「中毒量」となり、さらに投与量を増やすと「最小致死量」を経て、「致死量」に至る。

問５：正解　３

ｂ　誤：いわゆる「健康食品」では、個々の体質により健康被害を生じた例も報告されている。

ｃ　誤：特定保健用食品は、身体の生理機能などに影響を与える保健機能成分を含むもので、個別に（一部は規格基準に従って）特定の保健機能を示す有効性や安全性などに関する国の審査を受け、許可されたものである。「事業者の責任で科学的根拠をもとに疾病に罹患していない者の健康維持および増進に役立つ機能を商品のパッケージに表示するものとして国に届出された商品」は、機能性表示食品である。

問6：正解　2

世界保健機関（WHO）の定義によれば、医薬品の副作用とは、「疾病の予防、診断、治療のため、又は身体の機能を（ 正常化する ）ために、人に（ 通常用いられる ）量で発現する医薬品の有害かつ（意図しない）反応」とされている。

問7：正解　2

2　誤：一般用医薬品においては、通常は、その使用を中断することによる不利益よりも、重大な副作用を回避することが優先される。

問8：正解　5

c　誤：医薬品の作用はすべてが解明されているわけではなく、十分注意して適正に使用された場合であっても、期待される有益な反応（主作用）以外の、好ましくない反応（副作用）を生じることがある。

問9：正解　2

b　誤：医薬品の有効成分だけでなく、基本的に薬理作用がない添加物も、アレルギーを引き起こす原因物質（アレルゲン）となり得る。たとえば、添加物の黄色4号（タートラジン）、カゼイン、亜硫酸塩（亜硫酸ナトリウム、ピロ硫酸カリウム等）などは、アレルゲンになることが知られている。

d　誤：アレルギーは、内服薬だけでなく外用薬等でも引き起こされることがある。

問10：正解　2

d　誤：一度、薬物依存が形成されると、そこから離脱することは容易ではない。

問11：正解　2

b　誤：複数の医薬品を併用した場合には、医薬品の作用が増強したり、減弱したりすることがあり、これを相互作用という。

d　誤：カフェインを含む医薬品とコーヒーをいっしょに服用すると、カフェインの過剰摂取となる場合がある。

問12：正解　3

新生児とは生後（ 4週 ）未満、幼児とは（ 1歳 ）以上（ 7歳 ）未満をいう。

問13：正解　3

a　誤：小児は、大人と比べて身体の大きさに対して腸が長く、服用した医薬品の吸収率が相対的に「高い」。

d　誤：小児は、医薬品の代謝や排泄に関係する生理機能が未発達であるため、その使用に際してとくに配慮が必要である。小児が使用してはいけない成分もあることから、成人用の医薬品の量を減らして小児へ与えるような安易な使用は避けなければならない。

問14：正解　5

c　誤：プラセボ効果によってもたらされる反応や変化には、望ましいもの（効果）と不都合なもの（副作用）とがある。

d　誤：プラセボ効果は、主観的な変化だけでなく、客観的に測定可能な変化として現れることもある。

問15：正解　4
4　誤：生活習慣病等の疾病については、その生活習慣病に伴う症状発現の予防（科学的・合理的に効果が期待できるものに限る）が一般用医薬品の役割であり、治療はその役割に含まれない。

問16：正解　2
2　誤：使用者の兄弟の年齢は関係ない。

問17：正解　2
2　誤：医薬品の副作用は、未知のものが生じる場合もある。

問18：正解　4
a　誤：サリドマイドは、「催眠鎮静成分」として承認された（その鎮静作用を目的として、胃腸薬にも配合された）。
c　誤：サリドマイド製剤の催奇形性について1961年12月に西ドイツ企業から勧告が届いており、かつ翌年になってからもその企業から警告が発せられていたにもかかわらず、日本での出荷停止は1962年5月まで行われず、その対応の遅さが問題視されていた。

問19：正解　1
CJDは、（ タンパク質 ）の一種である（ プリオン ）が原因とされる神経難病である。CJD訴訟は、脳外科手術等に用いられていた（ ヒト乾燥硬膜 ）を介してCJDに罹患したことに対する損害賠償訴訟である。

問20：正解　4
a　誤：HIVに感染したことで問題になったのは、白血病患者ではなく血友病患者である。
c　誤：C型肝炎訴訟は、特定のフィブリノゲン製剤や血液凝固第Ⅸ因子製剤の投与を受けたことにより、C型肝炎ウイルスに感染したことに対する損害賠償訴訟。キノホルム製剤はスモンの原因となった薬剤である。
d　誤：HIV訴訟は1996年3月までに和解が成立しているが、C型肝炎訴訟は現在和解を進めているところである。

第2章　人体の働きと医薬品

問1：正解　2
b　誤：唾液に含まれる酵素プチアリン（唾液アミラーゼ）は、デンプンをデキストリンや麦芽糖に分解する。アミノ酸ではない。
d　誤：膵液中に含まれるのはトリプシノーゲンで、十二指腸でトリプシンとなってタンパク質の消化を行う。

問2：正解　2
b　誤：アミノ酸が分解された場合等に生成されるアンモニアは、体内に滞留すると有害な物質であり、肝臓において「尿素」へと代謝される。「尿酸」ではない。
c　誤：胆汁に含まれるビリルビン（胆汁色素）は、赤血球中の「ヘモグロビン」が分解されて生じた老廃物である。「コレステロール」ではない。

問3：正解　3
a　誤：鼻汁に含まれて気道の防御機構になっているのは、リパーゼではなくリゾチームである。

c　誤：扁桃があるのは喉頭の後壁ではなく、咽頭の後壁である。

問4：正解　3

a　誤：全身から心臓に戻ってきた血液は右心房に入り、右心室から肺へ送り出される。肺でガス交換が行われた血液は、左心房に戻り、左心室から全身に送り出される。

c　誤：脾臓の主なはたらきは、脾臓内を流れる血液から古くなった「赤血球」を濾（こ）し取って処理することである。また、脾臓にはリンパ組織があり、血液中の細菌やウイルスなどの異物に対する免疫応答に関与している。

問5：正解　4

a　誤：腎臓に入る動脈は細かく枝分かれして、毛細血管が小さな球状になった糸球体を形成し、糸球体の外側を袋状のボウマン嚢が包み込んでおり、これを「腎小体」という。「ネフロン」は、腎小体と尿細管とで構成される腎臓の基本的な機能単位である。

c　誤：アルドステロンが産生・分泌されるのは、「副腎髄質」ではなく、「副腎皮質」である。副腎髄質からは、アドレナリンとノルアドレナリンが産生・分泌される。

d　誤：腎臓は内分泌腺としての機能があり、骨髄における「赤血球」の産生を促進するホルモンを分泌する。「白血球」ではない。

問6：正解　5

a　誤：水晶体から網膜までの眼球内は、硝子体という透明なゼリー状組織で満たされている。房水は、角膜と水晶体の間を満たし、眼内に一定の圧を生じさせている。

c　誤：わずかな光でも敏感に反応する視細胞が光を感じる反応には、「ビタミンＡ」が不可欠である。「ビタミンＥ」ではない。

問7：正解　3

b　誤：副鼻腔は、線毛を有し粘液を分泌する細胞でできた粘膜で覆われている。

c　誤：内耳は、聴覚器官である「蝸牛」と平衡器官である「前庭」の２つの部分からなる。蝸牛の内部はリンパ液で満たされており、中耳の耳小骨から伝わる振動がリンパ液を震わせ、その振動が聴細胞の小突起（感覚毛）を揺らして、聴神経が刺激される。

問8：正解　2

b　誤：「表皮」には、毛細血管や知覚神経の末端は通っていない。毛細血管や知覚神経の末端が通っているのは、「真皮」である。

d　誤：汗腺には、腋窩（わきのした）などの毛根部に分布する「アポクリン腺」と、手のひらなど毛根がないところも含め全身に分布する「エクリン腺」の２種類がある。「アポクリン腺」と「エクリン腺」が逆。

問9：正解　4

4　誤：平滑筋は、筋線維に骨格筋のような横縞模様（横紋）が「なく」、不随意筋である。記述では、横縞模様（横紋）が「ある」が誤り。なお、「縞模様があり、不随意筋」なのは心筋である。

問10：正解　3
1　誤：中枢神経系は脳と「脊髄」から構成される。「延髄」は、脳の一部である。
2　誤：脳において、酸素の消費量は全身の約20%、ブドウ糖の消費量は全身の約「25%」と多い。「5%」ではない。
4　誤：視床下部があるのは延髄ではない。

問11：正解　5
1　誤：副交感神経は体が食事や休憩等の安息状態となるようにはたらくので、副交感神経が活発になっているときは、心臓では心拍数が「減少」する。
2　誤：気管支は「収縮」する。
3　誤：目では、「瞳孔が収縮」する。
4　誤：肝臓では、グリコーゲンの「合成」が行われ、これによって血糖値が下がる。

問12：正解　1
c　誤：交感神経の節後線維の末端から放出される神経伝達物質は「ノルアドレナリン」であり、副交感神経の節後線維の末端から放出される神経伝達物質は「アセチルコリン」である。
d　誤：交感神経系が優位なときは、腸の運動は「低下」し、副交感神経系が優位なときには、「亢進」する。

問13：正解　3
b　誤：有効成分と血漿タンパク質との結合は速やかかつ「可逆的」である。「不可逆的」ではない。
c　誤：循環血液中に移行した有効成分は、体内を循環するうちに徐々に代謝を受けて、体外へ排泄されやすい「水溶性」の物質に変化したりする。

問14：正解　3
b　誤：含嗽薬（うがい薬）は、咽頭粘膜を通して全身に行きわたることは少ないが、アレルギー反応は微量の抗原でも生じるため、アレルギー性の副作用を生じることがある。

問15：正解　3
3　誤：軟膏剤とクリーム剤は、基剤が異なり、適用部位を水から遮断したい場合には「軟膏剤」のほうが適している。「クリーム剤」ではない。なお、患部が乾燥していたり患部を水で洗い流したい場合等にはクリーム剤を用いることが多い。

問16：正解　3
a　誤：ショック（アナフィラキシー）は、生体異物に対する「即時型」のアレルギー反応の一種である。発症後の進行が非常に速やかな（通常、2時間以内に急変する。）ことが特徴である。
d　誤：以前にその医薬品の使用によって蕁麻疹（じんましん）等のアレルギーを起こしたことがある人では、起きるリスクが「高い」。

問17：正解　2
b　誤：中毒性表皮壊死融解症は、広範囲の皮膚に発赤が生じ、全身の10%以上に火傷様の水疱、皮膚の剥離、びらん等が認められ、「38℃以上の高熱を伴う」。
c　誤：皮膚粘膜眼症候群および中毒性表皮壊死融解症は、多臓器障害の合併症等により致命的な転帰をたどることがある。

問18：正解　4

c　誤：黄疸とは、ビリルビンが胆汁中へ排出されず血液中に滞留することによって、皮膚や白眼が黄色くなる病態である。ヘモグロビンではない。

d　誤：医薬品により生じる肝機能障害は、有効成分またはその代謝物の直接的肝毒性が原因で起きる中毒性のものと、有効成分に対する抗原抗体反応が原因で起きるアレルギー性のものに大別される。

問19：正解　3

b　誤：偽アルドステロン症は、体内に「塩分（ナトリウム）」と水が貯留し、体から「カリウム」が失われることによって生じる病態である。

問20：正解　1

a　誤：間質性肺炎は、肺の中で肺胞と毛細血管を取り囲んで支持している組織（間質）が炎症を起こしたものである。なお、気管支または肺胞が細菌に感染して炎症を生じたものは、通常の肺炎である。

d　誤：悪化すると、肺線維症（肺が線維化を起こして硬くなる状態）に移行することがある。

第3章　主な医薬品とその作用

問1：正解　4

4　誤：サリチルアミド、エテンザミドについては、15歳未満の小児で水痘（水ぼうそう）又はインフルエンザにかかっているときは使用を避ける必要がある。

問2：正解　2

b　誤：デキストロメトルファン臭化水素酸塩は、延髄の咳嗽中枢に作用する中枢性の鎮咳成分である。

d　誤：大量に摂取すると、偽アルドステロン症を生じるおそれがあるのは、グリチルリチン酸である。トラネキサム酸は血栓の溶解を妨げる作用があるため、血栓のできやすい人が注意すべき成分である。

問3：正解　4

b　誤：アスピリン喘息は、アスピリンを含むサリチル酸系解熱鎮痛成分特有の副作用ではなく、その他の解熱鎮痛成分でも起こることがある。

d　誤：カフェイン類は、解熱鎮痛成分の鎮痛作用を増強する効果などを期待して配合される。カフェイン類が配合されていても、必ずしも鎮静成分等の作用による眠気が解消されるわけではない。

問4：正解　4

a　誤：抗ヒスタミン成分を主薬とする催眠鎮静薬は、慢性的に不眠症状がある人や、医療機関において不眠症の診断を受けている人は使用できないほか、妊娠中にしばしば生じる睡眠障害も適応対象外である。

c　誤：アリルイソプロピルアセチル尿素は脳の興奮を抑え、痛覚を鈍くする作用があるが、反復して服用すると依存を生じることが知られている。

問5：正解　2

1　誤：カフェインには、作用は弱いなが

ら反復摂取により依存を形成するという性質があるため、「短期間の服用にとどめ、連用しないこと」という注意喚起がなされている。

3　誤：カフェインは、腎臓におけるナトリウムイオンの再吸収を「抑制」し、尿量の「増加（利尿）」をもたらす。

4　誤：カフェインには、心筋を「興奮させる」作用があり、副作用として「動悸」が現れることがあるので、心臓病のある人は服用を避ける。

問6：正解　1

1　誤：スコポラミン臭化水素酸塩は、乗物酔い防止に古くから用いられている抗コリン成分で、消化管からよく吸収され、他の抗コリン成分と比べて脳内に移行しやすいとされるが、肝臓で速やかに代謝されてしまうため、抗ヒスタミン成分等と比べて作用の持続時間は短い。

問7：正解　5

記述はすべて正しい。

問8：正解　1

a　誤：ノスカピン塩酸塩は、「麻薬性鎮咳成分」ではなく「非麻薬性鎮咳成分」である。モルヒネと同じ基本構造をもつ麻薬性鎮咳成分は、コデインリン酸塩、ジヒドロコデインリン酸塩である。

問9：正解　3

a　誤：チペピジンヒベンズ酸塩は中枢性の鎮咳成分で、コデインリン酸塩などと同じく咳嗽中枢の興奮を抑える成分である。

c　誤：甘草湯は、構成生薬がカンゾウのみからなる漢方処方製剤で、「体力に関わらず広く応用でき」、激しい咳などに用いられる。短期間の服用に止め、連用しないこととされている。

問10：正解　3

a　誤：口腔咽喉薬は、口腔内または咽頭部の粘膜に局所的に作用して、それらの部位の炎症による痛み、腫れ等の症状の緩和を主たる目的とするものである。鎮咳成分や気管支拡張成分、去痰成分は配合されていない。なお、鎮咳成分や気管支拡張成分、去痰成分が配合されている場合は、鎮咳去痰薬に分類される。

c　誤：トローチ剤やドロップ剤は、口中に含み、噛まずにゆっくり溶かすようにして使用されることが重要であり、噛み砕いて飲み込んでしまうと殺菌消毒作用は期待できない。

問11：正解　3

b　誤：健胃薬は、弱った胃のはたらきを高めること（健胃）を目的とする医薬品である。栄養分の分解にはたらく酵素を補うことなどで胃や腸の内容物の消化を助けることを目的とする医薬品であるのは、消化薬である。

c　誤：オウバク、オウレン、センブリ等の生薬成分が配合された散剤は、オブラートで包む等、味や香りを遮蔽する方法で服用されると効果が期待できず、そのような服用の仕方は適当でない。

問12：正解　1

記述はすべて正しい。

問13：正解　2

b　誤：ヒマシ油は、急激で強い瀉下作用（峻下作用）を示すため、3歳未満の乳幼児では使用を避ける必要がある。また、妊婦または妊娠していると思われる女性では、流産・早産を誘発するおそれがあるため、使用を避けることとされている。

c　誤：ジオクチルソジウムスルホサクシネート（DSS）は、腸内容物に水分を浸透しやすくする作用があり、糞便中の水分量を増して軟らかくすることによる瀉下作用を期待して用いられる。「大腸のうち特に結腸や直腸の粘膜を刺激して、排便を促す」とされているのは、ビサコジルである。

問14：正解　3

b　誤：センナ、センノシド、ダイオウについては、吸収された成分の一部が乳汁中に移行し、乳児に下痢を生じるおそれがある。このため、母乳を与える女性では使用を避けるか、又は使用期間中の授乳を避けることとされている。

問15：正解　1

b　誤：浣腸薬は、繰り返し使用すると直腸の「感受性の低下（いわゆる慣れ）」が生じて効果が「弱く」なる。

d　誤：浣腸薬は、半量等を使用する用法がある場合、残量を再利用すると感染のおそれがあるので使用後は廃棄する。

問16：正解　1

c　誤：ピペラジンリン酸塩は、「アセチルコリン」伝達を妨げて、回虫および蟯虫の運動筋を麻痺させる作用を示し、虫体を排便とともに排出させることを目的として用いられる。

d　誤：赤～赤褐色の成分で、尿や糞便が赤く着色することがあるのは、サントニンではなくパモ酸ピルビニウムである。サントニンでは、服用後、一時的に物が黄色く見えたり、耳鳴り、口渇が現れることがある。

問17：正解　3

c　誤：レイヨウカクはウシ科のサイカレイヨウ（高鼻レイヨウ）等の角を基原とする生薬で、緊張や興奮を鎮める作用等を期待して用いられる。シカ科の雄鹿の角化していない幼角を基原とする生薬は、ロクジョウである。

問18：正解　4

a　誤：コレステロールの産生および代謝は、主として「肝臓」で行われる。「膵臓」ではない。

b　誤：LDLは、コレステロールを肝臓から末梢組織へと運ぶリポタンパク質である。末梢組織のコレステロールを取り込んで肝臓へと運ぶリポタンパク質は、HDLである。

c　誤：脂質異常症とは、医療機関で測定する検査値として、「LDL」が140mg／dL以上、「HDL」が40mg／dL未満、中性脂肪が150mg／dL以上のいずれかがあてはまる状態である。

d　誤：パンテチンはHDL産生を高める。低下ではない。

問19：正解　3

1　誤：ビタミンC（アスコルビン酸等）は、消化管内で鉄が吸収されやすい状態に保つはたらきがあり、鉄製剤に配合されることがある。

2　誤：ビタミン B_{12} の構成成分であるのは、マンガンではなくコバルトである。

4　誤：貧血のうち鉄製剤で改善できるのは、鉄欠乏性貧血のみである。

問20：正解　4

a　誤：重度な疾患ではなく、軽度な疾患に用いられる。

b　誤：コウカは末梢の血行を促して鬱血を除く作用があるとされる生薬である。「コエンザイム Q_{10}」とも呼ばれるのは、ユビデカレノンである。

問21：正解　2

a　誤：痔核のうち、歯状線より上にできた内痔核は痛みが少なく、下にできた外痔核は痛みを感じやすい。

d　誤：アミノ安息香酸エチルは局所麻酔成分であり、痔に伴う痛みなどを抑える目的で配合される。

問22：正解　3

a　誤：クロタミトンは、熱感刺激によって局所の痒みを抑える局所刺激成分である。

b　誤：クロルヘキシジン塩酸塩は、痔疾に伴う局所の感染を防止することを目的として配合される、殺菌消毒成分である。

問23：正解　1

c　誤：エチニルエストラジオールは、人工的に合成された女性ホルモンの一種であり、胎児の先天性異常の発生が報告されていることから、妊婦又は妊娠していると思われる女性では使用を避ける必要がある。

d　誤：桂枝茯苓丸は、比較的体力がある人に適した処方である。婦人薬として用いられる漢方処方製剤で体力が虚弱な人に適したものには、四物湯や当帰芍薬散がある。

問24：正解　1

2　誤：トリプロリジン塩酸塩の主な配合目的は、「抗ヒスタミン作用」である。

3　誤：トラネキサム酸の主な配合目的は、「抗炎症作用」である。

4　誤：ピリドキシン塩酸塩はビタミン B_6 で、主な配合目的は「ビタミン補給」である。

問25：正解　4

4　誤：一般用医薬品（漢方処方製剤を含む）には、アトピー性皮膚炎による慢性湿疹等の治療に用いることを目的とするものはない。

問26：正解　3

a　誤：一般用医薬品の鼻炎用点鼻薬の対応範囲は、急性又はアレルギー性の鼻炎及びそれに伴う副鼻腔炎であり、蓄膿症などの慢性のものは対象となっていない。

c　誤：ベンザルコニウム塩化物は殺菌消毒成分で、鼻粘膜を清潔に保ち、細菌による二次感染を防止することを目的として配合される。

問27：正解　3

a　誤：抗菌性点眼薬は細菌性の結膜炎には効果があるが、ウイルス性の症状には効果がない。

b　誤：1滴の薬液の量は約50μLであるのに対して、結膜嚢の容積は30μL程度とされており、一度に何滴も点眼しても効果が増すわけではなく、むしろ鼻粘膜や喉から吸収されて、副作用を起こしやすくなる。

問28：正解　3

a　誤：ネオスチグミンメチル硫酸塩は、アセチルコリンを分解するコリンエステラーゼのはたらきを抑えることで、目の調節機能を改善する成分である。

c　誤：ビタミンAは、視細胞が光を感受する反応に関与していることから、明暗順応に補酵素としてはたらき、視力調整等の反応を改善する効果を期待して用いられる。神経伝達物質の合成に関与しているビタミンは、ビタミンB_6である。

問29：正解　1

a　誤：エアゾール剤は、同じ部位に連続して噴霧すると、凍傷を起こすことがある。連続して噴霧する時間は3秒以内とすることが望ましい。

d　誤：外皮用薬で用いられるステロイド性抗炎症成分は、広範囲に生じた皮膚症状や、慢性の湿疹・皮膚炎を対象とするものではない。

問30：正解　2

b　誤：オキシドールの作用は、過酸化水素の分解に伴って発生する活性酸素による酸化、及び発生する酸素による泡立ちによる物理的な洗浄効果である。水素ではない。

d　誤：ポビドンヨードは、ヨウ素をポリビニルピロリドン（PVP）と呼ばれる担体に結合させて水溶性としたもの。ヨウ素及びヨウ化カリウムをエタノールに溶解させたものはヨードチンキである。

問31：正解　2

b　誤：銅クロロフィリンナトリウムは、炎症を起こした歯周組織の修復を促す作用のほか、歯肉炎に伴う口臭を抑える効果も期待して配合される。

d　誤：カルバゾクロムは、炎症を起こした歯周組織からの出血を抑える作用を期待して配合される。

問32：正解　4

4　誤：クロルヘキシジン塩酸塩は殺菌消毒成分で、口腔内や喉に付着した細菌等の微生物を死滅させたり、その増殖を抑える作用が期待される。

問33：正解　2

2　誤：禁煙補助剤は長期間使用されるべきものでなく、添付文書で定められた期限を超える使用は避けるべきである。

問34：正解　2

b　誤：レチノール酢酸エステルはビタミンAの誘導体で、夜間視力を維持したり、皮膚や粘膜の機能を正常に保つために重要な栄養素である。カルシウムの再吸収などに関わるのは、ビタミンD。

d　誤：チアミン硝化物は、ビタミンB_1の誘導体である。炭水化物からのエネルギー産生に不可欠な栄養素で、神経の正常な働きを維持する作用がある。

問35：正解　5

a　誤：現代中国で利用されている中医学に基づく薬剤は、漢方薬ではなく、中薬と呼ばれ、漢方薬とは明らかに別物である。

c　誤：「虚実」の概念は「体力が充実して」「体力中等度で」「体力虚弱で」「体力に関わらず」の４つ以外に、「体力中等度以上で」「体力中等度以下で」などもある。

問36：正解　2

記述は、「防已黄耆湯」のものである。「水ぶとり」がキーワード。

問37：正解　1

c　誤：酸やアルカリが目に入った場合は、酸をアルカリで中和したり、アルカリを酸で中和するといった処置は、熱を発生して刺激をかえって強め、状態が悪化するおそれがあるため適切ではない。早期に十分な水洗がされることが重要であり、とくにアルカリ性物質の場合には念入りに水洗する。

d　誤：殺菌消毒薬のうち、配合成分やその濃度、効能・効果等があらかじめ定められた範囲内である製品については、医薬部外品（きず消毒保護剤等）として製造販売されている。

問38：正解　4

a　誤：ウジの防除に通常用いられるのは有機リン系殺虫成分である。また、DDTなどの有機塩素系殺虫成分は残留性や貯留性の問題から現在では使われておらず、オルトジクロロベンゼンがウジやボウフラの防除の目的で使用されているのみである（DDTは使用されない）。

b　誤：ゴキブリに対して燻蒸処理を行う場合、卵は医薬品の成分が浸透しない殻で覆われているため、殺虫効果を示さない。そのため３週間位後に、もう一度燻蒸処理を行い、孵化した幼虫を駆除する必要がある。

問39：正解　4

a　誤：尿糖・尿タンパク同時検査の場合、「早朝尿（起床直後の尿）」を検体とするが、尿糖が検出された場合には、「食後（２～３時間）の尿」について改めて検査して判断する必要がある。

問40：正解　5

a　誤：一般的な妊娠検査薬は、「月経予定日が過ぎて概ね１週目以降」の検査が推奨されている。「月経予定日の１週間前」ではない。

b　誤：検体としては、尿中hCGが検出されやすい早朝尿（起床直後の尿）が向いているが、尿が濃すぎると、かえって正確な結果が得られないこともある。

第４章　薬事関連法規・制度

問１：正解　3

この法律は、医薬品、医薬部外品、（ 化粧品 ）、医療機器及び再生医療等製品の品質、有効性及び安全性の確保並びにこれらの使用による保健衛生上の危害の発生及び拡大の防止のために必要な規制を行うとともに、（ 指定薬物 ）の規制に関する措置を講ずるほか、医療上特にその必要性が高い医薬品、医療機器及び再生医療等製品の研究開発の促進のために必要な措置を講ずることにより、（ 保健衛生 ）の向上を図ることを目的とする。

問2：正解　1

この法律で「医薬品」とは、次に掲げる物をいう。

一　（ 日本薬局方 ）に収められている物

二　人又は動物の疾病の（ 診断、治療又は予防 ）に使用されることが目的とされている物であつて、機械器具等でないもの（医薬部外品及び再生医療等製品を除く。）

三　人又は動物の身体の（ 構造又は機能 ）に影響を及ぼすことが目的とされている物であつて、機械器具等でないもの（医薬部外品、化粧品及び再生医療等製品を除く。）

問3：正解　5

a　誤：配置販売業では、要指導医薬品の販売等は認められていない。このため、卸売販売業者は配置販売業者に対し、一般用医薬品以外の医薬品を販売または授与してはならないこととなっている。

b　誤：販売業のうち、一般の生活者に直接医薬品を販売できるのは店舗販売業者と配置販売業者で、卸売販売業者は販売できない。

問4：正解　1

c　誤：毒薬または劇薬を、「14 歳未満」の者その他安全な取り扱いに不安のある者に交付することは禁止されている。「16 歳未満」ではない。

d　誤：店舗管理者が薬剤師である店舗販売業者及び営業所管理者が薬剤師である卸売販売業者以外の医薬品の販売業者は、毒薬又は劇薬を開封して、販売等してはならない。

問5：正解　1

1　誤：製造業者ではなく、製造販売業者である。製造販売業者は医薬品の製造を製造業者に委託することができるが、最終的な責任は製造販売業者にあるため、製造販売業者の氏名や所在地などは「記載しなければならない」とされている。

問6：正解　2

b　誤：保健衛生上危険がある用法、用量又は使用期間は、「記載してはいけない項目」である。

問7：正解　5

a　誤：医薬部外品の販売等については、医薬品のような販売業の許可は必要なく、一般小売店において販売等することができる。

b　誤：薬用化粧品類、薬用石けん、薬用歯みがき類等は医薬部外品であり、化粧品として承認されているものではない。

問8：正解　3

1　誤：健康食品という言葉は、法令で定義された用語ではなく、単に一般的に用いられているものである。

2　誤：栄養成分の機能表示に関しては、消費者庁長官の許可は要さないが、その表示と併せて、当該栄養成分を摂取する上での注意事項を適正に表示することが求められている。

4　誤：特定保健用食品は、健康増進法の規定に基づくもので、薬機法ではない。

問9：正解　4

a　誤：薬局の開設の許可、および医薬品の販売業の許可は、「6年ごと」に、その更新を受けなければ、その期間の経過によって、その効力を失う。「3年ごと」ではない。

b　誤：薬局開設者又は店舗販売業者は店舗による販売又は授与以外の方法で、配置販売業者は配置以外の方法で医薬品を販売等してはならない。

c　誤：配置販売業では、医薬品を開封して分割販売することは禁止されている。

問10：正解　4

a　誤：「薬剤師不在時間」は、開店時間のうち、当該薬局において調剤に従事する薬剤師が当該薬局以外の場所においてその業務を行うため、「やむを得ず、かつ、一時的」に当該薬局において薬剤師が不在となる時間のことをいう。

b　誤：学校薬剤師の業務のように、あらかじめ予定されている定期的な業務などで薬剤師が恒常的に不在となる時間は認められない。

問11：正解　5

b　誤：「配置販売に従事したとき」ではなく、「配置販売に従事しようとするとき」にあらかじめ届け出が必要。配置販売業者の氏名および住所、配置販売に従事する者の氏名および住所並びに区域およびその期間を、配置販売に従事しようとする区域の都道府県知事に届け出なければならない。

問12：正解　4

a　誤：薬局開設者は、薬局医薬品、要指導医薬品または第一類医薬品を販売し、または授与したとき、店舗販売業者は、要指導医薬品または第一類医薬品を販売し、または授与したとき、配置販売業者は、第一類医薬品を配置したときは、決められた事項を書面に記載し、「2年間」保存しなければならないこととされている。

問13：正解　3

a　誤：要指導医薬品を販売・授与する場合、情報の提供を行った薬剤師の「氏名」は伝えなければならないが、「住所」を伝える必要はない。

d　誤：第一類医薬品、第二類医薬品および第三類医薬品を混在させないよう、「リスク区分ごと」に配置しなければならない。「薬効分類ごと」ではない。

問14：正解　4

a　誤：特定販売では、店舗に貯蔵し、または陳列している一般用医薬品または薬局製造販売医薬品を販売し、または授与することとされている。他の場所にある店舗や倉庫から直接発送することは認められていない。

問15：正解　3

cのみ誤りで、正しい記述は3つ。

c　誤：相談時及び緊急時の電話番号その他連絡先は掲載しなければならないが、近隣の医療機関の連絡先は掲載事項ではない。

問16：正解　4

4　誤：薬局および店舗販売業において、許可を受けた薬局または店舗以外の場所に医薬品を貯蔵または陳列し、そこを拠点として販売等に供するような場合は店舗による販売等にあたらず、違反するものとして取り締まりの対象となる。

問17：正解　5

a　誤：「顧客を誘因する意図が明確であること」「特定の医薬品の商品名（販売名）が明らかにされていること」「一般人が認知できる状態であること」の、すべてに当てはまる場合に広告と見なされる。

d　誤：承認前の医薬品については、名称や製造方法、効能・効果、性能に関する広告が禁止されている。名称も広告してはならない。

問18：正解　2

d　誤：薬局開設者または店舗販売業者は、医薬品を競売に付してはならないこととされている。

問19：正解　4

a　誤：薬事監視員は、厚生労働大臣、都道府県知事、保健所を設置する市（保健所設置市）の市長及び特別区の区長が、「その職員」のうちから指名する。

b　誤：薬局開設者又は医薬品の販売業者に対して必要な報告をさせることができるのは、薬事監視員ではなく都道府県知事等である。

c　誤：薬局や店舗への立ち入り、帳簿書類の検査、従業員その他の関係者への質問は都道府県知事が薬事監視員にさせることができることで、薬事監視員の権限ではない。

問20：正解　5

a　誤：都道府県知事等は構造設備が基準に適合しなくなった場合、その構造設備の改善を命じ、またはその改善がなされるまでの間当該施設の全部若しくは一部の使用を禁止することができる。

b　誤：都道府県知事等は、管理者として不適当であると認めるときは、その薬局開設者または医薬品の販売業者に対して、その変更を命ずることができる。「解雇」を命じる権限はない。

第5章　医薬品の適正使用・安全対策

問1：正解　2

2　誤：添付文書は、医薬品の有効性・安全性等に係る新たな知見、使用に係る情報に基づき、「必要に応じて随時」改訂がなされている。「3年に1回」ではない。

問2：正解　4

a　誤：一般用医薬品の添付文書の記載事項として、リスク区分は省略できない。

問3：正解　5

「してはいけないこと」の「次の人は使用（服用）しないこと」として「ぜんそくを起こしたことがある人」と記載される医薬品には、解熱鎮痛成分のほか、インドメタシン、フェルビナク、ケトプロフェンまたはピロキシカムが配合された外用鎮痛消炎薬などがある。喘息発作を誘発するおそ

8章 模擬試験

れがあるために記載される。

問4：正解　1

「排尿困難」は、排尿筋の弛緩と括約筋の収縮が起こることで悪化するおそれがある。そうした作用をもつのは、抗コリン作用である。記述では、ヨウ化イソプロパミドとロートエキスがこれにあたる。

問5：正解　4

副作用については、まず（ 一般的な ）副作用について関係部位別に症状が記載され、そのあとに続けて、（ まれに ）発生する重篤な副作用について（ 副作用名ごと ）に症状が記載されている。

問6：正解　3

a　誤：「用法・用量に関連する注意」は、「用法及び用量」と区別して記載される。

d　誤：添加物として配合されている成分については、現在のところ、製薬企業界の自主申し合わせに基づいて、添付文書および外箱への記載がなされているが、人体に直接使用しない検査薬等では記載する必要はない。

問7：正解　2

b　誤：使用期限の表示は、適切な保存条件の下で製造後3年を超えて性状および品質が安定であることが確認されている医薬品において法的な表示義務はない。4年ではない。

d　誤：可燃性ガスを噴射剤としているエアゾール製品や消毒用アルコールに記載される「火気厳禁」の文字は、薬機法ではなく消防法に基づく表示である。

問8：正解　4

a　誤：アルコールを含有する旨およびその分量が記載されるのは、1回服用量中「0.1mL」を超えるアルコールを含有する内服液剤（滋養強壮を目的とするもの）の場合である。「0.01mL」ではない。

問9：正解　3

a　誤：緊急かつ重大な注意喚起や使用制限に係る対策が必要な状況にある場合に、厚生労働省からの命令、指示、製造販売業者の自主決定等に基づいて作成される。

d　誤：医療用医薬品や医家向け医療機器についての情報伝達である場合が多いが、小柴胡湯による間質性肺炎に関する緊急安全性情報（平成8年3月）のように、一般用医薬品にも関係する緊急安全性情報が発出されたこともある。

問10：正解　5

a　誤：安全性速報は、緊急安全性情報と同じく「厚生労働省からの命令、指示、製造販売業者の自主決定等」に基づいて作成される。「都道府県」ではない。

b　誤：安全性速報は「A４」サイズの青色地の印刷物で、ブルーレターとも呼ばれる。

問11：正解　1

2　誤：本制度は、1967年3月より、約3000の医療機関をモニター施設に指定して、厚生省（当時）が直接副作用報告を受ける「医薬品副作用モニター制度」としてスタートした。

3　誤：医薬部外品又は化粧品による健康

被害についても、自発的な情報協力が要請されているが、義務ではない。

4 誤：「すべて」ではない。身体の変調・不調、日常生活に支障を来す程度の健康被害（死亡を含む）について報告が求められているのであり、日常生活に支障を来さないような軽微なものについて報告義務はない。なお、医薬品との因果関係が必ずしも明確でない場合や、過量使用や誤用等によるものと思われる場合であっても報告の対象となり得る。

問12：正解　1

記述は、すべて正しい。

問13：正解　1

1 誤：医薬品の副作用等報告では、医薬品との因果関係が必ずしも明確でない場合であっても報告の対象となり得る。ちなみに、安全対策上必要があると認めるときは、医薬品の過量使用や誤用等によるものと思われる健康被害についても報告がなされる必要がある。

問14：正解　2

c 誤：報告書の送付は、郵送又はファクシミリによるほか、電子メールの利用やウェブサイトから直接入力するなど、電子的に行うこともできる。

問15：正解　5

医薬品副作用被害救済制度は、医薬品を適正に使用したにもかかわらず発生した副作用による被害者の迅速な救済を図るため、（ 製薬企業 ）の社会的責任に基づく公的制度として運営が開始された。

救済を受けようとする者が給付請求を行う請求先期間は（ 独立行政法人医薬品医療機器総合機構 ）である。

問16：正解　2

b 誤：無承認無許可医薬品（いわゆる健康食品として販売されたもののほか、個人輸入により入手された医薬品を含む）の使用による健康被害については、救済制度の対象から除外されている。

c 誤：障害年金、障害児養育年金の2つは、救済給付で請求期限がない。

問17：正解　5

救済制度の対象とならない医薬品には、要指導医薬品または一般用医薬品では、殺虫剤・殺鼠剤、殺菌消毒剤（人体に直接使用するものを除く）、一般用検査薬、一部の日局収載医薬品（精製水、ワセリン等）が該当する。このほか、製品不良など、製薬企業に損害賠償責任がある場合や、無承認無許可医薬品（いわゆる健康食品として販売されたもののほか、個人輸入により入手された医薬品を含む）の使用による健康被害についても救済制度の対象から除外されている。

問18：正解　3

b 誤：障害年金は、医薬品の副作用により一定程度の障害の状態にある「18歳以上の人の生活補償等」を目的として給付されるもの。「18歳未満の人を養育する人に対して給付される」のは「障害児養育年金」である。

問19：正解　3

b 誤：小柴胡湯とインターフェロン製剤

との併用を禁忌にした後も、慢性肝炎患者が小柴胡湯を服用したことで間質性肺炎が発症し、死亡を含む重篤な転帰をたどった事例がある。

c　誤：塩酸フェニルプロパノールアミン（PPA）含有の食欲抑制剤は日本では承認されておらず、この事例は米国のものである。

問20：正解　3

b　誤：薬物乱用や薬物依存は、違法薬物（麻薬、覚せい剤、大麻等）によるものばかりでなく、一般用医薬品によっても生じ得る。

d　誤：青少年では、薬物乱用の危険性に関する認識や理解が必ずしも十分でなく、小中学生のうちからの啓発が重要である。

索　引

●索引

し

●索引

そ

●索引

●索引

ゆ

り

MEMO

MEMO

MEMO

MEMO

MEMO

■本書に関するお問い合わせについて
本書に関するご質問は，ファクシミリもしくは書面でお願い致します。電話での直接のお問い合わせにはいっさいお答えできませんので予めご了承ください。
ご質問の際には，書籍名ならびに質問される該当ページ，返信先を明記してください。e-mailでの返信を希望される方は，メールアドレスの併記をお願い致します。

■お問い合わせ先
宛先：〒113-0034
東京都文京区湯島3-19-11 湯島ファーストビル
株式会社メディカルレビュー社 事業推進部
「第7版 登録販売者になる！
いちばんわかるテキスト！」係
FAX番号：03-3835-3075

第7版 登録販売者(とうろくはんばいしゃ)になる！
いちばんわかるテキスト！

定価　本体3,200円（税別）

2009年1月1日　第1版第1刷発行
2011年2月15日　第2版第1刷発行
2015年3月31日　第3版第1刷発行
2015年5月15日　第3版第2刷発行
2016年3月20日　第4版第1刷発行
2017年6月1日　第5版第1刷発行
2017年8月20日　第5版第2刷発行
2018年7月1日　第6版第1刷発行
2023年1月1日　第7版第1刷発行

著　者／米山(よねやま)　博史(ひろし)
発行者／松岡　武志
発行所／株式会社メディカルレビュー社
〒113-0034　東京都文京区湯島3-19-11 湯島ファーストビル
TEL. 03-3835-3041（代）
事業推進部　TEL. 03-3835-3049／FAX. 03-3835-3075
〒541-0046　大阪府大阪市中央区平野町3-2-8 淀屋橋MIビル
TEL. 06-6223-1468（代）　振替口座 大阪6-307302
URL　https://publish.m-review.co.jp/

印刷・製本／ツクヰプロセス株式会社
乱丁・落丁の際はお取り替えいたします。

ISBN978-4-7792-2725-7　C3047